中医临床必读丛书

清·林珮琴　撰

李德新　整理

类

证

治

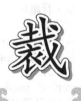

裁

人民卫生出版社

**图书在版编目(CIP)数据**

类证治裁/清·林珮琴撰　李德新整理. —北京：
人民卫生出版社,2005.5
（中医临床必读丛书）
ISBN 978-7-117-06725-6

Ⅰ.类…　Ⅱ.①林…②李　Ⅲ.①中医学临床-
中国-清代②医案-中国-清代　Ⅳ.R24

中国版本图书馆 CIP 数据核字(2005)第 021623 号

| | | |
|---|---|---|
| 人卫社官网 | www. pmph. com | 出版物查询，在线购书 |
| 人卫医学网 | www. ipmph. com | 医学考试辅导，医学数据库服务，医学教育资源，大众健康资讯 |

中医临床必读丛书

## 类 证 治 裁

撰　　者：清·林珮琴
整　　理：李德新
出版发行：人民卫生出版社（中继线 010—59780011）
地　　址：北京市朝阳区潘家园南里 19 号
邮　　编：100021
E - mail：pmph @ pmph. com
购书热线：010-59787592　010-59787584　010-65264830
印　　刷：北京铭成印刷有限公司
经　　销：新华书店
开　　本：850×1168　1/32　　印张：19.75
字　　数：506 千字
版　　次：2005 年 8 月第 1 版　　2023 年 10 月第 1 版第16次印刷
标准书号：ISBN 978-7-117-06725-6/R·6726
定　　价：29.00 元

# 出版者的话

中医要发展创新,提高临床疗效是必由之路。而提高临床疗效的捷径,就是继承前人宝贵的诊疗理论和丰富的临床经验。古今大凡著名医家,无不是在熟读古籍,继承前人经验的基础上而成为一代宗师的。厚积薄发,由博返约,是读书成才的必然过程。步入21世纪,中医的发展与创新仍然离不开继承,而继承的第一步必须是熟读中医古籍,奠定基础。这好比万丈高楼,筑基必坚;参天大树,扎根必深。

为了在新世纪进一步发展中医,提高中医临床疗效水平,针对目前中医现状,国家中医药管理局启动了"优秀中医临床人才研修项目"。该计划首批精选培养名中医200名左右,期望在新世纪再培养一大批中医临床大家,为我国人民的医疗保健再做贡献。做临床,必读古籍;做名医,更需要熟悉古籍并能灵活应用。为了适应中医临床人才培养计划,我们从"优秀中医临床人才研修项目"必读书目中精选了中医各科必读的20种重点古籍,重加整理出版,编成《中医临床必读丛书》。本丛书所选精当,涵盖面广,多为历代医家推崇,尊为必读经典著作,在中医学发展的长河中,占有重要的学术地位。

本次整理突出了以下特点:①力求原文准确,每种医籍均由各科专家遴选精善底本,加以严谨校勘,为读者提供精确的原文。②原则上只收原文,不作校记和注释,旨在使读者在研习之中渐得旨趣，体悟真谛。③每书撰写了导读，介绍该书的作者生平、成书背景、学术特点，及对临床的指导意义以及如何学习运用等内容，提要钩玄，以启迪读者。为便于读者检索，书后附以索引。

期望本丛书的出版，能真正起到读古籍，筑根基，做临床，提疗效的作用，有助于中医临床人才的培养和成长，以推动我国中医药事业的发展与创新。

人民卫生出版社

2005 年 3 月

# 序

　　中医药学是具有中国特色的生命科学，是科学与人文融合得比较好的学科，在人才培养方面，只要遵循中医药学自身发展的规律，只要把中医理论知识的深厚积淀与临床经验的活用有机的结合起来，就能培养出优秀的中医临床人才。

　　近百余年西学东渐，再加上当今市场经济价值取向的作用，使得一些中医师诊治疾病，常以西药打头阵，中药作陪衬，不论病情是否需要，一概是中药加西药。更有甚者不切脉、不辨证，凡遇炎症均以解毒消炎处理，如此失去了中医理论对诊疗实践的指导，则不可能培养出合格的中医临床人才。对此，中医学界许多有识之士颇感忧虑而痛心疾首。中医中药人才的培养，从国家社会的需求出发，应该在多种模式多个层面展开。当务之急是创造良好的育人环境。要倡导求真求异，学术民主的学风。国家中医药管理局设立了培育名医的研修项目，首先是参师襄诊，拜名师制订好读书计划，因人因材施教，务求实效。论其共性则需重视"悟性"的提高，医理与易理相通，重视易经相关理论的学习；还有文献学、逻辑学，生命科学原理与生物信息学等知识的学习运用。"悟性"主要体现在联系临床，提高思想思考思辩的能力，破解疑难病例获取疗效。再者是熟读一本临证案头书，研修项目精选的书目可以任选，作为读经典医籍研修晋阶保底的基本功。第二是诊疗环境，我建议城市与乡村、医院与诊所、病房与门诊可以兼顾，总以多临证多研讨为主。若参师三五位以上，年诊千例以上，必有上乘学问。第三是求真务实，"读经典做临床"关键在"做"字上苦下功夫，敢于置疑而后验证、诠释进而创新，诠证创新自然寓于继承之中。

中医治学当溯本求源，古为今用，继承是基础，创新是归宿，认真继承中医经典理论与临床诊疗经验，做到中医不能丢，进而才是中医现代化的实施。厚积薄发、厚今薄古为治学常理。所谓勤求古训、融汇新知，即是运用科学的临床思维方法，将理论与实践紧密联系，以显著的疗效、诠释、求证前贤的理论，寓继承之中求创新发展，从理论层面阐发古人前贤之未备，以推进中医学科的进步。

综观古往今来贤哲名医均是熟谙经典，勤于临证，发遑古义，创立新说者。通常所言的"学术思想"应是高层次的成就，是锲而不舍长期坚持"读经典做临床"在取得若干鲜活的诊疗经验的基础上，应是学术闪光点凝聚提炼出的精华。笔者以弘扬中医学学科的学术思想为己任而决不敢言自己有什么学术思想，因为学术思想一定要具备有创新思维与创新成果，当然是在继承为基础上的创新；学术思想必有理论内涵指导临床实践，能以提高防治水平；再者学术思想不应是一病一证一法一方的诊治经验与心得体会。如金元大家刘完素著有《素问玄机原病式》，自述"法之与术，悉出《内经》之玄机"，于刻苦钻研运气学说之后，倡"六气皆从火化"，阐发火热病证脉治，创立脏腑六气病机、玄府气液理论。其学术思想至今仍能指导温热、瘟疫的防治。SARS 流行时，运用玄府气液理论分析证候病机，确立治则治法，遣药组方获取疗效，应对突发公共卫生事件造福群众。毋庸置疑刘完素是"读经典做临床"的楷模，而学习历史，凡成中医大家名师者基本如此，即使当今名医具有卓越学术思想者，亦无例外，因为经典医籍所提供的科学原理至今仍是维护健康防治疾病的准则，至今仍葆其青春，因此"读经典做临床"具有重要的现实意义。

值得指出，培养临床中坚骨干人才，造就学科领军人物是当务之急。在需要强化"读经典做临床"的同时，以唯物主义史观学习易经易道易图，与文、史、哲，逻辑学交叉渗透融合，提高"悟性"指导诊疗工作。面对新世纪东学西渐是另一股潮流，国外学者研究老聃、孔丘、朱熹、沈括之学，以应对技术高速发展与理论相对滞后的矛盾日趋突出的现状。譬如老聃是中国宇宙论的开拓者，惠施则注重宇宙中一般事物的观察。他解释宇宙为总包一切之"大一"与极微无内之"小一"构成，大而无外小而无内，大一寓有小一，小一中又涵有大一，两者相兼容而为用。如此见解不仅对中医学术研究具有指导作用，对宏观生物学与分子生物学的链接，纳入到系统复杂科学的领域至关重要。近日有学者撰文讨论自我感受的主观症状对医学的贡献和医师参照的意义；有学者从分子水平寻求直接调节整体功能的物质，而突破靶细胞的发病机制；有医生运用助阳化气，通利小便的方药能同时改善胃肠症状治疗幽门螺旋杆菌引起的胃炎，还有医生使用中成药治疗老年良性前列腺增生，运用非线性方法，优化观察指标，不把增生前列腺的直径作为惟一的"金"指标，用综合量表评价疗效而获得认许，这就是中医的思维，要坚定地走中国人自己的路。

人民卫生出版社为了落实国家中医药管理局设立的培育名医的研修项目，把研修项目精选的20种古典医籍予以出版，为我们学习提供了便利条件，只要我们"博学之，审问之，慎思之，明辩之，笃行之"，就会学有所得、学有所长、学有所进、学有所成。治经典之学要落脚临床，实实在在去"做"，切忌坐而论道，应端正学风，尊重参师，教学相长，使自己成为中医界骨干人才。名医不是自封的，需要同行认可，而社会认可更为重要。让我们互相勉励，为中国中医名医战略实施取得实效多做有益的工作。

王永炎

2005 年 7 月 5 日

**3**

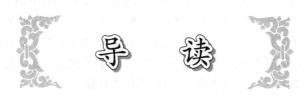

# 导　读

　　《类证治裁》为清代医家林珮琴编著，根柢经典，博采众长，参合心悟，务求实用，扩前贤不传之绪，启后学入门之道，为理论结合实践的佳著。咸丰元年，首刊于世，深受广大医家所推崇。在历代临床著作中颇有影响，是一部具有较高实用价值的临证参考书籍，为中医专业人员必读古籍之一。适用于高等中医院师生，中医临床人员，以及有志于学习研究中医药学者阅读参考。

## 一、《类证治裁》与作者

　　林珮琴（1772～1839），字云和，号羲桐，江苏丹阳人，原本业儒，学有根柢，壮年中举，退而学医，声著墨艺，尤精岐黄。叹世俗之医，学殖荒芜，心思肤浅，空疏不学，拘于成法。偏驳失中，法同射覆，遂沉潜《素问》、《灵枢》，泛览历代医集，穷极源流，博采众长，发挥心得，历时数十载，于1839年撰成《类证治裁》八卷四十余万言，至1851年始得付梓。初刊之后，清代咸丰、同治、光绪年间共4次重刊。民国四年（1857）上海千顷堂书局出版石印校本。1959年上海科学技术出版社据光绪重刊校本出版。人民卫生出版社根据卫生部1982年制定《中医古籍整理出版规划》的要求，于1988年重新点校出版，成为《中医古籍整理丛书》中的一支奇葩，有"教科书"之美誉，建国前曾被选为中医院校教材，迄今，仍然为中医学术界所青睐。

　　是书首卷为《内景综要》，依据《黄帝内经》简明扼要地论

1

述了脏腑、经络的生理功能与结构，为全书的理论基础。一至七卷主要载内科杂病和五官科疾病，八卷主要为妇科和外科疾病。列病证一百一十有奇。每一病证无不宗经立论，发挥精义，概要地论述了病因、病机、证候特点，脉象及治法方药，多有医案附于其后，条贯详明，丝分缕析，取法于古而不泥于古，足见作者熟诣《素》、《灵》之奥旨，临证经验之丰富。

## 二、主要学术特点及对临床的指导意义

林珮琴祖述经典，旁及诸家，抉其精英，灼有定见，博观取约，其博也腕妙于应，其约也悟彻于元。临证别有主裁而能沉疴顿起，痼疾潜消。兹就其学术思想概要介绍如次：

### 1. 发皇古义，择善而从

林珮琴强调"不先窥《内经》奥旨，则皆无本之学也。"故对《素问》、《灵枢》、《难经》等"深求之，以通其变；精思之，以念其微"，进行了深入研究。在《类证治裁·首卷·内景综要》中，全面地论述了脏腑、经络、营卫气血、精神津液、五官九窍、四海、七门、筋骨皮毛等人体形体结构和生理功能，提要钩玄，一目了然。对每一病证均宗经立论，引经据典，融会贯通，深入浅出。用经旨以释病机，为辨证论治奠定理论依据。如喘症论治，谓："经云：邪入六腑则身热，不得卧，上为喘呼。又云：不得卧，卧则喘，水气客之，此举之实也。经曰：秋脉不及，……则令人喘，呼吸少气。又曰：劳则喘息汗出，此明喘之虚也"。以此作为喘分虚实之理，继之，用简练的语言将其概括为"实喘者，气长而有余；虚喘者，息促而不足。实喘者，胸满气粗，客邪于肺，上焦气壅，治在疏利；……虚喘者，呼长吸短，肾不纳气，孤阳无根，治宜摄固……"。可谓根柢经旨，发挥精义之至。

林氏综览百家，博采众长，撷精汲华，务求实用。如呕吐论治，谓："呕吐症，胃气失降使然也，而多由肝逆冲胃致之。《灵枢》谓足厥阴所生病者，胸满呕逆是也。夫胃司纳食，主乎通

**2**

降，其上逆而呕吐者，乃肝邪犯胃或胃虚肝乘，故治呕吐，必泄肝安胃。用药主苦降辛通，佐以酸泄。"随之，《集诸名家呕吐哕治法》详列前人辨证用药经验，尤推东垣、洁古之说，以启迪后学。

**2. 谨守病机，揆度奇恒**

治病之道，所重在本，或本于阴，或本于阳。澄其源而流自清，灌其根而枝乃茂。林氏善于审察病机，抓住疾病的本质，以简洁的语言揭示病变之本和辨证施治之纲要。如虚损痨瘵论治，根据《内经》、《难经》和《金匮》的论述，以阴阳为纲而辨析脏腑阴虚阳虚之别，纲举目张，丝丝入扣。强调虚损痨瘵之治"必辨其阳虚阴虚"。经曰："阳虚生外寒，阴虚生内热。""凡怯寒少气，自汗喘乏，食减无味，呕胀飧泄，皆阳虚证也。此脾肺亏损，由忧思郁结，营卫失和，惟四君、保元、养营、归脾诸汤宜之。若怔忡盗汗，咳血吐衄，淋遗崩漏，经闭骨蒸，皆阴虚也。此心肝肾亏损，由君相火炎，精髓枯竭，惟补心、三才、六味、大造、固本诸汤宜之。"上阐经训，下启法门，言简意赅，临症运用，得心应手。

**3. 辨证识证，脉证合参**

审察内外，四诊合参，辨证正确，施治无瘳。林氏尤重脉证，强调脉证合参，正确辨证，是正确施治的关键。"司命之难也在识证，识证之难也在辩证。识其为阴为阳，为虚为实，为六淫，为七情，而不同揣合也；辨其在经在络，在腑在脏，在营卫，在筋骨，而非关臆度也。"认为只有辨识无误，才能药到病除。书中对内、外、妇、儿诸病证，均根据其不同的病因和脉证而详细辨识。如泄泻论治，谓："泄泻者，胃中水谷不分，并入大肠，多因脾湿不运，《内经》所谓湿多成五泄也。一曰飧泄，完谷不化，脉弦肠鸣，湿兼风也。平胃散加羌、独、升、柴。经云：春伤于风，夏生飧泄。二曰溏泄，肠垢污积，脉数溺涩，湿兼热也，清六丸、大分清饮或胃苓汤加黄连。经云：暴迫下注，皆属于热。三曰鹜泄，大便澄清如鸭屎，脉迟溺白，湿兼寒也，治以治中汤、附子理中汤加肉豆蔻。经云：诸病水液，澄澈清冷，皆属于寒。四曰濡泄，身重肠鸣，所下多水，脉缓，腹不痛，湿自甚也，治以四苓散加苍术、胃苓汤加草果。经云：湿甚则濡泄。五曰滑泄，洞下不禁，脉微气脱，湿兼虚也，治以四柱、六柱饮或四君子汤加升、柴。经云：清气在下，则生飧泄。”“凡泄皆兼湿，初宜分理中焦，渗利下焦，久则升举，必滑脱不禁，然后以涩药固之。”

此外，还以脉候判断泄泻的预后。“胃脉虚则泻，脉滑，按之虚，必下利。肾脉微小则洞泄，肺脉微甚则泄。泄泻脉洪大者逆，泄而脱血脉实者，难治。泄泻脉缓，时小结者生，浮大数者死。泻脉多沉，沉迟寒促，沉数火热，沉虚滑脱。暑湿缓弱，多在夏月。”

《类证治裁》论述所有病证，均将“脉候”与“论治”并列，脉证合参，尤在辨证，足可窥其重视的程度。

### 4. 酌用古方，推陈出新

林氏在《类证治裁》中，宗经立论，发皇古义而论辨证之理；酌用古方，寓以别裁而示施治之法。强调“平时灼有定见，临证不设成心，诊毕矣审用何法，法合矣选用何方，权衡乎禀之厚薄，病之浅深，治之标本，药之浮沉，及一切正治从治，上取下取，或上病取下，下病取上，或从阴引阳，从阳引阴，必先岁气，无伐天和。乃知一者拘，多歧者泛，师心者愎，随俗者庸。至于体贴病情，曲折都尽，刀圭所授，立起沉疴，善矣。若犹未也，一法未合，虽古法宜裁；一方未纯，虽古方宜裁；必吻合而后已。”师古而不泥古，创新精神，跃然纸上。每一病证所附医案，足以窥其勤于学术，慎于用术，推陈出新之心。如痰饮脉案中，“俚脉沉弦为停饮，由脾阳不运，水湿留胃，故食后清稀宿水倾吐而出。按仲景论饮邪，当以温药和之。《金匮》治痰饮胸胁支满，苓桂术甘汤主之。今仿其法而更其制，以茯苓泄水，桂枝通阳，白术燥湿，甘草和中，加砂仁、半夏、枳壳、苏子，运脾以降浊。研末服，姜汤下，积饮遂除。”

## 三、如何学习应用《类证治裁》

"博学之，审问之，慎思之，明辨之，笃行之。"（《礼记·中庸》）

熟读经典，勤于临证，是提高中医学识水平和临床能力、培养优秀中医临床人才的根本途径。《类证治裁》为法于经典，示于临证，垂于后学，理论结合实践的佳著。根据本书的性质和特点，在学习中应注意以下几个方面。

**1. 总体把握，抓住重点**

学习之始，应认真阅读序言，尤以林氏自序为要，以此为入门的向导，应用粗读之法而通读全书。从总体上把握本书的主要内容、学术思想和写作特点。就内容而言，本书的重点有二：其一，为内科杂病；其二，每一病证的辨证论治。重点内容应精读而细思。做到一般与重点、粗读与精读相结合。"读书有三到，谓心到，眼到，口到。"（朱熹《训学斋规》）

**2. 参酌古今，洞彻心法**

宗经立论，旁及百家，源流条贯，发皇古义为本书一大写作特点。如脾胃论治，宗《内经》"胃为水谷之海"，"脾为胃行其津液"，"六腑者传化物而不藏"之理，历述仲景"急下存阴，其治在胃"；东垣"大升阳气，其治在脾"；叶氏医案谓"脾宜升则健，胃宜降则和。太阴湿土，得阳始运；阳明阳土，得阴始安，以脾喜刚燥，胃喜柔润也。"从而概括出"大抵脾脏以守为补，胃腑以通为补，脾宜升运，胃宜通降"之心得。对每一病证的学术思想，均应从源而流，参照原著，深求精思，由博返约，洞察作者之心裁，以融会贯通，心领神会。"学而不思则罔，思而不学则殆"。（《论语·为政》）

**3. 精辟论述，熟读牢记**

读书宜博闻、精思、强记，而勿好读书不求甚解。对《类证治裁》中具有代表性的精辟论述，均应反复诵读，做到脱口而出，如肝气肝火肝风论治中，"凡上升之气，自肝而出。肝木性

**5**

升散，不受遏郁，郁则经气逆，为嗳，为胀，为呕吐，为暴怒胁痛，为胸满不食，为飧泄，为癥疝，皆肝气横逆也。且相火附木，木郁则化火，为吞酸胁痛，为狂，为痿，为厥，为痞，为呃噎，为失血，皆肝火冲激也。风依于木，木郁则化风，为眩，为晕，为舌麻，为耳鸣，为痉，为痹，为类中，皆肝风震动也。""大抵肝为刚脏，职司疏泄，用药不宜刚而宜柔，不宜伐而宜和。"熟读可记，细思可精，"循序而渐进，熟读而精思"（朱熹《读书之要》）

### 4. 勤于临床，不断创新

"学贵心悟，守旧无边。"（张载《经学理窟·义理篇》）科学理论具有解释、实践和预见功能。理论源于实践又指导实践，"苦读王叔和，不如临证多"。学习经典理论，旨在指导临床实践，提高辨证论治水平。通过临床实践又加深了对经典理论的理解。学习《类证治裁》应将其辨证论治的学术思想和处方遣药的经验，用于医疗实践之中，并通过研读每一病证的医案，学习林氏理论联系实际，勇于实践，不断创新的科学精神。力求在中医药学现代化中，有所发现，有所前进，有所创新。"才以用而日生，思以引而不竭"。（王夫之《周易外传·卷四·震》）

李德新

2005 年 3 月于辽宁中医学院

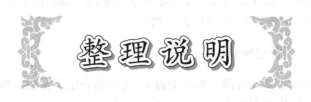

# 整理说明

　　《类证治裁》一书，人民卫生出版社根据卫生部《中医古籍整理出版规划》于 1988 年重新点校出版。本次整理是在此基础上进行的，其主要工作包括：一是整理点校，二是撰写导读。

## 一、整理点校

　　本书的整理点校以校为主，以人民卫生出版社 1988 年出版的点校本为底本，并参考了清咸丰元年（1851 年）丹阳林氏研经堂初刊本、清咸丰十年（1860 年）丹阳文星堂重刊本、清同治七年（1868 年）崇仁谢希昉重刊本、清光绪十年（1884 年）丹阳林氏研经堂重刊本、清光绪二十三年（1897 年）谢旭初两仪堂版重刊本、民国四年（1915 年）上海千顷堂书局石印本和 1959 年上海科学技术出版社据光绪重刊校本等。

　　在整理过程中，严格按照通行的古籍整理原则进行，尊重历史，忠实原著，除系明显错漏者，一般不做更改。

　　凡书中明显错误者，均予径改。对个别难懂字词酌加注释，并按文中出现的先后次序排列于页末横线之下

　　对方剂名、药名及用量，为保持原著面貌，原则上按原书不改。读者应用时当以《中华人民共和国药典》、《中华本草》，以及有关标准、法规为据。凡处方中出现犀角、牛黄、虎骨等国家级保护动物药，仍予保留，读者临证时应使用相应的替代品。

　　对是书所反映出的某些历史局限性，为保持原著的完整性，本次均不作删改，希望读者取其精华，弃其糟粕，正确取舍。

　　全书采用规范的简化汉字。对异形词处理，按中华人民共和国教育部、国家语言文字工作委员会发布的《第一批异形词整理表》（2002 年 3 月 31 日试行）执行。

## 二、撰写导读

　　为帮助读者研读《类证治裁》，简要地介绍了林珮琴的生平、学术思想及其实践意义，以及学习《类证治裁》的方法，另行成文，以《导读》名之，希冀对读者有所裨益。

## 三、编排索引

　　将原书中方剂以笔画为序作索引附于书后，便于读者查阅。

李 德 新

2005 年 3 月于辽宁中医学院

# 类证治裁序

医之为道，必其人有中和仁智之德，而又洞乎阴阳之理，性命之源，寒暑异宜，南北异禀之故。沉潜焉以察其微，反复焉以穷其变，而后能消疵疠，益虚羸，以平造物之憾，此治病之道，昔人所以谓通于治国欤。丹阳林君云和与余同举戊辰乡试，订交于京师，既而别去，不相问者三十余载。丁未冬君之子芝本，携君所辑方书曰《类证治裁》者，乞序于余，始知君之亡，亦且八载矣。君直外方内，治学有根柢，己巳礼闱报罢，退而学医，活人甚多，术既益精。而病世之业医者，空疏不学，或又拘于成法，以蹈偏驳失中之弊，于是汇辑古方，别裁至当，祈与人人共明之。呜乎！其用心若此，可不谓中和仁智之君子乎？余固瞢于医，于养身济世之术，未之有得，春官十上，幸获通籍，而衰态遽侵，今兹待罪吴趋，当时同榜中如顾耕石诸君，均先朝露，无可与语。回首今昔，益信穷达一致，劳劳于仕宦，而以隳其所业，曾不若君之穷居著述，犹得就一艺以自名，此则序君书，而不能无慨于中也。至于是书之蕴，足以抉阴阳而托性命，后之读者，当自得之，且已详于君所为序，故不赘述云。

道光岁次丁未十月知江苏苏州府事年愚弟桂超万拜撰

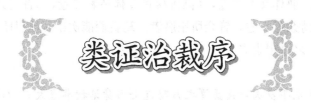

# 类证治裁序

先祖大银台谓厓公，于乾隆间奉命总阅《四库全书》，获见神农以来医家言著录于文渊阁者，九十六部一千八百十有三卷，附存其目者，九十四部六百八十一卷。尝语颖曰：旧史医家多置之简末，今《四库全书》子部分十四家，儒家第一，兵家第二，法家第三，农家第四，医家第五。医虽一技，民命攸关，其特升诸他艺术上有以也。谓厓公博涉于阴阳术数，六壬声律之书，手录甚伙，独医类无手定本，家传唯先大夫澹松公批订叶氏《临证指南》。手泽犹新，顾颖卒未能读也。林羲桐先生嘉庆戊辰举乡魁，墨艺脍炙人口，尤精岐黄家言，贯串于《灵枢》、《素问》、《难经》诸书，以意为变化而不泥于古，著作之暇，以济时为心，士大夫皆礼敬之。余久耳其名，丙戌余服阕，入都谒部，先生公车北上，相晤于都门，获闻绪论，盛德君子，一望皆知。辛亥春，嗣君筠石茂才，将刊先生所著《类证治裁》书，而以序嘱余。书凡八卷，外科附焉，别类分门，前列论，方次之，殆与《沈氏尊生》书体例略相近。然详略轻重之际，妙于剪裁，开卷了然，言弥简而法弥备，使夫颖悟之士既得所范围，中材而下亦得循途以赴，学者固当分别以观矣。昔人论《难经本义》，谓滑寿以文士而精于医，故所著较诸家所得为多。予于先生亦云：筠石嗣其先业，揆度其恒，无不立效，叩其所学，盖得于是书成法者多，顾不肯私为家传，而公诸同好，其能体先生济时之心者

**11**

矣。先生所著有《来燕草堂四书文》五百余篇,《来燕草堂古文》二卷,《骈体文》二卷,《高卧楼古今体诗》二卷,《百鸟诗》一卷,《诗余》一卷,皆余所服膺者。筠石倘能次第开雕以昭先泽,是又余之厚望也夫。

咸丰元年岁次辛亥孟夏之月赐进士出身诰授奉直大夫四川
会理州知州同里愚弟吉钟颖顿首拜撰时年八十有五

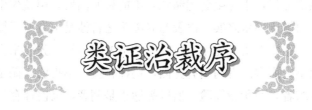

# 类证治裁序

　　先伯父羲桐先生，以制举之学，著声艺林，垂六十年，学者览其遗文，望洋而叹。意谓先生毕生之精力，殆竭于此，而弗暇以他及。而不知自其少壮喜读方书，五色奇咳，术随年进。洎乎手订《治裁》书，壹志殚心，与老病相终始，固自有不朽之业，而如是乎身心以之者在也。今夫方伎之事，浸久失传，则益肆为鄙诞，以相煽惑，独医学以切于民生日用，理近而事常，得以相缘于勿替。自仲景著方，后贤缵而衍之，汤液之功，遂加于针石，未可谓所传之不永矣。然而玉版真言，灵兰秘典，儒者弗问，医亦舍旃，证若茧丝，法同射覆，所施失当，视他方伎，为祸尤烈，则岂非不学之咎哉。然且果于自信，率其谬误，出应人急，吁可悲矣！先生熟精《灵》、《素》之言，因遂博观仲景以下诸名家书，既已穷极源流，然犹深自韬晦，游迹所至，有主宾数年无识其能医者。里居日久，数察奇恒，声誉所归，亏请至莫可却，则慨然以生人自任，羸童贫叟，匍匐偕臻，靡不乐效其术。乃至富家大族，介其所亲，延缘造请，辄十不一二应。曰：彼岂借仆生之者。其不屑于应酬如此。是书稿凡数易，尝语植本曰：著书贵适于用，吾年老，且用吾术生人固不尽，吾书成，庶救时之心与无终极耳。又曰：近世名家著述，其号为集大成者，卷帙繁富，学者恒惮于诵习，又或主辨析名理治法，弗取其备，中材之士，亦无由就一人一证而悟其全。吾书务言简意赅，使人开卷了然而已。呜乎！此殆即先生晚年刊落浮华，粹然有用之言乎。植本愚懵无识，于先生著述精意，不能有所阐发，第就先生勤于学术，而慎于用术之实，以及当时辟呡之言涉是书者著于篇，俾读者有所据以考焉。先生生时，子芝本方习科举，先生未尝授以医。及卒，而求医者谓当有异闻，仍踵相接，不得已，循是书成法以应求者，而所投辄验。所以勉勉于是刻者，又岂徒存先人手泽之意云尔哉。

时咸丰元年岁次辛亥端阳前二日侄植本谨撰

# 重锓类证治裁序①

同治间，余守润州后，又承乏江宁。林生崧廙至署来谒，盖余守润州时所取士也。出其先祖羲桐先生医书一册，乞序于余。书固有余先师芎畦吉君原序，先生与余师素号神交。知先生以经济之学，郁不得志，沉潜泛览于古来之医集，抉其精英，以为是书，卓然必传于后无疑也。余疏于艺术医学一道，概未有知，而劳劳仕官，捧檄东西，窃以牧民之道，其通于医术者，为生告之。当乱离之后，民生凋蔽，培植之政，犹医之急补元气也。奸民猾吏，非种必锄，犹医之涤瑕荡秽不遗余力也。政治之施行，必求其利害之所在，犹医之分经分络，不得妄施药石也。其他正治从治之法，君臣佐使之宜，虚实损益之故，调和血气，燮理阴阳，良医之于病，亦犹良吏之于民，昔人所以谓治病之道通于治国也。使先生当日幸获通籍，出经济之学以治民，当有更传无穷者。乃先生以大用之才，为绪余之见，阅是书者，咸谓先生惜不知士生一世，只求有益夫生民，治病治民，其揆一也。今先生之医术，传先生之经济，不因是深入想象欤。既为生告之，遂书之以为序。

同治十三年知江宁府知府事天门鹤庄蒋启勋拜序

---

① 本序底本无，据光绪十年研经堂家藏重刊本补。

**15**

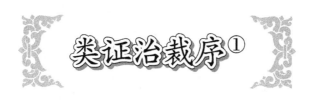

# 类证治裁序①

　　昔人有言，不为良相，便为良医。医盖所以寄死生而托性命者也，夫岂可漫言为哉。必于天地化育之机，参赞焉而不悖；阴阳往复之理，洞彻焉而靡遗。而又于《灵枢》、《素问》、《内经》、《难经》诸书，及夫张仲景诸大家名言，深求之，以通其变；精思之，以会其微；博观约取，触类旁通。平时先具灼见，临症别有主裁，而后能沉疴顿起，疵疠潜消，登斯世于仁寿之场，泯造物以不平之憾，此医之为道，类非肤浅者所能窥其奥旨欤。咸丰丙辰年间，余避乱浙垣，获《类证治裁》一书，取而阅之，反复而详辨之，见其理明辞晰，言简意赅，论证施治，无不根柢圣经，发挥精义。首列别类分门，次及附方医案，条贯详明，丝分缕析，令人开卷了然。盖取法于古，而不泥乎古，自有得心应手之妙。予于医道，自揣未能，窃叹世之业医者，大都师心自用，随意揣摩，甚且高自位置，不轻示人。每见穷乡僻壤之所，藜藿单寒之家，有恙沾体，无力求医，听其不药自愈。讵知药弗瞑眩，厥疾弗瘳？始则抱病缠绵，终乃酿成莫救，良可慨也。于是欲将此书广为传布，奈原版未获，印刷无从，爰不惜工赀重付剞劂。俾购是书者，得病寻方，因方治病，其于养生济世之术，不无小补云。

　　　　时同治丁卯六年孟夏月崇仁谢希昉旭初氏识

----

　　①本序底本无，据光绪二十三年本补

**17**

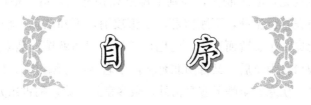

# 自　序

　　司命之难也在识证，识证之难也在辨证，识其为阴为阳，为虚为实，为六淫，为七情，而不同揣合也。辨其在经在络，在腑在脏，在营卫，在筋骨，而非关臆度也。顾脉理易淆，洞垣谁属，赖古作家别类分门，条列治要，且于一症，错综疑似，缕析丝分，参合脉象，详哉言之，仰见心裁独出矣。然不先窥《内经》奥旨，则皆无本之学也。邃古圣人，尽己性，尽人性，参赞元化，仁寿斯民，其心法备载《灵》、《素》各八十一篇。自越人祖述心法，垂为《难经》，嗣后长沙论《伤寒》，分究六经。河间治温热，专主三焦。东垣倡益气补中。丹溪创滋阴降火，济偏补缺。要皆上阐经训，下启法门，卓然自成大家。由有明迄今，诸名家亦无不根柢圣经，发挥心得，以著于篇。学者研经，旁及诸家，泛览沉酣，深造自得，久之源流条贯，自然胸有主裁。第学不博无以通其变，思不精无以烛其微；惟博也故腕妙于应，而生面别开；惟精也故悟彻于元，而重关直辟。平时灼有定见，临证不设成心，诊毕矣审用何法，法合矣选用何方，权衡乎禀之厚薄，病之浅深，治之标本，药之浮沉，及一切正治从冶，上取下取，或上病取下，下病取上，或从阴引阳，从阳引阴，必先岁气，无伐天和。乃知执一者拘，多歧者泛，师心者愎，随俗者庸。至于体贴病情，曲折都尽，刀圭所授，立起沉疴，善矣！若犹未也，一法未合，虽古法宜裁；一方未纯，虽古方宜裁；必吻

**19**

合而后已。此其难，殆又在识证辨证后乎。乃观近日悬壶家，大率学殖荒芜，心思肤浅，甚则治温疫以伤寒法，治血枯以通瘀法，与夫喜行温补，不顾留邪，动辄攻消，不知扶正，轻者重，重者死矣。予思矫而正之，己巳计偕后，归而就馆，笔墨少闲，爰始搜辑。丙戌后，又苦南北奔驰，今老矣，分编讨究，惧有遗珠，除《伤寒》全帙无容赘衍外，余多宗经立论，酌古用方，更欲略辑疡科，兼及幼科，而老病浸寻，来日苦短，缺略之憾，统俟续成。且生平本不业医，间有治案，附于症后，非云程式也，聊存梗概，以寓别裁之微意云尔。编名《治裁》，愿与有志医学者共裁之。

道光十九年岁次己亥端午日丹阳林珮琴自题

# 皇清例授文林郎先考羲桐府君传略

府君讳珮琴，字云和，号羲桐，先祖翠岩公次子。幼谨愿，不好戏弄，尝自塾中归，有忤之者，怒而色赤。翠岩公见之，教曰：君子所以学，为能变化气质，汝坐不解此语耳。府君志之，终身不敢忘。乾隆戊申，翠岩公以曾祖父母命，视叔祖养三公于武都，府君作忆亲诗转忆翠岩公之念曾祖父母也，有："秦关雪尽增春水，汉塞天低望白云"之句，公归见之为泪下。方公之归，晓行抵邗上，策骡过霜桥，蹶而溺，沉浮乱流中，掣骡尾得出，时冬月衣履沾濡，行数里始抵逆旅，由是感寒呕哕。其明年曾祖志开公病膈噎，公设神位空室中，伏地祈祷，常至夜分，及秋反得热疾，竟先志开公卒。越数月志开公亦卒，家计窘甚。府君与叔父纫秋公、季父钧磻公、从叔西珍公，从张斐园先生学。而修脯无所出，府君虑廛叔祖升儒公忧，乃携钧磻叔父馆于邻村，纫秋叔亦馆村塾，为西珍叔父课读。伯父辑五公助升儒公经理家政，俄而伯父亦以瘵卒，所得馆谷丝粟，悉归升儒公。胡希吕学院岁试，府君以第二名入县庠，诸叔父亦相继游庠。嘉庆戊辰恩科乡试，府君中式经魁，人谓吾祖孝行食报之始云。府君湛深经术，为文苦心融炼，务去陈言，每属稿成，弗慊辄弃去更草，如是数四不厌。为生徒点窜课作，亦一字不苟。或病其典重，谓于场屋风气非宜。笑应曰：讵有是耶。性沉潜书史，一寓目辄已默识，所屋室躬自洒涤，几席无纤尘，独坐晏如，足迹罕履城市。己巳礼闱报罢旋归，先有讹传中途被盗劫者，祖母邹太孺人大忧，因是终祖母之身，不与会试。丙子八月祖母卒，先兄舫湉先

**21**

一月殇。道光甲申，先兄伟堂暨先姊三姑相继殁，府君尝自言，独居循省，万念都尽。丙戌岁亲友谓府君当预挑选，迫促登程，行至固安渡桑乾，值大风雪，太息作"客路吟"，谓此生不宜再慕虚名渡河而北也。盖自己巳至丙戌，始再入都，然已大非府君意矣。初志开公尝以手录方书，付府君曰：后日习此，可以救世。府君读之有省，因遂博观《灵》、《素》以下诸名家书，穷日课生徒举业，灯下披阅方书，以油尽为率。凡数十年，以疾就者皆急之，起奇疾甚多。其有证非不治，卒迁延至死者，虽年久仍恨之。以语儿辈，因叹世俗之多误治也，思有以正之。丙戌自都中归，始令就医者还所服方，择其要者，著为医案，前列证论，题曰《类证治裁》。丙申夏患热疾几殆，冬月复病咳喘，精神大衰，惟眼独明，于未病先作小行楷，无须眼镜，喜曰此天助我成此书也，为之愈恐不及。己亥春咳喘益剧，自知不起，而深以《治裁》书未成为憾。实则所撰凡三十万言，分八卷，列证一百一十有奇，内科可称大备。床褥间自制书序及凡例，命芝本录之，自谓如春蚕到死丝方尽也。呜呼伤哉！府君孝爱仁慈，笃于骨肉之谊，而闵凶夭折，所以处之。独难扩乎同仁之情，而澹泊贞廉所以取。于世至约，隐居怀道，以著述自娱，行义文章，卓然可师表后进。不肖芝本，学行无似，邀志铭以光泉埌，大惧先业遂就湮没，谨撰次其略，俟后世君子乐阐幽德者采焉。府君所著《四书文》及《诗》、《古文》、《诗余》十余卷，《类证治裁》八卷，均皆手订。府君生于乾隆壬辰十月初六日，卒于道光己亥六月十六日，享寿六十有八，配吾母薛氏，生不肖三人，长伟堂，次舫湉，先府君卒，次即芝本，女一字眭，亦早卒。孙五人，崧庆、崧庠、崧福、崧庚、崧廙，皆业儒。男芝本泣血谨述。

赐同进士出身知江苏苏州府事年愚弟桂超万顿首拜填讳

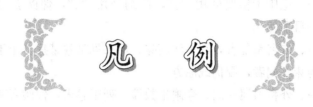

# 凡 例

一、医籍浩如烟海，求其搜罗赅备，分析详明，莫如《准绳》一书。兹编务期简括，俾观者豁目爽心，故径途各出。

一、仲景《伤寒》，宜参各家辨论，兹但取《医学心悟》数条，不能备载。

一、春温夏热两症，多伏气伤寒，邪从肾出，此即经所云：冬伤于寒，春必病温，冬不藏精，春必病温者也。与口鼻吸入之邪，伏于募原，浅深异治，学者当分别观之。

一、时疫症张景岳既失之温补，吴又可又但主急下。《张氏医通》揭明地气郁蒸一义，最宜参究。

一、香岩叶先生所传《临证指南》，案随诊立，不暇修饰。然如脾脏胃腑，历来混治，先生独因经旨，喜燥喜凉，悟出脏主守，腑主通二义。论东垣补中益气治在脾，仲景急下存阴治在胃，何等超妙！即如不食一症，粗工但知燥脾，愈燥愈结，先生独议养胃阴，遵治辄验，此类皆素所服膺。

一、肝风眩晕，与类中风相近，原可并为一门，兹依《指南》例，另为拈出，意在醒目。

一、目、喉、乳俱系专科，病症治法繁琐，不能备辑，兹但撮其要。

一、各症宗经立论，酌古用方，列纲分目，皆层层推勘而出。但方中品味，未能一一商订，皆垂暮精神不能周浃之故，阅者谅之。

一、论中于精要处用"。"，提纲处用"、"，俾阅者得其意旨，一目了然[①]。

一、方名重复者，则不注药味，但书见某卷某症。至于方名同而药味不同者，则仍载原方。

一、外科另属一门，今附论数篇，列于卷末，俾阅者略知要领。

---

①该条为原本所设，本次排印原文旁的圈、点符号从略。

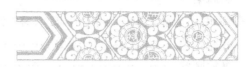

# 目录

目

录

目

录

# 卷之首

类证治裁

清·丹阳林珮琴羲桐　编著

# 内 景 综 要

自天以气煦，地以形姁，生其间者，阳化气而阴成形，喉以通天和，咽以纳地产。喉前咽后。受谷者浊，受气者清，清者注肺，浊者走胃，浊则为卫，清则为营，营阴卫阳，营行脉中，卫行脉外，阴阳相贯，如环无端。中气①出上焦，营气出中焦，卫气出下焦，皆水谷之精悍，水谷之精气为营，水谷之悍气为卫。流布于脏腑者也。脏有五，心藏神，肺藏魄，肝藏魂，脾藏意，肾藏志也；腑有六，胆无出入，胃受水谷，大小肠主津液，膀胱、三焦司气化也。五脏藏精不泻，满而不能实，故以守为补焉；六腑传化不藏，实而不能满，故以通为补焉。肺右降，肝左升，脾阴运，胃阳纳，膀胱司开，肾司阖，胃喜凉，肠喜热，胆喜温，心恶热，肺恶寒，肝恶风，肾恶燥，脾恶湿，知五脏之苦欲，而补泻殊。肝苦急，心苦缓，脾苦湿，肺苦气上逆，肾苦燥。肝欲散，心欲软，脾欲缓，肺欲收，肾欲坚。审六腑之入出，而清浊别，由脏阴腑阳之不一其性也。五脏外加心包络，即膻中。代心行令，与三焦相配，则十二脏腑具焉。其十二经之隶于各脏腑者，行有顺逆。手之三阴，手太阴肺，手少阴心，手厥阴心包。从脏走手；手之三阳，手太阳小肠，手少阳三焦，手阳明大肠。从手走头；足之三阳，足太阳膀胱，足少阳胆，足阳明胃。从头走足；足之三阴，足太阴脾，足少阴肾，足厥阴肝。从足走腹。太阳与少阴为表里，少阳与厥阴为表里，阳明与太阴为表里，皆一脏一腑相配也。诸阳经会头面于上，诸阴经至胸颈而还，惟厥阴肝经上入颃，连目系，上额，与督脉会于巅。其行身之后者，足太阳经也，主表。病主头痛脊强。行身之前者，足阳明经也，主表主里。病主身热目痛。行身之侧者，足少阳经也，主半表半里。病主胁痛耳聋，寒热往来。足厥阴为阴中之阳，病主烦满囊缩。足少阴为阴中之阴，病主舌干口燥。足太

---

①中气：按文义应作"宗气"。《类经·十八卷·八十三不卧多卧》注："糟粕之道，出于下焦；津液之道，出于中焦；宗气之道，出于上焦。"

阴为阴中之至阴，病主腹满嗌干，皆主里。若夫奇经八脉，阴维由内踝而上，主身之里；阳维由外踝而上，主身之表，所以纲维周身之营卫也。阴维为病苦心痛，阳维为病苦寒热。阴跷起跟中，循内踝上行，主一身左右之阴；阳跷起跟中，循外踝上行，主一身左右之阳，所以统阴阳而行跷捷也。阴跷病阴急而足直，阳跷病阳急而狂奔。督起会阴，循背而行身之后，所以督率诸阳。督病脊强折厥。任起会阴，循腹而行身之前，所以担任诸阴。任病男疝女瘕。冲亦起会阴，夹脐而上行胸中，当诸气之冲要。盖一源而三歧，冲病逆气里急。带起季肋，横束于腰，为诸脉之总约。带病腹胀腰痛。八者无表里配合，故谓之奇经，经脉蓄溢，则注奇脉，犹沟渠雨溢，旁流湖泽也。既有经脉，复有络，络凡十五，十二经各有一络，又阳跷阴跷二络，及脾之大络，凡十五。盖直行为经，横支为络，络之别为孙络，凡三百六十五，初病在络，久病入经。所以行气血，通阴阳，以荣于身者也。且夫气主呴，血主濡，太阳膀胱经常多血少气，少阴肾经常少血多气，阳明胃经常多血多气，太阴脾经常多血少气，少阳胆经常少血多气，厥阴肝经常多血少气，其盈亏有如此者。气血所周，子时注胆，丑时注肝，寅时注肺，卯时注大肠，辰时注胃，巳时注脾，午时注心，未时注小肠，申时注膀胱，酉时注肾，戌时注心包，亥时注三焦，其迭更有如此者。血随气运，春气在经脉，夏气在孙络，长夏在肌肉，秋气在皮肤，冬气在骨髓，其深浅有如此者。海有四，冲为血海，膻中为气海，脑为髓海，胃为水谷海。门有七，唇为飞门，齿为户门，会厌为吸门，胃上口为贲门，下口为幽门，小肠下口为阑门，大肠下为魄门，即肛门。窍有九，肺窍于鼻，脾窍于口，心窍于舌，肝窍于目，肾窍于耳，亦窍二阴。脊二十一椎，肺六叶，两耳，附脊第三椎，为华盖。心七孔，附脊第五椎，如莲蕊，外有包络，中通肺脾肝肾，心下有膈膜，周遮浊气。肝七叶，左三右四，附脊第九椎，胆三寸，居肝叶下，为清净府。脾象刀镰，与胃连膜，胃当脊十一椎，分上中下脘以达肠，为太仓。肾两枚，附脊十四椎，下中间命门真阳，为生身根蒂。小肠连胃下口，前附脐，后近脊左回叠十六曲，以泌别清浊。大肠属小肠下口，当脐右叠十六曲，达广肠，抵直肠，传浊出后阴。膀胱无上口，当脊第十九椎，化气渗水，以出前阴。细思交肠一症，知膀胱亦有上口而常闭，得三焦气化，水渗脬中而为溺耳。三焦相火，游行诸经，周身上下。上焦如雾，在胃上脘，主出阳气；中焦如沤，当胃中脘，蒸化精微；下焦如渎，当脐下，济泌别汁，此十二脏腑之象形部位，宜按图而审指者也。验于内，则诸气皆属于肺，诸血皆统于脾，诸脉皆属于心，诸筋皆隶于肝，诸髓皆司于肾，诸脏皆禀气于胃。验乎外，则肺主皮毛，脾主肌肉，肝主爪甲，胃主四肢，肾主五液，心为汗，肺为涕，肝为泪，脾为涎，肾为唾。心主舌色。一身所宝，惟精气神。神生于气，气生于精，精化气。气化神，故精者身之本，气者神之主，形者神之宅也。精者，神倚之如鱼得水，气依之如雾复渊，故阴精所奉其人寿。言乎形则头者阳之会，囟者髓之门，发者脑之华，庭者眉之宇，瞳者肾之精，明堂者色之应，口角者地之仓，龈者胃之络，齿者骨之余，会厌者音声之户，廉泉者津之道，舌者心之苗，咽者脉之聚，脾、胃、心、肾、肝、小肠脉循咽挟咽。脉者营之居，玄府者汗之孔，胸中者阳气之郛，离宫者神之舍，募原者五脏之空，膈肓者上下之蔽，气街者经之隧，神阙者脐之宫，背者经之俞，十二经俞穴。脊者身之柱，膂者脊之辅，腋者肩之谷，肘者肢之节，臂者身之使，肩下臂上，内为臑，外为臑，节次为肘，肘下为臂，臂下为腕。关者腕骨之中，寸关之前，尺者关之后，合谷者骨之歧，大、次指陷中虎口穴。劳宫者掌之心。腰者精之府，命门者生之根，肾者胃之关，季胁者胆之部，宗筋者茎之系，睾丸者肾之外候，胞宫者任之内维。任主胞胎。尻者节之骶，节者骨之枢，股者髀之续，膝者筋之总，腘者膝之曲，腨者足之肚，踝者骨之突，跗者足之面，踹者足之跟，涌泉者足之心，此按部定名所可胪指者也。

# 类证治裁

# 卷之一

清·丹阳林珮琴羲桐　编著

# 中风论治

风为百病之长，故六淫先之，以其善行数变，受之者轻为感冒，重则为伤，最重则为中，然有真中、类中，中血脉经络腑脏之辨。西北高寒风劲，真气虚者，猝为所中，是名真中，经所谓中六腑五脏之俞也。真中者，风邪在表，身痛拘急，宜汗，小续命汤，或疏风散。风邪在经，口眼㖞斜，偏枯疼痛，大秦艽汤，或愈风汤。风邪入里，多滞九窍，唇缓便秘，口不能言，耳聋鼻塞目瞀，痰涎昏冒，宜下，三化汤，或麻仁丸。东南卑湿酿热，真阴亏者，风自内生，虚阳上冒，亦致昏仆，是为类中，实与外风无涉，经所谓阳之气以天地之疾风名之也。类中者，痰多壅塞，捣萝卜子，以温汤和饮吐之。脾虚呕痰者，六君子汤，异功散。肾虚水泛为痰者，六味丸，或八味丸汤服。中气虚者，补中汤。阴虚者，补阴煎。夫以地分真、类，谓真中者西北为剧，类中者东南为多，未可胶柱以谈也。善乎！石顽张氏之说曰：尝诊西北中风者，验其痦痱遗尿，讵非下元之惫，当从事地黄、三生等饮乎？㖞僻不遂，讵非血脉之废，而从事建中、十全等汤乎？东南类中，岂无六经形症见于外，便溺阻隔见于内，当从事续命、三化等汤乎？是真通论矣。其中血脉，则口眼㖞僻。中络，则肌肤不仁。中经，则脊重不伸。中腑，则肢节废，便溺阻。中脏，则舌喑吐沫。《金匮》分析既明，至《千金》引岐伯论中风，大法有四：一偏枯，半身不遂也；二风痱，四肢不收也；三风懿，奄忽不知人，舌强不能言也；四风痹，诸痹类风状也。迄乎河间主火，谓心火暴盛，肾水虚衰。东垣主气，谓猝中乃本气自病。丹溪主痰，谓湿生痰，痰生热，热生风。总之，气虚则火动痰升，其症似风非风，皆辨明类中之由，与真中症异。专宜养气血，兼清痰火，大忌风燥之剂。凡虚风外中，轻则麻痹不仁；羌活愈风汤。重则瘫痪不用。大秦艽汤。其痰火内生，轻则舌强难语；涤痰汤。重则痰壅神昏。至宝丹。既辨其中络、中经、中腑、中脏，及中经络，兼中腑脏，并审其兼虚兼实，兼寒兼热兼痰，而入手先分闭症脱症，如牙关紧闭，两手握固，是为闭症。苏合香丸，三生饮开之。如口开脾绝，手撒心绝，眼合肝绝，遗尿肾绝，鼻鼾肺绝，以及吐沫、直视、摇头，面赤如妆，汗出如珠，皆为脱症。大剂理中汤灌之。兼灸脐下。凡初中，先用通关散吹鼻，有嚏可治，无嚏多死。

〔口噤〕　足阳明之经上夹口，风寒乘虚袭入，则挛急口噤，先用乌梅肉、冰片、生南星为末擦牙，其噤可开。宜竹沥、姜汁调苏合香丸灌之，再用巴豆油纸卷皂角末，烧烟熏入鼻中，人事自省。

〔痰壅〕　宜吐之，稀涎散加橘红，或姜盐汤灌之。以鹅翎探吐，或三圣散加蝎吐之。后用星香散、二陈汤、涤痰汤、导痰汤。挟虚，加参、芪、竹沥。挟寒，加桂、附、姜汁。脾虚呕痰，六君子汤，异功散。中气虚，理中汤，温胃饮。

〔口眼㖞僻〕　因血液衰涸，不能荣润筋脉。《灵枢》云：足阳明筋病，颊筋有寒则急，引颊移口，有热则筋弛，纵缓不胜收，故僻。又云：足阳明、手太阳筋急，则口目为僻。宜润燥以熄风。大秦艽汤，或十全大补汤尤妥。

〔半身不遂〕　因气血不至，故痛痒不知。经曰：营虚则不仁，卫虚则不用，营卫俱虚，则不仁且不用。自丹溪以左枯属血虚，用四物汤。右枯属气虚，用四君子汤。气血两虚而挟痰，用二陈汤，加钩藤、竹沥、姜汁。宗其治者多不效，何也？治偏枯，宜从阴引阳，从阳引阴，从右引左，从左引右，使气血灌注，周流不息，莫如养血温经。补中汤少加附子，下七味地黄丸。以附子能行参、芪之力，而阳和自转，肉桂能通血脉，而筋节自荣，挟痰者，八珍、十全等汤加南星、半夏、姜汁。营卫俱虚者，黄芪五物汤，膝骨软，加牛膝、虎骨，节软，加木瓜、当归。

〔四肢不收〕　诸阳经皆取于手足，循行身体，如邪气客于肌肤，随其虚处停滞，与气血相搏，故肢不举，脉缓大有力，土太过也，当泻其湿。胃苓汤。脉细小无力，土不足也，当补其气。补中汤。瘦人血枯筋急，木旺风淫者，四物汤加钩藤、秦艽、防风、木瓜。肥人色白多痰者，六君子汤加秦艽、天麻、竹沥、姜汁。

〔角弓反张〕 邪入经络，则腰背反折，挛急如角弓状。小续命汤。如先受风，复感寒，无汗恶寒为刚痉；先受风，复感湿，恶风有汗为柔痉。刚痉续命汤去附子，柔痉续命汤去麻黄。

〔瘛疭〕 因肝经风火搏于经络，则手足抽搐，或伸或缩，而动不止，由血虚不能荣筋，而燥气乘之，宜滋肝肾，灌输筋脉，使水火熄，则风木自平。大秦艽汤，或十补汤加减。

〔猝倒无知〕 凡类中病出于脏，精去则气去，所以眩晕猝倒，气去则神去，所以昏愦无知，阴阳脱离，精气不交，须参附大剂，峻补其阳。继以地黄丸，加杞子、当归，或十补丸，填补真阴。若心火盛，肾水衰，致猝倒神昏，肢掣口㖞，宜地黄饮子去桂、附、巴戟，峻补其阴。继以生脉散，滋其化源。

〔舌强不语〕 舌为心、脾、肝、肾四经所系，邪中其经，则痰涎闭其脉道，舌机不掉，因痰迷心窍者，清心火，涤痰汤。因湿痰者，清脾热，六君子汤加枳实、竹茹。因风热者，清肝火，凉膈散加减。肾虚内夺为喑痱，地黄饮子。舌强口角流涎，脾不能摄者，六君子汤加竹沥、姜汁。惊痰堵塞，舌本强硬者，正舌散加薄荷。舌麻语謇者，省风汤加沉香。唇缓舌强者，解语汤。肥人舌本强，作湿痰治，瘦人作心火治，不可纯补，恐堵塞经络中痰火。通用加味转舌膏。外取龟尿少许，点舌神效。置龟于新荷叶上，以猪鬃戳其鼻，尿立出。有饮食照常，但失音不语者，名曰哑风。宜小续命汤去附子，加石膏、菖蒲。

〔遗尿〕 系肾气亏极，用参、芪、术、附、益智、五味。以保元阳之脱。火虚者，地黄饮子。水虚者，六味丸。

〔眩晕〕 凡虚阳上巅，得痰升则眩晕，经所谓上虚则眩也，宜培其中气。五福饮或大补元煎、加甘菊炭、牡蛎、白芍、天麻。此猝倒所由来也。

〔麻木不仁〕 遍体顽麻，无汗气实。乌药顺气散。十指及面麻木，乃气虚风袭。补中汤去术、归、陈，加白芍、五味子。麻木体软，搔起白屑，乃脾血不荣。补中汤去柴胡，加地黄、白芍、

**11**

芝麻。

　　真中风，虽风从外中，亦由内虚召风，其挛急偏枯，口喝舌强，二便不爽，由风挟痰火壅塞，致营卫脉络失和。先用通关，继则养血顺气，佐以消痰清火，大秦艽汤，或愈风汤。宣通经隧。风闭，用桂枝、羌活。寒凝，用姜、附、桂心。热痹，用栀、芩、石膏。湿滞，用苍、朴、五苓。血瘀，用桃仁、牛膝。气滞，用木香、枳壳、青、陈。痰阻，用星、夏、浮石、牛黄。类中风本非外风，猝仆昏厥，无喝斜偏废等症，是宜辨也。故叶氏谓内风乃身中阳气变化，肝为风脏，因血液衰耗，水不涵木，肝阳偏亢，内风时起，宜滋阴熄风，濡养营络。以熟地、首乌、杞子、当归、牛膝、胡麻、石斛、五味子、甘菊、牡蛎。补阴潜阳，如虎潜、固本、复脉之类。阴阳并损，无阳则阴无以化，宜温柔濡润。如沙苑子、苁蓉、杞子、人参、阿胶、当归。通补，如地黄饮子、还少丹之类。风木过动，中土受戕，致不寐不食，卫疏汗泄，饮食变痰。如六君子汤、玉屏风散、茯苓饮、酸枣仁汤之类。风阳上升，痰火阻窍，神识不清，至宝丹。芳香宣窍，或辛凉之品，如菊叶、菖蒲、山栀、羚羊角、天麻、丹皮、钩藤。清上痰火。若阴阳失交，真气欲绝，用参附汤回阳，佐以摄阴，如五味、龙骨、牡蛎。此其治也。自士材以类中症，条分火中、虚中、湿中、寒中、暑中、气中、食中、恶中，而《金鉴》因之。火中，即河间所谓瘫痪，多由火盛水衰，心神昏冒，筋骨不用也。心火盛，凉膈散。肾水衰，六味汤。虚中，即东垣所谓猝中昏愦，皆属气虚。烦劳气陷，补中汤。房劳精脱、生脉补精汤。湿中，即丹溪所谓东南湿土生痰，痰热生风，因而昏冒。内中湿者，醇酒厚味，生冷过节，渗湿汤；外中湿者，阴雨雾露，坐卧湿地，除湿汤。寒中，体强口噤。脐腹冷痛，姜附汤；身寒无汗，附子麻黄汤。暑中，面垢晕倒，须分阴阳。得之受暑纳凉，寒外暑内，香薷饮，二香汤；得之赤日长途，中外皆热，昏仆不醒，蒜汁合水灌之，继以辰砂益元散。气实者，苍术白虎汤；气虚者，人参白虎汤。气中，气逆痰潮，牙关紧急，极似中风，但中风身温，

**12**

中气身冷，中风脉浮应人迎，中气脉沉应气口。苏合香丸灌之。俟醒，以八味顺气散加香附。因怒气逆，忽然昏噤，木香调气饮。有痰，星香散。食中，醉饱后或感寒，或恼怒，胃气不行，忽然厥逆，误作中风、中气治，必死。姜盐汤探吐。感寒者，藿香正气散。气滞者，八味顺气散。恶中，飞尸鬼击，卒厥客忤，肢冷口噤，苏合香丸灌之。俟少苏，服调气平胃散。

## 中 风 脉 候

浮迟者吉，坚大急疾者凶。浮大为风，浮迟为寒，浮滑为痰，浮数有力为火，浮弦有力为气。沉涩而数为血凝。寸关虚滑而大，为真气散。尺脉浮而无力，为肾气不足；尺脉洪弦而数，为肾气大亏。类中风脉，迟缓可生，急数弦大者死；举之搏大，按之绝无，为孤阳无依者死。口开眼闭，手撒遗尿，鼻鼾吐沫直视，昏沉不醒，发直摇头上窜，面赤头重，山根青黑，皆不治。

## 附 方

〔中风〕 **小续命汤** 麻黄 人参 黄芩 芍药 甘草 川芎 杏仁 防己 官桂 防风 附子 姜

〔表邪〕 **疏风散** 麻黄三两 杏仁 益智仁各一两 升麻一钱 每服五钱。

〔经邪〕 **大秦艽汤** 茯苓 白术 甘草 生地 白芍 归身 川芎 羌活 独活 秦艽 石膏 白芷 防风 细辛 黄芩 姜

〔通治〕 **愈风散** 大秦艽汤加 人参 黄芪 桂心 厚朴 柴胡 枳壳 杜仲 防己 知母 半夏 薄荷 蔓荆 甘菊 前胡 苍术 麻黄 枸杞 地骨皮

〔腑实〕 **三化汤** 大黄 枳实 厚朴 羌活

〔中脏〕 **麻仁丸** 大黄 枳实 厚朴 芍药 麻仁 杏仁 蜜丸。

〔脾虚〕 **六君子汤** 人参 白术 茯苓各二钱 甘草一钱 姜三片 枣二枚 名四君子汤，此加陈皮、半夏。

〔呕痰〕 **异功散** 六君子汤除去半夏。

〔肾虚〕 **六味地黄丸** 熟地黄酒蒸晒八两 萸肉 山药各四两 茯苓 丹皮 泽泻各三两 蜜丸。

〔阳虚〕 **八味地黄丸** 六味地黄丸加桂心一两，名七味地黄丸，此再加附子一两。

〔中虚〕 **补中益气汤** 黄芪钱半 人参 甘草各一钱 白术 陈皮 当归各五分 升麻 柴胡各三分 姜枣

〔滋肾〕 **补阴煎** 熟地 黄柏 知母 龟板 白芍 当归 牛膝 虎胫骨 锁阳 广皮

〔除痰〕 **涤痰汤** 人参 南星 半夏 枳实 茯苓 橘红 菖蒲 竹茹 甘草 姜

〔宣窍〕 **至宝丹** 乌犀角 朱砂 雄黄 玳瑁 琥珀各研一两 麝香 龙脑各研一钱 金银箔各十五片 牛黄研半两 安息香一两 将安息香熬膏，和诸药末，分作百丸，蜡护。

〔辟邪〕 **苏合香丸** 苏合香 安息香各二两 薰陆香 龙脑 丁香 麝香各研一两 青木香 白术 沉香 香附 乌犀角各研一两 加炼白蜜和，分作五十丸，另以朱砂一两，水飞为衣，蜡护。原方又有檀香、荜茇、诃黎勒。

〔闭症〕 **三生饮** 生南星 生川乌 生附子 木香 人参 姜

〔脱症〕 **理中汤** 白术土炒二两 人参 炮姜 炙草各一两 每服四钱。加附子，名附子理中汤。

〔取嚏〕 **通关散** 南星 皂角 细辛 薄荷 生半夏 为末，吹鼻。又南星 冰片 乌梅肉 擦牙开噤，名开关散。

〔吐涎〕 **稀涎散** 刚子仁六粒，劈开 牙皂角三钱 矾一两 将矾化开，入二味搅匀，待矾枯，研末，用三分吹喉。

〔吐痰〕 **三圣散** 防风 藜芦 甜瓜蒂

〔吐痰〕 **瓜蒂散** 甜瓜蒂 赤小豆 全蝎 又名全蝎散。

〔痰滞〕　**星香散**　南星四钱　木香五分

〔化痰〕　**二陈汤**　半夏二钱　陈皮　茯苓各一钱　甘草五分
加姜煎。

〔胶痰〕　**导痰汤**　二陈汤再加胆南星、枳实。

〔温中〕　**温胃饮**　人参　白术　炮姜　扁豆　当归　陈皮
炙草

〔补气〕　**十全大补汤**　当归　生地各三钱　芍药二钱　川芎
钱半名四物汤，合四君子汤，名八珍汤。再加黄芪、肉桂，名十
全大补汤。

〔营卫〕　**黄芪五物汤**　黄芪　白芍　桂枝　姜　枣

〔泻湿〕　**胃苓汤**　苍术　厚朴　陈皮　甘草　名平胃散。白
术　泽泻　猪苓　茯苓　名四苓散，合二方，名胃苓汤。

〔补阴〕　**地黄饮子**　熟地　桂心　附子　苁蓉　巴戟　远志
萸肉　石斛　麦冬　五味　薄荷　菖蒲　茯苓

〔泻火〕　**凉膈散**　大黄　芒硝　连翘　山栀　甘草　黄芩
薄荷　蜜　去硝黄，加桔梗、竹叶，名加减凉膈散。

〔舌强〕　**正舌散**　蝎尾醋泡炒三钱　茯苓姜汁拌晒一两　为末，
每服二钱，温酒下，并擦牙龈。

〔痰热〕　**省风汤**　防风　生南星各二钱　生半夏　黄芩　甘
草各一钱　加姜煎。

〔不语〕　**解语汤**　防风　天麻　附子　枣仁各钱半　羚羊角
官桂　羌活各八分　炙草五分　竹沥半杯

〔言蹇〕　**加味转舌膏**　连翘　远志　薄荷　柿霜　菖蒲　栀
子　防风　桔梗　黄芩　炙草　犀角　大黄　元明粉　川芎　蜜
丸。

〔补气〕　**五福饮**　人参　熟地　当归　白术　炙草

〔培中〕　**大补元煎**　人参　熟地　山药　杞子　萸肉　当归
炙草　杜仲　阳虚加姜、附，气虚加芪、术。

〔中络〕　**乌药顺气散**　麻黄　枳壳　桔梗　乌药　僵蚕　白
芷　陈皮　干姜　川芎　甘草

〔补阴〕**虎潜丸** 黄柏 知母 熟地 龟板 虎胫骨 锁阳 当归 牛膝 白芍 陈皮 羯羊肉 捣丸。

〔补元〕**固本丸** 人参二两 天冬 麦冬 生地 熟地各四两 蜜丸。

〔润燥〕**复脉汤** 炙草四两 生姜 桂枝 人参 阿胶各二两 生地一斤 麦冬 麻仁各八两 大枣十二枚 水酒各半煎。一名炙甘草汤。

〔通补〕**还少丹** 熟地二两 山药 牛膝 杞子各两半 萸肉 茯苓 杜仲 远志 五味 楮实 茴香 巴戟 苁蓉各一两 石菖蒲五钱 加枣肉蜜丸，盐汤下。

〔表虚〕**玉屏风散** 黄芪 防风各一两 白术二两

〔扶脾〕**外台茯苓饮** 茯苓 人参 白术 枳实 橘皮 生姜

〔补脾〕**酸枣仁汤** 枣仁 甘草 知母 茯苓 川芎

〔精虚〕**生脉补精汤** 人参 麦冬 五味 熟地 当归 鹿茸

〔内湿〕**渗湿汤** 即胃苓汤加 香附 川芎 砂仁 黄连

〔外湿〕**除湿汤** 羌活 藁本 升麻 柴胡 防风 苍术

〔身寒〕**附子麻黄汤** 附子 麻黄 甘草

〔驱暑〕**香薷饮** 香薷 厚朴 扁豆 黄连 除扁豆，名黄连香薷饮。除黄连，名三物香薷饮，加苓、草，名五物香薷饮。

〔阴暑〕**二香汤** 香薷饮合藿香正气散，名二香汤。

〔除热〕**苍术白虎汤** 石膏一斤 知母六两 甘草二两 粳米六合名白虎汤，此加苍术，或加人参。

〔调气〕**八味顺气散** 人参 茯苓 白术 甘草 乌药 白芷 青皮 陈皮

〔暴怒〕**木香调气饮** 木香 藿香 砂仁 蔻仁 炙草 丁香 檀香

〔中暑〕**藿香正气散** 藿香 紫苏 白芷 腹皮 茯苓各三

两　白术　陈皮　半夏　厚朴　桔梗各二两　甘草一两　加姜枣煎，每服五钱。

〔恶中〕**调气平胃散**　木香　檀香　砂仁　蔻仁　厚朴　陈皮　苍术　藿香　甘草

# 中 风 脉 案

杨　冬月办公，夜半猝倒榻下，不省人事，身热痰壅，口㖞舌强，四肢不收，脉左虚涩，右浮滑。先用姜汁热挑与之，痰顿豁。暂用疏风化痰药宣通经隧，神识渐清，右体稍能转侧，但左体不遂，语言模糊。症属真阴素虚，以河间地黄饮子，去桂、附、巴戟，加杞子、牛膝俱酒蒸、木瓜、何首乌。数十服，诸症渐退，稍能步履，惟左手不遂。前方加桂枝、姜黄数剂，左腋时时微汗，不一月，左手如常。

按：此症乃风自火出，火自阴亏，水不涵木，肝风内煽，痰火上乘，堵塞清窍，是以猝倒无知也。口㖞者，胃脉挟口环唇，寒则筋急，热则筋弛，或左急右缓，或右急左缓。《张氏医通》曰：左寒右热则左急而右缓，右寒左热则右急而左缓。盖左中寒则逼热于右，右中寒则逼热于左，阳气不得宣通故也。舌强者，舌本心苗，肾脉系舌本，心火盛，肾水衰，故舌强。肝主筋，胃主四肢，肝胃血虚，则筋不荣而成痿软也。左脉涩则水亏，右脉滑则痰盛，此偏枯之象已具，但非暂进豁痰，则经隧不开，汤液难下。用地黄饮子减去阳药，正以五志过极而生火，法当滋阴而风火自熄。河间谓中风瘫痪，非肝木之风，亦非外中于风，乃心火暴盛，肾水虚衰，不能制之，而热气怫郁，心神昏冒，猝倒无知也。亦有因五志过极而猝中者，皆非热甚，俗云风者，言末而忘其本也。制地黄饮子，原主补肾之真阴。但阴虚有二，有阴中之水虚，有阴中之火虚。火虚者桂、附、巴戟可全用，水虚者非所宜也。

族某　左体麻木，胫骨刺痛，腰膝痿软，能饮多痰，脉左大右濡，此阴虚生热而挟湿痰也。用薛氏六味地黄丸作汤剂，

17

君茯苓，加生术、薏仁、牛膝、黄柏俱酒炒。十数服诸症悉退，步履如初。丹溪以麻为气虚，木为湿痰败血，其胫骨刺痛者，肾虚挟火也，腰膝痿软，肾将惫矣。法当戒饮，以六味汤滋化源，而君茯苓，佐术、薏，引用牛膝、黄柏以泄湿热，利腰膝，不犯先哲类中禁用风燥之例。

李　右体不遂，艰于行步，已为三年痼疾，辞以难治。询所苦，曰：大便甚难，但得爽利为幸耳。诊其脉，右三部全伏，左三部洪大无伦。因思右枯既久，腑阳必衰，大肠曲折至右畔，传送自迟，宜从风秘法，以辛通濡润，如搜风顺气丸。但命火衰微，右体冰冷，先用崔氏桂附八味丸作煎剂，二服便爽，右肢运动稍活，后于八味丸加苁蓉、当归，蜜丸服。效。

孙　高年上盛下虚，头眩肢麻，耳鸣舌强，值少阳司令，肝风内震，脉象浮洪，消谷善饥，便溏汗泄，皆液虚风动之咎。交夏火旺，遂口喎言謇，此风火袭络，类中显然，最防倾仆痰涌。又午刻火升，头汗身热，其由来则本阴不交阳，无攻风劫痰之理。治以水涵木，兼摄虚阳。熟地五钱、五味子五分、麦冬钱半、茯神三钱、牡蛎醋煅研三钱、甘菊炒钱半、鲜石斛三钱、白芍二钱、川贝母钱半、丹皮一钱、阿胶水化二钱。三服诸症悉退，脉渐平，惟夜卧少安帖，此肝虚而魂失静镇也。原剂中加龙骨煅七分，接服无间。另订膏方，即用前味加洋参、黄肉、莲实、桑枝取嫩者，熬膏收贮，窨退火气，每眼五钱。能加意调摄，可望回春。

## 伤风论治

风者天之阳。经云：虚邪贼风，阳先受之。风邪伤卫，故腠理疏者，善病风。其症恶风有汗，脉浮头痛鼻塞声重，咳嗽痰多，或憎寒发热。惟其人卫气有疏密，感冒有浅深，故见症有轻重，治法不宜表散太过，不宜补益太早，须察虚实，审轻重，辨寒热，顺时令。经云：风淫所胜，平以辛凉，佐以苦甘。凡体实者，春夏治以辛凉，秋冬治以辛温，解其肌表，风从汗散。体虚者，固其卫气，兼解风邪，恐专行发散，汗多亡阳也。如初起风兼寒，宜辛温发表，郁久成热，又宜辛凉疏解，忌初用寒凉，致外邪不得疏散，郁热不得发越，重伤肺气也。如体虚感风，微觉寒热，参归桂枝汤加陈皮。风伤肺卫，寒热头痛，咳嗽脘闷，豉桔汤。风伤营卫，头痛，咳则闪烁筋掣，当归建中汤。太阳伤风，发热自汗恶风，桂枝汤。伤风头痛，鼻塞声重，川芎茶调散。伤风兼寒，咳嗽发热，柴陈煎。风温伤肺，身痛脘痹，栀豉汤加象贝、杏仁、郁金、枳壳、桑叶、栝蒌。暑风上受，痰热喘嗽，竹叶石膏汤加桔、杏、蒌、草、陈皮、滑石。感风兼湿，头目如蒙，痰稠胸闷，通草、豆豉、厚朴、滑石、桔梗、杏仁、栝蒌。火伤风，火郁燥嗽咽痛，甘桔汤加薄荷、元参、黄芩、前胡、花粉。热伤风，咳而咽痛，鼻塞吐痰，消风散加减。风邪外闭，肢节烦痛，里有郁热，羌活散加减。时行感冒，寒热往来，伤风无汗，参苏饮、人参败毒散、神术散。总之，伤风须察其六淫兼症，且经疏解后，若仍恶风自汗，但当调卫和营，八珍汤。或表虚，易感受风邪，必固实腠理，玉屏风散。斯为善后之防矣。

## 伤 风 脉 候

脉浮为伤风，浮而紧者兼寒，浮而缓者兼湿，浮而洪者兼火，浮而滑者多痰。浮而有力为表实，无力为表虚。

## 附　方

〔体虚〕**参归桂枝汤** 桂枝　芍药　甘草　生姜　大枣　名桂枝汤，此加人参、当归。

〔伤卫〕**豉桔汤** 豆豉　桔梗　滑石　厚朴　苏梗　连翘　杏仁　甘草

〔营卫〕**当归建中汤** 桂枝　芍药　甘草　饴糖　生姜　大枣　名小建中汤，此加当归。

〔疏散〕**川芎茶调散** 薄荷 川芎 羌活 甘草 荆芥 白芷 防风 细辛 为末。每服二钱，茶调下。

〔兼寒〕**柴陈煎** 柴胡 黄芩 制半夏 茯苓 陈皮 甘草 姜 枣

〔风温〕**栀豉汤** 豆豉 山栀

〔暑风〕**竹叶石膏汤** 竹叶二把 石膏一斤 人参三两 炙草一两 麦冬一升 半夏 粳米各半升 加姜煎。

〔兼火〕**甘桔汤** 甘草 桔梗

〔痰热〕**消风散** 苍术 麻黄 荆芥 白芷 甘草 陈皮 葱白 姜

〔热郁〕**羌活散** 羌活 麻黄 防风 细辛 川芎 甘菊 枳壳 蔓荆 前胡 茯苓 甘草 石膏 黄芩

〔感冒〕**参苏饮** 人参 苏叶 葛根 半夏 前胡 桔梗 枳壳 陈皮 茯苓 甘草 木香 姜 枣

〔时行〕**人参败毒散** 枳壳 茯苓 人参 川芎 独活 羌活 前胡 柴胡 甘草 桔梗

〔时行〕**神术散** 苍术 防风 甘草 生姜 葱白 局方加 川芎 细辛 白芷 羌活 藁本

〔和卫〕**八珍汤** 见前中风大补汤下。

〔表虚〕**玉屏风散** 见前中风。

## 伤 风 脉 案

某 风伤卫阳，咳，频嚏多涕，怯风，头目重眩，宜辛以散之。用防风、苏叶、杏仁、川芎、桔梗、甘菊、姜，微汗而愈。

某 冬春喜浴，腠疏感风。以玉屏风散固之。

某 风温伤肺，咳而眩。用轻凉肃上，丹皮、杏仁、桑叶、山栀、贝母、枇杷叶。再服效。

## 伤 寒 治 要

自霜降后，天冷冱寒，感之即病者，伤寒也。脉浮紧为伤寒，脉浮缓为伤风，感寒不即病者，春为温，夏为热。一日太阳受之，尺寸俱浮，以其脉上连风府，故头项痛，腰脊强。二日阳明受之，尺寸俱长，以其脉挟鼻络于目，故身热目痛，鼻干，不得卧。三日少阳受之，尺寸俱弦，以其脉循胁，络于耳，故胁痛而耳聋。此三阳受病，未入腑，可汗而已。若不解，四日太阴受之，尺寸俱沉细，以其脉布胃中络于嗌，故腹满而嗌干。五日少阴受之，尺寸俱沉，以其脉络于肺系舌本，故口燥舌干而渴。六日厥阴受之，尺寸俱微缓，以其脉循阴器络于肝，故烦满而囊缩。此三阴受病，已入腑，可下而已。三阴经有汗下温三法，不但可下而已也。腑谓肠腑。其两感于寒者，一日太阳与少阴俱病，有头痛项强，而又口干烦渴也。二日阳明与太阴俱病，有身热谵语，而又腹满不欲食也。三日少阳与厥阴俱病，有胁痛耳聋，而又囊缩厥逆也。此阴阳表里俱病，欲汗之则有里症，欲下之则有表症，故《内经》、仲景皆云必死。洁古大羌活汤主之。伤寒有传经，有直中。传经者，由太阳传阳明，由阳明传少阳，由少阳传太阴，由太阴传少阴，由少阴传厥阴，此为循经传。太阳传少阳，为越经传。太阳传太阴，为误下传。太阳传少阴，为表里传。太阳传厥阴，为首尾传。太阳传本腑膀胱，为传本。阳明有不传少阳而径入本腑者，胃腑。少阳有不传三阴而径入胃腑者。有传一二经而止者，有始终止在一经者，当随症施治，不必拘日数。其直中者，则不出阳经传入而径中三阴者也。夫传经之邪，在表为寒，入里则化热，不比直中之邪，但寒无热，为急宜温也。先明传经直中，庶寒热之剂，不致混投。而表里寒热，尤所宜辨。太阳为表之表，阳明为表之里，少阳居表里之间，为半表半里，太阴、少阴、厥阴俱为里。凡伤寒自阳经传入阴经者，为热邪，不由阳经传入而直入阴经者，谓之中寒，则为寒邪。钟龄程氏条而析之，附录于此。

伤寒症，有表寒，有里寒，有表热，有里热，有表里皆热，有表里皆寒，有表寒里热，有表热里寒。何谓表寒，伤寒初客太阳，头痛发热而恶寒者，名曰外感，经所谓体若燔炭，汗出而散是也。阳明解肌，少阳和解，其理一也。何谓里寒，凡伤寒不由阳经传入，而直入阴经者，手足厥冷，脉微细，下利清谷，名曰中寒，仲景所谓急温之，宜四逆汤是也。何谓表热，凡伤于寒，则为病热，表邪壅遏，不得外泄，或荣弱卫强，自汗不解，宜桂芍和荣，柴葛解肌是也。何谓里热，凡伤寒渐次传里，与春温夏热症，热邪内发，皆为里热。其在太阴则津液少，少阴则咽干口燥，厥阴则消渴。仲景所谓急下之，而用大柴胡、三承气者是也。何谓表里皆热，如伤寒阳明症，传于本腑，外而肌肉，内而胃腑，热气熏蒸，口渴谵语，此散漫之热邪未结聚，治用白虎汤，外透肌肤，内清腑脏。俾表里两解，不比邪热结实，专在肠胃，可下而愈也。正伤寒有此，温热症更多有此。何谓表里皆寒，凡伤寒表受寒邪，更兼直中于里，此为两感寒症，仲景用麻黄附子细辛汤是也。何谓表寒里热，如两感热症，一日太阳与少阴同病，二日阳明与太阴同病，三日少阳与厥阴同病，三阳为寒，三阴已成热症，岂非表寒而里热乎。亦有火郁在内，更加外感于寒，亦为表寒里热之候，又有火亢已极，反兼水化，内热闭结而外有恶寒之状者，表似寒而里实热，误投热剂，下咽即败矣。何谓表热里寒，如人本体虚寒，而外感温热之邪，此为标热本寒，清剂不宜太过，更有阴寒在下，逼其无根失守之火，发扬于上，肌肤大热，欲坐卧泥水中，表似热而里实寒，误投寒剂，入胃即危矣。伤寒变症不一，总不外表里寒热，其表里寒热之变，总不外此八言，以为纲领。

## 经 腑 论

程氏曰：经者径也，行于皮之内，肉之中者也。腑者器也，所以盛水谷者也。伤寒诸书，以经为腑，以腑为经，混同立言，惑人滋甚，今特辨之。夫邪之在三阳也，有太阳之经，有阳明之经，有少阳之经，凡三阳在经之邪，未入腑者，可汗而已。邪之在三阴也，有太阴之经，有少阴之经，有厥阴之经，凡三阴之邪，已入腑者，可下而已。所谓入腑之腑，指阳明胃腑而言也。

三阳三阴之邪，一入胃腑，则无复传矣。胃者土也，万物归土之义也。《伤寒论》云：有太阳阳明，有正阳阳明，有少阳阳明，此阳明即胃腑，非阳明之经也。假令邪在太阳，不传阳明经，而径入胃腑，曰太阳阳明。邪在阳明经，不传少阳，而自入本腑，曰正阳阳明。邪在少阳经，不传三阴，而径入胃腑，曰少阳阳明。凡三阳之邪，已入胃腑，俱下之勿疑矣。虽然三阳入腑，人所共知，三阴入腑，鲜或能识。夫三阳之经，去腑尚远，三阴之经，与腑为近。然既曰经，则犹在径路之间，未尝归并于一处也。《伤寒论》云：太阴病，脉浮者，可发汗，宜桂枝汤。少阴中风，脉阳微阴浮者，为欲愈。厥阴中风，脉微浮为欲愈，不浮为未愈。俱言邪在于经，故有还表向汗之时。若既入腑，则无外出之路，惟有通其大便，令邪从内出也，此大、小承气，调胃承气所由设也。然则以白虎汤治腑病，何谓也？以三阳之邪，初入胃腑，表里皆热，邪未结聚，热势散漫，而无胃实不大便之症，故用白虎汤，内清胃腑，外透肌肤，令表里两解。若邪已结聚，在太阴之实痛，少阴之咽干口燥，下利清水，心下硬，厥阴之烦满囊缩，白虎不中与也，惟急下之而已。此无他，经腑明，则施治不致舛错矣。然则太阳之邪，自入本腑，何谓也？太阳之腑，膀胱也，膀胱主盛溺，太阳病盛，则移邪于腑，而为口渴溺赤，外现太阳病，而兼有此症者，名曰太阳传本，当五苓散，以桂枝解外邪，以猪苓、泽泻利小便而愈也。或问阳邪入阴，复有还表向汗之时，其信然乎？予曰：古人之言，岂欺我哉！夫经者径也。犹径路然。三阳之邪，既有路以达三阴，三阴之邪，即有路以返三阳，此循环之至理，非若邪入胃腑，更无外出之路也。尝见病人体质素厚，有传经尽而自愈者，皆由汗解也。《伤寒论》云：其不再传经，不加异气者，七日太阳病衰，头痛稍愈。八日阳明病衰，身热稍歇。九日少阳病衰，耳聋微闻。十日太阴病衰，腹减思食。十一日少阴病衰，渴止，舌干，已而嚏也。十二日厥阴病衰，囊纵，少腹微下，大气已去，病人精神爽慧也。由是观之，岂非经尽而愈，还表向汗之明验乎。或曰：阴不得有汗，今太阴脉浮，用桂枝汤，然则三阴亦可汗解乎？桂枝汤将为太阴正药乎？曰：不然，读仲景书，当会而通之。夫邪已入里，而复发其表，是增其热矣，故曰，阴不得有汗。邪虽入里，而复返乎表，是邪外出矣，故曰，还阳而向汗。夫桂枝汤，太阳伤风药也，今太阴用桂枝汤者，由太阳伤风，为医误下而传入太阴者也。太阴脉当沉，今反浮，是症在太阴，脉在太阳，太阳之邪，未尽入于阴，太阴之邪，大有还阳向汗之势，故用桂枝汤以彻散之，令其从太阳来者，仍自太阳出也。推而论之，若从太阳伤寒来，得伤寒脉，则桂枝可易麻黄，仲景麻黄石膏汤之意可推也。若从阳明来，得阳明脉，则桂枝可易葛根，仲景葛根黄连黄芩汤之意可推也。若从少阳来，得少阳脉，则桂枝可易柴胡，是以大柴胡汤，为少阳传入太阴之的方也。然必腹中实痛，乃为脾邪干胃，甫用大黄下之，否则只于本方加芍药以和之而已。《伤寒论》云：本太阳症，为医误下，传入太阴而腹痛者，桂枝汤加芍药，大实痛者桂枝汤加大黄，亦此意也。太阴如此，少阴、厥阴何独不然。仲景少阴篇内，以四逆散治阳厥，方用柴胡、黄芩、甘草、枳实，岂少阴亦用柴胡散之欤？诚以热邪传里，游行于少阴经络之间，尚未结聚成实，内陷于胃腑中，则用黄芩、甘草以清传经之热邪，用枳实以导胃中之宿滞，使邪气不得乘机而内合，以作胃实不大便之症。更用柴胡疏通三阳之路，俾其从此来者，仍从此出，不必扰动中宫，而病势已解，此仲景用药之微权也。愚遇阳邪入阴，犹未结实之症，仿古人三黄解毒之意，而加以石膏，以守阳明之中路，加柴胡者，亦望其返之故道，而还阳向汗也。大抵伤寒治法，急于解表，而缓于攻里，非惟三阳之邪，务从表散，即三阴未结之邪，且冀其还阳而之表，必俟邪气结实，乃用承气汤攻下之。且戒曰：欲行大承气，先与小承气，腹中转矢气者，方与大承气；若不转失气，慎未可再攻，兢兢然不苟下也有如此。仲景又曰：病发于阳而反下之，热入因作结胸；病发于阴而下之，因作痞。热入者，言入胃也。三阴下早，虽不至成结胸，而已不免为痞气矣。噫！经腑之间，其可不辨哉。

## 伤 寒 脉 案

王　正月伤寒，头痛项强，烦热无汗，脉浮紧。虽立春后气候尚寒，非麻黄汤，膝理不开，一啜汗透而愈。

冷　初春伤寒失表，五六日后太阳症犹在，头痛身痛烦热，脉洪。医但用杏、枳、桔、陈，热遂甚，耳聋，谵语，自利。予谓表症未除，原不宜拘日数，况邪不透表，势必循经传里，宜表里分解，用栀豉汤合芎苏饮。盖以栀、豉除烦，芎、苏达表，柴胡达半表半里，茯苓渗湿，加黄芩、麦冬清热，日再服，汗透热除。

族某　冬季伤寒，发热头痛，拘急无汗，呕吐自利，脉右紧左浮。用葛根加半夏汤，再服症退。

堂侄　伤寒发热头重，渴饮胁满，脉微紧，此阳明而兼少阳症也。用局方柴胡升麻汤去黄芩、石膏，二服汗出愈。

李氏　寒热烦渴，耳聋，胸满肿痛，或疑为外症，用攻毒药。予曰：此伤寒少阳症，若外症安得耳聋。仿陶节庵法，小柴胡汤去参、枣，加枳、桔、蒌、陈，诸症自愈。陶氏曰：表邪传至胸中，未入府，故为半表半里，只须小柴胡汤加枳、桔，或对小陷胸汤，一服豁然。王海藏亦谓小陷胸为少阳药，以其能涤膈上结热也。

族侄　伤寒身热浃旬，脉沉微，吐蛔足厥，少腹满而渴，邪传厥阴，仿仲景乌梅丸加减。乌梅二枚、川椒炒，十四粒、赤苓三钱、赤芍、杏仁炒，各二钱、当归、山栀、枳壳炒，各一钱、生姜三片，一服脉浮微汗而解。《伤寒论》云：厥阴病，脉微浮为欲愈。以建中汤调理而平。

### 温症论治　春温 风温 湿温 冬温 温毒附

温为春气，其病温者，因时令温暖，膝理开泄，或引动伏邪，或乍感异气，当春而发，为春温。其因冬月伤寒，至春变为温病者，伏邪所发，非寒毒藏于肌肤，亦非伤寒过经不解之谓。

王叔和、云岐子之说，吴又可、柯韵伯已辩之。乃由冬藏不密，肾阴素亏，虚阳为寒令所遏，仍陷入阴中，至春则里气大泄，木火内燃，始见必壮热烦冤，口干舌燥。经所谓：冬不藏精，春必病温也。故其发热而渴，不恶寒，脉数盛，右倍于左，温病脉多在肌肉之分，不甚浮，右倍于左者，热郁在内也。大异伤寒浮紧之脉。若左脉盛或浮，必重感风寒，否则非温症，是非时暴寒耳。此热邪自内达外，最忌发汗。温热病无寒在表，若误与表散，必至躁热闷乱，以至于死。宜辛凉以解表热，葱白香豉汤。苦寒以泄里热，黄芩汤。里气一通，自然作汗，若舌干便秘，凉膈散。或协热下利，葛根黄连黄芩汤。咽痛，桔梗汤。心烦，黄连阿胶汤。此伏邪自内发，无表症也。其不由伤寒伏邪，第从口鼻吸入而病温者，异气所感，邪由上受，首先犯肺，手太阴。逆传心包，手厥阴。或留三焦。手少阳。叶香岩谓温由吸受，乃手经为病，非如伤寒足六经主治。且伤寒多变症，温热久在一经不移，以此为辩。夫肺主气，温邪伤肺，胸满气窒者，宜辛凉轻剂，杏仁、桔梗、栝蒌、桔皮、枳壳、连翘。挟风，加薄荷、牛蒡。挟湿，加芦根、滑石。或透湿于热外，或渗湿于热下，俾风湿不与热相搏，则不贻风温湿温之患。如辛凉散风，甘淡驱湿，热势不解，则入心营，而血液受劫，咽燥舌黑，烦渴不寐，或见斑疹者，宜清解营热，犀角、生地、麦冬、石斛、竹叶、元参、沙参、青蒿。兼透斑，牛蒡、山栀、连翘、银花、丹皮、赤芍。斑出热不解者，胃津亡也，主以甘寒。重则玉女煎，轻则梨皮、蔗浆之类。若邪入心包，神昏谵语，目瞑而内闭者，宜芳香逐秽，宣神明之窍，驱热痰之结。牛黄丸、至宝丹。盖热气蒸灼，泆漫无形，若药味重浊，直走肠胃，全无病膈矣。若气病不传血分，而邪留三焦，宜分消其上下之势。如杏仁、厚朴、茯苓等，或温胆汤。因其仍在气分，犹可冀其战汗解，或转疟也。若三焦不得从外解，必致里结肠胃，宜用下法。承气汤加元明粉。若脘痞胸痛，泻心汤、小陷胸汤。若腹胀满或痛，邪已入里，必验其舌，或灰黄，或老黄，或中有断纹，皆当下之。承气汤加槟榔、青皮、枳实之属。其病温复感风者，为风温，必阳

**26**

脉浮滑，阴脉濡弱。风属阳，温化热，两阳熏灼，先伤上焦，上焦近肺，肺气既阻，致头胀脘痞，身热汗出，宜微苦以清降，微辛以宣通。杏仁、香豉、郁金、栝蒌、橘红、山栀、薄荷、牛蒡。忌辛散劫津。葳蕤汤去麻黄、羌活、木香。若风温误汗，身灼热者，脉阴阳俱浮，自汗身重，多眠鼻鼾，语言难出，危症也。急用蔗浆、麦冬、白芍、生地、炙草、玉竹、阿胶之属。误下误火熏亦危。其病温而湿胜者，为湿温，身热头重，胸满呕恶，足胫冷。苍术白虎汤，或滑石、芦根、苡米、茯苓、半夏。其冬行春令，袭温气而成病者，为冬温。盖本秋燥之余气，故发热咳嗽，喉肿咽干，痰结，甚则见血，与伤风之痰，一咳即上者不同。其脉虚缓，或虚大无力。亦有先病冬温，更加暴寒，寒郁热邪，则壮热头痛，自汗喘咳，阳旦汤加桔梗、茯苓。切忌风药升举其邪，致咳愈剧，热愈甚，遂变风温灼热以死。亦忌辛散，致咽喉不利，痰唾脓血。加减葱白香豉汤调之。若兼风寒外袭，葱豉汤加羌活、紫苏。寒邪盛，汗不出而烦扰者，葱豉汤加少许麻黄、石膏。若冬温误汗，致发斑毒者，升麻葛根汤加犀角、元参。如昏愦谵妄者，大便泻，手足冷，不治。其病温更遇时毒者，为温毒，脉浮沉俱盛，烦闷呕咳，甚则狂言下利而发斑。凡烦闷躁热，起卧不安，皆发斑候也。伤寒温疫诸症，失于宣解，邪蕴胃腑，发出肌表。热毒内攻，陷入营分，乃发斑毒，黄连解毒汤。斑不透者，犀角大青汤。凡红赤为胃热，人参化斑汤。紫为胃伤，犀角地黄汤。黑为胃烂，不治。鲜红起发者吉，紫色成片者重，黑色者凶，青色者不治。由失表者求之汗，由失下者取乎攻。火盛清之，毒盛化之，营气不足，助其虚而和之托之。其轻者则有疹瘯，细碎如粟，主治不外肺胃二经，宜辛凉或甘寒淡渗等法，皆温症中所宜细审者。

〔春温〕 温热病，不可作伤寒正治，而用大汗大下。初病憎寒发热头痛，葱豉汤，得汗则解。温邪化热伤肺，上焦气阻，用辛凉轻剂，栀、豉、芩、翘、杏、桔、花粉、郁金之属。呕吐，黄芩汤加半夏、生姜。湿邪内搏，热迫下泄稀水，枳壳、赤苓、芦根、苡米、滑石之属。脘中痞痛，宜从开泄，宜通气滞，杏、蔻、橘、半、萎、桔之属。上焦气热烁津，凉膈散，散其无形之热，勿用血药滋腻。热伤胃津，石膏、竹叶、生地、麦冬。其热邪专在气分，必得战汗，或大渴索饮，饮后热达腠开，邪从汗解，但脉象和缓，虽肤冷却非脱症。战汗后，脉急疾，躁扰不卧，肤冷汗出，乃为气脱之候。更有邪胜正虚，经一再战汗而愈者。叶氏《温热论》云：肺主气属卫，心主血属营。临症者，卫之后方言气，营之后方言血。邪在卫汗之，辛凉开肺，便是汗剂。到气方可清气，入营犹可透热转气，如犀角、元参、羚羊角之类。入血乃恐耗血动血，直须凉血散血。如生地、丹皮、阿胶、赤芍之类。否则前后不循缓急之法，动手便错。且湿邪为害，面色白者，须顾其阳气，湿胜则阳微也。虽湿邪化热后，法应清凉，然到十分之六七，不可过用寒凉，恐成功反弃，何也？湿热一去，阳亦衰微也。面色苍者，须顾其津液，清凉到十分之六七，往往热减身寒，不可遽谓虚寒而投补剂，恐炉焰虽熄，灰中有火也。凡温热病，救阴易，通阳难。救阴不在血，而在津与汗，通阳不在温，而在利小便，较杂症自不同也。如三焦不得从外解，则热结于腑，必舌灰黄，或老黄，乃下之。小承气汤加减。伤寒热邪在里，下之猛。此多湿邪内搏，下之轻。伤寒大便溏，为邪已尽。湿温病大便溏，为邪未尽。至大便硬，慎不可再攻，以屎燥为无湿也。若舌苔黄不厚而带滑者，热未伤津，犹可清热透表。若苔薄而干者，津伤也。宜禁苦寒，以甘寒轻剂治。若热传营，舌色必绛，深红色。其绛色中兼黄白色者，气分之邪未尽，泄卫透营，两和可也。纯绛鲜泽者，胞络受病也。宜犀角、鲜生地、连翘、郁金、石菖蒲等。舌色绛而粘腻，似苔非苔，湿热熏蒸为痰，将闭心胞也，急加芳香逐之，醒头兰、藿香、郁金、菖蒲，以开其闭，恐昏厥为痉也。平昔心虚有痰，外热一陷，里络就闭，非郁金、菖蒲所能开，须牛黄丸、至宝丹。舌绛而干燥者，火邪劫营，凉血清火为要。舌绛而有碎点黄白者，当生疳也；大红点者，热毒乘心也，用黄连、金汁。色绛而不鲜，干枯而痿者，此肾阴涸，急以阿胶、鸡子黄、地黄、天冬等救之，缓则不及矣。舌独中心绛干者，胃热而心营受烁也，清胃方中加入清心之品，否则延及舌尖，为火盛津干也。舌尖绛独干，此心火上炎，用导赤散利其腑。苔白而薄，外感风寒也，当疏散之。白而干薄，肺津伤也，用麦冬、花露、芦根汁，轻清之品。白苔绛底者，湿遏热伏也，当先泄湿透热，防其就干也，再从里透于外，则变润矣。舌生芒刺，上焦热极也，以绢蘸薄荷汁揩之，即退者轻，旋生者险。舌苔不燥，自觉闷极者，脾湿盛也。舌苔粘腻，吐出浊沫者，口必甜味，此为脾瘅。乃湿热与谷气相搏。用醒头草，即佩兰。芳香辛散以逐之，即退。若苔如碱，胃中宿滞，挟秽浊郁伏，当急急开泄，否则闭结中焦，不能从募原达出矣。舌黑而滑者，水来克火，为阴症，宜温之。若见短缩，为肾气竭，欲救之，如人参、五味子。勉希万一。舌黑而干者，津枯火炽，急泻火补水。舌淡红无色，或干而色不荣，胃津伤，气不化液也，炙甘草汤。勿用寒凉。舌色紫而暗，扪之湿，乃热传营血，或素有瘀伤宿血在胸膈，为热所搏，宜加散血之品，琥珀、丹参、桃仁、丹皮之属。不尔，瘀血与热结，阻遏正气，遂变如狂发狂症。舌胀大不能出口者，脾湿胃热，郁极化风而毒延口也，用大黄磨汁，入当用剂内，舌胀自消。其舌白如粉滑，四边色紫绛者，温疫病初入募原，未归胃腑，急急透解，莫待传陷而为险恶症。妇人病温有娠者，保胎为要，古法用四物汤加减。护胎法，用伏龙肝研细，调涂脐下三寸，干即易之。热极，用井底泥涂，或青布浸冷盖腹。产后慎用苦寒，察其邪可从上中解者，从症用之，勿犯下焦，恐血去多，邪易内陷也。至经水适来适断，热陷血室，与瘀血结，少腹必满痛，小柴胡汤去参、枣，加丹皮、延胡、桃仁、归尾、楂肉。挟寒，加桂心。气滞加香附、陈皮、枳壳。若谵语如狂，血结者，身必重，宜去瘀通络。若延久上逆心包，胸痛不可按，是血结胸也。海蛤散加桃仁。

〔风温〕　温症感风，寸口脉大，肺受热烁，宜辛凉清上，杏、贝、栀、蒌、花粉、沙参、桑叶之属。身痛脘痹，肺气不舒，栀、豉、杏、蒌、郁金、橘红之属。头胀咳嗽，懊憹痞满，芩、蒌、栀、豉、枳、桔、桑叶、郁金、贝母之属。热灼劫阴，烦躁，麦冬、白芍、蔗浆、生地、阿胶之属。余参春温治法。

〔湿温〕　伤于湿，又中暑，暑挟湿邪，郁蒸为热，其脉寸濡而弱，尺小而急，身痛头重，妄言自汗，两胫逆冷，湿遏阳气。忌发汗。汗之名重喝，必死。苍术白虎汤。胸满，香薷饮加半夏、苍术。头胀耳聋，邪与气混也，正气散去腹皮、白术、姜、枣，加连翘、银花、牛蒡子。小便不利，大便反快，五苓散合白虎汤或天水散。

〔冬温〕　冬气温暖，感而即发，身热头痛，不恶寒，面肿咳嗽，咽痛下利，阳旦汤加减。忌风药升举。初感头痛身热，葱豉汤。咽痛，甘桔汤。风寒外袭，葱豉汤加羌活、苏叶。余参春温治法。

〔温毒〕　病温更遇时毒，面赤斑如锦纹，咽痛烦躁，黄连解毒汤。自汗而渴，胃热发斑者，人参化斑汤。斑已透，热不退者，犀角大青汤去黄芩、升麻，加生地、人参、柴胡。误用热药，邪毒深陷。发为狂乱，面赤眼红，舌黑鼻煤，下利脉洪数者，消斑青黛饮。忌下药。惟便秘躁渴，可微下之。大柴胡汤。凡斑疹初见胸背两胁，点大为斑，粒小为疹。斑属血多，疹属气多。或阳症误用热药，或当下不下，或下后不解，皆能致之。不可发汗，重令开泄，更增斑烂。斑紫点小，心胞热也。点大而紫，胃中热也。斑黑而光亮，热毒盛也。黑而晦者死，若黑而晕脚红者，火内伏，用清凉发散，间有转红成可救者。凡斑疹，皆邪气外透，发出宜神情清爽，为外解里和，如斑疹出而昏者，正不胜邪，或胃津内涸。有白泡如水晶者，湿邪郁于卫分，汗不彻故也。当理气分之邪，若毒壅，消毒犀角饮，大青四物汤。

## 温症脉候

温病脉，多在肉分，不甚浮，右脉倍于左，热气怫郁在里故也。刘复真曰：寒病传经，故脉日变；温热不传经，故不变。寒病浮洪有力易治，扎细无力难治，无脉不治。温热不然，温有一二部无脉者，有三四部无脉者，被火所逼而伏，非绝无也，于病无妨。照经用辛寒，火散脉起，病愈矣。盖温病发在二三经，始终在此，更不递传他经，其一二经或洪数，他经弱且伏，依经调之，伏者起，洪者平，自愈。

## 附　方

〔凉解〕**葱豉汤**　葱白　豆豉　解表热。又栀豉汤吐虚烦。栀子　豆豉

〔彻热〕**黄芩汤**　黄芩　芍药　甘草　大枣

〔泻火〕**凉膈散**　见前中风。

〔热利〕**葛根黄连黄芩汤**　葛根　黄连　黄芩　甘草

〔咽痛〕**甘桔汤**　甘草　桔梗

〔除烦〕**黄连阿胶汤**　黄连　黄芩　芍药　阿胶　鸡蛋黄

〔生液〕**玉女煎**　生石膏　熟地　麦冬　知母　牛膝

〔清心〕**牛黄清心丸**　黄连　黄芩　山栀　郁金　辰砂　西牛黄　此万氏牛黄清心丸，与医宗方别出。

〔宣窍〕**至宝丹**　见前中风。

〔痰热〕**温胆汤**　半夏　陈皮　茯苓　甘草　名二陈汤。加竹茹、枳实，名温胆汤。

〔攻里〕**承气汤**　大黄　枳实　芒硝　厚朴　名大承气汤，去芒硝，名小承气汤。

〔消痞〕**泻心汤**　汤名有五，若半夏　黄连　黄芩　人参甘草　干姜　大枣　名半夏泻心汤，　去热开痞。

〔散结〕**小陷胸汤**　黄连　半夏　栝蒌

〔风温〕**葳蕤汤**　葛根　白芷　麻黄　羌活　杏仁　甘草葳蕤　川芎　石膏　木香

〔湿温〕**苍术白虎汤**　见前中风。

〔冬温〕**阳旦汤**　麻黄　桂枝　杏仁　甘草　名麻黄汤，加黄芩，名阳旦汤。

〔发斑〕**升麻葛根汤**　升麻　葛根　白芍　甘草　加紫草茸。

〔斑毒〕**黄连解毒汤** 黄连 黄芩 黄柏 山栀 毒盛加大青。

〔透斑〕**犀角大青汤** 大青 犀角 栀子 香豉

〔胃热〕**人参化斑汤** 即白虎汤加人参。

〔胃伤〕**犀角地黄汤** 犀角 生地 赤芍 丹皮

〔利腑〕**导赤散** 生地 木通 甘草梢 竹叶

〔滋液〕**炙甘草汤** 见前中风。

〔保胎〕**四物汤** 见前中风。

〔热陷〕**小柴胡汤** 柴胡 半夏 人参 甘草 黄芩 姜枣

〔结胸〕**海蛤散** 海蛤 滑石 甘草 芒硝 每服二钱，鸡子汤调下。

〔湿温〕**香薷饮** 见前中风。

〔湿温〕**正气散** 见前中风。

〔利湿〕**五苓散** 猪苓 茯苓 白术 泽泻 桂

〔泻湿〕**天水散** 即六一散。滑石六两 甘草一两 灯心汤调下，加辰砂少许。名益元散。

〔温毒〕**消斑青黛饮** 人参 石膏 知母 甘草 青黛 黄连 犀角 元参 山栀 生地 柴胡 苦酒煎。

〔便秘〕**大柴胡汤** 柴胡 半夏 黄芩 芍药 枳实 大黄 姜 枣

〔毒壅〕**消毒犀角饮** 犀角 牛蒡子炒研 荆芥穗 防风 甘草 咽痛，加桔梗、薄荷。

〔斑毒〕**大青四物汤** 大青钱半 阿胶 甘草各一钱 豆豉百粒

## 温症脉案

房师午园张公，高年上盛下虚，案牍劳神，冬春不寐，感温呛咳，晕仆，两寸脉洪大，由平昔阳不交阴，内风上冒，兼引温邪，表里煽动。症见眩仆，喉痛声哑，舌如煤熏。夫心为君主，义不受邪，因春温伤肺，逆传心包，神明俱为震动，且素饵桂附，致炎阳独亢，营液内劫。此怔忡无寐根由。师言昔病足痹，徽医用祛风药兼桂附得效，近三年矣。愚谓风药多燥，况桂附乎，以脉症参时令，宜辛凉轻剂，于熄风润燥中，佐以滋阴安神。不过一剂，当夜自能成寐，再剂呛嗽除，悸眩止矣。初剂：鲜生地三钱、沙参、麦冬、淡竹叶、瓜蒌仁、甘菊炒、山栀、茯神各二钱、贝母、甜杏仁炒研、各钱半、枣仁八分、蔗汁一杯，诸品清轻凉润，能除上焦弥漫之邪，兼入空窍熄风火，除悸眩，清音平嗽，若重浊便无效。再剂：前方加天冬、玉竹、百合，减蒌仁，六七服诸症平，舌色复故。后用膏方：三才膏加五味、核桃、牛膝、茯神、枣仁、柏子仁、白芍、玉竹、杞子熬膏，白蜜收，白汤化服。诸品能交心肾，安神志，利腰膝，兼使金水相涵，阴阳和平，自无上盛下虚之患矣。

韦氏　邪由鼻吸，伏于募原，发则头晕痛，口渴饮，热烦呕闷，溺痛带下，邪踞上中焦，主以葱豉汤散邪，佐以清泄胆火。豆豉、葱白、山栀、羚羊角、嫩桑叶、薄荷、银花、花粉、滑石。二服汗出热解。此乍发，散邪得解者。

族某　温邪内郁，头眩热渴，手心似烙，舌苔淡黄，寸脉浮大而数，是邪留上焦，宜肃清太阴气分。用黄芩酒炒、川贝母、杏仁、山栀、瓜蒌仁、麦冬、嫩桑叶、荷叶边，煎汤，一啜眩渴稍定。原方去芩、栀，加鲜石斛、元参、花粉、蔗汁冲，二服愈。此温邪上受，治从气分得解者。

族某　邪从口入，呕渴恶热，舌腻脘痞，温从湿化。宜与开泄中上，豆豉、蒌霜、通草、半夏、薏苡、赤苓、竹茹、枳壳、郁金汁冲、芦根煎汤，一啜汗津津而愈。同时李某症同，但溺涩痛。前方加灯心、车前穗，亦一剂愈。此湿滞中上焦，治从透渗得解者。

某　脉浮大，右数，有汗热炽，渴眩谵烦，温邪挟风热，将陷营分。用薄荷、牛蒡、羚羊角、栀皮、丹皮、连翘、嫩桑叶，日再服。夜半汗透身凉。此清少阳胆热得解者。

吴　邪入膻中，舌缩唇裂，目瞑神迷，沉昏不醒者七昼夜，脉沉数，此邪深将成内闭矣。勉用鲜佩兰、菖蒲、连翘、银花以解秽通闭，鲜生地、麦冬、梨蔗汁以生津，黄芩、知母、元参、石斛以彻热，兼下牛黄丸，二服神识渐清，因尿管热痛，去佩兰、菖蒲、黄芩，加甘草梢、车前穗以利腑热而愈。此清理心包热闭得解者。

朱　风木司天，温邪内炽，脉数，头眩嗽血，由木火并炎，上迫窍络，舌鲜绛，邪已入营。用鲜生地、羚羊角、元参、连翘、山栀、蒌霜、贝母、丹皮、鲜藕，三四服脉静身凉。此清营热得解者。

蒋　劳力伤阴。感温，呛咳不寐，鼻衄痰红，下利血沫，脉虚大不数。误用柴葛升散，劫液动风。法以甘酸平润调之。阿胶水化、麦冬、炙草、潞参、茯神、白芍、枣仁、五味、生地、红枣，二服神安血止，即饮糜粥。原方去胶加甜杏仁、山药，再剂而痊。此邪伤血络，用调补得愈者。

族子　温邪郁而化热，头晕口干，舌燥唇血，右脉大，左模糊，有汗不解，胸腹闷，溺浑浊。热邪蒸湿，治宜上下分消。淡豉、蒌霜、羚羊角、丹皮、麦冬、山栀、赤苓、滑石、嫩桑叶、金银花露，二服热轻渴减，晕止舌润。但宵分谵语，溺管涩痛，齿燥，液虚热劫，鲜石斛、芦根、黑豆皮、花粉、天冬、元参、蔗汁，二服疹现稀红，肺卫之邪已从外泄。仍用轻清透发，连翘、牛蒡、鲜生地、丹皮、赤芍、沙参、竹叶，疹色淡。忽又烦躁不寐，舌心灰燥而尖绛，邪入心营，恐其蒸痰蔽窍，急清营热兼豁痰。犀角尖磨汁、生地、鲜藕、元参、丹皮、竹茹、贝母、菖蒲，再服汗透而解。此湿热俱盛，兼治肺卫心营得解者。

侄孙　温邪化热，头眩痰嗽，用辛凉清上。豆豉、杏仁、贝母各钱半、薄荷、山栀、花粉各一钱、滑石、赤苓各三钱，加灯心、桑叶。二服热退，用甘凉调理胃阴得安。此清降痰热，治从肺胃得解者。

族某　温邪逆入心包，神识忽明忽昧，舌干，津润全无，谵狂不近衣被。欲扫热痰熏灼，急用芳香解秽。犀角尖八分、鲜生地一两、元参、麦冬各五钱、连翘、山栀、郁金各二钱、梨、蔗汁各一杯冲，再加至宝丹一丸，日再服。诸症立退。此大剂救液开闭得解者。

某　壮热目赤，烦冤不寐，痧疹遍体。急用救液养阴，舌转黑而燥，呃逆昏厥。服大剂犀角大黄汤加至宝丹，不应，仍用大剂犀角地黄汤，日三四服，加紫雪三分。呃止厥回身凉而愈。此大剂凉心泻火得解者。

马氏　有年，温邪夹滞，湿阻脘闷，舌缩渴饮，泻污水甚多，此热结旁流也。用大承气汤，直至所下皆黑硬，然后湿滞乃尽，脘痞乃宽，舌干乃润。此攻荡湿滞得解者。

潘　伏邪内发，兼旬未解，谵聋肉脱，自利纯血，唇缩舌强，脉沉数，邪陷血分，症已濒险。急用犀角地黄汤加阿胶、元参、山栀、鲜藕、黑豆皮、竹叶心。四剂谵聋渐清，利血止，思糜粥矣。此伏邪治从血分得解者。

陈姓儿　周岁感温，邪热内闭，舌绛津干。用麦冬、连翘、栀心、菖蒲、竹茹，加紫雪二分，汗解而愈。此直泻心包邪热得解者。

李　寒热微汗，口渴呛嗽，脉浮洪，乃春温犯肺。用辛凉轻剂，为手太阴治法。山栀、淡豉、桔梗、花粉、杏仁、象贝、桑皮蜜炙、薄荷、蔗汁冲。二服嗽减。去栀、豉、桔、粉，加栝蒌、橘红、前胡服愈。此邪干肺，从卫分得解者。

何　气粗目赤，舌绛疹红，神机不发，脉洪数，宵烦无寐，邪已入营。急宜清透，若再消导劫津，必至液涸成痉。犀角汁、鲜生地、天冬、麦冬、元参、赤芍、丹皮、连翘、藕汁、菖蒲。日三服，汗澈热退，神识亦清，但右脉长大，胃火犹燔。用石膏、白芍、黄芩、知母、甘草。大便数次，脉较平，寐中手指微搐，乃液虚风动，欲成痉也。用阿胶水化、生地、钩藤、当归、白芍、石斛、枣仁。数剂症平。此营虚用滋液熄风得愈者。

王　夏至前骤暍，邪从吸入踞募原，热渴引饮，中脘格拒，热蒸湿腾，呕闷午烦，舌腻白，脉数溺浑，是湿胜也。治先渗湿于热，下则热势孤矣。用藿梗、佩兰以逐秽，通草、滑石、芦根以驱湿，栝蒌、贝母以涤痰，羚羊角、山栀、丹皮以清胆火，鲜生地、连翘、麦冬以泻心火。日再服，汗出溺清，呕闷除，热渴减。然脉仍疾数，两寸大，时烦不寐，是欲发疹也；明晨疹出，舌苔转黄，是热胜也。治在透热于湿外，则湿不升矣。原方去藿、兰、通草、滑石、芦根、羚羊等，加黄芩、梨汁以清肺，牛蒡、银花、连翘、赤芍以透疹，青蒿、石斛、知母、沙参以退热生津。二三服汗彻脉匀，舌黄退，日用大麦仁粥热啜，阴复全瘳。此分利湿热，清凉疹毒得解者。

## 风温脉案

王氏七旬有三，风温伤肺，头晕目瞑，舌缩无津，身痛肢厥，口干不饮，昏昧鼻鼾，语言难出，寸脉大。症属痰热阻窍。先清气分热邪。杏仁、象贝、花粉、羚羊角、沙参、嫩桑叶、竹茹、山栀。一服症减肢和，但舌心黑而尖绛，乃心胃火燔，惧其入营劫液。用鲜生地、犀角汁、元参、丹皮、麦冬、阿胶煨化、蔗汁。三服舌润神苏，身凉脉静，但大便未通，不嗜粥饮，乃灼热伤阴，津液未复，继与调养胃阴，兼佐醒脾，旬日霍然。

## 冬温脉案

汤　高年冬温犯肺，医用伤寒发表，致燥渴热烦。又进柴葛解肌，呛咳痰多，竟夜无寐。夫伤寒传足经，温邪犯手经，原不同治，况温邪忌汗，表散即是劫津，诊脉虚数，目赤舌绛，温已化热，再令液涸，必延昏痉。宜甘润生津，苦辛降气，麦冬、杏仁、栝蒌、山栀、知母、贝母、桑皮、橘红。二服热减嗽定。因小溲赤涩，去桑皮，加沙参、赤苓、木通、百合煎汤。再经调理而康。

李　冬温表热传里，唇燥舌干，渴饮呕沫，大便迫泻稀水无度，脉濡缓。乃湿甚生热。饮以鲜芦根汤，随用黄芩、栝蒌、通草、赤苓、车前子、猪苓、半夏曲。数服呕渴自利悉定。去猪苓、夏曲，加滑石、灯心，渗利湿热而愈。

景氏　冬温挟虚，灼热咳嗽，因误治邪陷营分，便血甚多，阴液内涸，舌黑齿焦，神机不发，脉左虚数，右浮疾，耳聋目瞑，颧红，遗溺失禁，此阴欲竭而孤阳浮也。急救液以存阴，用生地、犀角汁、五味子、阿胶、沙参、麦冬、石斛、鸡子黄。三服能呻吟转侧，第脉虚全不受按，去犀角，加洋参、茯神、枣仁、白芍。再服舌润神清，不饥不食，此上脘热痰结也，再加川贝、蒌霜，嗣因肺虚，气不化液。用复脉汤去姜、桂、麻仁，加归、芍，浊痰降，大便得行，脉匀有神而纳谷颇少，此脾阳困而未苏也。改用潞参、茯神、炙草、白术、谷芽、归、芍、莲、枣而食进。

耿　深秋阴疟，冬初重感异气，寒热呕闷，医谓伤寒，发表不应。即用承气，更加苍、朴，头晕壮热，烦渴下利。更医，亦谓伤寒漏底，症属不治。延至目闭语谵，唇泡齿黑，舌干焦而缩。伊祖系予隔邑从姑丈，年八十矣。来曰：三子仅存此一线，今病至危奈何？诊脉右虚数，左弦数。予谓此温邪耳，病在上焦，只宜轻剂疏解气分，硝黄苦寒直降，与无形弥漫热邪何干。苍、朴温燥，劫津助灼，今液涸神昏，邪入心包。急速生津清热，扫涤心包痰阻，庶望转机。犀角五分磨汁、鲜菖蒲三钱捣汁冲服、山栀、连翘各八分、鲜生地、鲜石斛各五钱、沙参、蒌霜、麦冬、贝母各二钱、竹茹三钱。一服舌润神苏热减。因小水短赤，原方加元参二钱、灯心、车前各五分。再服热退索食，颐下肿痛，是名遗毒。由感症初失于疏理，仍须清解主治。用豆豉、桔梗、花粉、竹叶、牛蒡、贝母、翘、陈、归、草。数服而消。

袁　阴疟数年，既伤生冷，更感异气，始则寒热咳喘，继则谵烦不寐，上则唇燥舌灰鼻煤，中则咳呕胸胁牵痛，下则遗溺自利污溏，脉弦大数。医不识何症，漫言阴虚垂绝，举家哀恳。勉疏蛤粉、熟地补剂。予谓此温邪化燥，三焦皆受，岂堪涩腻壅邪，治以疏泄则愈，安得此脉便死耶！因思邪从上受，取之上。用薄荷、山栀、桑皮、杏仁、蒌仁、贝母、橘红、石斛、梨皮、赤苓、灯心。明晨嗽烦悉定，胸胁痛平，舌苔浮润矣。越三日，因心事怅触，午寒晡热，气粗语谵，脉弦大而浮，舌心干，唇齿燥。予谓脉易得汗，但须救液以清心胃燔灼。先用生地、天冬、麦冬、犀角、花粉、石斛、莲子心等。再诊胃脉大，舌心无润，用石膏、知母、竹叶、生白芍、二冬等，脉候乃平，汗出热退七八。逾日舌尖再见干绛，印堂发出红斑，仍属心阳炽盛。随用生地、鲜藕、阿胶另化、菖蒲、元参、丹参、天冬，防其热陷心营。二服舌尖润，红斑较淡。后用生地、阿胶、生鳖甲、丹皮、白芍、青蒿等，汗彻身凉，调理而平。

## 热 症 论 治

夏至前发为温症，夏至后发为热症。二症有因冬时伏寒，有因当时乍感，其冬月伤寒，至春夏变为温热者，邪有浅深，则发有迟速。柯韵伯曰：凡病伤寒而成者，根实种于郁火，其人肾阳有余，好行淫欲，外伤于寒。虚阳陷入阴中，冬不遽发，寒日少而蓄热浅，则阳火应春气而病温，寒日多而郁热深，则阳火应夏气而病暑。沈芊绿曰：春温有不尽由伏寒，由现感春时之邪而病亦名温者，夏热有不尽由伏寒，由现感夏时之邪而病亦名热者。皆自内达外，无表症。若有表症，必重感外邪。温病以黄芩汤为主方，因春温之发，当少阳司令也。热病以白虎汤为主方，因夏热之发，当阳明司令也。且热甚于温，必以白虎汤重为肃清，以其时方炎暑，其症不恶寒，反恶热，自汗而渴，脉洪大。故以石膏之辛寒，清胃腑蕴蓄之热，以知母之苦寒，净少阳伏邪之源，以甘草、粳米之甘平，保肺胃之气，而热可除也。若舌上苔滑者，尚有表邪，栀子豉汤主之。若渴欲饮水，口干舌燥者，热在里，必耗津，人参白虎汤主之。如恶热烦渴腹满，舌黄燥，或干黑者，宜下，凉膈散、承气汤。热兼暑湿者，凉膈散合天水散。小便不利者，竹叶石膏汤。其感夏令之邪，当时即发者，邪由口鼻吸入，治在手经，不当用足经方。其法与前乍感温症条同参。

## 方见温症

### 热脉案

佺　夏至后伏气自里而发，热渴心烦，头汗气促，舌灰疹现，厥逆谵语，脉濡数。夫濡为湿，数为热，里邪蒸湿则为头汗；湿邪郁热则为渴烦；邪壅肺窍则为气促，为红疹；干心包则为谵语，为舌灰；其手足厥逆，乃热深厥深。误用风药升举助邪，遂致晕厥无痳躁扰，宜清营中伏邪。犀角汁、羚羊角、丹皮、鲜生地、鲜藕、元参、茯苓、赤芍。日再服，汗透脉和，诸症悉退，调理得平。

族女　热症，脉缓而濡，湿甚于热，头晕目瞑，唇痦齿燥，胸腹满痛，湿蒸为热，小溲赤涩。三焦皆邪势弥漫，况疹现肢厥，急须透解，勿使热酿湿痰，蒙蔽膻中，致成内闭危症。所用枳、朴，堕损胎元，柴、葛乃伤寒足经药，与三焦无涉，医不中窾，焉望获效。通草、豆豉、羚羊角、蒌霜、麦冬、连翘、牛蒡、山栀、赤苓、灯心、鲜芦根。二服热势退，手足和，去通草、香豉、羚羊、连翘、蒡、栀，加鲜生地、鲜石斛、沙参、象贝、黄芩，以防热邪内陷，兼以护胎。数服汗解而愈。

幼孙　晡热头晕，汗渴烦躁，脉洪数。用大剂白虎汤加羚羊角，一啜汗透而愈。

佺　少阴伏邪内发，壮热烦冤，头目如蒙，耳聋，舌尖绛，唇紫口干，手心如烙，脉浮洪溢指外，右尤甚，交巳午刻症重。初用辛凉以泄卫热，如薄荷露、甘菊、竹叶、杏仁、栀皮、豆豉之属，头目略清，微汗不彻，脘痦痰沫。用疏利以渗痰湿，如枳壳、大贝、蒌霜、通草、芦根、灯心之属，痰稀溺爽，而臂膊红疹隐现，胸背全无。再加清透之品，如赤芍、丹皮、连翘、牛蒡、青蒿、麦冬之属，疹虽淡而舌心灰腻，舌尖红晕，必心胃火燔。用导赤散加石膏，午前服。向晚防其邪入心营。用透营救液法，如犀角尖磨汁、鲜生地、鲜石斛、元参、花粉、丹皮、沙参之属。舌色未退，转益干燥，脉洪长，防其入腑。急用凉膈散，芒硝改元明粉，去甘草、大枣。得便二次，里结乍通，热势较退，而神迷昏寐，脉数谵语，乃热心包，虑其蒸痰内闭。用犀角汁下至宝丹及牛黄清心丸，以宣窍驱热，数脉减。再用清镇神明，佐豁痰通络。如血珀、石决明、茯神、羚羊角、象贝、杏仁、竹茹、夜交藤、通草之属，神识稍清，脉仍浮大，巳午为甚，额颧疹现，喜其邪从外解。再与清透，用茅根、梨、藕汁服。明早浮脉稍敛，灰舌转润，决其阳极于午，必俟夏至阴生阳退，乃冀转机，且舌尖晕痕未消，溺后色变浑浊。用黄连、人中黄、山栀、赤芍、麦冬之属，加六一散冲服，微汗脉平，身始凉解。乃用燕窝汤及粥饮调理，渐次培养胃阴得安。此症乃热兼疫邪。

余于丙夏，因诊视时邪染恙，寒热，脉浮大。服栀豉葱白汤，胸背汗，三日后热甚，渴烦少寐，舌苔黄变黑。服犀角、羚羊角、竹叶、芦根、藕、蔗诸汁，热稍平。逾夕，复壮热谵语神昏，服至宝丹分半，鲜菖蒲根汁下，神稍清。又用前各汁，加洋参、鲜生地、象贝、龟板、青蒿、连翘、滑石，清营滋液，专驱痰热，兼泻三焦，舌黑颇淡，但汗出微凉，汗收仍热，脉数气粗，烦扰竟夕。又服至宝丹分半，神未定，直视气促。再服前丹二分半，昏睡。进洋参汤，汗出热退，但舌心干，用石膏煎清胃，加梨、藕汁，稍津润。逾日，目赤，舌再灰黑，神再烦扰。改服牛黄清心丸二分，橘红汤下，得寐。专服洋参、藕、蔗汁、麦冬、橘红汤，寐熟，热轻。再啜洋参汤，汗出凉解。越五宿，欲大便，以蜜煎导。当夜感寒复热，舌苔如粉，吐痰欲呕，此为复感。用半夏曲、杏仁、茯苓、紫苏、薄荷、佩兰叶加姜。热未退，口燥脉数，烦扰不寐。再服牛黄清心丸五分，犀角磨汁冲服。逾日大汗如雨，乃凉，然已兼旬外矣。此案芝本日记，附志之，见热邪之劫烁津液甚炽也。忆是夏坐卧楼窗，吸受暑暍，更加传染，病中苦热，见曦炎出，如膏自焚。口占七绝，日十余首，有"自笑吴牛喘明月，檐梢怕见石榴红"之句。左氏谓明淫心疾，良不予欺。

## 暑症论治 冒暑 伤暑 中暑 中暍 夹暑 暑风 暑厥 暑瘵 疰夏 湿温 暑泻 暑疡 伏暑附

暑为阳邪，感之者从口鼻吸入，先阻上焦气分，则为头胀脘闷，渐至面垢舌苔，烦渴自汗。热则气泄。或呕恶腹痛，泄泻肢冷，倦怠少神，经所谓热伤气也。仲景言伤暑脉虚。夫肺主气，夏火铄金，则肺伤而气虚，心主血，暑先入心，则烦汗而脉虚，此《千金》生脉散，所以重保肺而清心也。经云：因于暑，汗烦则喘渴，静则多言。盖暑内扰于营则汗，上迫于肺则喘，内干于心则言多，知暑邪始伤肺，继传心包也。节斋曰：夏至后病热为暑，相火行令，人感之，自口齿入，伤心包络经。烦渴而热，头痛自汗，甚者火热制金，不能平木，搐搦不省人事，名曰暑风。张兼善曰：清邪中上，浊邪中下，其风寒湿，皆地之气系浊邪，所以俱中足经。惟暑乃天之气，系清邪，所以中手少阴心经。暑本属火，而兼风寒湿燥，其传变为疟痢霍乱，而条其浅深同异变症，则有冒，有伤，有中，有中暍、暑风、暑厥、暑瘵、湿温之不同，其感而不即病者，至秋时为伏暑。其候寒热苦闷，午后为甚，日暮更剧，得汗则减。治不合法，热炽则伤阴化燥，湿滞则伤阳化浊，以致神昏内闭，脘痞肢厥，斯危候矣。叶香岩宗河间三焦立法，在上以辛凉清解，如竹叶、连翘、杏仁、薄荷、栀皮、郁金、沙参、鲜荷叶。在中以辛苦宣通，如半夏泻心汤之属。在下以温行寒性，质重开下，如桂苓甘露饮之属。此治三焦之大旨也，更宜细审邪在气分营分，治气分有寒温之别。寒则宗白虎汤及天水散；温则从二陈汤及正气散。理营有清补之宜，清则犀角地黄汤，加入心之品；补则如三才汤、人参固本丸、复脉汤。又如湿热沉混，宜苍术石膏汤。气血两燔，宜玉女煎。宜闭逐秽，宜至宝丹、牛黄丸、紫雪等。扶虚养正，如参附汤及两仪膏。随其变幻，审其阴阳而治要得矣。

〔冒暑〕 腹痛水泻，系胃与大肠受之，香薷饮。恶心者，胃口有痰饮也。香薷饮下消暑丸。此暑病之轻者。

**41**

〔伤暑〕 由静而得之，阴症也。伤暑，则暑邪伤及肉分。纳凉广厦，起居不时，恶寒肢厥，面垢烦躁，汗出，脉虚细，清暑益气汤。或过袭阴凉，恶寒头痛，肢体拘急，肤热无汗，脉弦紧，消暑十全散。或外感暑邪，内伤生冷，腹痛吐利，正气散、六和汤。身热烦渴，小便不利，乃湿盛而气不施化，益元散。烦热头痛燥渴，乃湿蒸而热耗津液，麦冬汤。此暑病之稍重者。

〔中暑〕 由动而得之，阳症也。中暑，则暑邪伤及脏腑。夏日远行，阳气内伏，热舍于肾，水不胜火，烦渴喘促，猝然昏晕，用蒜捣汁，和童便灌下。待苏醒后，随症用药。麦冬汤，或人参白虎汤。忌用香薷辛温之品。香薷饮，可治伤暑，不可治中暑。此暑病之尤重者。

〔中暍〕 行旅农夫，日中劳役，忽头痛壮热，汗泄，肌肉如火，大渴引饮，无气以动，乃热伤元气。益元散、白虎汤、或清暑益气汤。若吐泻脉沉微，不宜用凉药。六和汤、大顺散。脉虚身热，得之伤暑；脉盛身热，得之中暍；此暑与暍微有辨也。

〔内伤夹暑〕 暑月房劳，兼膏粱水果杂进，致阳气不得伸越，脉沉细，或弦紧。面垢无汗恶寒，四肢厥逆拘急，霍乱呕吐，冷香饮子。或吐利兼作，脉微欲绝，急宜浆水散温之。又有暑痿症，暑月膏粱之人，阳事顿痿，不可全用热药，亦不可全用凉药。黄连解毒汤合生脉散。

〔暑风〕 因病暑忽手足搐搦，昏迷不醒，脉浮虚急，先以温水化苏合香丸灌之。俟醒再用药，黄连香薷饮加羌活大效。此因痰火鼓风，蒙蔽心包。若呕吐，前药加陈皮、藿香。小便不利，加茯苓、猪苓、泽泻、滑石。痰多，加石菖蒲、姜汁。口渴，去半夏、加花粉。泻利，加白术。转筋，加木瓜。腹满身重，难以转侧，口不仁面垢，谵语遗尿，此热兼暍也。白虎汤。

〔暑厥〕 中暑手足逆冷，二香散，或人参羌活散合香薷饮。有热深厥亦深，烦躁昏冒，便秘溺赤，脉沉滑而数者，大小承气汤加减。有湿热沉混者，苍术白虎汤加滑石。若寒厥脉微者，理中汤，四逆汤加减。

〔暑瘵〕　暑热劫阴，咳血吐血。六味汤加阿胶、麦冬、丹皮，或杏仁、西瓜翠衣、竹叶、鲜石斛。

〔疰夏〕　夏月患头痛足软，食少体羸，倦怠嗜卧，五心烦热，多属元气不足。补中汤去升麻，加半夏、白芍、薏米、五味子、沙参。肺胃阴虚，生脉散，或加玉竹、杞子、扁豆、石斛等，甘润之品。

〔湿温〕　其人伤湿，因而中暑，两胫逆冷，胸满头重，妄言多汗，脉阳濡而弱，阴小而急，切不可汗，汗之必死。苍术白虎汤。又有冷水澡浴，致暑湿相搏，一身尽痛，自汗发热，五苓散加羌活。若冒暑作劳，乘汗冷浴，身痹如针刺，间有赤肿处，或发水泡者，六和汤加苍术、荆、防。

〔暑泻〕　暑伤肠胃，或挟食挟湿，烦渴溺赤，腹痛，阵泻如水，桂苓甘露饮加减。久泻者，玉龙丸。暑伤心脾，呕泻浮肿，霍乱转筋，六和汤。暑热引饮过多，致水暑交并，上吐下泻，解暑三白散。伤暑吐泻，兼烦乱，香朴饮子。脾胃停积冷湿，致成吐泻，大顺散。若暑盛伤于外，阴冷伤于内，内外受迫，连理汤、桂苓丸、缩脾饮。

〔暑疡〕　暑月头顶赤肿，咽喉肿痛，或腿足焮肿长至数寸，不堪步履，日夜发热，败毒散。热解，肿自消。暑疮发泡，由湿热入经腠。黄连解毒汤、香薷饮。

〔伏暑〕　秋发为伏暑，初由口鼻吸受，继而内结募原，至伏邪为新凉引动，头痛脘闷，渐至唇燥齿干，烈焰内燔，阴津消灼。内热烦冤，忽然鼻冷气窒。夫暑秽，熏蒸则为粘涎，遏郁则为厥冷，得汗则凉。然有一厥而热，便得汗解者。有再厥三厥四厥而热，但头汗出者。有四末不和，身温而躁扰益甚者。盖邪伏募原之里，热内结，外反不热，仲景所谓热深厥亦深也。若用苦寒直降，竟走肠胃，与膈上结邪无干，宜山栀、石膏、天冬、淡竹叶、枳壳、栝蒌、郁金汁等味。若初但气分阻痹，手太阴肺。宜治上焦，宜杏仁、贝母、薄荷、薏米、滑石、通草、半夏、橘皮、厚朴等味。若由气分延及血分，神呆舌缩，鼻煤唇血，邪已逆走膻中，包络心主。既入营络，神识渐昏，内闭外脱，危期至速。急宜石菖蒲、犀角尖磨汁、连翘、元参、鲜生地、金银花露等。或芳香逐秽宣窍，如藿香、佩兰、郁金、牛黄丸、至宝丹、紫雪等。若热痰粘腻，用竹沥、贝母、橘红、栝蒌、花粉、沙参、甘草、蔗梨汁。俱可选用。最忌脉象涩数，正虚邪陷，手足厥逆，神昏液涸。若溺短自利，潮热不解，中下焦均受，或参用六一散、四苓散。然总以清理上中焦为要。

治暑喝，汗液大泄，中气先伤，虽有膈满潮热，最忌攻下，以无形之热，不能随药攻散也。虽有头额重痛，最忌发汗，以表药皆能升举，痰食浊气支撑膈上也。

许学士治湿温病，胸项多汗，两足逆冷，谵语，其脉关前濡，关后数，此先受暑，后受湿，暑湿相搏，濡弱见于阳部，湿气搏暑也。小急见于阴部，暑气蒸湿也。许氏以关前为阳，关后为阴。纪氏以浮为阳，沉为阴。是名湿温。先以白虎人参汤。次用白虎加苍术汤。头痛渐退，足渐温，汗渐止，三日愈。

孙兆治湿温病，遍身皆润，两足冷，腹满，不省人事，脉小弱而急。以五苓散合白虎汤，十余剂少苏，更与清燥汤调理而安。凡阴病厥冷，胫臂皆冷，今胫冷臂不冷，故知非下厥上行，是阳微寒厥，而合用祛热药也。

张石顽曰：中暍用白虎汤，热伤气之治也；用人参白虎汤，兼伤无形之气也。中暑用生脉散，暑伤无形之气也；用清暑益气汤，暑伤于气，兼挟风热，乘虚伤其经也。伤暑用十味香薷饮，风热湿合而伤形气也。偏于表，则变香薷饮为消暑十全；偏于里，则变香薷饮为六和汤。此夏月鼎峙三法。其用消暑丸者，上盛之湿泛滥而为痞满也。用益元散者，下盛之热，阻滞而为溺涩也。用大顺散者，水果伤于脾也。用冷香饮子者，冷食内伤于胃也。用来复丹者，阴气固结于下也。用五苓散者，阳气遏绝于内也。

## 暑症脉候

暑脉虚而微弱，或虚大而散，或隐伏。仲景以弦细芤迟为伤

**44**

暑。皆虚类也。《活人书》曰：中暑与热病相似，但热病脉盛，中暑脉虚，以此辨之。

## 附　方

〔开痞〕**半夏泻心汤**　见前温。

〔清热〕**桂苓甘露饮**　肉桂　茯苓　猪苓　白术　泽泻　名五苓散。加石膏、滑石、寒水石，名桂苓甘露饮。

〔中暍〕**白虎汤**　见前中风。

〔泻暑〕**天水散**　见前温。

〔除痰〕**二陈汤**　见前中风。

〔调中〕**藿香正气散**　见前中风。

〔凉血〕**犀角地黄汤**　见前温。

〔滋阴〕**三才汤**　天冬　地黄　人参　名三才汤。再加麦冬、生地黄，蜜丸。名人参固本丸。

〔滋液〕**复脉汤**　见前中风。

〔湿热〕**苍术石膏汤**　即苍术白虎汤，见前中风。

〔生津〕**玉女煎**　见前温。

〔宣窍〕**至宝丹**　见前中风。

〔清心〕**牛黄丸**　见前温。

〔开闭〕**紫雪丹**　黄金十两，或真金叶，煮取汁一斗，去金。入石膏、寒水石、磁石、滑石各五两，以四味捣入前汁，煮五升，去渣。入乌犀角镑、羚羊角镑、木香、沉香研各五钱，元参、升麻各一两六钱，甘草八钱，丁香捣一钱，以八味入前汁，煮取一升六合，去渣。入芒硝、焰硝各二两，入前汁中，微火煎，以柳木槌搅不住手，候熬至七合半，倾入盆中，半日欲凝，入朱砂研细水飞五钱，麝香当门子研一钱二分，搅匀，候结成霜紫色，铅罐收贮，每服一分至二分，冷水或薄荷汤下。能治一切实火闭结，狂越躁乱，口舌生疮。

〔回阳〕**参附汤**　人参　附子

〔补润〕**两仪膏**　人参　熟地　熬膏，白蜜收。

〔除湿〕**四苓散** 白术 茯苓 猪苓 泽泻 加桂，名五苓散。

〔冒暑〕**香薷饮** 见前中风。

〔涤饮〕**消暑丸** 半夏 茯苓 甘草 姜汁糊丸。

〔伤暑脉虚〕**清暑益气汤** 黄芪 人参 白术 苍术 神曲 青皮 陈皮 甘草 麦冬 五味子 当归 黄柏 泽泻 升麻 葛根 姜 枣

〔袭寒〕**消暑十全饮** 香薷一钱半 扁豆 厚朴 苏 术 赤茯 藿香 木香 檀香各一钱 甘草五分

〔食伤〕**六合汤** 香薷 厚朴 扁豆 甘草 赤茯 藿香 砂仁 木瓜 人参 半夏 杏仁 姜 枣

〔清燥〕**麦冬汤** 石膏 知母 茯苓 白芍 山栀 竹茹 麦冬 白术 扁豆 人参 陈皮 乌梅 莲子 甘草

〔夹暑〕**大顺散** 干姜 杏仁 官桂 甘草

〔内伤〕**冷香饮子** 生附子 草果 橘红 甘草各一钱 姜 五片水煎冷服。

〔温里〕**浆水散** 肉桂 附子 干姜 甘草各五钱 良姜 半夏各二钱五分 浆水即淡醋，调药末，每服一钱。

〔暑痿〕**黄连解毒汤** 见前温。

〔保肺〕**生脉散** 人参 麦冬 五味子

〔暑厥〕**二香散** 香附 香薷各二钱 苏叶 苍术 陈皮各 一钱 厚朴 扁豆 甘草各五分 木瓜二片 葱 姜

〔暑风〕**人参羌活散** 二活 二胡 参 苓 芎 草 枳壳 桔梗各六分 天麻 地骨 薄荷各三分

〔胃实〕**大小承气汤** 见前温。

〔寒厥〕**理中汤** 见前中风。

〔回阳〕**四逆汤** 生附子 干姜 甘草 葱 冷服。

〔暑瘵〕**六味汤** 见前中风。

〔气虚〕**补中益气汤** 见前中风。

〔久泻〕**玉龙丸** 硫黄 硝石 滑石 明矾 水丸。

〔暑泻〕**解暑三白散**　茯苓　白术　泽泻各二钱　姜三片　灯心二十茎

〔泻烦〕**香朴饮**　香薷　厚朴　扁豆　甘草　赤茯　泽泻　陈皮　木瓜　半夏　人参　乌梅　苏叶　姜　枣

〔理中〕**连理汤**　理中汤加茯苓、黄连。

〔止泻〕**桂苓丸**　肉桂　茯苓　蜜丸。

〔祛暑〕**缩脾饮**　砂仁钱半　草果　乌梅　香薷　甘草各一钱　葛根　扁豆各七分　姜五片

〔湿温〕**清燥汤**　人参　黄芪　白术　茯苓　甘草　当归　麦冬　五味子　生地　升麻　猪苓　神曲　柴胡　苍术　黄柏　泽泻　黄连　陈皮

## 暑 脉 案

吴　脉虚伤暑，得汗身凉，头眩神疲，懒言不食，溺少而痛，生脉散合六一散主之。潞参五钱、麦冬三钱、五味五分、赤苓二钱、滑石、甘草各六分　荷叶一张、灯心三分、玉竹钱半。二服效。

族某　感暑头晕，微热额汗，左胁痞硬，汤饮格拒不下，脉濡涩，此中焦气阻湿聚。用香薷饮加减，香薷、厚朴、杏仁、枳壳、栝蒌、橘白、半夏姜制、薄荷梗。二服痞硬除，热眩减。去朴、枳、蒌、夏，加栀子、丹皮、苓、薏米、灯心，再剂而瘳。

厉氏　暑热伤气，劳倦食少，烦满口干，下部骨蒸，足心如烙，仿清暑益气汤加减。潞参、麦冬、五味、陈皮、神曲、当归、生地、沙参、地骨皮，数服效。

李　暑症，用伤寒六经治法，致壮热烦冤，头目重胀，喉梗气窒，呼吸不利，舌白不饥。夫暑喝所伤，必脉虚少气，自汗面垢，纵有兼症，大异伤寒浮紧脉象，岂堪例治。迨失治而症加重，本症尚自显然。何者？暑入心，故烦冤；暑挟湿，故重胀；暑犯肺，故气窒不利。叶氏所谓暑由鼻吸，必伤上焦气分，每引经义云：自上受者治其上，法宜辛凉微苦，廓清上焦气分，自愈。黄芩酒炒八分，黑山栀、橘白、郁金磨汁各一钱，栝蒌仁麸炒、赤苓各二钱，薄荷梗八分，沙参、薏仁各三钱，新荷梗五钱。二服头清咽爽，烦热大减。去黄芩、郁金，加麦冬、鲜藕，渴热退而思食矣。

族某　有年，力农中暍，恶热无汗，腹痛自利，唇干肌槁，舌焦而燥，脉小数，乃热烁肌消，阳津阴液俱涸也。经曰：热淫于内，治以咸寒，佐以苦甘。用花粉、麦冬、沙参、黄芩酒炒、枳壳、白芍、丹皮、鲜石斛、甘草，三服舌润利稀，腹不痛，身热减。去沙参、黄芩、枳壳，加青蒿、知母酒炒、滑石、赤苓、生地、车前子、灯心。数服热退利止，呃逆间作，少寐，此胃虚有痰。用淡竹茹、杏仁、潞参、茯神、当归、白芍、柿蒂、橘红、枣仁，二服呃止熟寐，又调补乃平。

族某　禀赋素弱，中年暑热伤气，神倦嗜卧，食少肢麻，闻腥欲呕，脉右虚左促。按东垣论长夏湿热损伤元气，肢倦神少，足痿软，早晚发寒厥，日午热如火，乃阴阳气血俱不足也。此症虽未至甚，然热伤元气，久则水不胜火，发为骨痿。先服清暑益气汤，苍术改生白术，去泽泻、升麻、干葛，加归、芍、半夏、石斛、茯神。后服生脉散，又服大补元煎，加橘络、桑枝膏，丸服而安。

张　暑热作劳，汗泄面垢，初起吐蛔，厥阴受病，已非浅恙。消导表散，延至谵妄神昏，舌心灰而尖绛，齿燥鼻煤，津液告涸，脉虚细涩数，邪陷营络。治者徒知下焦火亢，用黄柏、知母，苦寒直降，与心包袭入暑邪全不相涉。更医，用羚羊角、陈海蛇，泄胆热而降肺火。究竟治不中病，使热邪漫布，神明渐昏。昔人治邪入心包，每用芳香宣窍逐秽，如至宝丹之类。若得痰热净扫，如清风卷雾，神识稍开，方不至内闭外脱。然症险难挽，姑据理论治而已。犀角尖磨汁冲、连翘心、赤芍、丹皮、佩兰叶、琥珀、石菖蒲捣汁冲、鲜荷梗煎服。明晨颇觉神气清爽，更酌加梨皮、灯心、麦冬、银花。煎送至宝丹，乃穷乡一时竟同返魂香，无觅处矣。

王　脉不鼓指，渴不多饮，舌尖绛，身热语谵，肢冷溺浑赤，伏暑晚发，热深厥深之象。川连酒制三分、元参、连翘、山栀、麦冬各钱半、石斛、梨肉、赤苓各二钱、灯心、滑石各四分。一服而手足温，谵语息。去川连加生地，再服再汗而解。

幼儿　伏暑秋发，头痛壮热，燥渴引饮，自汗，手足心如烙，脉洪而疾，溺赤而浊。由素禀阴虚，伏邪内烁，仲景所谓阴气先伤，阳气独发，不寒痹热，令人肌肉消烁者也。宜甘寒生津，以解热烦。用生地、知母、麦冬、石斛、丹皮、花粉、甘草、鲜芦根、鲜荷梗，一服汗彻身凉。越日再发，觉热气由腹背上蒸，顷刻如焚，一日夜渴饮唇干。前方去丹皮、荷梗，加石膏，一服热退。越日又发，一日两夜汗出热不解。去石膏，加鲜地黄、绿豆皮、车前穗，又服又退。越二日，夜分又发热，势较轻，原方再加通草、滑石、青蒿，半夜热退，调理而安。暑必挟湿，此症历四五发，于清暑中必兼利湿，方得热退凉解。按暑湿伤人，随发者浅，迟至秋后为伏气，晚发者深，其候脉色必滞，口舌必腻，或微寒，或单热，头重脘痞，渴烦溺浊，午则甚，暮尤剧。一次汗则邪一次散，比伤寒势较缓，比疟疾发无时，秋来此症最多，名曰伏暑晚发，不似风寒之邪，一汗辄解。温热之症，投凉即安。以暑湿为熏蒸粘腻之邪，故难骤却耳。

汤氏　灼热无汗，下泻后重，舌干少润，脉缓大，乃湿热交蒸。用六一散加薄荷、青蒿、麦冬、藿香、赤苓、石斛、绿豆皮、车前穗、灯心。一啜热退，去首四味，加猪苓、枳壳，泻止。

### 湿症论治　风湿　湿热　寒湿　暑湿　中湿附

湿为阴邪，乃重浊有质，不比暑热弥漫无形。其自外受者，雾露泥水，由地气之上蒸，经所谓地之湿气感则害人皮肉筋脉也。自内生者，水谷生冷，由脾阳之不运，经所谓诸湿肿满，皆属于脾也。湿蒸于上，则头胀如蒙，经所谓因于湿，首如裹也。湿感于下，则跗肿攻注，经所谓伤于湿者，下先受之也。在经络则痹痿重着，经所谓湿热不攘，大筋缫短，小筋弛长。缫短为拘，弛长为痿也。在脏腑，则呕恶肿胀，小水赤涩，经所谓湿胜则濡泻也。又或在肌表，则恶寒自汗；在肉分，则麻木浮肿。其身重如山，不利转侧，腰膝肿，筋骨痛，小溲秘，大便溏。则有湿兼风者，有湿兼热者，有湿兼寒者，有湿兼暑者，有中湿而口喎舌强，昏不知人，类中风者。不得误作中风症治。在表在上，宜微汗；在里在下，宜渗泄；中虚，宜实脾；挟风而外感者，宜解肌；挟寒而在半表半里者，宜温散；挟暑热而滞于三焦者，宜清利分消；其湿热蒸痰，内闭昏厥者，宜宣窍逐秽，此治湿之要也。

〔湿阻上焦〕 头胀脘闷，不饥溺涩，宜开肺气，通膀胱。桔梗、通草、滑石、半夏、栝蒌、厚朴、杏仁、蔻仁、薏米、茯苓、香豉、淡竹叶等。

〔湿滞中焦〕 肠胃属腑，湿久生热，传送既钝，大便不爽，宜主温通，佐淡渗，如枳壳、砂仁壳、橘白、草果、藿香、半夏曲、大腹皮、猪苓、泽泻之类。脾阳不运，湿郁腹膨，用术、朴、姜、半之类，以温运之。以苓、泽、腹皮、滑石之类，以渗泄之。兼寒，实脾饮。兼风，胜湿汤。

〔湿痰阻窍〕 湿郁蒸痰，神呆语謇。宜主开郁，佐辛香。郁金、石菖蒲、厚朴、半夏、佩兰、金银花、茯神、栝蒌、枳壳之类。神昏内闭，邪入心包，宜芳香宣窍。佩兰、银花露、犀角、连翘心等送至宝丹。

〔湿流关节〕 体酸骨痛，不利屈伸，独活寄生汤，羌活胜湿汤。其夹风者，必加烦热，流走拘急。防风汤。夹寒者，必加挛痛浮肿。五积散加减。风寒湿合则成痹。详痹。

〔风湿〕 一身尽痛，属风湿相搏。除湿羌活汤。肢体烦痛，头重鼻塞，或泻利，或下清血，为风木之邪，内干湿土，神术汤。脉浮身重，汗出恶风，防己黄芪汤。仲景论风湿之脉，浮虚而涩。

〔湿热〕 脉滑数，溺赤涩，引饮自汗，属湿热。宜主清火，佐分利，清热渗湿汤，或小分清饮。湿盛身痛，溺涩体重，发渴，五苓散加羌活。身黄如橘色，溺涩腹微满，茵陈蒿汤。身黄溺涩而渴，五苓散加茵陈。烦热溺涩而渴，桂苓甘露饮。湿热相搏，清热渗湿汤。肩背沉重，肢节烦痛，或遍身痛，脚膝肿痛，属外因湿热，当归拈痛饮。湿热之内因，则水肿小便不利，五苓散、神芎丸之类。分轻重之泄，后用实脾之剂调理。六君子汤，异功散。阴虚多火，兼走精者，湿袭精窍也，虎潜丸，或加白术、牡蛎。有气如火，从脚下起入腹，属湿郁成热，二妙丸加牛膝、防己。叔和《脉经》云：湿热之脉滑疾。

〔寒湿〕　脉不滑数，溺清便利，身痛无汗，关节不利，牵掣作痛，属寒湿，宜温利，七味渗湿汤、五苓散。脉虚者宜温补，理中汤加茯苓、薏米。四肢浮肿，不利屈伸，大便多溏，除湿汤，或升阳除湿汤。腰痛身重，小便不利，肾着汤。如寒热之气中于外，此与内生之湿不同，宜温而兼散，五积散，或加味五苓散。叔和《脉经》云：脉大而浮，虚而涩，皆寒湿。

〔暑湿〕　溽暑酿湿，呕吐泻利，六和汤。先伤于湿，因而中暑，两胫逆冷，胸满头重，妄言多汗，脉阳弱阴急，病名湿温，切不可汗。苍术白虎汤。仲景论中暑之脉，弦细芤迟，若兼湿，则虚濡，或虚涩。

〔中湿〕　关节重痛，浮肿喘满腹胀，昏闷不知人，脉必沉缓或沉微，属中湿。除湿汤。有破伤处，因澡浴湿入疮口，昏迷沉重，身强直，口噤，状类中湿，名破伤湿。白术酒，或用煅牡蛎粉二钱，甘草汤调服。仍取粉敷疮口。叔和《脉经》云：脉沉而缓，沉而细，皆中湿。

沈氏云：湿在上，宜防风，风能燥湿也；湿在中，宜苍术，土干燥湿也；湿在下，宜利溺，开沟利湿也。湿在周身，宜乌药、羌活。湿在两臂，宜桑条、威灵仙。湿在两股，宜牛膝、防风、萆薢。分部位治之。其伤湿由肾虚者，腰冷如坐水中，肾着汤。由脾虚者，腹满吐酸，苓姜术桂汤。体气虚弱者，身重便溏，清燥汤。酒湿者，呕泻发热，葛花解酲汤。坐卧湿地，当风凉，足膝拘挛者，独活寄生汤。年老衰惫，妇人肾虚血竭，致腰脚痛者，独活寄生汤。

脾胃不和，伏湿水泻者，加味平胃散。脾湿泄泻者，胃苓汤、苍术丸。

湿家治法，大概宜发微汗，利小便，使上下分消。仲景谓湿家忌汗，以身本有汗，易至亡阳，故湿温症误发其汗，名曰重喝，所宜深戒。然久冒风凉，以水灌汗，遏郁生阳，又不得不微汗之。不可大发汗，大发汗则湿去热留，防其变症。东垣谓治湿不利小便，非其治也。然真阳素虚之人，汗出，小便滴沥，正泉竭而阳欲亡之候。若以为湿热而大利之，真阳无水，顷刻脱离而死矣。不宜过利，第去其六七，即改用理脾之剂，否则亏其肾水。罗氏曰：春夏之交，病如伤寒，其人汗自出，肢体重痛，转侧难，小便不利，此名风湿。因时令阴雨，或坐卧卑湿，或引饮过多，宜利小便，五苓散。湿去则愈。切忌汗下，误则不救。医不识症，误作伤风治之，发汗死，下之亦死。丹溪曰：湿本土气，火热能生湿土，故夏热则万物润，秋凉则万物燥也。夫热郁生湿，湿生痰，用二陈汤加酒黄芩、羌活、防风，去风行湿，以风能胜湿也。又曰：湿甚而热，治以苦温，佐以甘辛。平胃散主之。湿在上，宜微汗而解，不欲汗多。忌麻黄葛根等，宜防己黄芪汤。湿在中下，宜利小便，五苓散主之。此淡渗治湿也。

## 湿症脉候

伤湿之脉细濡，湿热之脉缓大。浮缓湿在表，沉缓湿在里。湿脉沉细，与痉脉相似，而症不同，湿则身痛，痉则身不痛。弦缓为风湿相搏，身痛脉沉为中湿，脉浮为风湿，虚涩为寒湿，湿流关节，一身尽痛。脉沉而细，为中湿，为湿痹。湿温脉阳濡而弱。阴小而急。

## 附　方

〔寒湿〕　**实脾饮**　白术　茯苓　甘草　厚朴　大腹子　草蔻
木香　木瓜　附子　炮姜　枣

〔风湿〕　**胜湿汤**　羌活　防风　苍术　甘草　黄连　黄柏

猪苓　泽泻

〔宣窍〕**至宝丹**　见前中风。

〔经络〕**独活寄生汤**　独活　桑寄生　熟地　人参　茯苓　牛膝　杜仲　秦艽　白芍　当归　细辛　防风　甘草

〔风湿〕**羌活胜湿汤**　羌活　独活各一钱　川芎　藁本　防风　甘草各五分　蔓荆子三分

〔夹风〕**防风汤**　防风　葛根　羌活　秦艽　桂枝　甘草　当归　杏仁　黄芩　赤苓　姜　酒煎。

〔夹寒〕**加减五积散**　苓　夏　陈　草　麻黄　白芷　川芎　当归　干姜　桔梗　赤芍　苍术　厚朴

〔外因〕**除湿羌活汤**　见前中风。

〔风湿〕**神术散**　见前伤风。

〔恶风〕**防己黄芪汤**　防己　白术　黄芪　甘草　姜　枣

〔湿热〕**清热渗湿汤**　黄柏　黄连　茯苓　泽泻　苍术　白术　甘草

〔湿滞〕**小分清饮**　茯苓　泽泻　猪苓　薏仁　枳壳　厚朴

〔内因〕**五苓散**　见前温。

〔发黄〕**茵陈蒿汤**　茵陈　大黄　栀子

〔热渴〕**桂苓甘露饮**　见前暑。

〔外因〕**当归拈痛散**　二术　二苓　人参　羌活　葛根　升麻　当归　知母　苦参　防风　茵陈

〔导水〕**神芎丸**　黄连　黄芩　川芎　大黄　薄荷　滑石　牵牛　水丸

〔理脾〕**六君子汤**　见前中风。

〔化痰〕**异功散**　见前中风。

〔阴虚〕**虎潜丸**　见前中风。

〔湿火〕**二妙丸**　黄柏　苍术

〔温利〕**七味渗湿汤**　苍术　白术　茯苓　炮姜　丁香　橘红　炙草

〔温补〕 **理中汤** 见前中风。

〔寒湿〕 **除湿汤** 六君子汤加藿香、苍术、大腹皮。

〔寒泻〕 **升阳除湿汤** 升麻 柴胡 神曲 泽泻 猪苓 苍术 陈皮 甘草 麦芽 益智 半夏

〔肾虚〕 **肾着汤** 炮姜 茯苓 白术 甘草 如溺赤便溏，加苍术、陈皮、丁香。

〔温散〕 **加味五苓散** 五苓散加羌活。

〔暑湿〕 **六和汤** 见前暑。

〔湿温〕 **苍术白虎汤** 见前中风。

〔伤湿〕 **白术酒** 白术一两 酒三盏 煎一盏。

〔腹满〕 **苓姜术桂汤** 苓 姜 术 桂

〔体虚〕 **清燥汤** 见前暑。

〔酒湿〕 **葛花解醒汤** 葛花 砂仁 蔻仁 木香 青皮 陈皮 人参 白术 茯苓 神曲 干姜 猪苓 泽泻

〔除湿〕 **平胃散** 见前中风。

〔脾湿〕 **胃苓汤** 见前中风。

〔止泻〕 **苍术丸** 茯苓 苍术 厚朴 白芍 炙草 川椒 茴香 破故纸 糯米粥丸。

〔湿痰〕 **二陈汤** 见前中风。

## 湿脉案

潘 溽暑蒸湿，水谷聚湿，致胸脘烦闷，呃逆吐哕，口甜燥，手心热，头汗，舌白不饥，便溏溺少。由湿邪弥漫膈间，郁蒸成热，所服汤饮，尽变浊瘀上泛，脉息三五不调。治宜辛以通壅，苦以降逆。佩兰、香薷、白豆蔻、公丁香、柿蒂、郁金、半夏曲、枳壳、杏仁俱炒。按：口甜经名"脾瘅"，用兰草除陈，遵经立治。一服脾瘅已除，诸症俱减，改用清轻淡渗。淡竹茹、通草、滑石、石斛、蒌霜、象贝、赤苓、藿梗、灯心。二服呕止呃稀，乃胃虚客气上逆。用一味大麦仁汤，脘舒呃止，汗彻知饥思食。治用调补胃阴。太子参、麦冬、沙参、扁豆炒、茯神、枣

**54**

仁、薏仁、小麦、南枣，数服进食如常。

潘　六旬以上，感冒春温，治者用伤寒法，杂进桂枝、柴、葛，兼旬不解，延至湿热酿痰，舌腻口甜，溺少赤痛，不思伤寒递传足经，温邪专伤手经，桂柴等温升，已属误治。更医见其里迫欲下，竟用桂心、焦术，尤为可骇，无怪唇干舌灰矣。夫病者自言，不恶寒而但热，身重难移，则春温化湿了然，况脉来气口濡大，湿甚生热，脉候可按，更兼口味作甜，经名脾瘅，黏痰稠腻，气窒不利，皆湿热混处上中焦显象。其欲泻者，亦湿邪下注，得小水分利，自不至下迫耳。治法透热泄湿，数剂可安。香豉、杏仁、贝母各二钱、佩兰、前胡、栀皮、竹茹各钱半、赤苓三钱、滑石五分、蔗汁半杯、灯心一钱。一服微汗，烦热退，下迫除，去香豉、佩兰，加通草、栝蒌、沙参各一钱。日再服，痰较滑利，舌灰渐脱，可知温邪本湿热内搏。用辛凉透热，甘淡驱湿，口甜身重俱除，惟小溲浑浊，犹是湿邪未净，此轻清泄热渗湿，为一定治法。花粉、鲜生地、麦冬各二钱、赤苓、薏仁各三钱、栀皮、川贝、木通各八分、灯心五分、加鲜芦根。日再服，溺清，粥饮渐加，转侧如常矣。继进调补胃阴法：玉竹、钗斛、潞参各二钱、麦冬一钱、薏仁生二钱、熟二钱、小麦、湘莲各三钱、甜杏仁钱半、蔗汁冲服。此甘润以养胃阴，兼用火肉汁吹去油面饮之，待肠腑一充，大便得解，则脘腑爽矣。

佺　据述去秋濒海潮溢，淹没民居，凡受水湿者，足跗肿溃，今懋迁其地，更冒时邪，身痛头晕呕哕，乃湿阻气分。治者误汗劫液，继用消导，遂致热渴脘闷，呃逆自利，不思湿家忌汗，消导更劫胃津，再用丁香、参、甘以止呃，温补焉能利湿。夫时邪本湿土郁蒸所发，感受不时，热腾湿滞，先宜疏解，再行渗利，俾气机升降如常。豆豉、枳壳、栀皮、蒌皮、半夏制、藿梗、通草、茯苓、猪苓、荷叶煎汤。一服诸症俱减，时有呕渴，乃中焦水谷之气不运。用半夏、橘白、茯苓、杏仁、薏米、花粉、砂仁，再服得安。

族某　客路感邪，风热上壅，呕渴头重痛，脉浮濡，此热蒸湿伏也。治先宣解表分，则风热不与湿搏。用薄荷、牛蒡、桔梗、山栀、甘菊、桑叶、赤苓、姜皮，汗解身凉。因食荸荠，重发热下利烦闷，乃温邪未尽，生冷引动湿浊。用胃苓汤去二术，加枳壳、灯心、芦根。煎服愈。

侄　头蒙如裹，胸闷便艰，腑气失降，以湿郁论治。通草、白蔻壳、枳壳、蒌霜、川芎、山栀、杏仁、半夏、淡竹叶、冬桑叶。三服愈。

侄　络热蒸痰，腮紧口甜，脉沉濡，左寸差大，此风热郁于胆络，兼脾有湿痰壅热而为脾瘅也。钩藤、丝瓜络、桔梗、连翘、象贝、薄荷、佩兰、橘红、郁金。三服而愈。

族弟　嗜酒蕴湿，又醉渴饮冷，寒热挟旬，口干舌腻，呕恶胸闷，跗冷便泻，脉濡数，湿甚于热，医混称温疟。屡用芩、膏、生地，湿愈搏结。宜轻透湿于热外，毋令互相煽炽，病可立除。通草、枳壳、半夏、赤苓、车前、石斛、薏仁、麦冬、灯心、花粉、芦根。日再服，汗彻热退，泻止足和，但微嗽。去枳壳、车前、芦根，加杏仁、象贝，更适。粥饮既进，脾阳未醒，间或腹痛。用广皮、砂仁、茯苓、薏仁、半夏曲、生白术、枳椇子。又数剂痊愈。

## 燥 症 论 治

燥为阳明秋金之化，金燥则水源竭，而灌溉不周，兼以风生燥，火化燥，《原病式》所谓诸涩枯涸，干劲皴揭，皆属于燥也。燥有外因，有内因。因于外者，天气肃而燥胜，或风热致伤气分，则津液不腾，宜甘润以滋肺胃，佐以气味辛通；因乎内者，精血夺而燥生，或服饵偏助阳火，则化源日涸，宜柔腻以养肾肝，尤资血肉填补。叶氏以上燥治气，下燥治血二语括之，最为简当。今析言之，燥在上，必乘肺，为燥嗽。喻氏清燥救肺汤加减。肺中有火，为干咳。申先生琼玉膏主之。外内合邪，千金麦门冬汤。肺痿咳唾，心中温温液液者，仲景炙甘草汤。燥在中，必伤脾胃之阴，为热壅，食不下，金匮麦门冬汤。胃脘有死血，干燥枯槁，食下痛，胃翻便秘，丹溪韭汁牛乳饮。胃热善消水谷，丹溪消渴方。燥在下，必乘大肠，为大便燥结，其气秘，浊阴不降者，东垣通幽汤、润燥汤、玉函麻仁丸。风秘血燥，东垣润肠丸加郁李仁、防风。津枯秘结，丹溪润燥生津汤加麻仁，或蜜煎导。血枯膈噎，便结如栗，生料六味丸去山萸，加首乌、当归，或加肉苁蓉、桃仁捣。水煎服。兼食人乳酥蜜。此燥在脏腑者也。若燥在血脉，多见风症，宜滋燥养营汤治外，大补地黄汤治内。血虚外燥，皮肤皴揭，筋急爪枯，滋燥养营汤。诸痿由于肺热，热亢则液耗，百骸无所荣养，故手足痿弱，不能自收持，反似痹湿之症，养阴药中，加黄柏以坚之，如虎潜丸之类，切忌用风药。又妇人脏燥，肺脏也。悲伤欲泣，仲景甘麦大枣汤以生肺津。凡诸燥症，多火灼真阴，血液衰少，故其脉皆细微而涩也。通治滋燥饮，生血润肤饮。

## 燥　症　脉　候

燥症脉微细涩小，间有虚大急数浮芤，重按无不细涩而微者。《入门》曰：伤燥脉涩。

## 附　　方

〔燥嗽〕**清燥救肺汤**　霜桑叶三钱　杏仁七分　麦冬一钱二分石膏二钱半　人参七分　阿胶八分　胡麻　甘草各一钱　枇杷叶一张

〔干咳〕**琼玉膏**　地黄四斤　茯苓十二两　人参六两　白蜜二斤

〔合邪〕**千金麦门冬汤**　麦冬二钱　桔梗　桑皮　半夏　生地　紫菀　竹茹　麻黄各七分　炙草五分　五味子十粒　姜一片

〔肺痿〕**炙甘草汤**　见前中风。

〔伤阴〕**金匮麦门冬汤**　麦冬　半夏　人参　甘草　粳米大枣

〔胃槁〕**韭汁牛乳饮**　韭汁　牛乳　有痰加姜汁。血膈，去牛乳，加陈酒。

〔胃热〕**消渴方** 黄连 花粉 生地汁 藕汁 牛乳

〔气秘〕**通幽汤** 当归 升麻 桃仁 红花 甘草 生地 熟地 或加槟榔末。

〔阳结〕**润燥汤** 大黄 归尾 桃仁 麻仁 升麻 红花 生地 熟地

〔脾约〕**麻仁丸** 厚朴 芍药 枳实各二钱 大黄四钱 麻仁 杏仁各一钱五分 炼蜜为丸。

〔风秘〕**润肠丸** 麻仁 桃仁 羌活 当归 大黄 皂角 秦艽 蜜丸。加郁李仁、防风，名润燥丸。

〔津枯〕**润燥生津汤** 当归 白芍 熟地 天冬 麦冬 栝蒌 桃仁 红花

〔便燥〕**蜜煎导** 白蜜 熬，捻如枣核，纳谷道中。

〔滋阴〕**六味丸** 见前中风。

〔血燥〕**滋燥养营汤** 当归 生地 熟地 白芍 甘草 黄芩 秦艽 防风

〔血燥〕**大补地黄汤** 二地 山药 山萸 杞子 白芍 当归 元参 知母 黄柏 苁蓉 蜜

〔痿弱〕**虎潜丸** 见前中风。

〔脏燥〕**甘麦大枣汤** 甘草 小麦 大枣

〔通治〕**滋燥饮** 秦艽 花粉 白芍 生地 天冬 麦冬 蜜或加人乳、牛乳、梨汁、蔗汁亦可。

〔通治〕**生血润肤饮** 生地 熟地各二钱 天冬钱半 麦冬 当归 黄芪各一钱 黄芩 桃仁 栝蒌各五分 红花一分 五味子九粒

类证治裁

## 燥 脉 案

徐 老年上盛下虚，呛咳上气，声哑嗌干，咳则起坐，卧不安枕，溺黄便硬。此由温邪化燥，渐传入腑，脉虚涩，两寸俱大。治仍清上。用生地、麦冬、竹叶、沙参、贝母、玉竹、山栀、甘草、枇杷膏，数服遂平。

朱邑尊　疟瘵复感秋燥，虚阳上冒，则为头眩耳鸣，津不上供，则为舌干咽燥。加以公事劳心，渴饮脘闷不饥，左寸关脉大于右，是秋令亢阳致病。后液涸，最忌燥药劫津。用钗斛、丹皮、沙参、麦冬、鲜生地、栝蒌霜、洋参、茯神，二剂霍然。

王女　秋感风燥，头晕热烦，咳连胸胁震痛，吸气有音。治宜清肃上焦，勿令气痹。豆豉、杏仁、贝母、橘红、蒌皮、桑皮蜜炙、桔梗、嫩桑叶，枇杷膏和服。三剂而平。

董氏　经闭忽通，下损佳兆。近逢秋燥，寒热渴烦，脉数唇干，嗽多寐少。症由阴液不足，肺脾感燥而成，治在滋养营液。用局方甘露饮：生熟地黄、麦冬、石斛、甘草、茯神、枇杷叶，加五味、杞子、甜杏仁、梨肉。四服症退，数脉顿改。但着左卧则咳而胁痛，去五味、梨肉，加桑皮蜜炙、白芍。四服更适，饮食亦加，调理渐愈。

岳　老年因怒失血，渴烦羸瘦，延秋燥气加临，舌紫黑，干薄无津，溺涩痛，右尺偏旺。肺肾液涸，心胃火燔，恐延痉厥。用犀角地黄汤加麦冬、石斛、鲜藕。再服舌润苔浮，但呃逆颔动，肉瞤筋惕，乃风火成痉。急宜滋液熄风，复脉汤去姜、桂、麻仁，加竹茹、钩藤乃定。

汤氏　衰年食少病羸，胃阴虚弱，冬感风燥，疮疥搔痒，时或寒热谵烦，口渴舌焦，额汗冰指，脉左虚大，右疾数。此阴阳交损，兼风燥劫津，治先甘润除烦。鲜地黄、玉竹、沙参、石斛各二钱、麦冬、当归各钱半、黄芪八分、霜桑叶二钱、蔗汁半杯冲服。热退舌润。随用潞参、黄芪、茯神、枣仁、当归、白芍、玉竹、莲、枣。平补阴阳，症愈。

## 火 症 论 治

风寒暑湿燥皆外因，惟火多属内因。经言壮火食气，少火生气。注谓火在丹田之下为少火，少火则生气，是为真火；火离丹田而上为壮火，壮火则食气，是为邪火。然有实火、虚火、湿火、郁火、阴火、五脏六腑火、游行不归经之火。治实火上焦热，清心汤、加减凉膈散。中焦积热，渴燥便秘，凉膈散。三焦火盛，狂躁吐衄，黄连解毒汤。阳明潮热，白虎汤。下焦火，溺血淋闭，立效散。一切血分火热丹毒，四顺清凉饮。治虚火，饮食劳倦，内生虚热，此伤脾阳也，补中益气汤。思虑房劳，血虚火亢，此伤肾阴也，六味地黄汤。肾阴虚极，火升躁渴，舌刺脉洪，此虚阳无附也。急用八味丸料煎服。产后阴伤发热，口渴面红，为无根之火，独参汤。治湿火，湿甚生热，肿胀溺闭，胃苓汤。治郁火，肌表热，五心烦，如火燎，及胃虚食冷，遏抑脾阳，升阳散火汤。手心热如烙，脉沉数，火郁汤。下部骨蒸，属血虚，五蒸丸、四物汤。血中伏火，加味四物汤。风劳骨蒸，秦艽鳖甲散。治阴火，气从脐下起，大补阴丸、坎离既济丸。气从足下起入腹，为虚极难治，七味地黄丸，外以附子末津调敷涌泉穴。治五脏火，气郁火起于肺，泻白散、清金丸。大怒火起于肝，加味逍遥饮加青皮、胆草。醉饱火起于脾，泻黄散加白芍、枳壳。忧惕思虑火起于心，导赤散、清心莲子饮。房欲火起于肾，八味丸。治六腑火，胃火牙疼颐肿，清胃散。胆火眩晕口苦，羚羊角、丹皮、山栀、桑叶、连翘、龙胆草。大肠火便秘不通，通幽汤加槐米。小肠火癃闭淋沥，八正散加减。膀胱火腹痛溺涩，大补丸。三焦火肢热体倦，上焦山栀，中焦连翘，下焦地骨皮。心包火怔忡不安，麦冬、丹皮、犀角、连翘、菖蒲、灯心。其游行之火，或宜散宜清宜降，各随微甚而调之。诸病属火者多，《内经》病机属火五条，其曰诸热瞀瘛，皆属于火。谓邪热伤神，则昏乱，亢阳伤血，则抽掣。治以清心养肝。地、冬、连、芍之属。曰诸禁鼓栗，如丧神守，皆属于火。谓热极反寒，治以透热安神。栀、连、朱砂之属。曰诸逆冲上，皆属于火。谓龙相上升，治以镇逆潜阳。青铅、牡蛎之属。丹溪云：病人言冷气自下而上，非真冷也，上升之气，自肝而出，中挟龙相火，自下而上，其热为甚。自觉冷者，火极似水，积热之甚也，阳亢阴微，故见此症。曰诸躁狂越，皆属于火。谓重阳便秘，治以清镇通降。牛黄、石膏、硝、黄之属。曰诸病胕肿，酸痛惊骇，皆属于火。谓热郁神扰，一治以升阳，升麻、薏仁、当归、香附之属。一治以敛镇，枣仁、茯神、龙骨之属。

此其概也。丹溪云：治火症不可骤用寒凉，须兼温散，火甚，用甘凉以缓之，生甘草兼泻兼缓。火盛癫狂，人壮气实者，可用正治，冰水之类饮之。虚者，用生姜汤。若投冰水，立死。或补阴，令火自降，地黄、白芍之属。其劳倦内伤为气虚，火起于脾。宜甘平温养以退之，参、耆、甘、苓之属。经言劳者温之，损者温之是也。如阴虚躁烦，唾痰如涌，面目俱赤，口渴便秘，外极似火，脉亦洪大，然按之不鼓指，此肾阴虚而阳浮越，非火也，乃假热症，用承气白虎汤立毙。当峻补真阴。七味丸料，重加肉桂。水煎冷服，诸症必退。翌日畏寒足冷，真候自现，乃峻补其阳，八味丸料煎服。此脉症变常，不可以常法治也。又产后及大失血后，阴伤发热，切忌凉剂，即以四物汤滋阴，亦属不宜，须独参汤补气，方见阳生阴长之妙。此宜辨阳虚阴虚，阳虚者，面必赤，无根之火戴于上也。果属阳盛，火郁于内，面必不赤，其口渴者，肾液干，引水自救耳。且口虽渴，舌必滑润，脉虽数，尺必无力，惟过服凉药，脉反有力而鼓指。戴复庵曰：服凉药而脉反数，此火郁也，宜升宜补，切忌寒凉，犯之必死。

　　经曰：一水不能胜二火，二火，君火、相火也。心为君火，心主藏神属阳。在天为太阳之火。相火附于肝肾，代君行令属阴。在天为龙雷之火。心火过亢，可以寒凉正治。如黄连、生地黄之属。如天上太阳火，人感之而伤热中暍，亦可以凉水苦寒解。若龙蟠于海，雷伏于地，木水中之焰也。秋后则蛰，随阳而升，得雨益炽，此不可以水灭矣。人身命门相火，龙火也，少阳相火，雷火也。龙雷相附，命火衰，右尺脉弱，治须益火之源，桂附八味丸。与火同气，据其窟宅而招之。肾水虚，左尺脉弱，须壮水之主，六味丸。与火相配，滋其真阴以潜之，或肾阴弱，相火强，须从其性而伏之，滋肾丸。肾水亏，龙火升，须从其类而引之，七味丸。火起脐下，冲脉上冲而喘，都气丸、黑锡丹。补而镇之，不可以水折也。经曰：一水不能胜五火。五火者五志之火，临于五位，即相火之煽而妄动者也。相火易动，五志激之，变幻莫测，煎灼真阴，阴虚则病，阴绝则死，故东垣谓火为元气之贼。

古云：神静则心火自降，欲断则肾水自升，有以夫。凡治五志之火起于五位者：肺火，以黄芩清肺饮加豆豉、杏仁、枇杷叶降之，以人参平肺散调之；心火，以泻心汤泄之，以补心丹养之；脾火，以泻黄散发之，以补中益气汤升之；肝火，以左金丸平之，以龙荟丸折之；肾火，治法见上。虚火以人参竹叶汤清之，以保元汤补之；虚火盛而狂乱，以生姜汤从治之；实火，以三黄汤泻之；痰火，以淡竹茹汤涤之；郁火，以发郁汤散之。一切壮火狂阳，痰壅心包，内外热炽，以紫雪平之。积热烦躁，咽肿口疮，以碧雪主之。好饵丹石，药毒发渴壮热，千金朴硝煎主之。

东垣曰：黄连泻心火，黄芩泻肺火，柴胡泻肝火，黄连佐之。知母泻肾火，木通泻小肠火，黄芩泻大肠火，羚羊角泻胆火，龙胆草佐之。滑石泻膀胱火，麦冬、丹皮泻心包火，连翘、山栀泻三焦火，地骨皮佐之。石膏、大黄泻胃火。

## 火症脉候

火脉洪数，虚则浮。《脉经》火性燔烈，抑之则空，故火盛脉浮取洪大，中按软阔，重按空豁。洪盛满指，为实火；数大无力，为虚火。恶寒战栗，脉小匿者，为火郁。弦细而数，按之益坚，为少火气衰，而见肝肾真脉，非火使然，乃虚劳剧候。或更虚大疾数，为壮火食气，耗竭真阴，虚阳飞越之象。久病得此，百不一生，惟元气暴脱，犹可峻补以敛固之。脉洪而重按益实者，有形之湿热，与火无预。《张氏医通》

## 附　方

〔上焦火〕　**清心汤**　甘草一钱七分　连翘　山栀　薄荷　黄连　黄芩　大黄各七分　朴硝五分　竹叶七片　白蜜一匙

〔中焦火〕　**加减凉膈散**　凉膈散见前中风。此加桔梗、竹叶，减大黄、芒硝。

〔三焦火〕　**黄连解毒汤**　见前温。

〔阳明火〕　**白虎汤**　见前中风。

〔下焦火〕 **立效散** 瞿麦四钱 山栀二钱 甘草一钱 姜一片 灯心五条

〔血分〕 **四顺清凉饮** 蒸大黄 赤芍 归身 炙草各一钱二分 薄荷十叶

〔伤脾〕 **补中益气汤** 见前中风。

〔伤肾〕 **六味地黄丸** 七味八味俱见前中风。

〔湿火〕 **胃苓汤** 见前中风。

〔郁火〕 **升阳散火汤** 升麻 葛根 羌活 独活 人参 白芍各一钱 柴胡 甘草各七分 防风五分 炙草一钱 加姜、枣。

〔郁火〕 **火郁汤** 羌活 升麻 白芍 人参 葛根 银柴胡 甘草各一钱 防风五分 葱三条 一方无人参。

〔骨蒸〕 **五蒸丸** 青蒿童便浸 地骨皮 生地 石膏各一两 当归七钱 胡黄连五钱 醋制鳖甲一片 蜜丸。

〔血热〕 **加味四物汤** 地 芍 归 芎 加丹皮 山栀 柴胡各一钱

〔风劳〕 **秦艽鳖甲散** 芪 桂 苓 草 地 芍 艽 胡 鳖甲 天冬 地骨皮 桑皮 紫菀 知母 半夏 人参 姜

〔阴火〕 **大补阴丸** 黄柏 知母各盐酒炒四两 熟地 龟板酒炒各六两 猪脊髓蒸熟 蜜丸。

〔阴火〕 **坎离既济丸** 生地 熟地 山萸 牛膝 天冬 麦冬各四两 白芍 五味 山药 龟板各三两 当归 知母 黄柏各二两 川芎一两 蜜丸，盐汤下。

〔肺火〕 **泻白散** 桑皮 地骨皮各一钱 甘草五分 粳米百粒 此泻肺经气分之火。

〔肺火〕 **清金丸** 黄芩炒研 水丸。此泻肺经血分之火。

〔肝火〕 **加味逍遥散** 归 芍 苓 术 胡各一钱 甘草五分 姜 薄荷少许 名逍遥散，此加丹皮、栀子。

〔脾火〕 **泻黄散** 防风四两 藿香七钱 山栀一两 石膏五钱 甘草二两 蜜酒调服。

〔心火〕 **导赤散** 见前温。

〔心火〕 **清心莲子饮** 莲子二钱 人参 茯苓 黄芪各一钱 黄芩 麦冬 车前 地骨皮 甘草各七分

〔胃火〕 **清胃散** 生地 丹皮 黄连 当归 升麻 一方加石膏。

〔大肠〕 **通幽汤** 见前燥。

〔小肠〕 **八正散** 车前子 木通 瞿麦 扁蓄 滑石 甘草梢 山栀 大黄 灯心

〔膀胱〕 **大补丸** 黄柏盐酒炒研 米粥和丸。血虚，四物汤下。气虚，四君汤下。气血虚，八珍汤下。

〔相火〕 **滋肾丸** 黄柏二两 知母一两俱酒炒 肉桂一钱 蜜丸。

〔火喘〕 **都气丸** 即六味丸加五味子三两。

〔气冲〕 **黑锡丹** 黑铅 硫黄各二两 将锡熔化，入硫黄，候结成片，倾地上出火毒，研至无声为度。

〔降肺〕 **黄芩清肺饮** 黄芩 山栀 或加盐、豉。

〔调肺〕 **人参平肺散** 人参 青皮 天冬各四分 茯苓七分 陈皮五分 地骨皮 炙草各五分 桑皮一钱 五味子十一粒 加姜煎。

〔泻心〕 **泻心汤** 黄连一味煎。

〔养心〕 **天王补心丹** 生地四两 人参 元参 丹参 茯神 桔梗 远志各五钱 天冬 麦冬 枣仁 柏子仁 五味子 当归各一两 蜜丸弹子大，朱砂为衣。

〔平肝〕 **左金丸** 黄连六两姜汁炒 吴茱萸盐水泡一两 水丸。

〔泻肝〕 **龙荟丸** 当归 龙胆草 山栀炒 黄连 黄柏 黄芩各炒一两 大黄 青黛 芦荟各五钱 木香二钱 麝香五分 蜜丸。

〔虚火〕 **人参竹叶汤** 石膏 麦冬各二钱 半夏一钱 炙草 人参各五分 竹叶七片 粳米一撮

〔补虚〕**保元汤**　人参　黄芪　白术各一钱　炙草六分　陈皮五分

〔实火〕**三黄汤**　黄连　黄芩　大黄

〔痰火〕**淡竹茹汤**　麦冬　小麦各二钱　半夏钱半　茯苓　人参各一钱　甘草五分　竹茹钱二分　姜　枣

〔郁火〕**发郁汤**　升麻　葛根　羌活　柴胡　细辛　香附　葱白

〔火炽〕**紫雪**　见前暑。

〔积热〕**碧雪**　寒水石　芒硝　朴硝　焰硝　马牙硝　石膏　青黛　甘草　各等分。先将甘草煎汤，去渣，入前药再煎。用柳木槌搅不住手，入青黛和匀，倾入砂盆内，候冷结成霜，研末。每用少许，含化津咽。如喉闭，用鹅管吹入喉中，神效。

〔丹毒〕**千金朴硝煎**　朴硝一斤　芒硝八两　石膏二两　寒水石四两　先将二硝入汤中搅令消化，以纸封一宿，取清，纳铜器中，另捣二石碎如豆粒，以绢袋盛之，入汁中，以微火煎至沫起，以箸投之，著箸如雪凝白，即倾泻盆中，待凝，取出日干。如积热成闷不已者，以方寸匕，白蜜一合，和冷水五合，搅和令消，顿服。日二次，热定即止。

## 火　脉　案

胡　时毒误药成淋，咳嗽声哑，脉细模糊，思面色苍赤，体质属火，时毒谬用补托，溺道不清，淋久肾虚火炎金燥，致呛嗽失音，遂成重症。今夏初巳火主令，嗜寐健忘恍惚，心神溃散，焉能摄肾。速用滋阴泻火，冀秋深气肃，得金水相涵，火毒平，音渐复。元参、生地、麦冬、贝母、丹皮、龟甲、茯神、远志、土茯苓、淡竹叶，井华水煎。廿服淋愈音响。加熟地、阿胶、甜杏仁、枣仁。蜜丸服，症平。

## 疫症论治　　大头瘟　捻颈瘟　瓜瓤瘟　杨梅瘟
疙瘩瘟　绞肠瘟　软脚瘟附

疫为时行疠气，有大疫，有常疫。大疫沿门阖境，多发于兵荒之后，不数见。常疫则一隅数家，一家数人。症多相似，春夏秋三时皆有之，而夏秋为甚。其疠邪之来，皆从湿土郁蒸而发，触之成病，其后更相传染，必由口鼻吸受，流入募原。募原乃阳明胃络，在夹脊前肠胃后，去表不远，附近于胃，为表里之分界。从鼻吸入，故头额晕胀，背微恶寒。从口吸入，故呕恶满闷，脐痛下利，足膝逆冷，邪出募原，故壮热。有汗不解，必俟表气入内，精气达外，大发战汗，然后脉静身凉。亦有自汗而解者，但以出表为顺，陷里为逆。从表解者，战汗自汗发斑；从里陷者，胸腹痞痛，便秘，热结旁流，协热下利，呕恶谵语，舌黄黑刺。疫证脉不沉不浮而数，然必右盛于左，以湿土之邪，多犯阳明胃经也。募原亦附胃。阳明居太阳之里，少阳之外，为三阳经之中道。伤寒之邪，自表传里，温热之邪，自里达表。疫疠之邪，自阳明中道，随表里虚实而发，不循经传也。邪伏中道，必表里分解，然不能一发便尽。故有得汗热除，二三日复热如前者；有得下里和，二三日复见表症者；有表和复见里症者；有表里偏胜者；有表里分传者，吴氏《温疫论》谓疫有九传，综其变也。总由伏邪既溃，传变不一，故屡夺屡发也。疫症治法，外解如香豉、葱白、连翘、薄荷之属，内清如山栀、芩、连、人中黄、滑石之属，下夺如芒硝、大黄之属。且疫为秽浊之邪，若熏蒸热痰，蒙蔽心包，则神识渐昏，必用芳香宣逐，清血络以防结闭。如犀角、菖蒲、银花、郁金、佩兰之属。烦渴多汗，用石膏、知母。斑发咽痛，用犀角、牛蒡、生地。衄血下血，用山栀、犀角、丹皮。发热自利，用葛根、芩、连。胸膈痞满，用栝蒌、枳、桔。呕吐呃逆，用藿香、竹茹。邪混三焦，热结血分，宜大制咸苦，用元参、金银花露、金汁之属。而人中黄、香豉尤为时疫之专药，香豉，黑豆所盦，得湿热之气，酿成败秽之质，能引内邪从巨阳蒸汗而解。人中黄，甘草所制，渍以滓秽，专解肠腑恶毒，从下而泄，得同气相求之妙，以其总解温热时行内外热毒也。盖疫为燥热毒疠，从无辛温发散之例，一切风燥辛热，皆不可犯。至于大疫，又宜斟酌司天岁气方向，不拘一辙也。其发于外者，有大头、捻颈、瓜瓤、杨梅、疙瘩、绞肠、软脚等症，亦条列治法，备查用焉。此症宜与温热同参。

## 伤寒时疫辨

吴又可曰：伤寒必有感冒之因，然后头疼身痛，发热恶寒。时疫原无感冒之因，忽觉凛凛，以后但恶热，不恶寒。伤寒不传染，时疫多传染。伤寒邪从毛窍入，时疫邪从口鼻入。伤寒感而即发，时疫感久乃发。伤寒投剂，一汗而解；时疫发散，有汗不解。伤寒汗解在前，时疫汗解在后。伤寒投剂，可使立汗；时疫俟其内溃，乃得自汗战汗。疫邪始匿募原，根深蒂固，发时与营卫交并，客邪经由之处，营卫无不受伤，故曰溃。然不溃则不能传，不传则邪不出，邪不出则疾不瘳。伤寒发斑则病笃，时疫发斑则病衰。伤寒感邪在经，以经传经；时疫感邪在内，内溢于经，经不自传。伤寒感发甚暴，时疫却淹缠加重。伤寒必先发表，时疫必先疏利。种种不同。所同者，伤寒时疫皆能传胃，故同用承气汤导邪以出也。然疫症下后，多有未能顿解者。由于表里分传，一半向外传，邪留肌肉；一半向里传，邪留胃腑。留胃故里气结，表气因而不通，于是肌肉之邪，不能即达肌表。下后里气通，表气亦顺，向郁肌肉，乃或斑或汗，脱然而愈。伤寒下后无是矣。

〔疫症〕　初起三日，葱豉汤加童便热服，汗之。不汗，少顷更服，以汗出热除为度。三服不解而脉浮，尚属表症，用白虎汤。见里症，用承气汤、解毒汤。表里不分，用凉膈散、双解散加减。汗下后，复见表症，再与白虎汤。复见里症，更与承气汤。表里热结，用三黄石膏汤、栀豉汤汗之。有汗下三四次而热退者，有热退后，忽复壮热，用再汗再下而愈者。若脉症皆虚，用清热解毒汤、人中黄丸调之。非如伤寒，有下早变症之虑，亦非温热不可频下之比，总当以热除邪尽为度。惟下元虚者，非六味生料补其真阴，不能化其余热。纂《张氏医通》初发邪伏募原，营卫交阻，凛寒发热，甚则厥逆，迨阳郁而通，厥回而中外皆热，不可发汗，宜透其邪，用达原饮。轻者舌苔白而薄，脉不数，可从汗解。重者舌苔如粉，舌根先黄，延及中央，邪渐入胃，须下之，达原饮加大黄。若脉长洪而数，大汗而渴，此邪适离募原，欲表未表也，白虎汤。舌黄兼里症，邪已入胃，大小承气汤。凡舌苔白，邪在募原，不可下；苔黄，邪在胃，宜下；黑而芒刺，急下；目赤咽干，气喷如火，扬手掷足，脉沉数，下之，俱承气汤。凡失下，循衣摸床，撮空肉惕，目不了了，邪热愈甚，元气将脱者，宜陶氏黄龙汤。既下，急用生脉散如归、芍。痰滞胸膈，瓜贝养荣汤。斑不透，仍热，举斑汤。屡汗而液枯，人参白虎汤。表症多，里症少，达原饮加大黄、枳实。里症多，表症少，大柴胡汤。燥结便秘，热结旁流，日久失下，自利黑水。协热下利，潮热便作泄泻。俱承气汤。疫兼痢者危，槟榔顺气汤。热结下焦，小便不利，导赤散。热瘀发黄，茵陈蒿汤。血蓄膀胱，夜热谵语，桃仁承气汤。妇人病疫，经水适来，邪入血海，热随血下，自愈。小柴胡汤加赤芍、丹皮、生地黄。如结胸状者，血因邪结也，宜刺期门穴。经水适断，血室乍空，邪乘虚入，难治。柴胡养荣汤。新产亡血，柴胡养荣汤。孕妇病疫，随症施治。以安胎保胎为主，亦有宜用承气汤者，用之，反得母子俱全，慎勿生疑掣肘也，纂吴氏《温疫论》。

〔大头瘟〕 湿热伤巅，肿大如斗，赤瘟无头，或结核有根，令人多汗气蒸。天行疠气，染之多死，乃邪热客于心肺，上攻头面而为肿也。初则憎寒壮热，体重，头面痛，目不能开，上喘，咽喉不利。甚则堵塞不能饮食，舌干口燥，恍惚不安，不速治，十死八九。人中黄丸、普济消毒饮子。便硬，加酒大黄一二钱，缓服，或沈氏头瘟汤。若溃脓，必染人。若发于面部，焮赤肿痛，属阳明，普济消毒饮子加石膏。发于耳前后，额角旁，红肿，属少阳，普济消毒饮子加柴胡、天花粉。发于脑顶后，并耳后赤热肿痛，属太阳，荆防败毒散去人参，加芩、连。

〔捻颈瘟〕 喉痹失音，项大腹胀如虾蟆状，亦名虾蟆瘟。荆防败毒散。

〔瓜瓤瘟〕 胸高肋起，呕血如汁。生犀饮，便结加大黄，渴加花粉，虚加盐水炒人参。表热去苍术，加桂枝、黄连。便脓血，倍黄土，加黄柏。便滑，以人中黄代金汁。

〔杨梅瘟〕 遍身紫块，忽然发出霉疮，清热解毒汤，下人中黄丸，并宜刺块出血。

〔疙瘩瘟〕 发块如瘤，遍身流走，且发夕死。急用三棱针刺入委中三分，出血。服人中黄散。

〔绞肠瘟〕 肠鸣干呕，水泄不通，类绞肠痧。急宜探吐，服双解散。

〔软脚瘟〕 便清泄白，足肿难移。此即湿温症，宜苍术白虎汤。

## 附　方

〔初起〕 **葱豉汤** 葱白　豆豉

〔表症〕 **白虎汤** 见前中风。白虎汤辛凉发散，清肃肌表，气分药也。

〔里症〕 **承气汤** 见前温。

〔解毒〕 **解毒汤** 见前温。

〔表里〕 **凉膈散** 见前中风。

〔表里〕 **双解散** 荆　防　芩　栀　归　芍　桔　草　麻黄　薄荷　川芎　连翘　石膏　滑石　白术

〔热结〕 **三黄石膏汤** 芩　连　柏　栀　名黄连解毒汤，此加石膏、豆豉、麻黄。

〔虚烦〕 **栀豉汤** 栀子　豆豉

〔清热〕 **清热解毒汤** 白虎汤去粳米，加人参　羌活　升麻　葛根　白芍　黄芩　黄连　生地黄

〔夹虚〕 **人中黄丸** 大黄三两　人中黄　苍术　桔梗　滑石各二两　人参　芩　连各一两　防风五钱　香附一两五钱

〔透邪〕 **达原饮** 黄芩钱半　炙草　白芍　厚朴　草果各一钱　知母　槟榔各二钱　姜七片　枣一枚　达原饮除邪破结，溃散

卷之一　疫症论治

募原之伏疫也。

〔失下〕**黄龙汤** 大承气汤加参 草 归 桔 姜 枣

〔生津〕**生脉散** 见前暑。

〔痰滞〕**栝贝养荣汤** 知母 花粉 贝母 栝蒌 橘红 白芍 当归 苏子 姜

〔透斑〕**举斑汤** 白芍 当归各一钱 升麻五分 白芷 柴胡各七分 甲片二钱 姜

〔表里〕**大柴胡汤** 见前温。

〔疫痢〕**槟榔顺气汤** 槟榔 芍药 枳实 厚朴 大黄 姜

〔溺涩〕**导赤散** 见前温。

〔发黄〕**茵陈蒿汤** 见前湿。

〔血蓄〕**桃仁承气汤** 大黄 芒硝 桃仁 桂枝 甘草

〔和解〕**小柴胡汤** 见前温症。

〔清血〕**柴胡养营汤** 柴胡 黄芩 陈皮 甘草 当归 白芍 生地 知母 花粉

〔大头〕**普济消毒饮** 芩 连 陈 草 胡 桔 元参 连翘 升麻 薄荷 板兰根 马勃 鼠粘子

〔大头〕**头瘟汤** 川芎一钱 荆 防 桔各钱半 柴胡七分 黄芩 归尾各二钱

〔风热〕**荆防败毒散** 败毒散见前伤风，此再加荆芥、防风。

〔瓜瓤〕**生犀饮** 黄土二钱 犀角二钱 黄连 苍术各一钱 金汁半杯 茶叶一撮

〔疙瘩〕**人中黄散** 辰砂 雄黄各钱半 人中黄一两 为末。薄荷桔梗汤下二钱

## 疫 脉 案

本 疫邪传胃，舌黄，脉洪数，汗渴。白虎汤，一服热退。明午复烦，恐散漫之邪虽去，已成里结也。用苦辛寒方：人中

黄、元明粉、黄芩、知母、枳壳、槟榔。三服脉症俱平。用蜜煎导粪下而解。

冷　高年染疫，脉右大于左，由邪从口鼻吸受。客于夹脊，溢自募原，见症头痛，胸中怫郁，务彻其邪，使速离募原。仿达原饮，用黄芩、知母、花粉、厚朴、枳壳、赤芍、豆豉，汗出热退，间日前症仍作，恶热，更加谵妄。诊时扬手掷足，揭去衣被，卧不安席，此欲战汗也。顷之，臂胫冷，身振战，逾一炊时，肢温汗透，脉静身凉。

白　甲戌春大疫，初病渴烦，五日后液复神苏。毗陵医按伤寒论治，拘守日数，谓邪入阳明之腑。予言疫邪始伏募原，继乃表里分传，不比风寒自表传里，治法必分彻表里之热，方不逆入心包，变现痉厥。今邪有转机，再与透解营热，则不虞内陷矣。乃用鲜生地、石斛、丹皮、知母、麦冬、竹茹、甘蔗、参须。一剂神识清，洪脉退，加青蒿、地骨皮。汗津津而热退。

冷　时邪伤肺，逆传膻中，由卫入营，酿毒发疹，密入云片，竟至神昏遗溺，是邪方张，而阴气已亏也。用沙参、麦冬以保肺阴，牛蒡、连翘以泄疹毒，生地、五味以固肾气，丹皮、鲜藕引入血分，菖蒲、郁金开心窍，降热痰。二服疹消，加减症平。

张氏　疫症投补，壮热烦冤，齿焦唇血，舌芒刺，昏谵，循衣撮空，颔颤手战，脉小数，此热邪深陷，液涸风生，已显痉象。速用生地六钱、鲜斛、天冬各四钱、赤芍、元参各三钱、连翘、栀子、知母各一钱、鲜藕二两，石菖蒲汁冲眼。唇舌稍润，躁扰渐平。三服神识清爽，调理得痊。

赵氏　疫疠用五积散，烦渴，昏谵不寐，舌缩唇黑。又误进麻黄汤，肢搐鼻衄，脉数无度。窃谓五积散治伤寒恶寒，方中姜、桂、苍、朴皆热燥，疫症本不恶寒，服此营液愈涸，邪焰益炽，是抱薪救焚，再服麻桂，强汗劫津，更伤表气，与内陷热邪风马不及，势必痉厥衄红矣。勉用鲜生地、石斛各五钱、天冬、麦冬各二钱、山栀、知母、赤芍、连翘各钱半、犀角磨汁七分、蔗汁一杯冲服，即安睡，醒而神苏。

王氏　初春感疫，寒热不时，头胀面肿，此鼻吸疬邪，袭入窍络，目闭项痛，失治则结核溃脓，急须解散。仿普济消毒饮，升麻、柴胡、桔梗、薄荷、陈皮、连翘、甘草，加山栀、荆芥、冬桑叶。三服而消。

韦妪　病疫兼旬，烦渴脉数，舌黑神迷，症成内闭，用犀角尖、元参、牛黄、鲜生地、连翘、麦冬、石菖蒲、银花露。二服热减神清。

曹氏　病起头晕欲呕，是秽邪从口鼻吸入，壮热肢冷，昏谵多寐，邪已熏灼心包，神明蒙蔽，急宜开解，勿令窍闭。羚羊角八分、人中黄一钱、豆豉二钱、栀心、连翘心各钱半、薄荷一钱、竹叶心五钱、菖蒲根汁五匙。一服神苏，汗出而解。

何氏　暑疫汗烦，疹出目瞑，舌焦脉洪长，症已传胃。仿石顽以秽攻秽，人中黄、豆豉、石膏、犀角汁、银花露、知母、山栀。症退。

贡氏妹　时疫秋发，传染必深，初起寒热，耳后结核，头眩胫冷，疹出便泻，宜从少阳透热泄湿，表里分解。医虑其体素阴虚，早投阿胶、熟地、鸡子黄滋腻，致壅气分之邪，脉来沉数，热势深陷，必难汗解，姑用清里彻热法：黄芩、羚羊角、人中黄、栀皮、连翘、滑石、通草、灯心。日再服，头汗齐颈，热犹蒸湿，思欲清扫弥漫，虽核消疹退，泻止胫温，而舌心已干，邪劫胃液，随用鲜地黄、石斛、麦冬、沙参、花粉、白芦根。舌已强，光燥无津，脉更促数，用透营滋液，犀角尖磨汁、鲜地黄、藕汁、天冬、西瓜翠衣、芦根、淡竹叶、栀心、知母。舌犹干黑而缩，目瞑多睡，三焦受邪，幸前药沁透心包，膻中不为热痰蒸蔽，然机窍不灵，仍用昨犀角方，加水甜梨肉二服，即以梨片安舌上，咀其凉润，越宿，舌津黑蜕，汗出热解。

张氏　据述病经旬余，仍头晕脘闷，热烦汗潮，今夏延境诊疫，皆湿土郁蒸致病，节交处暑，炎燠未除，必是时气晚发，胆火上冒，湿热交搏，灼及心营，神呆液涸，撮空齿噤，热极生风，遂成痉厥。速宜透邪救液，遥拟一方：生地、犀角、羚羊角、元参、赤芍、鲜梨、麦冬、蒌仁、连翘、芦根。三服症平。

肖　体微热而虚烦，不渴不寐，是疫症已退，脉虚大按之如无，此禁谷而胃虚也。经云：胃不和则卧不安。得胃阴一复，烦热自除。用潞参、玉竹、白芍、归身、麦冬、茯神、枣仁、石斛、半夏曲、甘草、香稻叶。数服全瘳。

眭女　口鼻吸入疬邪，头晕脘痞，烦热面红，适值经行，连小腹亦胀闷，脉右小数，左模糊，乃湿热与气血混并，治宜上下分解。栀皮、嫩桑叶、枳壳、栝蒌霜、郁金、杏仁、薄荷、人参、丹皮、赤芍、桃仁。日二服。头晕腹胀已减，但热烦，中脘微痛，犹是热蒸湿痰阻气，且烦出于肺，防其变现斑疹。用宣通法：枳壳、栝蒌霜、白蔻壳、大贝母、杏仁、丹皮、赤芍、牛蒡子、连翘、灯心。二服汗出未彻，红疹稀疏，邪已外透，渴不多饮，而溺赤便溏，胸仍不宽，脉仍小数，湿热尚炽。法用辛凉透热于表，甘淡渗湿于里。薄荷、豆豉、通草、牛蒡子、杏仁、贝母、栝蒌、枳壳、赤苓、滑石、车前子、灯心。数服诸症渐平，但口燥饥不思食，乃病后胃津未复，法宜凉润调养胃阴。麦冬、石斛、玉竹、白芍、沙参、薏仁、茯神、蔗汁。数服而瘳。

眭女　热渴脘闷，舌苔里黄尖赤，头痛未解，手心如烙，湿邪搏热，僭踞上中焦，速速透解，毋俾出入募原，酿成陷里重症。枯芩酒炒、豆豉、枳壳、蒌霜、栀皮、薄荷、杏仁、荷叶边，二服汗出热减，去豆豉、荷叶边，加连翘、牛蒡子、丹皮。预防入营发疹，忽咳而衄，此蕴热迫血，直犯清道，为疫毒将解之兆，用黑山栀、鲜生地、杏仁、大贝母、花粉、沙参、芦根、蔗汁。数服愈。

族某　疫后感暑，舌光薄而干，渴饮肢厥，脉右缓左微，便溏语谵，仍理三焦在里湿热。元参、麦冬、花粉、石斛、赤苓、车前、薏米、知母。二服肢和舌润，去元参、车前、知母，加沙参、玉竹、大麦仁。数服而安。

佺　热渴呕眩而烦，舌苔黄腻，牙垢唇燥，疫邪作热，由募原分布上中焦，阅所服方，未能透邪，势必表里分传，宜急急宣解为要。淡豆豉、人中黄、黄芩、枳壳、栀皮、连翘、半夏、牛蒡子、嫩桑叶。二服烦眩呕渴俱止，舌苔黄腻亦消，脉来虚大，数象较退，邪留气分，不难透解。原方去人中黄、枳壳、连翘、半夏、桑叶，加薄荷、青蒿、麦冬、赤苓、蔗汁。一服微汗，未彻，两寸脉仍大，舌心灰尖绛，火邪劫营。用透热救阴，鲜生地、花粉、石斛、麦冬、知母、元参、丹皮、赤芍、蔗汁。一服汗至胸项而还，邪犹未彻，舌心黑燥边绛干，心胃火燔，清营热以透表。犀角尖汁、鲜生地、丹皮、花粉、元参、滑石、麦冬、苏梗、灯心、蔗汁、甘草。一服汗周热解。

贡　据述时疫脉数，热渴晕闷，误用苍芷劫液，柴葛升阳，遂至躁烦谵妄，舌黑齿焦，循衣撮空，此邪热入营，将变昏痉，为棘手重症。遥拟透营宣窍救液法，用犀角磨汁五分、鲜生地五钱、干生地三钱、山栀、连翘、赤芍各二钱、鲜石菖蒲四钱、鲜藕、西瓜翠衣各二两。二服神清舌润，去犀角、鲜生地、菖蒲、西瓜翠衣，加茯苓二钱、灯心八分、六一散六分，冲服。彻热渗湿而平。

潘　疫热挟胆火上升，头痛如裂，旬日外出热减，渴烦震眩不解，脉虚面垢，此疫邪兼暑也。用羚羊角、天麻、嫩桑叶、薄荷、香薷、山栀、麦冬、花粉、石斛、灯心。日二服，诸症悉平。惟液涸口燥，不思纳食，宜调肺胃之阴。麦冬、沙参、玉竹、白芍、生地、扁豆。一服而思食米味，得服平，为过二三日可以痊愈。

# 卷之二

清·丹阳林珮琴羲桐　编著

## 虚损劳瘵论治

经言：精气夺则虚。凡营虚卫虚，上损下损，不外精与气而已。精气内夺，则积虚成损，积损成劳，甚而为瘵，乃精与气虚惫之极也。《素问》论五劳，谓久视伤血，久卧伤气，久坐伤肉，久立伤骨，久行伤筋。《金匮》论五劳，谓肺劳损气，心劳损神，脾劳损食，肝劳损血，肾劳损精。越人谓自上损下者，一损肺，劳嗽。二损心，盗汗。三损胃，食减。四损肝，郁怒。五损肾，淋漏。过胃则不治。自下损上者，一损肾，遗浊经闭。二损肝，胁痛。三损脾，胀泻。四损心，惊悸不寐。五损肺，喘咳。过脾则不治。诚以脾胃为精与气生化之源也，故治虚劳，以能食为主。考《难经》治法，损其肺者益其气，保元汤。损其心者调其营卫，八珍汤。损其脾者调其饮食，适其寒温，四君子汤。损其肝者缓其中，牛膝丸。损其肾者益其精，金刚丸、煨肾丸。此固治损之要矣，尤必辨其阳虚阴虚。经曰：阳虚生外寒，阴虚生内热。凡怯寒少气，自汗喘乏，食减无味，呕胀飧泄，皆阳虚症也。此脾肺亏损，由忧思郁结，营卫失和，惟四君、保元、养营、归脾诸汤宜之。若怔忡盗汗，咳血吐衄，淋遗崩漏，经闭骨蒸，皆阴虚症也。此心肝肾亏损，由君相火炎，精髓枯竭，惟补心、三才、六味、大造、固本诸汤宜之。又若肾中真阳虚者，右尺必弱。宜甘温益火之品，补阳以配阴，八味丸。或景岳右归饮，右归丸。所谓益火之源，以消阴翳也。肾中真阴虚者，左尺细数。宜纯甘补水之品，滋阴以配阳，六味丸加杞子、鱼鳔。或景岳左归饮，左归丸。所谓壮水之主，以镇阳光也。阳虚不复，久则吸短偏卧，脉弱阳痿，宜参、术、归、芪、杞子、山药、胡桃、龙眼、莲、枣、沙苑子、骨脂、人乳、鹿茸、鹿胶、羊肉、羊肾、海参。阴虚不复，久则咽疮音哑，色悴肌羸，宜麦、味、杏、贝、熟地、首乌、苁蓉、燕窝、乌鸡、阿胶、淡菜、秋石、河车、猪羊髓、龟胶、白蜜。而劳瘵成矣。由是火炎于上，为嗽血，宜五汁膏。为潮热，宜清骨散。火动于下，为遗浊，宜龙齿丸。为泄泻，宜三白广生汤。而治疗难矣。夫水为万物之元，孙真人所以云补脾不若补肾。土为万物主母，许学士所以云补肾不若补脾。然喜燥者脾，喜凉者肾。欲补肾，易伤脾。欲补脾，易伤肾。不知土为金母，金为水母。劳瘵至阳虚泄泻，宜温以补脾，然补脾须不碍肺。劳瘵至阴虚嗽热，宜润以滋肾，然滋肾须不妨脾。补脾佐以五味、杞子，滋肾佐以莲实、砂仁。不得偏用辛温以助火，桂附之属。亦不得偏用苦寒以戕胃。知柏之属。且虚劳以受补为可治，不受补为不治。如人参之甘温，则大热可除，乃阳生阴长之理，所谓血脱者益气，而葛可久治劳十方，用参术者七也。故曰：土旺而金生，勿拘拘于保肺；水壮而火熄，勿汲汲于清心。

夫五劳者，劳伤五脏，乃虚损之源。而六极七伤，又虚损之流极，劳瘵之深根也。如皮毛枯槁，为肺劳，人参黄芪散。血脉不荣，为心劳，大五补丸。食少肌瘦，为脾劳，橘皮煎。血虚筋缓，为肝劳，黑丸。腹肿足弱，为肾劳，肾气丸。六极者，数转筋，指甲痛，为筋极，滋补营养丸、酒煮木瓜粥。牙痛踵痛，不耐久立，为骨极，茸珠丸。面色无华，头发坠落，为血极，补营汤。肤如虫行，体肉干黑，为肉极，参苓丸。肌无膏泽，目无精光，羸瘦肌痒，搔则成疮，为精极，巴戟丸。胸胁逆满，吸短难言，为气极，益气丸。七伤者，一阴寒，二阴痿，三里急，四精漏，五精少，六精滑，七窍数。并宜锁阳丹，九龙丹。

凡虚损症，多起于脾胃。劳瘵症，多起于肾经。虚损潮热，多起于内伤。劳瘵阴虚火动，多起于伤风似疟。虚损蒸蒸发热，按至皮肤间甚热，不能食，不觉瘦，脉豁大，重按无力。劳瘵骨蒸，按之皮肤不热，按之筋骨乃热，能食而瘦，脉弦数。虚损转潮热泄泻，脉短数者，不治。劳瘵转阴虚火动，喉痛脉细数死。虚症颧赤或唇红，阴虚逼阳于上也。音痦，肾气竭也。咳而喘急，肺虚气不归肾也。喉干咽痛，真水涸，虚火炎也。不眠恍惚，血不养心，神不能藏也。时多烦躁，阳中无阴，柔不济刚也。饮食不甘，肌肉渐消，脾元败也。盗汗不止，有火则阴不能摄，无火则阳不能固也。骨痛如折，肾主骨，真阴竭也。筋急酸痛，水亏木燥，肝失养也。足心如烙，虚火烁阴，涌泉涸也。

## 虚损劳瘵脉候

脉大为劳，脉虚亦为劳。大而无力为阳虚，数而无力为阴虚。沉迟小为脱气，大而芤为脱血，细微而小为气血俱虚。寸弱而软为上虚，尺弱而涩为下虚。两关沉细为胃虚，弦为中虚。凡细数弱涩弦，皆劳伤脉，但渐缓则有生意，若弦甚者病必进，数甚者病必危。

## 附　方

〔益气〕**保元汤**　见一卷火。

〔缓肝〕**牛膝丸**　牛膝　萆薢　杜仲　防风　苁蓉　桂心　蒺藜　菟丝饼

〔益精〕**金刚丸**　萆薢　杜仲　苁蓉　菟丝饼　猪腰子酒煮为丸。

〔益精〕**煨肾丸**　牛膝　萆薢　杜仲　防风　苁蓉　桂心　故纸　胡卢巴　菟丝饼　猪腰子酒煮　蜜丸。

〔补阳〕**右归饮**　人参　白术　山药　杞子　杜仲　萸肉　炙草　炮姜　附子　肉桂　熟地

〔补阳〕**右归丸**　前饮去术、草、杞子，加鹿胶、菟丝饼。蜜丸。

〔补阴〕**左归饮**　熟地　山药　杞子　炙草　茯苓　山萸

〔补阴〕**左归丸**　前饮去茯苓、炙草，加牛膝、菟丝饼、鹿胶、龟胶。蜜丸。

〔咳血〕**五汁膏**　天冬　麦冬　生地　薄荷　贝母　丹皮　阿胶　茯苓　犀角　羚羊角　人乳汁　梨汁　藕汁　蔗汁　萝卜汁　蜜熬。

〔潮热〕 **清骨散** 秦艽 鳖甲 知母 青蒿 地骨皮 银柴胡

〔遗浊〕 **龙齿丸** 人参 茯神 远志 龙齿 菖蒲 知母 黄柏

〔泄泻〕 **三白广生汤** 苓 术 陈 草 芍 贝 地骨皮 枣仁 山药 丹皮 芡实 莲子 乌梅

〔肺劳〕 **人参黄芪汤** 鳖甲钱半 天冬一钱 秦艽 生地 柴胡 地骨皮各七分 桑皮 半夏 知母 紫菀 黄芪 赤芍 甘草各五分 人参 茯苓 桔梗各三分

〔心劳〕 **大五补丸** 麦冬 天冬 人参 熟地 益智子 枸杞子 菖蒲 远志 地骨皮 茯苓

〔脾劳〕 **橘皮煎** 橘皮五两 甘草三两三钱 当归 草薢 苁蓉 吴萸 厚朴 肉桂 巴戟 石斛 附子 牛膝 鹿茸 杜仲 菟丝子 干姜各一两 酒半升，沙锅内入橘皮煎，再入诸药末为丸。

〔肝劳〕 **黑丸** 当归 鹿茸各一两 乌梅肉为丸，酒下。

〔肾劳〕 **肾气丸** 八味丸见一卷中风，此再加牛膝、车前。

〔筋极〕 **滋补养营丸** 远志 白芍 黄芪 白术各两半 熟地 人参 五味 芎 归 山药各二两 陈皮八钱 茯苓七钱 生地五钱 山萸四钱 蜜丸。

〔筋极〕 **酒煮木瓜粥** 大木瓜 水酒煮烂，研膏，裹转筋处，冷即易之，三五度可瘥。

〔骨极〕 **茸珠丸** 鹿茸 鹿角胶 鹿角霜 熟地 当归各两半 苁蓉 枣仁 柏子仁 黄耆各七钱 附子 阳起石各二钱 酒糊丸。

〔血极〕 **补营汤** 参 苓 陈 草 归 芍 二地 栀子 麦冬 枣仁 乌梅

〔肉极〕 **参苓丸** 参 苓 菖蒲 远志 牛膝 地骨皮 蜜丸。

〔精极〕 **巴戟丸** 五味 巴戟 苁蓉 菟丝 复盆 益智

牡蛎 龙骨 人参 白术 熟地 骨碎补 茴香 蜜丸。

〔气极〕 **益气丸** 人参 麦冬 陈皮 桔梗 炙草 五味
蜜丸。

〔七伤〕 **锁阳丹** 桑螵蛸三两 龙骨 茯苓各一两 糊丸。

〔七伤〕 **九龙丹** 金樱子 杞子 莲须 熟地 芡实 茯苓
当归 山楂 酒糊丸。

## 虚损脉案

杨　弱冠成损，嗽血喘促，身热汗泄，食减便溏，脉弱
数。此上损及中，补土生金，自不易定法。四君子汤加熟地砂
仁末炒、山药、茯神、五味、白芍、莲子、小麦煎汤，数服血
止，喘热亦定。然一阳初生，必交节不至加重，乃得转危为
安。

胡氏女　寒热咳嗽，经断食少，肌削口干无寐，脉虚数，
损象已具。经云：二阳之病发心脾，有不得隐曲，在女子为不
月，二阳足阳明胃也。胃虚则受谷少而血无由生，故症见心
脾。心主血，脾统血，情志不遂，日为忧思烦扰以耗竭之，故
月水枯也，宜滋化源。仿立斋先生法，朝用归脾汤加柏子仁，
夕用都气丸加杞子、白芍、枣仁、贝母。两月诸症悉退，后经
自通而病霍然。

狄氏　月闭劳热，医用通经之品，喘嗽气促，怔忡自汗。又
用寒凉退热，食减肌削，乍寒乍热，诊其脉弱数而促，此下损及
中也。急用潞参、茯神、黄芪、炙草、白芍、当归、五味、枣
仁、银柴胡，四剂诸症渐减，加山药、熟地炭、莲、枣。补心脾
兼调肺肾，热嗽悉除，能进食矣。逾月后，忽腰腹痛，下胎形三
寸许，儿头已半损烂。予深自咎临诊未审其母舌青黑与否，然计
其经闭后已六阅月，乃知胞宫血涸，胎形不长，干黑累月，必反
枯癟深隐。通经破血药数十剂不能令堕，俟气血通调，瘀腐之膈
膜者，乃去而不复留也。况血枯经闭，漫与三棱、莪术、牛膝、
桃仁，不速之毙乎，志此为榨干汁者鉴。

李　肩挑伤力，咳嗽胸痛，其损在肺。用黄芪、潞参、茯神、百合、贝母、杏仁，当归、白芍、甘草、红枣，二服即应。此从安肺汤加减，经所谓损其肺者益其气也。

眭　肝肾阴虚，损久不复，冬至后痰咳粉红，嗽声子夜特甚。想虚阳失藏，龙火不伏，交子时阳气一动，炎灼上凌，浸至娇脏受戕，身热喘促。近又食减无味，午后颧红，时觉凛凛憎寒，是阴伤及阳，非萸地酸腻可效，必用甘药培元，佐以介属潜阳。冀其封固蛰藏，至立春前后，地气上腾，症不加重为幸。潞参、山药、百合、甘草、五味、白芍、牡蛎、淡菜、阿胶，数服渐平。

堂弟　呛嗽气急，脉弦数，适逢秋令，予谓此火刑金象也，当滋化源。以自知医，杂用梨膏止嗽，予谓非法。入冬寒热间作，厥气冲逆，灰痰带红，良由阳亢阴亏，龙雷并扰，冬藏不密。今近立春，地气上升，内气应之，喘嗽势必加重，拟方阿胶烊化、山药炒，各二钱。洋参、熟地炒、茯神、藕节各三钱、川贝母炒研，一钱、甜杏仁炒研，钱半、枣仁炒研，八分、五味五分。数服颇效。又五更服燕窝汤，晚服秋石汤，降虚火而喘定。

堂弟　肺主出气，肾主纳气。今肾少摄纳，时交惊蛰，阳气大升，两关尺通滑兼弦，气由冲脉逆冲而上，子夜阳动，喘嗽汗泄，必起坐不能安卧，皆真元不纳之咎。屡用参芪保固，肺脾既属不济，即用知柏，名为滋肾，岂能骤安。仿叶氏镇摄法、青铅三钱、牡蛎煅研，钱半、茯神三钱、五味八分、炮姜四分、远志炒炭，钱半、故纸盐水炒，一钱。三服气平喘止，饮食大进，弦脉顿减，后用峻补膏方得瘥。

王　劳力伤精，右尺偏旺，是火水未济之象，日晡寒热，嗽血神疲，大宜小心调摄，否则火燃金燥，吐红嗽喘，行将日甚矣。五味三分、熟地、山药、茯苓、杞子、丹皮各二钱、潞参三钱、白芍、川贝各一钱半、远志钱八分、莲子十粒。十数服诸症俱平。

妹　积年羸怯，经当断不断，热从腿膝上蒸。今岁厥阴风木司天，又值温候，地气湿蒸，连朝寒热烦渴，寤不成寐，悸咳善惊，总由阴亏心火燔灼，兼乘木火司令，气泄不主内守，阳维奇脉，不振纲维。越人云：阳维为病苦寒热。今藩卫欲空，足寒骨热，所固然已。先培元气，退寒热，待津液上潮，冀烦渴渐平。用潞参、茯神、麦冬、白芍、丹皮、龟板、熟地、柏子仁、红枣、蔗汁。三服寒热大减，烦渴渐止，但觉寒起足胫。原方去麦冬、龟板，加首乌、杞子、牛膝炒炭，壮其奇脉，二服不寒但热，原方又去首乌、杞子、柏子仁，加莲子、龙眼肉。数十服遂安。

贡　弱冠未室，劳力伤阳，寒热痰红，咳则气促呕沫，头眩食减，色悴肌羸，半载不复，脉来虚数，右部尤少神，乃肺气受伤，脾元亦惫。理阳兼泄浊为宜。用六君子汤加山药、莲子、南枣、淡姜煎服。四剂寒热止，浊逆平，去半夏，加贝母、茯神、五味，嗽稀而食进，数脉较减，又如薏米、芡实、黄芪、归、芍，煎丸兼服而瘳。后因自服地黄滋腻丸剂，食减便溏，饵牛肚，泻痢不止，又迫于完姻，虚嗽声哑，午余寒热，旦夕利数行，脉益虚数。思食减脾损，痢久肾伤，阴阳告残，乃求挽救，用药颇难，且终罔济，姑与扶肺脾以摄肾。潞参、茯苓、炙草、白芍、山药、益智、诃子、五味、莲、枣，数服甚平。但气下陷则痢，迫体凛寒，手足口热，寐必口干，此阳虚生寒，阴虚生热，而津不上潮也。朝用补中汤去柴、归，加益智、茯神，晚用熟地炭、五味、枣仁、白芍、贝母、薏米、麦冬俱炒，蔗汁冲服。寒热轻，痢如故，与桃花汤加参、苓、五味、乌梅。温摄下焦，痢仍不减，由肠液滑泄已久，气虚不受温摄，而喉痛声嘶，咳吐白沫，因春分节后气温升泄故也。转方仍用参、苓、莲、药补脾，五味、白芍敛肺，沙参、桔梗清咽，熟地炭、钗斛育阴，诃子、牡蛎醋淬，涩下。

谢氏　崩带后蒸热，头晕齿痛，食后嗳腐瘄恶，不时便泻。始由冲任经伤，阴虚生火，医用青铅镇摄，虚火愈炎，中气愈陷，反使发际汗多如水，下部泄气如风，不知症缘阴亏，肝阳失制，上则为眩晕，下则为蒸泻，中则为风翔浪掀，食入漾漾欲呕。治宜和阳熄风，佐以运脾，否则补虚添胀，滋肾碍脾，势必食减肌削，延成下损及中之咎。杞子炭、甘菊炭、牡蛎粉、白芍、山栀、神曲俱炒、半夏青盐炒、茯神、丹皮、嫩桑叶、浮小麦煎汤。三服诸症渐平。原方去栀、曲，加鳖甲、山药、熟地炭，蒸热渐愈。

族弟　嗜饮伤中，湿热内蕴，咳嗽潮热，腹痛呕泻，脉沉小数，左尤涩。不戒饮则成酒劳。生术、茯苓、薏米、橘红、茴香、制半夏、枳椇子、砂仁、湘莲炒。数服诸症稍定，乃用葛花解酲汤去青皮、干姜，加制半夏，数十服痊愈。

沈　少年羸怯，晡热呛嗽，头眩食减，频呕苦酸浊沫，大便忽溏忽秘，脉弦数，右尺搏指。由相火太强，疏泄失司，痰浊不降，必梦泄足心如烙。先驱湿热以熄龙雷，黄柏酒炒，六分、半夏青盐制，钱半、茯苓、薏米各三钱、吴萸盐汤泡，五分、远志、山栀、泽泻各八分、橘红一钱。六服痰火降，遗泄止，去吴萸、山栀，加生白术钱半、五味三分、牡蛎粉二钱，诸症俱减，调理得平。

服侄　诵读神疲，晡寒宵热，汗嗽食减，脉虚，右尺弦大，此为童损。由心脾肺兼及肾阴，仿立斋先生治法，朝用补中益气汤去升麻，加茯苓、枣仁、小麦；晚用六味汤去山萸，加白芍、鳖甲、五味。十数剂寒热止而精神复。

## 劳 瘵 论 治

凡男子之劳，起于伤精，女子之劳，由于经闭，小儿之劳，得于母胎，无不始于阴虚生热。然其源流，宜条列施治焉。有杂病久不愈，因积损成劳者，宜调营养卫汤。有思虑太过，郁损心脾而成劳者，宜归脾汤。有房劳伤肾，遗淋痿弱而成劳者，宜鹿胎丸。有饥饱伤脾而成劳者，宜补中汤加柴胡、山药。有积劳疲瘦，嗜卧寒热而成劳者，宜十四味建中汤。有负重致伤而成劳者，宜补中汤。有伤暑咯血而成劳者，清暑益气汤加减。有纵酒伤脾而成劳者，宜葛花解醒汤。有童年禀赋怯弱，骨蒸黄瘦而成劳者，宜麦煎散。有妇女经闭，由血热血枯而成劳者，宜逍遥散、补血养阴丸。有情窦初开，积想在心，真阴煎耗而成劳者，宜清离滋坎丸。其为劳热也，有气虚热，必兼少气自汗，体倦心烦，八珍汤加减。有血虚热，必兼燥渴，睡卧不安，圣愈汤、人中白丸。有往来潮热，必兼膝软骨节痛，参苓建中汤。有骨蒸热，必兼肌瘦颊红，鳖甲丸、河车丸、二仙胶。有五心热，必兼体痛口干，逍遥散参生脉散。有遍体热，必兼神困肌削，十四味建中汤。有病久结痰注络，腹胁常热，惟头面手足于寅卯时乍凉。六君子汤加姜汁、竹沥。其为劳嗽也，或由阴伤阳浮，金燥喉痒致嗽，宜甘润养肺，清安膏。或由肾水虚涸，火烁肺金致嗽，宜壮水滋液，六味丸加麦、味，或噙化丸。或由脾土先虚，不能制水，水泛为痰致嗽，立效方加陈皮、白术。或由元阳下亏，痰涎喘促，虚寒致嗽，六味回阳饮、理中汤、八味丸。至劳嗽失音，会厌伤也，猪脂和白蜜膏。肺痿吐脓，形肉脱也，太平丸、白凤膏。劳嗽兼喘，肾不纳气也，都气丸加参、耆、牛膝、蛤蚧或杏仁膏。其见为血症也，嗽血出于肺，忧悲所致也，宜二冬、二母、白芨、百合、桔梗、阿胶、或润肺膏。痰血出于脾，思虑所致也，宜苓、芪、地、斛、丹、陈、甘草，或酸枣仁汤。吐血出于心，惊恐所致也，宜丹参、山药、茯神、当归、地黄、麦冬，或养心汤。血成块出于肝，恚怒所致也，宜柴、芍、丹、栀、生地、枣仁、沉香，或柴胡疏肝散。咯血出于肾，房欲所致也，宜地、膝、丹、苓、远志、童便、阿胶、或坎离既济丹。呕血出于胃，中气失调，火迫络伤也，宜犀角地黄汤。凡积劳失血，久病吐血，并宜独参汤。若夫尸疰瘵症，由瘵久生虫，食人脏腑，其症蒸热呛嗽，胸闷背痛，或面色㿠白，两颊时红，亦有面色不衰，肌肉不损，名桃花疰。宜紫金锭，苏合香丸。又有尸鬼作祟，其症沉沉默默，不知所苦，累月经时，羸顿至死，同气连枝，多遭传染，名传尸劳。当补虚以复其元，养营汤、八味丸。杀虫以绝其根。十痉丸、桃奴丸。凡诊视者，不宜空腹，宜饱食，或佩安息香及麝香，则虫鬼不敢侵也。

# 附　方

〔久劳〕**调营养胃汤**　参　术　陈　苓　归　芍　麦　五味　二地　黄芪　山药　远志　山萸　鸭血蜜煎。

〔郁劳〕**归脾汤**　人参　焦术　茯神　枣仁　龙眼各二钱　炙芪钱半　当归　远志各一钱　木香　甘草各五分　姜　枣　水煎。

〔房劳〕**鹿胎丸**　鹿胎煮　熟地八两用人乳粉、山药各一两拌蒸　菟丝子十两，酒煮　杞子八两，乳浸　制首乌六两，乳浸晒　人参四两　金石斛六两，酒炒　巴戟五两，酒炒　黄芪五两，酥炙　黄蒿膏丸。

〔补中〕**补中益气汤**　见一卷中风。

〔积劳〕**十四味建中汤**　参　芪　桂　附　术　草　归　芍　芎　地　苓　夏　麦冬　苁蓉　姜　枣

〔暑劳〕**清暑益气汤**　见一卷暑。

〔酒劳〕**葛花解醒汤**　见一卷湿。

〔童劳〕**麦煎散**　赤苓　归　术　地　草　柴胡　鳖甲　小麦　石膏　常山　干漆　大黄　末四味慎用。

〔女劳〕**逍遥散**　见一卷火。

〔女劳〕**补血养阴丸**　归　芍　丹　地　麦　味　牛膝　杞子　青蒿　鳖甲　川断　茯苓　益母膏丸。

〔情劳〕**清离滋坎丸**　六味丸料，加二冬　生地　当归　白芍　知母　黄柏　白术　甘草　吐血加山药、莲子，咳加枇杷叶、贝母、栝蒌，痰加橘红，热加骨皮，嗽加五味，怔忡加远志、枣仁，遗精加龙骨、牡蛎，咽疮加甘草、桔梗，痰喘加苏子，久咳加阿胶、五味、紫菀、麦冬。

〔虚热〕**八珍汤**　见一卷中风。

〔虚热〕**圣愈汤** 参 芪 芎 归 二地

〔血热〕**人中白丸** 归 芍 二地 人中白 白术 鳖甲 青蒿 羚羊角 阿胶 百部膏丸。

〔潮热〕**参苓建中汤** 参 苓 归 芍 陈 草 桂枝 半夏 麦冬 前胡 细辛

〔骨蒸〕**鳖甲散** 柴胡 鳖甲 知母 秦艽 当归 乌梅 青蒿 地骨皮 早晚服。

〔骨蒸〕**河车丸** 紫河车 人中白 秋石 五味 人参 阿胶 人乳 地骨 鳖甲 银柴胡 以百部、青蒿、童便、陈酒熬膏为丸。

〔骨蒸〕**二仙胶** 鹿胶 龟胶 人参 杞子

〔口干〕**生脉散** 见一卷暑。

〔健脾〕**六君子汤** 见一卷中风。

〔嗽血〕**清安膏** 麦冬 生地各十两 橘红三两 桔梗 甘草 贝母各二两 龙眼 苡仁各八两 薄荷五钱

〔滋液〕**六味丸** 见一卷中风。

〔劳嗽〕**噙化丸** 玉露霜 柿霜 贝母 百合 茯苓 海石 秋石 甘草 薄荷 硼砂少许 蜜丸。

〔嗽痰〕**立效方** 蒌 杏 桔 贝 五味子 款冬 天冬 葱白 川椒每岁一粒 共为末，纳猪肺中，荷叶包蒸，五更服。

〔阳虚〕**六味回阳饮** 参 附 姜各二钱 熟地五钱 当归三钱 草一钱 汗加黄芪，泄加白术、乌梅。

〔阳虚〕**理中汤** 见一卷中风。

〔虚寒〕**八味丸** 见一卷中风。

〔肺痿〕**太平丸** 二冬 二母 二地 杏 桔 归 款冬 阿胶 蒲黄 薄荷 京墨 麝 蜜丸。

〔肺痿〕**白凤膏** 白鸭一只 元枣二升 参苓平胃散一升 陈酒一瓶 将鸭顶血滴酒内饮，再去鸭毛及肚杂，拭净，将枣去核，每枣纳参苓平胃末，入鸭腹，麻线扎定，砂锅内煨，将酒三次添入，以干为度，共捣为丸。煎人参汤下。

〔嗽喘〕　**都气丸**　六味丸加五味子。

〔劳嗽〕　**润肺膏**　羊肺　杏仁　肺霜　蛤粉各一两　真酥一两　此与白凤膏，葛可久方也。

〔脾血〕　**酸枣仁汤**　见一卷中风。

〔心血〕　**养心汤**　芪　归　二茯　川芎　半夏各一两　柏子仁　枣仁　远志　五味　人参　桂心各五钱　炙草一钱　为散，煎服五钱。

〔肝血〕　**柴胡疏肝汤**　香附　柴胡　陈皮　芎　芍　枳　草

〔肾血〕　**坎离既济丹**　二地　二冬　二茯　归　芍　参　五味　萸　杞　苁蓉　黄柏　远志　枣仁　丹　蜜丸。

〔胃血〕　**犀角地黄汤**　见一卷温。

〔杀虫〕　**紫金锭**　茨菇　五倍　大戟　辰砂　雄黄　麝香

〔杀虫〕　**苏合香丸**　见一卷中风。

〔补虚〕　**养营汤**　参　苓　术　草　地　芍　归　味　芪　志　陈　桂　姜　枣　水煎。

〔鬼疰〕　**十疰丸**　雄黄　巴霜各一两　人参　细辛　附子　麦冬　皂角　桔梗　川椒　甘草各五钱　蜜丸。

〔杀虫〕　**桃奴丸**　桃奴七个另研　玳瑁镑细一两　安息香一两同熬成膏。另以辰砂　犀角各五钱　琥珀　雄黄各三钱　麝香　冰片　牛黄各二钱　桃仁十四个　共研细，和膏为丸芡子大，封固阴干，每次一丸，参汤下。

## 劳瘵脉案

刘氏　阴疟延久暂愈，临蓐后将息失宜，肤粟骨战，寒热沉绵，阴阳二维不司统束护卫。用理阳摄阴法：鹿角霜、补骨脂、当归各一钱、潞参、杞子、远志各二钱、茯神三钱、生白术八分、炙草六分、小麦半合、红枣五枚。十服诸症渐减。但右脉沉小，左寸虚。原方去鹿角、杞子、骨脂，加补心脾之药，用山药、枣仁、莲子、白芍俱炒。数服饮食进，寒热除。继由变生反目，气逆咳嗽，失音面晦，是脏真日漓，神采内夺也，切忌清肺理嗽。

速用五味、山药、茯神、潞参、杞子、核桃肉、诃子皮、莲、枣。数十嗽止音复，后加调补获痊。

印氏　脉细涩，营卫素亏，秋冬背寒胫冷，经事愆期，从未孕育，乃冲、任、督经虚，宿恙延为劳怯重症。近日咳嗽，唾痰多，在夜半及清晨为剧。想脾聚宿痰，寤时为呼吸引动，因呛咳不已，先服平嗽煎剂，再订膏方，专理奇脉。川贝、甜杏仁、蒌皮俱炒研、茯苓、前胡、橘红、白术、炙草、潞参、桑皮蜜炙、姜枣煎。三服嗽定，去蒌皮、前胡，加莲子、山药、五味、杞子俱炒，再服数剂。俟嗽愈，服膏方：骨脂、杞子、沙苑、归身、杜仲、菟丝饼、核桃肉、芡实炒、牛膝酒蒸、首乌制、茯神、玉竹同熬，用鹿角胶加倍收胶。日服五钱，宿恙渐瘳。

## 咳　嗽　论　治

肺为华盖，职司肃清，自气逆而为咳，痰动而为嗽，其症之寒热虚实，外因内因，宜审辨也。肺寒嗽必痰稀面白，畏风多涕，当温肺固卫，款冬、紫菀之属，加入玉屏风散。肺热嗽必痰稠面红，身热喘满，当降火清痰，黄芩、花粉、海石、栝蒌、玉竹之属，加入清肺饮。肺虚嗽必气逆汗出，颜白飧泄，当补脾敛肺，六君子汤加山药、五味子之属。肺实嗽必顿咳抱首，面赤反食，当利膈化痰，泻白散加杏、蒌、姜、橘之属。外因者，六淫之邪，自表侵肺，治用辛散，则肺清而嗽止；内因者，五损之病，自下及上，治在甘润，则肺清而嗽安。治外因嗽，感风者辛平解之，桂枝、防风之属。感寒者辛温散之，紫苏、姜、杏之属。感暑者辛凉除之，香薷、薄荷、竹叶之属。感湿者苦降淡渗之，厚朴、通草、薏仁之属。感燥者甘凉清润之，玉竹、花粉、百合之属。感火者甘寒苦辛涤之，麦冬、石膏、桔梗、山栀、象贝之属。湿热痰火阻气，清降辛泄之，茯苓、沙参、杏仁、前胡、桑皮之属。治内因嗽，肝胆气升犯肺者，泄木降逆，钩藤、栀子、枳壳、丹皮、陈皮之属。土虚不生金者，胃用甘凉，参、麦、山药、扁豆之属。脾用甘温，四君、姜、枣之属。肾阴虚火炎金燥者，熟地、五味、人乳、燕窝、阿胶、胡桃之属。滋液填精。肾阳虚水泛为痰者，益智、沉香、沙苑子、肾气丸之属。纳气归肾。劳心动火者，归脾汤去木香，加麦冬、五味，熬膏蜜收服。润养心血。久嗽不已，人参蛤蚧散、嚼化丸、劫嗽丸。

经云：五脏六腑皆令人咳，非独肺也。肺咳则喘息有音，千金五味子汤去续断、地黄、赤小豆，加麦冬、玉竹、细辛。心咳则心痛喉中如梗，凉膈散去硝黄，加黄连、竹叶。肝咳则胁痛，枳壳煮散去芎、防，加肉桂、橘红、苏子。脾咳则右胠下胁下胁痛引肩背，六君子汤加枳壳、桔梗。肾咳则腰背引痛，都气丸加参、麦。胃咳则呕甚，长虫出，异功散加川椒、乌梅。胆咳则呕胆汁，小柴胡汤。大肠咳则遗矢，赤石脂禹余粮汤。小肠咳则失气，芍药甘草汤。膀胱咳则遗溺，茯苓甘草汤。三焦咳腹满不欲食饮，七气汤加黄连、枳实。夫五脏久咳，乃移六腑，脾咳不已则胃受，肝咳不已则胆受，心咳不已则小肠受，肺咳不已则大肠受，肾咳不已则膀胱受，六腑久咳不已则三焦受。然终不离乎肺脾肾也。盖肺为贮痰之器，脾为生痰之源。而肾与肺实母子之脏，因痰致咳者，痰为重，主治在脾。因咳动痰者，咳为重，主治在肺。无痰干咳者，阴虚为重，主治在肾。景岳谓虚劳干咳，乃肺肾不交，气不生精，精不化气，当分有火无火治之。如脏平无火，止因肺虚，补气自能生精，宜五福饮之类。如脏气微寒，非辛不润，补阳自可生阴，宜理阴煎，或六君汤。如内热有火，须保真阴，壮水自能制火，宜一阴煎或贝母丸。切忌消痰开郁，使气愈耗，水愈涸也。其脾肺亏损，致咳嗽喘促，畏寒呕泻，及脉见细弱，症见虚寒，咳久不已者，均勿清嗽，但补元气，嗽自止，六味回阳饮，或理中汤、劫劳散、八味地黄丸。

以四时论之，春季咳木气升也，治宜兼降，前胡、杏仁、海浮石、栝蒌仁之属。夏季咳火气炎也，治宜兼凉，沙参、花粉、麦冬、知母、元参之属。秋季咳燥气乘金也，治宜清润，玉竹、贝母、杏仁、阿胶、百合、枇杷膏之属。冬季咳风寒侵肺也，治宜温散，苏叶、川芎、桂枝、麻黄之属。以一日计之，清晨嗽为气动宿痰，二陈汤加贝母、枳壳、桑白皮、枇杷叶、橘红。上午嗽属胃火，石膏、川斛之属。午后嗽属阴虚，四物、六味等汤。黄昏嗽属火浮于肺，当敛而降之，五味子、五倍子之属。夜半嗽为阳火升动，宜滋阴潜阳，六味丸加牡蛎、淡菜之属。肺本娇脏，畏热畏寒，火刑金烁，故咳，无痰有声。水冷金寒，故嗽，无声有痰。当分新久虚实治之。感风暴嗽，鼻流清涕，桂枝汤加葱豉。感寒暴嗽，肩背怯冷，华盖散。兼感风寒暴嗽，鼻塞声重，芎苏饮。咳逆倚息不得卧，小青龙汤。风温化燥呛咳，金匮麦门冬汤去半夏，加玉竹、沙参、杏仁、贝母。火热嗽，喉哑痰稠，加减凉膈散。感湿致嗽，面目浮肿，豆豉、杏仁、通草、滑石、半夏、茯苓、大贝之属。一咳痰即出，脾湿胜也，二陈汤加术、薏、防己，连咳痰不出，肺燥甚也，桔梗汤去桑皮、防己，加玉竹。客邪伤肺，久嗽不止，安嗽化痰汤。久嗽中气虚，营卫兼损，归芪建中汤。内伤嗽，脉虚气乏，补中益气汤去升、柴，加麦、味。脾虚食减久嗽，归芪异功散加白芍、南枣。胃虚呕逆作咳，大半夏汤加砂仁、茯苓、橘红、煨姜。肺胃虚寒，咳沫吐食，温肺汤。寒饮停胃，攻肺致咳，半夏温肺汤。上气呛咳胁痛，肝木乘肺也，七气汤加白芍、金橘。思虑劳神干嗽，心火刑金也，生脉散加茯神、贝母、熟地、枣仁、龙眼肉。肾虚肺燥喘咳，都气丸加麦冬。喘嗽痰多，怯冷，生料肾气丸煎服。肺虚喘嗽吐血，门冬清肺饮。咳痰见血，脉虚数，六味丸料煎加阿胶、秋石。

〔嗽〕 伤风嗽，恶风自汗脉浮，加味桂枝汤。伤寒嗽，恶寒无汗，脉紧，加味麻黄汤。风寒嗽，痰多气逆，六安煎。寒包热，热郁肺俞，遇秋冬寒凉辄发咳，寸脉坚，声音窒，但解其寒而热自散，麻杏石甘汤，或金沸草散。热包寒，先伤风寒，痰嗽未止，更伤炎热，呛咳声嘶，宜两解其邪，葳蕤汤加减。风热咳，风郁化热，宜辛凉散解，薄荷、桔梗、杏仁、苏梗、桑皮之属。风温嗽，风温上侵，头胀咽痛，呛咳失音，宜清轻凉解。桑叶、象贝、连翘、薄荷、杏仁、沙参、桔、甘之属。温邪嗽，春冬温邪犯肺，呛咳气窒喉痛，治同风温。如热郁者，加山栀、豆豉、郁金、甘蔗、蒌霜、川贝母。暑嗽，暑热蒸嗽，及暑风袭入肺卫，寸脉大，喉痒口渴，俱宜微辛微凉，竹叶、姜皮、杏仁、石膏、薄荷、香薷。暑兼湿，咳而痰稠，气阻溺涩，宜苦降淡渗，厚朴、黄芩、苏子、苡仁、滑石、通草、花粉、西瓜翠衣，或益元散。燥嗽，秋燥嗽渴，气促，宜甘润，玉竹、沙参、麦冬、梨、蜜、杏仁、蔗汁之属，或复脉汤去姜、桂。火嗽，火逆上气，咽喉不利，金匮麦门冬去半夏，加沙参、栝蒌、桔梗。火热乘肺，咳唾有血，千金麦门冬汤去麻黄、姜。

〔喘嗽〕 咳而上气，苏子膏。喘咳发热自汗，安肺汤。咳逆上气，喉中有水鸡声响，射干麻黄汤。肺胀喘咳，鼻扇肩抬，越婢加半夏汤。咳而喘急，咽燥如有塞，唾血者，杏仁膏。肺虚久嗽作喘，补肺阿胶散。喘促脉沉数，五味子汤。

〔劳嗽〕 虚劳干咳，琼玉膏，或金水六君煎。脾肺伤损，劳嗽，憎寒壮热，团参饮子。心肾虚，发热盗汗，劳嗽无痰，劫劳散。咳而无痰者，人参同蜜煎桃肉细嚼，或二味煎服，名观音应妙散。脾肺虚寒，怯冷痰嗽，加味理中汤。肾阴虚，脉细数，下午寒热，干咳颊红，晨服异功散，夜服六味丸。肾阳虚，脉微弱，水泛为痰，七味地黄丸。肺劳久嗽，饥则胸中大痛，视上唇有白点如粞者，此虫啮其肺，百部膏加乌梅、槟榔。下其虫自愈。经年嗽，药不瘥，余无他症者，与劳嗽异。一味百部膏。有暴嗽，诸药不效，服生料鹿茸丸即愈。乃肾虚也，不可以暴嗽而疑遽补之非。

〔哑嗽〕 气促满闷失音，通声煎。肺实痰壅，宜杏、桔、蒌、橘、贝、枳、竹叶之属。肺虚喉燥，宜生脉散加玉竹、款冬花、蜜。外感包热者，细辛、半夏、蜜、姜辛散之。内伤火刑金者，六味汤合生脉散。顿咳至声不出者，痰郁火邪，桔梗汤加贝母、枇杷叶。久嗽失音，杏仁膏。

〔肺胀〕 上气喘胀，脉浮大，越婢加半夏汤。肺胀咳喘，脉浮，心下有水气，小青龙加石膏汤。肺胀咳，左右一偏不得卧，动则喘急息重，此痰挟血瘀。宜当归、丹皮、赤芍、桃仁、枳壳、桔梗、半夏、甘草、竹沥、姜汁。如外邪去后，宜半夏、海石、香附、栝蒌仁、甘草为末，姜汁蜜调噙之。

〔嗽吐〕 咳呕并作，为肺胃俱病，先安胃气，二陈汤加芦根、姜汁、枇杷叶，虚者六君子汤加桔梗。咳吐，痰食俱出，二陈汤加枳、术、杏仁、细辛。食积痰嗽，二陈汤加栝蒌、山楂、莱菔子、枳实、曲柏。

## 咳嗽脉候

咳嗽脉，浮为风，紧为寒，洪数为热，濡细为湿。寸关涩难，而尺内弦紧，为房劳阴虚。右关濡大，为饮食伤脾。左关数弦，为疲极肝伤。迟涩肺寒，洪滑痰多，弦涩血少。脉出鱼际，为逆气喘急。肺脉微急，咳而唾血，脉或沉或浮，声不嘶者可治；脉来洪数，形瘦面赤，肾气衰而声哑者难疗。亦有肺络痰壅声哑者，不在此例。暴嗽不得卧为肺胀，可治；久嗽左不能卧，为肝伤；右不能卧，为肺损，皆难治。久嗽脉弱者生，实大数者死。咳嗽形羸，脉形坚大者死，沉紧伏匿者死，浮直者可治，浮软者易治。咳而脉虚，必苦胃，以有支饮在胸中也。

## 附　　方

〔固卫〕**玉屏风散**　见一卷中风。

〔清痰〕**清肺饮**　杏　贝　苓各一钱　桔　草　五味　陈各五分　姜三片

〔火嗽〕**清肺饮**　二母　杏　桔　薄荷　赤茯　天冬　甘草各七分　前胡　桑皮　枳壳各一钱

〔补脾〕**六君子汤**　见一卷中风。

〔泻肺〕**泻白散**　见一卷火。

〔补阳〕**肾气丸**　八味丸加　牛膝　车前

〔养血〕**归脾汤**　见本卷劳瘵。

〔久嗽〕**人参蛤蚧散**　人参五钱　蛤蚧酥炙一对　杏仁　甘草各五钱　二母　茯苓　桑皮各三两　茶服。

〔久嗽〕**噙化丸**　熟地　阿胶　五味　贝母　款冬　杏仁　人参　甘草　蜜丸。

〔久嗽〕**劫嗽丸**　诃子　百药煎　荆芥　蜜丸。

〔肺咳〕**千金五味子汤** 五味 桔梗 紫菀 炙草 续断各一钱 竹茹三钱 赤小豆一撮 生地 桑皮各五钱

〔心咳〕**凉膈散** 见一卷中风。

〔肝咳〕**枳壳煮散** 枳壳 桔梗 甘草 细辛 葛根 肉桂 橘红 苏子 姜 枣

〔肾咳〕**都气丸** 见一卷火。

〔胃咳〕**异功散** 见一卷中风。

〔胆咳〕**小柴胡汤** 见一卷温。

〔大肠咳〕**赤石脂禹余粮汤** 赤石脂 禹余粮各二两研 水煎。

〔小肠咳〕**芍药甘草汤** 白芍 甘草各四钱 水煎。

〔膀胱咳〕**茯苓甘草汤** 茯苓二钱 炙草一钱 桂枝二钱半 姜五大片 水煎。

〔三焦咳〕**七气汤** 半夏五钱 厚朴三钱 茯苓四钱 紫苏二钱 姜 枣 水煎,名三因四七汤。

〔补气〕**五福饮** 见一卷中风。

〔补阳〕**理阴煎** 熟地三钱 当归 炮姜各二钱 炙草 肉桂各一钱

〔壮水〕**一阴煎** 熟地三钱 生地 白芍 麦冬 丹参各二钱 牛膝钱半 甘草一钱

〔壮水〕**贝母丸** 二母 二冬 二地 归 芍 甘草

〔补阳〕**六味回阳饮** 见本卷劳瘵。

〔补阳〕**理中汤** 参 姜 术 草 加陈、苓、辛、夏、五味、枣,名加味理中汤。

〔治损〕**劫劳散** 归 芍各钱半 熟地二钱 参 芪 甘草 五味 阿胶各一钱 半夏二分

〔壮阳〕**八味丸** 见一卷中风。

〔消痰〕**二陈汤** 见一卷中风,加苏、杏、桔,名加味理中汤。

〔补血〕**四物汤** 地 芍 归 芎 或加阿胶。

〔风嗽〕　**桂枝汤**　桂　芍　草　姜　枣

〔散寒〕　**华盖散**　麻黄　苏子　桑皮　杏仁　赤茯　橘红各一钱　甘草五分　姜　枣

〔疏风〕　**芎苏饮**　参　苏　夏　苓　陈　草　枳　桔　芎　柴　木香　葛根　姜　枣

〔行水〕　**小青龙汤**　麻　桂　辛　芍　姜　草　夏

〔润燥〕　**金匮麦门冬汤**　见一卷燥。

〔降火〕　**加减凉膈散**　翘　栀　芩　草　荷　桔　竹叶

〔疏肺〕　**桔梗汤**　杏　蒌　枳　桔　归　芪　草　贝　苡仁　桑皮　防己　百合　姜

〔止咳〕　**安嗽化痰汤**　杏　葛　枳　桔　半夏　橘红　桑皮　炙草　茯苓　紫苏　前胡　麻黄

〔营卫〕　**归芪建中汤**　桂　芍　草　枣饴糖　名小建中汤，此加归、芪。

〔补中〕　**补中益气汤**　见一卷中风。

〔扶脾〕　**归芪异功散**　即异功散加归、芪。

〔调胃〕　**大半夏汤**　半夏　人参　白蜜

〔温肺〕　**温肺汤**　白芍桂汁炒　半夏　姜　五味　辛　枳　肉桂　姜　枣

〔清肺〕　**生脉散**　见一卷暑。

〔风嗽〕　**加味桂枝汤**　即桂枝汤加　防风　杏仁　前胡　细辛

〔寒嗽〕　**加味麻黄汤**　麻　桂　杏　草　名麻黄汤，此加半夏、橘红、苏叶、姜、枣。

〔豁痰〕　**六安煎**　陈皮钱半　半夏　茯苓各二钱　炙草　杏仁各一钱　白芥子五分

〔寒包热〕　**麻杏石甘汤**　麻　杏　石　草

〔散风〕　**金沸草散**　旋覆花即金沸草　前胡　细辛各一钱　荆芥钱半　赤茯六分　半夏五分　炙草三分　姜　枣

〔热包寒〕　**葳蕤汤**　见一卷温。

〔利湿〕 **益元散** 见一卷温。

〔润燥〕 **复脉汤** 见一卷中风。

〔清热〕 **千金麦门冬汤** 见一卷燥。

〔定喘〕 **苏子膏** 苏子 杏仁 生地 姜汁 白蜜收膏。

〔保肺〕 **安胃汤** 参 苓 术 草 归 芍 芎 麦 五味 桑皮各一钱 阿胶钱半 姜三片

〔上气〕 **射干麻黄汤** 射干三钱 麻黄 五味各一钱 细辛八分 紫菀 款冬各三钱 半夏二钱 姜 枣

〔肺胀〕 **越婢加半夏汤** 麻 石 姜 草 枣 名越婢汤，此加半夏。

〔喘咳〕 **杏仁膏** 杏仁 阿胶 苏子各二两 真酥三两 姜汁一合 白蜜五合收膏。

〔久咳〕 **补肺阿胶散** 人参 阿胶各一两三钱 茯苓 马兜铃 糯米各五钱 杏仁廿粒 炙草四钱 为末，每服三钱。

〔喘促〕 **五味子汤** 参 杏 麦 味 陈 姜 枣

〔干咳〕 **琼玉膏** 见一卷燥。

〔劳嗽〕 **金水六君煎** 熟地三钱 当归 半夏 茯苓各二钱 陈皮钱半 炙草一钱

〔脾肺〕 **团参饮子** 人参 紫菀 阿胶 百合 细辛 款冬 杏仁 天冬 半夏 五味 桑叶 甘草

〔无痰〕 **观音应梦散** 人参 白蜜 核桃肉 或煎服。

〔水泛〕 **七味地黄丸** 见一卷中风。

〔杀虫〕 **百部膏** 百部一味熬。

〔补阳〕 **鹿茸丸** 鹿茸 牛膝 五味各二两 石斛 巴戟 附子 川楝 山药 肉桂 杜仲 泽泻各一两 沉香五钱 酒糊丸。

〔哑嗽〕 **通声煎** 杏仁 五味 木通 菖蒲 人参 桂心 款冬 细辛 竹茹 真酥 姜汁 白蜜 枣肉

〔火郁〕 **桔梗汤** 桔梗 栀子 黄芩 前胡 贝母 知母 香附 薄荷

# 咳嗽脉案

杨氏　秋间呛嗽，子午刻尤甚，咳则倾吐，晡后热渴面赤，经期错乱。此肺受燥邪，不司肃降为标；金受火克，不能生水为本。急则治标，先于润剂兼佐咸降。用杏仁、蒌仁、苏子、半夏、丹皮、麦冬、百合。三服咳吐已止，能纳食而虚火已退。后用燕窝清补肺气，再用六味丸料，加白芍、五味、淡菜熬膏，蜜收服愈。

张氏　产后感风咳嗽，用辛散轻剂不效。改用阿胶、五味、当归、潞参、茯苓、甘草、甜杏仁炒研，一啜而安。可知橘、桔、芎、苏，虚体慎用。

族某　干咳无痰，卧觉气自丹田冲逆而上，则连咳不已，必起坐稍定，是气海失纳矣。诊脉右尺偏大，肾阳易旺，寐后肺气不敢下交于肾，延久即喘之萌，速固其根蒂为要。三才固本丸服效。按肺主气而气根于丹田肾部，故肺肾为子母之脏，必水能制火，而后火不刑金也。二冬清肺热，二地益肾水，人参补元气，气者水之母也。

毛　衰年久嗽，自秋入冬，憎寒食减，口不知味，脉虚少力，为脾肺俱伤，中气不足之候。宜扶脾阳以生肺金，潞参、茯神、炙草、山药、黄芪、炮姜、五味、红枣、湖莲。数服渐愈。

洪　冬季干咳，夜半特甚。医用杏、蒌、橘、姜、桑皮等药，气促不止。诊其脉两尺洪而大，此阳失潜藏，金畏火炎象也。六味汤去萸、丹，加五味、百合、白芍，渐愈。此症若专治肺，延久不痊，必成上损，须壮水以制龙火之亢逆，而嗽自平。

钟　中年肝肾阴虚，尺脉偏旺，夜热咳嗽。医药数月，或以咳为肺有蓄水，或以嗽为外感寒邪，浸至头晕眩口干，下元乏力，近又憎寒减食，面色萎悴，足心如烙。据脉论症，必由梦泄伤精，渐成劳嗽无疑。今凛凛怯寒，食不甘味，毋使阴伤及阳，延及下损及中之咎。六味汤熟地炒用，加参、五味、贝、莲。七服热减嗽轻。又照六味汤去萸、泻，加石斛、麦冬、贝母、五味、潞参、莲子。煎服数剂，接服丸方，用前药加鱼鳔、淡菜等，蜜丸而愈。

毛　久嗽夜甚，晨吐宿痰酸沫，脉右虚濡，左浮长。已似木气贯膈犯肺，乃因臂痛，服桂枝、川乌等药酒。肺为娇脏，不受燥烈，呛咳益加，喘急上气，此为治病添病。当主以辛润，佐以酸收，经所谓肺苦气上逆，以酸补以辛泄也。清肺饮去桔梗，加白芍、苏子、桑皮蜜炙。数服痰咳稀，喘亦定，但纳谷少。用培土生金法，去桑皮、五味，加山药、苡米俱炒、潞参、茯神、莲子、炙草、南枣、粳米煎汤，数服而食进。

王姓儿　秋凉感风，夜热，顿咳连声，卧则起坐，立即曲腰，喘促吐沫，汗出痰响。由风邪侵入肺俞，又为新凉所束，痰气交阻。法宜辛散邪，苦降逆。用桔梗、紫苏、杏仁、前胡、橘红、淡姜，热嗽减。一外科以为症感秋燥，用生地、五味、白芍、贝母等药。予曰风邪贮肺，可酸敛乎？痰涎阻气，可腻润乎？即单用姜汁一杯，温服可也。频以匙挑与而愈。

李　春温痰火壅肺，宵咳上气，卧不着枕，心神恍惚，脉浮洪，舌绛口干溺赤。治宜肃清太阴，兼佐除烦。杏仁、蒌仁、桔梗、贝母、豆豉、山栀、连翘、枇杷叶、蔗汁。二服嗽稀得寐，因远客劳神，心营耗损，参用养营安神。生地、百合、枣仁、杏仁、茯神、贝母、沙参、甘草。二服心神安，胃阴亦复，可冀加餐，嗣因内人语言怅触，气郁生涎，改用温胆汤而痊。

巫氏女甥　年十四，干咳脉数，颊红，夜热无汗，此虚阳升动，肺金受烁，若不滋化源，阴日涸，损根伏矣。据述天癸未至，白带频下，始信真元不固。乃以潞参、山药、茯神扶脾元，白芍、丹皮泻阴火，甜杏仁、百合止咳，五味、诃子敛肺，炙草、红枣和中调营，一服嗽轻。加熟地、石斛而蒸热退。即用前药去百合、诃子、石斛，加芡实、莲子，蜜丸。常服效。

糜　六旬，素患失血，今冬温夹虚，痰嗽气阻，咳则胁痛汗出，热烦口干，脉歇止。医用消散，痰嗽益剧。更医乃用炒术、半夏、朴、柴等味。余曰：术、夏守而燥，朴、柴温而升，此症所忌，况质本阴亏，温易化燥，宜辛润以利肺气则安。用杏仁、栝蒌、贝母、桑皮蜜炙、橘皮、钗斛、前胡、赤苓。一服安寐，嗽去八九，胁痛顿减，脉亦和。乃用燕窝汤煎潞参、茯神、杏仁、贝母、山药、栝蒌、桑皮。再服更适，转侧如意矣。

服侄　劳倦内伤嗽，用桔、苏、旋覆等剂，病加。诊脉小数，右尺稍大，乃阴虚致嗽，忌服表散。以五味、甜杏仁、白芍、贝母、潞参、杞子、茯苓、莲、枣，二服嗽减。又三服，加熟地、山药等，尺脉乃敛。

郦　冬阳不潜，龙焰上扰灼肺，呛嗽带红，剧在宵分。少年气促，脉虚数，凛寒夜热，损怯已成。想诵读阳升，寐中必有遗泄，心肾不交，精关失固，且口不甘味，食减于前，下损及脾，无清嗽治痰之理。燕窝清补，希冀嗽止痰消，恐初春气已交，凛寒必憎，安望嗽减。益脾肺，交心肾，调理如法，寒热可止，呛嗽可平。潞参、山药、茯神、生黄芪皮、桑皮蜜炙、甜杏仁、五味、枇杷叶、莲子、枣仁、阿胶、龙骨，数服嗽减寒止，痰血若失。去枇杷叶、龙骨、阿胶，加炒熟地、丹皮，热渐退。嗣用潞参、熟地、山药、茯神、远志、黄芪蜜炙、龙骨、白芍、枣仁、五味、龙眼肉熬膏。二料痊愈。

## 肺痿肺痈论治

肺痿者津枯叶悴，因热在上焦，咳久伤肺，始则寒热自汗，口吐浊沫，或吐红丝脓血，脉数而虚者是也。肺痈者，咽干吐脓，因风热客肺，蕴毒成痈，始则恶寒毛耸，喉间燥咳，胸前隐痛，痰脓腥臭，按右胁必痛，著左卧则喘，脉滑数有力者是也。肺痿伤在无形之气，气伤者调其元。肺痈毒结有形之血，血结者排其毒，此治法之概也。分而论之，肺痿由津液枯燥，至肺管日窒，咳声不扬，动即气喘，治在补气血，生津液，佐以止嗽消痰，宜人参、玉竹、五味、阿胶，白芍、麦冬、当归、熟地、紫菀、川贝、杏仁等。其肺劳成痿，虚热咳血者，人参固本丸，不时噙化。肺虚喘急自汗者，安肺汤。往来寒热，自汗烦渴者，紫菀散加银柴胡，姜用蜜制。咳脓血，发热盗汗者，劫劳散。涎唾多，心中温温液液者，炙甘草汤。痰嗽午热声嘶者，紫菀散加丹皮、姜、枣。喘咳失音咯血者，人参蛤蚧散。其虚寒羸瘦，嘘吸胸满者，千金生姜温中汤。凡肺痿症，咳唾咽燥，欲饮水者，自愈。张口短气者，危。肺伤咯血喉哑者，不治。肺痈由热蒸肺窍，至咳吐臭痰，胸胁刺痛，呼吸不利，治在利气疏痰，降火排脓，宜安肺桔梗汤。初起肺受风寒喘嗽者，小青龙汤散解之。喘不得卧，胸胀者，葶苈大枣泻肺汤泻之。肺气不化，水道不利者，苇茎汤疏利之。苇茎汤大疏肺气，使湿浊悉从溺孔去。咳逆上气，时时唾浊者，皂荚丸涤之。皂荚丸荡涤痰浊，无坚不入。咳脓腥秽者，桔梗汤开提之。咳而短气溺少者，参芪补肺汤调之。体倦食少脾虚者，参术补脾汤养之。脓已溃者，排脓散，或金鲤汤，或薏苡根煎汁饮，大效。痰中带血胸痛者，桔梗杏仁煎，或肺痈神汤主之。吐脓咽痛者，甘桔汤加杏仁、贝母。痈久不敛者，川槿汤。如思虑劳心致动阴火，痰臭转甚者，六味丸加麦冬、紫菀。二症溃后，宜补脾肺，滋肾水，不宜专攻其疮。凡肺痈症初起，痰觉腥臭，用陈腌芥卤温服，或浓煎荷叶汁加白蜜服效。咳则微痛，痛在胸右，为肺之长叶，坐卧如常，饮食知味者，易治；若溃后寒热胁痛，痛在胸左，为肺之短叶，或坐卧不安，饮食无味者，难治；若喘鸣不休，坐不得卧，咯吐脓血，色如败卤，饮食艰进，声哑鼻扇者，不治。肺痈已破入风者，浓煎葱白香豉汤频服。然多不救。

## 肺痿肺痈脉候

脉数而虚者肺痿，数而实者肺痈。微紧而数者未成脓，紧甚而数者已成脓。吐脓如米粥者难治，呕脓不止者，脉浮洪而大者难治。肺痿六脉浮涩而急，或细数无神者死。肺痈溃后，脉忌短涩，缓滑面白者生，弦急面赤者死。

## 附　方

〔肺劳〕　**固本丸**　见一卷中风。

〔肺喘〕**安肺汤**　见本卷咳嗽。

〔嗽血〕**紫菀散**　人参　桔梗　茯苓各一钱　阿胶　甘草
紫菀各五分　知母　贝母各钱半　五味子十五粒

〔虚劳〕**劫劳散**　见本卷咳嗽。

〔涎唾〕**炙甘草汤**　见一卷中风。

〔喘咳〕**蛤蚧散**　蛤蚧十对酥炙　二母　桑皮　茯苓各二两
人参　甘草各三两　杏仁五钱　为末，每服三钱。

〔虚寒〕**生姜温中汤**　姜　桂　陈　草　麻黄

〔肺痈〕**安肺桔梗汤**　杏　蒌　枳　桔　归　芪　二母　桑
皮　防己　百合　苡仁　地骨　葶苈　五味　草

〔表邪〕**小青龙汤**　见本卷咳嗽。

〔宿水〕**葶苈大枣汤**　甜葶苈三钱，炒研　大枣十枚，去核

〔疏利〕**苇茎汤**　芦管取节　薏仁　桃仁　瓜瓣　甜瓜子

〔降浊〕**皂荚丸**　皂荚去皮弦子，酥炙研末，蜜丸梧子大，
以枣汤服三丸，日三服，夜一服。

〔开提〕**桔梗汤**　见本卷咳嗽、疏肺。

〔补肺〕**参芪补肺汤**　参　芪　五味　紫菀各八分　熟地
桑皮各钱半　水煎，加白蜜。

〔健脾〕**参术补脾汤**　参　术各二钱　黄芪二钱半　苓　归
陈各一钱　桔　麦各八分　五味　草各四分

〔化脓〕**排脓散**　参　芪　芷　五味　为末，每服三钱。

〔排脓〕**金鲤汤**　活鲤鱼四两　贝母一钱研　以鲤鱼去鳞杂，
不见水，入贝母于鱼腹，外以线扎之，浸童便，煮熟食之。

〔胸痛〕**桔梗杏仁煎**　杏　贝　枳　翘　麦　草　银花　阿
胶　百合　夏枯草　红藤

〔吐脓〕**甘桔汤**　甘草　桔梗

〔痈久〕**川槿汤**　川槿皮　白蔹　等分，水煎。

〔阴火〕**六味丸**　见一卷中风。

〔通用〕**肺痈神汤**　桔梗　银花　炙芪　白及各一钱　苡仁
五钱　贝母钱六分　甘草节钱半　陈皮钱二分　甜葶苈炒八分　姜

二片　水煎。

### 肺痈肺痿脉案

本　老年嗜饮热火酒，致热毒熏肺，发疮生痈，咳吐秽脓，胸右痛，不利转侧，脉左大。初用桔梗汤去芪、姜，加连翘、山栀，四服咳稀痛止。仍宜排脓解毒，用桔梗、银花各一钱、贝母钱半、生薏苡五钱、当归、甘草节、广皮各一钱二分、白及、生芪各一钱、甜葶苈炒七分。数服脓稀疮痈皆平。

韦　嗽重痰腥，胸背隐痛，脉数有力，已成肺痈。此肺受风寒，蕴邪壅热，宜疏痰导热，则呼吸自利，不至胀痛喘急，而腥痰渐少。桔梗汤三服，兼用陈腌芥卤汁一杯温服，愈。

戴氏　元气久削，痰嗽肺痿，寸脉虚数少神，难治之症。紫菀汤三服，阿胶水煨冲服。后去桔梗、知母，加山药、莲子、黄芪，取补土以生金，嗽热渐减。

## 失 音 论 治

肺为音所自出，而肾为之根，以肺通会厌，而肾脉挟舌本也。夫金空则鸣，失音一症，亦如金实则瘖，金碎则哑，必辨其虚实，而后治法可详。其寒包内热，闭窒气分致失音者，以麻杏汤之属开其痹。其醉卧当风，邪干肺窍猝失音者，以苏子汤之属降其痰。其木火犯肺，咽干喉痹致失音者，以麦冬汤之属润其燥。其痰热客肺，喘急上气致失音者，以桔干汤之属疏其壅。其逆风叫号，致伤会厌者，以养金汤之属清其音。其暴嗽失音者，杏仁桑皮汤。久咳失音者，蛤蚧散。若由阴虚劳嗽声嘎者，相火烁金也，百合固金汤去元参、桔梗，加五味、诃子，或扶羸汤去秦艽、柴胡。其内夺而厥，为瘖痱者，肾虚也，地黄饮子减桂、附、戟。其中风症，舌瘖不能言者，音如故而舌不掉也，虚者六君子汤加竹茹、姜汁，实者大秦艽汤，仍宜加减。其总治气血虚燥，喉音不清者，清音汤、加减诃子汤、脂蜜膏方。此失音症治，大约润肺滋肾之品，为宜也。

《医通》曰：失音大都不越于肺，须分暴瘖久瘖。暴瘖多是寒包热邪，宜辛凉和解。消风散用姜汁冲服。肺虚伤风，喘咳声嘶，千金酥蜜膏。火邪伤肺，咽痛声哑，生脉散合六味丸，或猪脂白蜜熬膏挑服。久病失音，气虚挟痰，宜滋肺肾之化源，生脉散下都气丸。咽干声槁，润肺为主，生脉散加玉竹。若不应，生脉散噙童真丸。

《景岳全书·因阵》载秘方竹衣麦冬汤。治劳瘵痰嗽声哑不出难治者，服此神效。竹衣鲜者、一钱、竹茹三钱、麦冬二钱、竹叶十四片、甘草五分、橘红五分、茯苓、桔梗各一钱、杏仁七粒、竹沥一杯。煎七分，竹沥和匀服。

徐灵胎《指南批本》曰：诸症失音，皆有可愈之理，惟用麦冬、五味、熟地、桂枝等药，补住肺中痰火以致失音，则百无一生。又云：久嗽失音，必由药误。麦冬、五味是失音之灵药也，服之久，无不失音者。倘风寒痰火，偶尔失音，即不治亦愈，但更加以麦冬、五味，则弄假成真矣。

## 附　方

〔开痹〕**麻杏石甘汤**　麻　杏　石　草

〔降痰〕**苏子降气汤**　苏子　橘红　半夏　当归　前胡　肉桂　厚朴　炙草　姜　一方有沉香，无肉桂。

〔润燥〕**麦门冬汤**　见一卷燥。

〔疏壅〕**桔干汤**　荆　防　翘　桔　牛蒡　射干　元参　山豆根　竹叶　甘草

〔清音〕**养金汤**　生地　桑皮　杏仁　阿胶　知母　沙参　白蜜　麦冬　水煎。

〔暴瘖〕**杏仁桑皮汤**　杏仁　桑皮　五味　紫菀　通草　贝母　姜汁　白蜜　沙糖

〔久咳〕**蛤蚧散**　见本卷肺痿。

〔补肺〕**百合固金汤**　二地　归　芍　桔　贝　麦　草　元参　百合

〔哑劳〕 **秦艽扶赢汤** 柴胡二钱 人参 秦艽 当归 鳖甲 地骨皮各钱半 紫菀 半夏 炙草各一钱 姜 枣 水煎。

〔瘖痱〕 **地黄饮子** 见一卷中风。

〔哑风〕 **六君子汤** 见一卷中风。

〔哑风〕 **大秦艽汤** 见一卷中风。

〔虚燥〕 **清音汤** 参 苓 归 地 二冬 乌梅 诃子 阿胶 人乳 牛乳 梨汁 蜜

〔清降〕 **诃子汤** 诃子 桔梗 童便 水煎。

〔咽痛〕 **脂蜜膏** 猪脂 白蜜

〔散邪〕 **消风散** 参 苓 陈 草 荆 防 羌 芎 藿香 僵蚕 蝉蜕 厚朴 为末，茶调。

〔润肺〕 **千金酥蜜膏** 真酥 崖蜜 饴糖 姜汁 生百部汁 杏仁 枣肉 柑皮 熬膏，温酒和服。

〔清补〕 **生脉散** 人参 五味 麦冬

〔清补〕 **六味丸** 见一卷中风。

〔纳气〕 **都气丸** 六味丸加五味。

〔劳嗽〕 **童真丸** 秋石 贝母 红枣肉为丸，薄荷汤下。

## 失 音 脉 案

某 肺受冬温，蕴而成热，脉洪搏指，痰阻喉痒，呛咳失音。与苦辛泄降痰火，清音自出，所谓金空则鸣也。用杏仁、桑皮、姜皮、川贝、麦冬、橘红、竹叶。三服呛嗽平，惟溺赤，间有寒热，前方加香豉、栀皮、赤苓、灯心。二服寒热除，膈间觉燥，去桑皮、香豉，加白蜜三匙和服，二剂音渐复。

族弟 怯症嗽久吐血，曾用熟地黄、阿胶、淡秋石、燕窝等药获愈。经十数载，至今秋寒热宵嗽，劳则喉痛欲裂，气急声哑，呼吸有音，气不归源，实水亏火炎，金畏火灼重症。古云：金碎不鸣，务滋肾阴，俾金水相涵，冀龙焰稍熄而已。仿大补元煎，熟地黄八钱，山药、白芍、百合各三钱，牛膝蒸、五味焙各八分，洋参、枣仁、阿胶水煨、贝母各二钱，龟板炙、女贞子各三钱。三十剂后，精神稍复。兼服人乳数月，喜其胃纳颇健，调理如法，可望延年。

族子 因惊遗泄，呛嗽声哑，继乃寒热喉痛，梗碍妨食，口干，脉细数。医与清金降火，屡服不效。予谓水涸于下，火炎于上，心肾诸脉，挟咽循喉，既非肺痹梅核，无清肺降痰之理。宜滋填镇摄，俾龙焰伏潜，喉痛息，寒热渐止。方用熟地四钱、山药、龙齿、杞子炭、天冬、元参、女贞子各二钱、茯神三钱、丹皮、柏子仁各八分、五味四分、淡菜三钱，煎服甚适。时用白蜜及猪肤汤润喉，喉痛寒热若失。若精关扃固，月余不泄，即用原方去元参，加牡蛎、莲子，炼蜜丸，竹叶汤下，庶望音复。后将煎剂去淡菜，加龟甲心、石斛、淡秋石，煎丸并服，渐效。乃误信喉科铁烙喉，大痛晕绝，遂成不救，惜夫！

王氏室女 久嗽失音，呼吸痰响，劳则发热颊红，干饭稍纳，粥入随出。肺气既失肃降，痰火升逆，扰及中宫，胃土运纳不安，然胃虚谷少，脉来微数，非火涤痰所得效。治以平气降逆，兼培胃气，倘痰火一清，声音可出。海浮石、苏子、贝母、前胡、茯苓、山药、炙草、姜汁、竹沥和服。呼吸利，痰嗽平。再去前胡，加诃子、蛤粉，数服哮止而音渐复。

## 哮 症 论 治

哮者，气为痰阻，呼吸有声，喉若拽锯，甚则喘咳，不能卧息。症由痰热内郁，风寒外束，初失表散，邪留肺络，宿根积久，随感辄发，或贪凉露卧，专嗜甜咸，胶痰与阳气并于膈中，不得泄越，热壅气逆，故声粗为哮。须避风寒，节厚味，审其新久虚实而治之。大率新病多实，久病多虚。喉如鼾声者虚，如水鸡者实。遇风寒而发者为冷哮，为实。伤暑热而发者为热哮，为虚。其盐哮、酒哮、糖哮，皆虚哮也。冷哮有二，一则中外皆寒，宜温肺以劫寒痰，温肺汤、钟乳丸、冷哮丸，并以三建膏护肺俞穴。一则寒包热，宜散寒以解郁热，麻黄汤、越婢加半夏汤。如邪滞于肺，咳兼喘者，六安煎加细辛、苏叶。冬感寒邪甚者，华盖散、三拗汤。外感寒，内兼微火者，黄芩半夏汤。热哮当暑月火盛痰喘者，桑白皮汤，或白虎汤加芩、枳、栝蒌霜。痰壅气急者，四磨饮、苏子降气汤，气降，痰自清。痰多者吐之，勿纯用凉药，须带辛散，小青龙汤探吐。肾哮火急者，勿骤用苦寒，宜温劫之，用椒目五六钱，细研，分二三次，姜汤调服。俟哮止后，因痰因火治之。治实哮，用百部、炙草各二钱，桔梗三钱，半夏、陈皮各一钱，茯苓一钱半，一服可愈。治虚哮，用麦冬三两，桔梗三钱，甘草二钱，一服可愈。此煎剂内，冷哮加干姜一钱，热哮加元参三钱，盐哮加饴糖三钱，酒哮加柞木三钱，糖哮加佩兰三钱，再用海螵蛸火煅研末，大人五钱，小儿二钱，黑砂糖拌匀调服，一服除根。其遇厚味而发者，清金丹消其积食。伤咸冷饮食而发者，白面二钱，沙糖二钱，饴糖化汁捻作饼，炙熟，加轻粉四钱，食尽，吐出病根即愈。年幼体虚者，分三四次服，吐后，用异功散加细辛。脾胃阳微者，急养正，四君子汤。久发中虚者，急补中，益气汤。宿哮沉痼者，摄肾真，肾气丸加减。总之，哮既发，主散邪；哮定，则扶正为主也。

## 附　方

〔冷哮〕　**温肺汤**　见本卷咳嗽。

〔温肺〕　**钟乳丸**　钟乳石甘草汤煮研　麻黄醋汤泡焙干　杏仁　炙草　蜜丸。

〔温肺〕　**冷哮丸**　麻　杏　辛　草　星　夏　川乌　川椒　白矾　牙皂　紫菀茸　款冬　神曲　糊丸。

〔外治〕　**三建膏**　天雄　川乌　川附　桂心　官桂　桂枝　细辛　川椒　干姜各二两　麻油熬，加黄丹，摊贴肺俞。

〔散邪〕　**麻黄汤**　麻　桂　杏　草

〔散寒〕　**越婢加半夏汤**　见本卷咳嗽。

〔痰嗽〕　**六安煎**　见本卷咳嗽。

〔疏利〕　**华盖散**　见本卷咳嗽。

〔疏解〕　**三拗汤**　麻黄不去节　杏仁　甘草　姜

〔清热〕　**黄芩半夏汤**　白芍　半夏　甘草各二钱　黄芩三钱

枣四枚

〔降火〕　**桑白皮汤**　芩　连　杏　贝　栀　夏　桑皮　苏子　姜

〔降火〕　**白虎汤**　见一卷中风。

〔降逆〕　**四磨饮**　人参　沉香　槟榔　乌药　等分，磨汁，煎服。

〔降逆〕　**苏子降气汤**　见本卷失音。

〔探吐〕　**小青龙汤**　见本卷咳嗽。

〔厚味〕　**清金丹**　萝卜子蒸晒，一两　牙皂烧存性，三钱　姜汁为丸。

〔脾虚〕　**异功散**　见一卷中风。

〔补中〕　**补中益气汤**　见一卷中风。

〔摄肾〕　**肾气丸**　见本卷虚损。

## 哮脉案

包　哮症每十日一发，嗽痰夜甚，脉形俱属虚寒。乃用六味滋阴，治不对症，焉能奏效。议补益中气为虚哮治法，用潞参、山药、茯苓、半夏、炙草、於术炒、杏仁、煨姜。数服而效。

一小儿　冬春久哮，屡服治风痰之剂，不应。诊其脉，知其脾弱，不能化乳湿，用四君子汤加薏苡、山药、谷芽俱炒、制半夏。数服愈。

汤氏　宿哮秋发，咳呕气急，暑湿为新凉所遏。宜辛平解散，用橘皮半夏汤加桔梗、象贝、杏仁、茯苓、枳壳、香薷、生姜。数服而平。

王　丹溪治哮专主痰，每用吐法，不用凉剂，谓寒包热也。今弱冠已抱宿根，长夏必发，呼吸短促，咳则汗泄，不能平卧，脉虚，左尺搏大，不任探吐，乃劳力所伤。暂与平气疏痰，俟哮咳定，当收摄真元。先服桑白皮汤去芩、连、栀、夏，用桑白皮蜜炙、甜杏仁炒研、茯神、竹茹、贝母、苏子炒研、薄橘红。数剂后，服生脉散、潞参、五味、麦冬，加海浮石、海螵蛸、远志肉、山药、炙草、茯苓。

巫妇　梅夏宿哮屡发，痰多喘咳，显系湿痰郁热为寒邪所遏。暂用加减麻黄汤温散。麻黄三分，桂枝五分，杏仁二钱，苏叶、半夏制各钱半，橘红一钱，桔梗八分，姜汁三匙，二服后随用降气疏痰。栝蒌皮、桑皮俱炒一钱，贝母、杏仁俱炒研各二钱，海浮石三钱，前胡、枳壳各八分，苏子炒研六分，茯苓二钱，姜汁三匙。数服哮嗽除。

## 喘症论治　短气 少气 逆气附

肺为气之主，肾为气之根，肺主出气，肾主纳气，阴阳相交，呼吸乃和。若出纳升降失常，斯喘作焉。张口抬肩，气道奔迫，病机谓诸病喘满，皆属于热。海藏以为火铄真气，气衰而喘，有由然矣。夫喘分虚实，经云：邪入六腑则身热，不时卧，上为喘呼。又云：不得卧，卧则喘者，水气客之，此举之实也。经曰：秋脉不及，谓肺金虚也。则令人喘，呼吸少气。又曰：劳则喘息汗出，此明喘之虚也。实喘者，气长而有余。虚喘者，息促而不足。实喘者，胸满声粗，客邪干肺，上焦气壅，治在疏利，通用定喘汤。虚喘者，呼长吸短，肾不纳气，孤阳无根，治宜摄固，六味丸去丹、泻，加牛膝、五味子、补骨脂、胡桃肉。故实喘责在肺，虚喘责在肾。叶氏亦云：喘症之因，在肺为实，在肾为虚也。徐灵胎《指南批本》云：喘在肺为实，在肾为虚。若虚实混治，鲜不残生，但疑似间极难辨认。香岩先生又以出气不爽为肺病，入气有音为肾病，更为难确矣。治喘者，凡肺窍壅塞，呼吸不利，气盛脉实，滑数有力，皆实候也。如肺感风寒致喘，三拗汤、华盖汤。肺热痰火作喘，麻杏石甘汤。肺寒饮邪喘逆，桂枝加朴杏汤。感暑暍火盛而喘，香薷饮、白虎汤。因湿邪浊逆而喘，四苓散加杏、朴、桑皮、通草、葶苈。肺气不降，浮肿发喘，麻黄汤去桂枝，加桑皮、薏仁、茯苓。肺胀水停，上气喘咳，脉浮，小青龙加石膏汤。脉沉，大越婢加半夏汤。水病喘满，肾邪犯肺，宜通阳泄浊，真武汤合四郁散去白术。痰喘必涤其源，气郁生涎，温胆汤。火动生痰，清膈煎。怒喘兼平其气，四七汤。如吸音颇促，劳动则剧，气弱脉微，或浮大而弦，按仍如无，察其外无客邪，内无实热，皆虚候也。如肺虚金燥，生脉散。胃虚阳升，人参五味汤加茯苓、炙草。肾阴亏而精伤，冲任经虚，丹田火炽，肺金受烁，大剂六味汤加麦冬、五味。肾阳虚而气脱，孤阳浮越，面赤烦躁，火不归元，七味地黄丸加人参、麦冬。肾不纳气，身动即喘，阴阳枢纽失交，急需镇摄，肾气汤加沉香。从阴引阳，都气丸入青铅。从阳引阴，肾与肺胃俱虚，喘嗽乏力，人参一钱，胡桃三枚，连皮蜜炙。煎服效。病后气喘为肺虚，生脉散加阿胶、白术、陈皮。病后气喘嗽痰，面浮足冷，为阳虚，八味丸。产后喘，为孤阳绝阴，最危。因营气暴竭，卫气独依，独居肺中，故喘急，独参汤灌之。若血入肺，面赤，喘欲死，参苏饮。如败血冲心，胸满上气，逐其败血，喘自定，血竭散。老人久病，喘嗽不得卧，杏仁丸。动即作喘，多由虚衰，宜嵩崖脾肾丸。阴虚宜滋养，熟地、萸肉、五味、阿胶、杞子、胡桃肉、蛤蚧尾。阳虚宜温养，参、耆、归、术、茯神、莲子、山药、炙草。阴阳不交，摄纳下元，海参胶、淡菜胶、熟地、茯苓、牛膝、远志、骨脂、青盐、石英。以此分症施治，朗若列眉已。

〔短气〕 呼吸促而不能续，似喘而无痰声，其症有二：一属支饮。《金匮》云：短气有微饮，当从小便去之。苓桂术甘汤主之，肾气汤亦主之。盖呼气短，用苓桂术甘汤以通其阳，阳气通，则小便能出矣。吸气短，用肾气汤以化其阴，肾气化，则小便之关门利矣。一属气虚。东垣云：肺主诸气，短气者，五脏之气皆不足，而阳道不行也。气短小便利者，四君子汤去茯苓，加黄芪。如腹中气不转者，倍甘草。肺气短促，倍人参，加白芍，使肝胆之邪不敢犯之。若失血后，阴火上乘，短气不足以息，或肾虚发热唾痰者，生脉散加当归、黄芪、生地。

〔少气〕 气少不足以言。经云：怯然少气，是水道不行，形气消索也。又曰：言而微，终日乃复言者，此夺气也。又曰：脾脉搏坚而长，其色黄，当病少气。独参汤、生脉散、保元汤、异功散。

〔逆气〕气上逆不得卧，而息有音。经曰：胃者六腑之海，其气下行，阳明脉逆，不得从其道，故不得卧而息有音也。起居如故，而息有音者，肺之络脉逆也。络脉不得随经上下，故留经而不行。络脉之病人也微，故起居如故而息有音也。其不得卧，卧则喘者，是水气之客也。水者循津液而流，肾为水脏，主津液，主卧与喘也。治阳明之气逆，四磨汤、七气汤。治肺络之气逆，杏子汤、小青龙汤、越婢汤、苏子降气汤。治肾气之逆，麻黄附子细辛汤、肾气汤、灵砂丹。

经曰：寸口脉实者，肺实也，肺必胀，上气喘逆，咽中塞，如呕状，自汗，皆肺实之候。右寸脉虚者，肺虚也，必咽干无津，少气不足以息。

《医通》曰：肺虚受寒而喘，参苏温肺汤。寒郁热邪而喘，中有热痰，遇冷即发，麻黄定喘汤。远年咳逆上气，胸满痞塞，声不出者，人参定喘汤。虚冷上气，劳乏喘嗽，《千金》用半夏、人参、姜、桂心、甘草煎服。上气不得卧，生姜、人参、橘红、紫苏各一钱，五味数粒。肥盛多痰，喘不能卧，元气未衰者，千缗汤，或合导痰汤。经年喘嗽，遇寒更甚者，九宝汤、安嗽化痰膏。喘嗽，气从脐下冲上，尺脉洪数，兼盗汗潮热，属阴虚。六味汤加补骨脂、五味，送灵砂丹。

凡衰病产后喘促者，均为少气，虽素有痰火，亦由气虚，须大剂生脉散。若虚而欲脱，元海根摇，火冲脐下逆冲而上，似喘非喘，吞若不及，急须峻补，镇摄丹田，大剂六味汤加五味、牛膝、青铅、元武甲心、磁石。

喘与胀二症相因，皆小便不利，故喘则胀，胀必喘。先喘后胀者，治在肺，先胀后喘者，治在脾。经曰：肺朝百脉，通调水道，下输膀胱。膀胱者，州都之官，津液藏焉，气化则能出矣。是小便之行，由肺气降下而输化也。若肺受邪，则失降下之令，以致水溢皮肤，而生肿满。此喘为本，肿为标，治宜清金降气为主，而行水次之。如脾主肌肉，恶湿克水，若脾虚不能制水，则水湿妄行，外侵肌肉，内壅滞上，使肺气不得下降，而喘乃生。

此肿为本，喘为标，当实脾行水为主，而清金次之。若肺病而用燥脾之药，则金得燥而愈喘；脾病而用清金之药，则脾得寒而益胀矣。

## 喘 症 脉 候

喘脉宜浮迟，不宜急疾。喘逆上气，不得卧者死；上气面目肿，肩息，脉浮大者危。上气喘息低昂，脉滑，手足温者生；脉涩，肢寒者死。右寸沉实而紧，为肺感寒邪。亦有六部俱伏者，宜发散，则喘定。

## 附 　 方

〔通治〕　**定喘汤**　麻　杏　芩　夏　草　白果　款冬　苏子　桑皮

〔补摄〕　**六味丸**　见一卷中风。

〔发散〕　**三拗汤**　见本卷哮。

〔解利〕　**华盖散**　见本卷咳嗽。

〔痰火〕　**麻杏石甘汤**　麻　杏　石　草

〔饮邪〕　**桂枝加朴杏汤**　桂　芍　草　姜　枣　朴　杏

〔暑喝〕　**香薷饮**　见一卷中风。

〔暑喝〕　**白虎汤**　见一卷中风。

〔利湿〕　**四苓散**　见一卷温。

〔散邪〕　**麻黄汤**　麻　桂　杏　草

〔肺胀〕　**小青龙加石膏汤**　小青龙见本卷咳嗽，此加石膏。

〔水停〕　**越婢加半夏汤**　见本卷咳嗽。

〔水逆〕　**真武汤**　术　附　苓　芍　姜

〔气痰〕　**温胆汤**　见一卷温。

〔火痰〕　**清膈煎**　广皮钱半　贝母　浮石各二钱　胆星一钱　木通钱半　白芥子七分

〔怒喘〕　**三因四七汤**　苓　夏　苏　朴　姜　枣

〔肺虚〕　**生脉散**　参　五味　麦冬

〔胃虚〕**人参五味汤** 参 术 广皮各一钱 五味九粒 麦冬 杏仁各八分 姜三片 枣二枚

〔引火〕**七味丸** **八味丸** 见一卷中风。八味丸加牛膝、车前，名肾气丸。

〔纳气〕**都气丸** 六味丸加五味子。

〔产喘〕**参苏饮** 人参一两 苏木二两

〔败血〕**血竭散** 血竭 没药各一钱 以陈酒、童便各半煎沸调服。

〔老人〕**杏仁丸** 杏仁 核桃肉 蜜丸。

〔虚衰〕**嵩崖脾肾丸** 肾气丸加骨脂、益智、砂仁。

〔支饮〕**苓桂术甘汤** 苓 桂 术 草

〔少气〕**保元汤** 见一卷火。

〔少气〕**异功散** 见一卷中风。

〔气逆〕**四磨汤** 见本卷哮。

〔气逆〕**七气汤** 参 桂 夏 草 姜

〔气逆〕**杏子汤** 麻 桂 杏 芍 姜 天冬

〔降气〕**苏子降气汤** 见本卷失音。

〔肾气〕**麻黄附子细辛汤** 麻 附 辛

〔气冲〕**灵砂丹** 水银 硫黄 二味炒成砂子，入水火鼎煅炼为末，糯米糊丸麻子大。每服三丸，米饮下。

〔肺寒〕**参苏温肺汤** 参 苓 术 草 桂 夏 陈 苏五味 木香 桑皮 姜

〔寒包热〕**麻黄定喘汤** 即前定喘汤。

〔久嗽〕**人参定喘汤** 人参 麻黄 炙草 阿胶 半夏各一钱 五味 桑皮各五分 粟壳二分 姜三片

〔痰喘〕**千缗汤** 半夏七粒 皂角去皮弦 炙草各一寸 姜二片

〔胶痰〕**导痰汤** 见一卷中风。

〔喘嗽〕**九宝汤** 麻 杏 苏 桂 陈 荷 姜 草 桑皮腹皮 乌梅

〔喘嗽〕 **安嗽化痰汤** 见本卷咳嗽。

## 喘脉案

赵　衰年喘嗽痰红，舌焦咽燥，背寒，耳鸣颊赤，脉左弦疾，右浮洪而尺搏指。按脉症系冬阳不潜，金为火烁，背觉寒者，非真寒也。以父子悬壶，忽而桂、附，忽而知、柏，忽而葶苈逐水，忽而款冬泄肺，致嗽血益加，身动即喘，坐则张口抬肩，卧则体侧喘剧，因侧卧则肺系缓而痰益壅也。思桂、附既辛热助火，知、柏亦苦寒化燥，非水焉用葶苈，泄热何借款冬，细察吸气颇促，治宜摄纳。但热蒸腻痰，气冲咽痛，急则治标，理先清降。用川百合、贝母、杏仁、麦冬、沙参、牡蛎、阿胶水化，燕窝汤煎。一啜嗽定而痰红止。去杏仁、牡蛎、阿胶，加生地、竹茹、丹皮、元参、羚羊角午服，以清上中浮游之火，用熟地、五味、茯神、秋石、龟板、牛膝、青铅晚服，以镇纳下焦散越之气，脉症渐平。

族某　七旬以来，冒寒奔驰，咳呕喘急，脉弦滑，时嗳冷气。夫寒痰停脘必呕，宿痰阻气必咳。老人元海根微，不任劳动，劳则嗽，嗽则气升而喘，必静摄为宜，仿温肺汤，用辛温止嗽以定喘。淡干姜、五味、干姜、五味摄太阳而定喘，古人治嗽喘，必二味同用。桑皮炙、茯苓、潞参、甜杏仁、橘红、制半夏、款冬花、紫衣胡桃，数服喘呕俱定，十服全瘳。

李　喘由外感者治肺，由内伤者治肾，以肺主出气，肾主纳气也。出气阻而喘，为肺病，吸气促而喘，为肾病。今上气喘急，遇烦劳则发，不得卧息，必起坐伏案乃定，近则行步亦喘，是元海不司收纳之权，致胶痰易阻升降之隧，急急摄固真元。熟地炭、牛膝炭、茯神、五味、黄肉、补骨脂、莲子俱炒。数服颇安。

贡　积年痰嗽，脉细形衰，动则疝气偏坠，病因肝肾久损，客冬心事操劳，身动即喘，痰嗽益剧，肉消骨立，是五液悉化为痰，偏卧不舒，是阴阳亦乖于用，所谓因虚致病，积损成劳候也。右脉沉数无力，左脉浮数无根，良由下元真气失纳，以致下引上急，吸入颇促而为短气，若不纳使归源，将下元根蒂都浮，喘嗽何由镇静，况症本肾虚水泛为痰，必非理嗽涤饮可效。奈何胆星、竺黄、芥子、芩、柏等无理乱投，不知顾忌。昨议服固摄之品，痰气较平，而脉象未改，是损极难复，维系不固，有暴脱之忧。今酌定晨服都气丸加参、术、远志、故纸，晚服肾气汤去萸、泻、丹皮、桂、附，加茯神、五味、杞子、沙苑子、莲子、枣仁。冀其气平而痰嗽自定。

岳　少年体质阴亏，兼伤烦劳，脉虚促，热渴颊红，痰血喘急，速进糜粥以扶胃，食顷喘定，症宜清调肺卫，润补心营。甜杏仁、阿胶水化、沙参、川贝、茯神、枣仁、麦冬、石斛、蒌仁、黄芪蜜炒。三服脉匀症退。继进燕窝汤，嗽喘悉止。治以培土生金，潞参、山药、炙草、玉竹、五味、茯神、杏仁、莲子、红枣，食进。丸用加减都气而安。

服侄　初春脉左弦长，直上直下，喘嗽吐红，梦泄。冬阳不潜，足少阴经与冲脉同络，阴虚火炎，气冲为喘，络伤为血，乃元海根蒂失固。医者不知纳气归原，泛用归、芪、术、草，症势加剧，寒热咳逆，血升气促，冲脉动诸脉皆动，总由肺肾失交，急急收纳，务令阳潜阴摄。阿胶水化、牡蛎醋煅、龟板酥炙、龙骨煅、五味、山药、高丽参、茯神、枣仁、坎炁焙研。数服嗽平血止，去坎炁，加青铅，冲气亦定。

倪　年近七旬，木火体质，秋嗽上气喘急，痰深而黄，甚则不得卧息，须防晕厥。治先平气定喘。蜜桑皮、苏子、杏仁、川贝母、茯神、栝蒌、百合。二服后，加白芍、麦冬。述旧服两仪膏痰多食减，今订胶方，减用熟地砂仁末拌熬晒干、四两、高丽参一两、茯苓三两、甜杏仁炒研、五两、莲子八两、枣仁一两、枇杷膏四两、燕窝两半、橘红八钱、贝母一两、山药三两、阿胶一两，各味熬汁，阿胶收，开水化服。

某　肾不纳气则喘息上奔，脾不输精则痰气凝滞。今痰哮不利，呼吸颇促，病本在脾肾，而肺胃其标也。由冬延春，脉候若断若续，忽神烦不寐，语谵舌灰，虚中夹温，治先清降。杏仁、栝蒌、象贝、茯神、潞参，菖蒲汁冲服。一剂嗽定得寐，舌苔稍退，进粳米粥，喘息乃粗，脉见虚促，急用纳气归原，冀根蒂渐固。高丽参、五味、牛膝炭、远志、茯神、杞子、莲子、牡蛎粉，六服。间用七味地黄丸而安。

## 痰 饮 论 治

痰饮皆津液所化，痰浊饮清，痰因于火，饮因于湿也。痰生于脾，湿胜则精微不运，从而凝结，或壅肺窍，或流经隧。饮聚于胃，寒留则水液不行，从而泛滥，或停心下，或溃肠间。此由脾胃水湿阴凝，必阳气健运，则浊阴下降，如烈日当空，则烟云消散，宜以理脾逐湿为治者也。若夫肾阳虚火不制水，水泛为痰，则饮逆上攻，故清而澈，治宜通阳泄湿，忌用腻品助阴，如四物六味等汤。肾阴虚，火必烁金，火结为痰，为痰火上升，故稠而浊，治宜滋阴清润，忌用温品助燥，如二陈六君子等汤。治法所必辨也。夫清澈为饮，稠浊为痰，饮惟停蓄肠胃，而痰则随气升降，遍身皆到。庞氏云：天下无逆流之水，因乎风也。人身无倒上之痰，因乎气也。在肺则咳，在胃则呕，在心则悸，在头则眩，在背则冷，在胸则痞，在胁则胀，在肠则泻，在经络则肿，在四肢则痹，变幻百端，昔人所谓怪症多属痰，暴病多属火也。然又谓见痰休治痰者，以治必探本，恐专事消涤，重虚其胃气，反滋膨胀耳。丹溪云：胃气亦赖痰以养，攻涤则胃虚而痰愈剧。亦有但治其痰者，如风痰散之，防风丸加南星、生姜。风兼寒者，青州白丸子。寒痰温之，理中化痰九。暑痰豁之，消暑丸。湿痰燥之，二术二陈汤、白术丸。燥痰润之，润肺饮加杏仁、白蜜。火痰清之，清气化痰丸。食痰消之，保和丸、栝蒌丸。酒痰化之，瑞竹堂化痰丸。郁痰解之，三因七气汤加郁金、菖蒲、香附。气痰利之，咯不出，咽不下，如败絮，如梅核。七气汤、三仙丸。惊痰泄之，控涎丹加辰砂、蝎尾。老痰软之，如海石、海粉、芒硝、瓦楞子之类，或青礞石丸。顽痰吐之，三圣散、青绿丸，虚者参芦散加竹沥。在上者涌之，桔梗芦散，或稀涎散。

在下者导之，导痰汤，甚者滚痰丸。在脾者黄，滑而易出，二陈汤加枳、术，在肺者白，如米粒，涩而难出，利金汤去姜、枳，加玉竹、蜜水冲。在肝者青而多泡，川芎丸加星、枳，甚者千缗汤。在心者赤，结如胶粘，半黄丸。在肾者黑而多咸。桂苓丸加泽泻、车前。留胁下者，天阴隐痛，二陈汤加白芥子。滞经络者，筋骨牵痛，荆沥、竹沥、姜汁行之，或旋覆花汤加桂枝。入四肢者，手足疲软，导痰汤加桂枝、姜黄、竹沥。隐皮里膜外者，肿而麻木，二陈汤加白芥子、姜汁、竹沥。或成块流走不定，导痰汤加姜汁、竹沥。或成核结聚项间，痰核丸、痰核酒。膈上停痰痞闷，小陷胸汤加茯苓、枳实、姜汁、竹沥。脘中伏痰臂痛，指迷茯苓丸。痰滞气逆嗽多，六安煎。寒涎沃胆不眠，温胆汤，多惊者，加蝎尾。痰挟死血攻注，控涎丹加韭汁、桃仁、木香、胡椒、鲮鲤甲。痰结窠囊呕吐，姜汁、竹沥、韭汁饮。中风痰迷心窍，属寒者，涤痰汤下牛黄丸；属热者，下二丹丸。癫痫痰闷抽搐，牛黄丸。此皆治其标也。如求其本，脾虚湿痰，宜健脾以运之，四君子汤、参术健脾丸。肺热火痰，宜清肺以润之，清肺饮、四阴煎。脾肺气虚不运生痰者，六君子汤加木香。肺胃气虚不化生痰者，六君子汤加桔梗。脾气滞者，异功散加砂仁。中气弱者，补中益气汤。脾胃虚挟湿者，脉濡缓，痰清稀，六君子汤加炮姜，补中益气汤加茯苓、半夏。肝肾虚，痰中见血者，六味汤加乌鲗鱼骨、参三七。肾阴亏，火动痰升者，五味天冬九、百花膏。相火烁痰津涸者，滋阴清化丸。肾阳衰，水泛为痰者，薛氏八味九，如不应，真武汤。劳损咳白痰如鸡蛋清，俗名白血者，补肺汤。此乃治痰之本矣，且痰饮同称而殊治，岂可混乎。试由痰论饮，《内经》有饮无痰，其论饮病，皆由湿淫土郁。至《金匮》乃立痰饮、悬饮、溢饮、支饮、留饮、伏饮等名，皆停水为患。如其人昔肥今瘦，水走肠间，漉漉有声，为痰饮，必目眩短气。饮在阳，则呼气短，苓桂术甘汤。饮在阴则吸气短，肾气丸。《金匮》云：短气有微饮，当从小便利之，苓桂术甘汤、肾气丸主之。饮后水流胁下，咳唾引痛为悬饮，脉必沉弦，十枣汤。饮水流于四肢，当汗不汗，身体疼重为溢饮，小青龙汤。咳逆倚息，短气不得卧，形如肿，为支饮，葶苈泻肺汤，或五苓散。水停心下，背寒冷如掌大，短气，肢节痛，胁痛引缺盆，脉沉，为留饮，导痰汤。膈满喘咳呕吐，寒热，腰背痛，身振瞤，为伏饮，倍术丸加茯苓、半夏。痰饮不渴，小半夏汤。支饮眩冒，泽泻汤。心下痞，膈间有水，悸眩，小半夏加茯苓汤。茶饮过多成癖，及饮酒成癖，姜桂丸。饮癖呕酸嘈杂，心悬如饥，三圣丸、苍术丸。别有非痰非饮，吐清涎沫者，脾虚不能收摄也，六君子汤加益智、姜。渴欲饮水，水入即吐者，名水逆，五苓散。大法，外饮在脾，内饮在肾，治脾，苓桂术甘汤；治肾，肾气丸。气壅者开之，小青龙汤去麻、辛。呛咳者平之，鲜枇杷叶、杏仁、茯苓、前胡、苏子、桑皮。浊逆者温之，真武汤。阳微者和之，《外台》茯苓饮，湿滞者渗之，五苓散。留饮者逐之，桂苓汤。支结入络者通之，茯苓桂枝汤加参、草、川椒、半夏、姜、蜀漆。饮症通治，五饮汤。仲景云：治痰饮当以温药和之，此可谓一言提要者矣。

仲景曰：饮而兼咳者，但治饮，不必治咳。

缪仲淳曰：生痰之源不一，治各不同。由阴虚火炎，上迫乎肺，凝结为痰，是谓阴虚痰火。痰在肺而本于肾，治宜降气清热，益阴滋水。忌辛温燥热补气药。由脾胃寒湿生痰，或饮啖过度，致脾气壅滞为痰，此病在脾胃，无关肺肾，治宜燥脾利气。忌滞腻寒苦湿润药。由风寒郁热生痰，病亦在肺，治宜豁痰。清利中佐以辛温，麻黄生姜之类，以散外寒，忌温补酸收药。则药无格拒之患。夫痰质稠粘，饮惟清水，或青绿苦酸，多因过饮茶酒，或情抱抑郁，中寒湿阻，治宜燥湿利水，温通阳气以行之。二陈五苓真武之属。

张路玉曰：痰饮变生诸症，必以治饮为先，诸症自愈。如头风眉棱骨痛，屡用风药不效，投以痰剂收功。患眼赤羞明而痛，与凉药弗瘳，畀以痰剂获效。凡此之类，不一而足，在审症圆机耳。如太阴痰厥头痛，不专治风，亦此意也。

## 痰 饮 脉 候

脉沉者留饮，双弦者寒也，偏弦者饮也。肺饮不弦，但苦喘满短气。支饮亦喘不得卧，短气，其脉平。沉而弦者悬饮。肝脉软而散，色泽者溢饮。《提纲》曰：痰脉弦滑。《三因》曰：饮脉皆沉细弦滑。病人一臂不遂，时复移在一臂，其脉沉细，非风也，必有饮在上焦。痰得涩脉，必费调理，以痰胶固，脉道阻塞也。左右关脉实大而浮，膈上有稠痰也，宜吐之。病人百药不效，关上脉伏而滑者，痰也；眼胞上下如黑煤者，亦痰也。《回春》曰：眼黑而行步呻吟，举动艰难，入骨痰也，非草薢苦参不除，其遍体骨节痛，审气血加化痰药。《入门》曰：痰厥者，因内虚受寒，痰气阻塞，手足厥冷，麻痹晕倒，脉沉细也。

## 用　药

湿痰，主半夏，佐茯苓、苍术。风痰，主南星，佐前胡、白附。燥痰，主贝母，佐栝蒌、杏仁。火痰，主竹沥，佐花粉、黄芩。寒痰，主姜汁，佐半夏、苏子。食痰，用神曲、山楂、麦芽。酒痰，用花粉、白术、神曲，或四苓散。惊痰，用天竺黄、牛黄、胆星。老痰，用海浮石、栝蒌、川贝。气痰，用广皮、枳壳、郁金汁。胶痰，用橘红、杏仁、荆沥。痰核，半夏、连翘、贝、桔、枳、星、夏枯草等。痰结，朴硝、枳实、海藻、姜汁。痰在四肢，非竹沥不达。痰在胁下，非白芥子不除。痰在皮里膜外。非姜汁、竹沥、白芥子不到。痰在经络，非姜汁、竹沥不行。痰中带血，宜韭汁、阿胶。痰迷癫痫，宜控涎丹。气实痰盛，宜三子养亲汤。实热老痰，礞石滚痰丸。风寒痰涌，及小儿惊风，青州白丸子。痰血塞心窍癫狂，白金丸。痰实积饮，宜小胃丹。降痰气，宜苏子降气汤、润下丸。海粉热痰能清，湿痰能燥，坚痰能软，顽痰能消。石膏坠痰火极效。黄芩、青黛治热痰，假其下行也。枳实治痰，有推墙倒壁之功。五倍子治老痰，元明粉治热痰，以其能降火软坚也。硝石、礞石大能降火消痰结，研细，和白糖舌舐服效。苍术治痰饮成窠囊，行痰极效。

## 附　方

〔风痰〕　**防风丸**　防风　川芎　天麻　甘草　蜜丸，朱砂为衣，荆芥汤下。

〔寒痰〕**青州白丸子**　生白附子　生南星　生半夏　川乌
糯米汁为丸。

〔寒痰〕**理中化痰丸**　参　术　姜　草　加苓、夏。

〔暑痰〕**消暑丸**　见一卷暑。

〔湿痰〕**二术二陈汤**　二术　苓　夏　陈草

〔湿痰〕**白术丸**　星　夏　术　为丸，姜汤下。

〔燥痰〕**润肺饮**　二母　陈　苓　麦　桔　花粉　生地　草
姜

〔火痰〕**清气化痰丸**　杏　蒌　枳　夏　星　陈　芩　苓
姜汁糊丸。

〔食痰〕**保和丸**　楂肉二两　半夏　神曲　橘红　麦芽　茯
苓各一两　黄连　连翘　萝卜子各五钱。水丸。

〔食痰〕**栝蒌丸**　蒌仁　半夏　山楂　神曲糊丸。

〔酒痰〕**瑞竹堂化痰丸**　星　夏　青　陈　杏　葛　萝卜子
苏子　楂肉　麦芽　神曲　香附　姜汁

〔郁痰〕**七气汤**　见本卷咳嗽。

〔气痰〕**三仙丸**　南星曲　半夏曲各四两　香附二两　糊丸。

〔惊痰〕**控涎丹**　甘遂　大戟　白芥子　糊丸，姜汤下，一
名妙应丸。

〔老痰〕**青礞石丸**　礞石打碎，用焰硝二两，同入瓦罐内，
泥封，煅石色如金为度，水丸。一名夺命丹。

〔顽痰〕**青绿丸**　石青一两　石绿五钱　研飞，曲糊丸绿豆
大，每服十丸，吐痰不损人。

〔吐痰〕**参芦散**　参芦二钱　或加竹沥和服，取吐，虚人最
宜。

〔膈痰〕**桔梗芦散**　桔梗芦一二钱　研服探吐。

〔涌吐〕**稀涎散**　见一卷中风。

〔降下〕**导痰汤**　见一卷中风。

〔降下〕**滚痰丸**　礞石一两　沉香五钱　大黄　黄芩各八两

百药煎一两　水丸。

〔肺痰〕**利金汤**　桔　贝　陈各三钱　茯苓二钱　枳壳钱半
甘草五分　姜煎。

〔肝痰〕**川芎丸**　芎　荷　辛　防　桔　草　蜜丸。

〔喘痰〕**千缗汤**　见本卷喘。

〔热痰〕**半黄丸**　南星　半夏　黄芩各一两　姜汁浸蒸饼为
丸。

〔肾痰〕**桂苓丸**　肉桂　茯苓　蜜丸。

〔络痰〕**旋覆花汤**　旋覆花　葱管　新绛

〔痰核〕**痰核丸**　硼砂　沉香　贝母　百草霜　钟乳粉　陈
苓　术　草　苏叶　鹅管石　石膏　白糖和丸。

〔痰核〕**痰核酒**　都管草根三升　兔耳　一枝箭　白果　紫
花地丁各一斤　威灵仙二两　酒一坛煮。

〔痰痞〕**小陷胸汤**　黄连　半夏　栝蒌

〔伏痰〕**指迷茯苓丸**　半夏曲二两　茯苓一两　枳壳五钱
风化硝二钱半　姜汁糊丸，姜汤下。

〔痰嗽〕**六安煎**　见本卷咳嗽。

〔胆虚〕**温胆汤**　见一卷温。

〔痰迷〕**涤痰汤**　见一卷中风。

〔痰痫〕**牛黄丸**　胆星　全蝎　蝉蜕各二钱半　牛黄　白附
子　姜蚕　防风　天麻各钱半　爵香五分　煮枣肉，水银为丸。

〔热痰〕**二丹丸**　丹参　熟地　天冬各两半　麦冬　茯神
甘草各一两　丹砂　人参　菖蒲　远志各五钱　蜜丸。

〔健脾〕**四君子汤　六君子汤**　见一卷中风。

〔补脾〕**参术健脾丸**　参　苓　术　草　陈　名异功散，此
再加　归　芍　姜　枣

〔润燥〕**清肺饮**　见本卷咳嗽。

〔清肺〕**四阴煎**　生地　麦冬　白芍　百合　沙参　贝母
阿胶各二钱　茯苓　花粉各钱半　生甘草五分

〔补中〕**补中益气汤**　见一卷中风。

类证治裁

〔痰血〕 **六味丸** **八味丸** 见一卷中风，薛氏八味丸，以茯苓为君。

〔火升〕 **五味天冬丸** 天冬 味 捣丸。

〔痰嗽〕 **百花膏** 百合 款冬 蜜丸。加 紫菀 百部 乌梅 名加味百花膏。

〔相火〕 **滋阴清化丸** 二冬 二地 二母 苓 五味 草花粉 山药 蜜丸。

〔阳衰〕 **真武汤** 术 附 苓 芍 姜

〔劳嗽〕 **补肺汤** 参 芪 五味 紫菀

〔痰饮〕 **苓桂术甘汤** 苓 桂 术 草

〔逐饮〕 **肾气丸** 即八味丸加牛膝、车前。

〔悬饮〕 **十枣汤** 芫花 甘遂 大戟 大枣

〔溢饮〕 **小青龙汤** 见本卷咳嗽。

〔支饮〕 **葶苈泻肺汤** 葶苈 大枣

〔泄湿〕 **五苓散** 见一卷温。

〔伏饮〕 **倍术丸** 白术 桂心 干姜 蜜丸。

〔痰饮〕 **小半夏汤** 半夏 生姜

〔支饮〕 **泽泻汤** 泽泻 白术

〔悸眩〕 **小半夏加茯苓汤** 夏 苓 姜

〔饮癖〕 **姜桂丸** 南星 半夏 肉桂

〔饮癖〕 **三圣丸** 即前三圣散。

〔呕酸〕 **苍术丸** 苍术 枣为丸。

〔和阳〕 **外台茯苓饮** 见一卷中风。

〔留饮〕 **桂苓汤** 茯苓四钱 桂枝 白术各三钱 甘草一钱

〔通络〕 **茯苓桂枝汤** 苓 桂 芍 草 姜 枣

〔通治〕 **五饮汤** 参 术 橘 枳 夏 朴 桂 芍 泽泻草 二苓 旋覆花

〔痰逆〕 **三子养亲汤** 苏子 白芥子 萝卜子

〔痰血〕 **白金丸** 白矾三两 郁金七两 薄荷糊丸。

〔逐水〕 **小胃丹** 芫花 甘遂 大戟 大黄 黄柏 以白术

**121**

膏丸。

〔降痰〕　**苏子降气汤**　见本卷失音。

〔热痰〕　**润下丸**　半夏二两　南星　炙草　黄连　黄芩各一两　橘红半斤、盐水制　蒸饼为丸。

## 痰饮脉案

朱　气逆浊饮上升，甚则中夜起坐。医用二陈兼旋覆代赭汤不应，诊脉乃阳微浊逆，用外台茯苓饮加干姜、沉香汁，愈。

佴　脉沉弦为停饮，由脾阳不运输，水湿留胃，故食后清稀宿水倾吐而出。按仲景论饮邪，当以温药和之。《金匮》治痰饮胸胁支满，苓桂术甘汤主之。今仿其法而更其制，以茯苓泄水，桂枝通阳，白术燥湿，甘草和中，加砂仁、半夏、枳壳、苏子，运脾以降浊。研末服，姜汤下，积饮遂除。

贡　饮症吐青绿苦沫，乃胆气所溢。用温胆汤加吴萸、干姜、苍术，逐湿涤饮，吐止。嗣用苍半苓陈散加益智仁、焦术、粳米，共为末。姜汤调服，温理脾阳而安。

丁　积年痰饮，脉虚，右尺大，宿疴因劳力中虚而发。用六君子汤加薏苡、煨姜、椒目，服效。

贡　痰饮久嗽，清晨浊沫上干，必倾咳吐出，膈上乃宽。此由宿食化痰，趁胃虚随气上升故也。然细参症脉，必肾中阳虚，仲景所谓肾虚水泛为痰，以肾气丸补而逐之。向服崔氏八味丸，虽未速效，犹是对症主治，惟客岁自用倒仓法，洗涤停痰宿饮，乃为间道出奇。王节斋《明医杂著》云：肠胃为仓，仓中有陈腐败谷，须倒出之，肠胃中有痰血积滞，须荡涤之，若病不属肠胃，不可轻用。据此宜乎用之无益。

王　脉沉弦，始则头痛闷呕，舌白恶食，继则气阻脘痛，攻注腰脐，随触辄呕，背寒心悸，下利溺少，九昼夜不能着枕，固是湿阻气痹。但医者混治，谬托消和，不知饮邪入络，上干为头痛，下渗为泻利，溃入太阳为背寒，停于心下为悸动。《金匮》云：口干不欲饮水者，为饮邪未去故也。今饮入支络，不用辛温通逐，痛呕焉止。仿小半夏汤加茯苓、川椒目、枳壳、吴萸、桂枝、沉香磨汁，日再服，痛缓得卧，糜粥得下，背寒心悸俱却，惟脐腹疠结，时呕时痛，乃支络浊滞未净，改用通络导滞。归须、小茴香、生楂肉、橘核青盐拌炒、山栀姜汁炒、茯苓、枳壳、降香末，痛呕悉平。改用和中运湿，制半夏、砂仁、茯苓、炙草、谷芽、大豆黄卷、薏苡、陈皮，痊瘳。

## 血症总论

禀水谷之精华，出于中焦，以调和五脏，洒陈六腑者，血也。生化于脾，宣布于肺，统于心，藏于肝，化精于肾，灌输百脉，其清而纯者，为守脏之血，清中之浊者，为腑络之血；清中之清者，为营经之血，皆有气以护之，膜以隔之，络以通之，原不至上溢而下脱也。一有偏伤，或怒劳迫而上升，或阴阳虚而失守，则为吐，为衄，为呕，为咯，为咳血唾血，经所谓阳络伤则血外溢也。或阴虚阳搏，或阳衰阴脱，或湿热下陷，则为崩中，为漏下，为溺血，为便血，为肠风血痢，经所谓阴络伤则内溢也。更有瘀血在里，漱血不欲咽，小腹满，身黄便黑，在上则喜忘，在下则如狂。《伤寒论》所谓三焦蓄血证也。夫血行清道出于鼻，行浊道出于口，吐血出于胃，衄血咳血出于肺，呕血出于肝，咯血出于心，痰涎之血出于脾，唾血出于肾。鼻血为衄，口鼻俱出为脑衄，耳血为衄，目血为眼衄，齿血为牙衄，舌血为舌衄，九窍俱出为大衄，胸前一孔出血为心漏，脐间出为胃血，肤血为红汗，为肌衄。上出如泉涌为血溢；冲任不摄为崩漏；由精窍出，溺孔出为血淋；由膀胱出，不痛为溺血；色稠红为结阴便血；清而色鲜，四射如溅，为肠风；浊而色暗，为脏毒；脓血杂痢为肠癖；射血如线为痔血。凡血色鲜浓者属火，紫黑者火极；晦淡无光者，阳衰不能摄阴。粉红者肺血；赤如朱漆光者心包血；鲜稠浓紫者脾肝血；痰唾杂红点红丝者肾血，血虽少，治最难。吐多成碗成盆者胃血，胃多气多血。欲知何脏之血，吐在水碗中。浮者肺血，沉者肝血，半沉半浮者心血。各随所见以羊肺、羊肝、羊心煮熟蘸白及末日食之。吐血服药而血不止，乃肺上有窍也。用白及末，以猪肺煮熟蘸食之，日服三四次，使窍为及末填满，其血自止。方名独胜散。下注之血，血淋多因房劳肾虚；溺血多因气化移热。便后血为远血，由肠胃来；便前血为近血，由肛门出。溅射者风淫；点滴者湿着。血下行为顺，其治易；上行为逆，其治难。得寒则凝涩，得温则行，见黑则止。常随气行，气和则血循经，气逆则血越络。上溢之血，火乘之，实气逆之也，故治血宜调气，不宜降火，猛进苦寒，以寒能凝涩，且易伤脾，若脾伤，则愈不能统摄诸血以归经矣。入手须辨阴阳，阳症吐衄，血色鲜红；阴症血色紫暗如猪肝。阳症脉洪滑，口渴面红，喘烦溺赤，火载血升，宜清降凉剂；阴症脉虚数，口干颊赤，烦躁足冷，乃真阳失守，无根之火上炎，宜引火归元，切忌寒凉降火。治火前后调理，须按三经用药，宜归脾汤。盖心主血，肝藏血，脾统血，此方乃三经主剂也。远志、枣仁，补肝以生心火；茯神、龙眼，补心以生脾土；参、芪、术、草，补脾以固肺金；木香，香先入脾，总欲使血归于脾，故名归脾汤。有郁怒伤肝，思虑伤脾者，尤宜。如火旺，加黑栀、丹皮。火衰加桂心。再以八味地黄丸，培先天根本，治得其要矣。

凡血症见咳嗽喘满，及膈左右胀痛者，病在肺也，宜清降，不宜升浮。如膻中一丝牵痛，或懊恼嘈杂者，病在心包也，宜营养，不宜耗散。如腹膨不饥，食不知味，吐涎沫者，病在脾也，宜温中，不宜酸寒。如胁肋牵痛，躁扰不安，往来寒热者，病在肝也，宜甘缓，宜疏利，不宜秘滞。如气短似喘，咽痛音哑，骨蒸盗汗者，病在肾也，宜滋阴壮水，不宜香燥。如呕吐烦渴，大热不得卧者，病在胃也，补泻当察兼症，勿谓阳明尽可攻也。至用药有君臣，或专用兼用，当知其类。如治血虚，甘温为主，宜人乳、鹿胶、阿胶、熟地、杞子、炙草、龙眼、红枣。甘酸为佐，山药、茯苓、枣仁、山萸、五味、牛膝、白芍。又如天真丸、海参胶，乌骨鸡丸、河车膏、燕窝饮，皆血肉有情补法。血虚热，当凉润。生地、麦冬、莲子、茯神、小麦、沙参、玉竹、藕汁、茅根、童便。血虚寒，宜辛热。

桂心、炮姜、杜仲、沉香，必火不归元者用之。气逆血升，宜苦降。山栀、丹皮、赤芍、栝蒌、枳壳、杏仁、苏子、郁金。血热妄行，宜咸寒苦寒。犀角、元参、三七、鲜生地、黄连、黄芩、知母、青黛。血虚而滞，宜辛甘以和之。桂枝、当归、橘皮、丹参、泽兰、益母、侧柏叶。血滞而痛，宜辛温以行之。韭汁、当归须、延胡、郁金、便香附、五灵脂、降香末。血陷下，宜辛苦香以举之。白芷、川芎、升麻。血滑脱，宜酸涩收之。花蕊石、续断、白及、莲房、地榆、百草霜、乌梅、蒲黄灰、棕灰、发灰。气虚血脱，宜温补以摄之。人参、黄芪、白术、炙草。血枯经闭，宜咸温以通之。乌鲗鱼骨、芦茹、牛膝、肉苁蓉。血瘀而结，宜苦泻之，酸泄之。大黄、桃仁、三棱、苏木、红曲、红花、茜根、山楂、琥珀。血积而坚，宜咸寒以软之。元明粉、牡蛎、青盐、旋覆花、秋石、鲮鲤甲。血燥，宜甘润以滑之。乳酪、蜂蜜、黄明胶、核桃肉、柏子仁、鸡蛋黄、麻仁、芝麻。其风淫袭血，散之。防风、炒荆芥、秦艽、紫苏叶。温邪呛血，清之。甘蔗、甜梨、石斛、银花露、天冬、象贝母。暑暍嗽血，凉之。杏仁、扁豆、沙参、竹叶、麦冬、薄荷、百合。火热迫血，泻之。石膏、花粉、连翘、犀角、龙胆草、栀心、地骨皮、生地、丹皮、童便。此用药类例也。

凡口鼻出血，皆阳盛阴衰，有升无降，血随气上，越出上窍，法当补阴抑阳，气降血自归经矣。然有阳气本虚，复为寒凉所伤，致脉沉而不浮，尺小于寸，右弱于左，色夭而血黯，宜生脉散加肉桂、熟附、炙草。继以理中汤、八味丸，间服。若果受寒气，食冷物，血得寒则凝，不归经络，色必黑黯，脉必沉迟，身必清凉，若此者，不用姜桂，而用凉血之剂，殆矣。

### 吐血论治 咳血 嗽血 咯血 唾血 呕血附

吐血，阳亢阴虚症也。症有三因，外因系火风暑燥之邪，内因系肝肾心脾之损，不内外因系坠跌努力烟酒之伤。外因者，火灼风温之呛血，暑瘵燥咳之伤血。邪在肺卫心营，理肺卫，宜甘凉肃降，如沙参、麦冬、贝母、花粉、玉竹、石斛。治心营，宜轻清滋养，如生地、元参、丹参、连翘、竹叶、茯神。以此二法为宗，随症加减。火灼则加入苦寒，如山栀、黄芩、知母、地骨皮。风温则参以甘凉，如蔗汁、芦根、羚羊角、桑叶。暑瘵入营，则兼清润，如杏仁、银花、鲜生地、犀角。燥咳在气，则佐纯甘，如天冬、梨、枣、阿胶。别有内热外寒吐血者，宜麻黄参芍汤主之。此治客感吐血大略也。内因者，怒动肝火，宜苦辛降气，如苏子、郁金、降香、丹皮、山栀、栝蒌、橘白。郁损肝阳，宜六郁汤。郁损肝阴，宜甘酸熄风，如阿胶、鸡蛋黄、金橘、白芍、生地。思伤心脾，宜甘温益营，如保元汤、归脾汤。房劳伤肾，其阴虚失纳者，宜壮水镇阳，青铅六味饮加五味、牛膝、童便。阳虚不摄者，宜导火归窟，肉桂七味丸加童便。夺精亡血者，急固真元，大填精血，如人参、海参、熟地、河车胶、杞子、五味、紫石英。此治内损吐血大略也。不内外因者，坠跌血瘀上泛，先须导下，复元活血汤，代抵当汤，或用韭白汁散之。再用通补。元戎四物汤，或当归、郁金、牛膝、白芍、三七。若努力伤血，调补，忌用凝涩，宜和营通络理虚，当归建中汤、旋覆花汤，或六味饮加牛膝、杜仲。若烟酒伤肺，烟辛泄肺，酒热戕胃，皆能助火动血。呛血，改定紫菀茸汤去术加芍。饮多伤胃失血，六君子汤加香、砂、葛花。此治不内外因大略也。以上参用《指南》邵序。凡血来如潮涌，喘息未定，饮还元水立定。吐血乍止，用燕窝、冰糖各四钱，煎服七日。可不复发。血出汪洋，不即凝者，烦劳动胃火也，犀角地黄汤加桃仁、藕汁、童便。血出散漫不聚者，烦劳伤肺气也，补中益气汤去柴胡，加麦、味、茯苓、山药。胁痛吐血者，肝气逆也，化肝煎。神劳吐血者，心气损也，天冬汤。龙焰升，则吐衄骤加，宜潜火，海参、淡菜、龟甲心、茯神、熟地、五味子熬膏，秋石汤下。元海空，则行动喘促，速固根蒂，人参、核桃、坎炁、杞子、牛膝、五味、沙苑子、茯苓、人乳粉。胃纳少，则中宫乏镇，须扶胃阳，切勿清嗽，人参建中汤、归芪异功散。胃络虚，则厥阳易犯，急调胃阴，可免升逆，生脉散加白扁豆、沙参、玉竹、石斛、茯神，或《金匮》麦门冬汤去半夏加杏仁。仁斋所谓血症经久，多以胃药收功也。若夫肺痿吐血，人参固本膏。劳怯吐血，四阴煎。血虚发热，当归补血汤。血虚发痉，十全大补汤。脾肺气虚，养营汤。络脉不和，当归须、鸡血藤膏、牛膝、降香、郁金、韭白汁。血色鲜紫，吐后神疲懒言，以补气药摄之，独参汤。血色晦淡，息微脉缓，为血寒不得归经，以辛甘温摄之，大剂理中汤。尺脉虚弦，大剂生料六味丸，加肉桂。其劳心动火，口津干，能食，脉洪数，元霜紫雪膏。数吐血两口，不渴不发热，数月又发，胸中刺痛，小乌沉汤送黑神散。吐后胸满痛，脉洪大有力，用当归、丹皮、酒大黄、元明粉、桃仁、延胡，从大便导之。不可骤用止涩，不可专行腻补，不可轻用苦寒，不可妄用攻伐，审症切脉以调之，勿拘成法可耳。

缪仲淳曰：吐血有三诀：宜行血不宜止血。血不循经络者，气逆上壅也。行血令循经络，不止自止，止之则血凝，血凝必发热，胸胁痛，病日痼矣。宜补肝不宜伐肝。经云：五脏者，藏精气而不泻者也，肝主藏血，吐血者肝失其职也。养肝则肝平，而血有所归；伐肝则肝虚不能藏血，愈不止矣。宜降气不宜降火。气有余便是火，气降则火降，火降则气不升，血随气行，无溢出上窍之患。且降火必寒凉之剂，反伤胃气；胃气伤，则脾不能统血，血愈不能归经矣。

〔咳血〕因咳见血，系火乘肺金，干咳络伤，而血渗出也。治同嗽血。

〔嗽血〕因嗽时气急喘促，痰杂血丝血点，亦火伤血膜，而血随痰出也。诸家以咳嗽血出于肺，景岳谓咳嗽咯唾诸血，皆源于肾，以肾脉贯膈，入肺循喉，肺肾相联，因肾水亏，则火烁金，肺燥络损，液涸成痰，病之标在肺，其本固由肾也。治主壮水清金，宜六味丸加麦冬、五味。兼润肺止嗽，宜阿胶、贝母、百合、紫菀。血止后，胃虚食少，气息不续，劫劳散去半夏，加紫菀茸及琼玉膏等。其先嗽痰，后见红者，为积痰生热，宜降痰火，以栝蒌、贝母、山栀、橘红，水煎，下天门冬丸。先见红，后嗽痰者，为阴虚火动，宜滋化源，六味阿胶饮。阴虚久嗽，痰中血星如珠，生料六味丸加茜根、乌鲗骨，和童便。久嗽痰带血丝如缕，六味丸加蛤粉、阿胶、童便，临卧服。嗽血潮热，八珍汤加贝母、五味。嗽血成劳，肌削神疲，五心烦热，咽干颊赤，盗汗减食，人参饮子，或四君子汤加黄芪、鳖甲、麦冬、五味。天士先生曰：凡咳血之脉，右坚者治在气分，系震动胃络所致，宜薄味调养胃阴，如生扁豆、茯苓、北沙参、薏苡仁、石斛等。左坚者乃肝肾阴伤所致，宜地黄、阿胶、杞子、五味等。脉弦胁痛者，宜苏子、桃仁、降香、郁金等。成盆盈碗者，葛可久花蕊石散，仲景大黄黄连泻心汤。一症而缕析条分，从此再加分别，则临症有据矣。石顽老人曰：咳血之脉，微弱平缓易治；弦数急实，气促声嘶咽痛者，不治。

〔咯血〕　不嗽而喉中咯出小血块或血点是也。症最重，由房劳伤肾，火载血升，咯血成块，不比咳嗽痰中带出也。亦有兼痰咯出者，系肾虚痰泛，初起用白芍、丹皮、茯苓、枣仁、山药、山栀、麦冬、童便，以清手足少阳厥阴诸经游火。若膈热颊红，咽喉不清，清咽太平丸。后必滋补肾阴，以安其血。六味饮加牛膝、麦冬、五味。景岳以为心不主血，宜养心汤。嘉言以为阴气上奔，宜四君汤，黄芪、山药亦可加入。脾中阳气旺，而龙雷之火潜伏也。

〔唾血〕　鲜血随唾而出，或涎中有血缠如丝、散如点者，多源于肾。右尺虚者，都气丸加桂心。右尺大者，清唾汤。其有兼心胃者，由脾虚不能摄也。兼心则加味归脾汤，兼胃则七珍散。食少痰清者，异功散加枇杷叶、扁豆灰。劳嗽唾血者，黄芪散。肺痿吐血者，人参平肺散。

〔呕血〕　血从脘胁呕出，系木火乘胃所致。良由暴怒火逆，胸满胁痛，伤肝动血，柴胡疏肝散。或负重努力，伤胃动血，是斋白术散。或饮酒火热上升呕血，葛黄散。或房劳竭力，伤肾呕血，症必面红足冷，烦躁口渴，生脉散合加减八味丸。或虚劳火升，呕血不止，花蕊石散。

## 血　症　脉　候

失血脉数大为阳盛，涩细为血少，细数为阴火郁于血中，芤为失血，弦紧胁痛为瘀结。寸大尺微，为肺中伏火。尺盛而寸虚，为肾虚阴火。尺滑而疾，为血虚有热。右脉虚大，为脾胃火。左脉数盛，为肝胆火。失血脉微弱细小和缓者易治；洪数实大弦急，或虽小按之如循刃，及衄血身热，脉至而搏，呕血胸满引背，脉小而疾，皆不治。咳出白血，似肉似肺，浅红色者死；喘咳失血，气逆，脉见弦紧细数，有热，不得卧者死。吐唾血，脉细弱者生，实大者死。

## 附　方

〔心脾〕**归脾汤**　见本卷劳瘵。

〔益肺〕**生脉散**　参　麦　五味

〔虚寒〕**理中汤**　参　术　姜　草

〔补肾〕**六味丸　七味丸　八味丸**　俱见一卷中风。六味丸加五味，名都气丸。

〔热寒〕**麻黄人参芍药汤**　麻　桂　参　芪　归　芍　麦五味　草

〔补气〕**保元汤**　见一卷火。

〔壮水〕**青铅六味饮**　六味汤加青铅。

〔导下〕**复元活血汤**　柴胡　当归　花粉　甲片　红花　桃仁　大黄　甘草

〔攻瘀〕**代抵当汤**　大黄　归尾　生地　甲片　元明粉　桂

〔通补〕**元戎四物汤**　地　芍　归　芎　加桃仁、红花。

〔和营〕**当归建中汤**　见一卷伤风，加人参，名人参建中汤。

〔通络〕**旋覆花汤**　见本卷痰饮。

〔烟酒〕**紫菀茸汤**　紫菀茸　白术　泽泻　丹皮　麦冬　犀角　甘草　藕汁　薇衔

〔胃火〕**犀角地黄汤**　见一卷温。

〔肺伤〕**补中益气汤**　见一卷中风。

〔肝逆〕**化肝煎**　青　陈　芍　贝各二钱　丹　栀　泽各钱半

〔心气〕**天冬汤**　参　芪　归　芍　地　草　二冬　远志

阿胶　没药　藕节　姜

〔胃阳〕**归芪异功散**　参　苓　术　草　陈　归　芪

〔胃阴〕**金匮麦门冬汤**　见一卷燥。

〔肺痿〕**人参固本丸**　见一卷中风。

〔劳怯〕**四阴煎**　见本卷痰饮。

〔血虚〕**当归补血汤**　芪一两　归二两

〔血虚〕**十全大补汤**　见一卷中风。

〔气虚〕**养营汤**　见本卷劳瘵。

〔津涸〕**元霜紫雪膏**　雪梨六十枚　藕汁十杯　生地汁十杯　麦冬汁五杯　莱菔汁五杯　茅根汁十杯　合煎。去渣，入炼蜜一斤　饴糖八两　姜汁半杯　再熬服。

〔胸痛〕**小乌沉汤**　童便制香附三钱　乌药钱半　炙草一钱　沉香五分磨汁　加入盐一字。

〔去瘀〕**黑神散**　熟地　归尾　赤芍　蒲黄　桂心　炮姜　甘草　黑豆炒去皮　童便、酒各半，煎。

〔虚劳〕**劫劳散**　见本卷咳嗽。

〔干咳〕**琼玉膏**　见一卷燥。

〔降痰〕**天门冬丸**　天门冬一两　阿胶　茯苓　杏仁　贝母各五钱　蜜丸。

〔阴虚〕**六味阿胶饮**　六味丸加阿胶。

〔潮热〕**八珍汤**　见一卷中风。

〔劳嗽〕**人参饮子**　人参二钱　五味二十粒　芪　麦　归　芍各钱半　甘草一钱

〔止血〕**花蕊石散**　花蕊石煅研细，三钱　以童便煎温调下，男用酒一半，女用醋一半，和。

〔逐瘀〕**大黄黄连泻心汤**　大黄　黄连

〔咽火〕**清咽太平丸**　薄荷十两　川芎　防风　犀角　柿霜　甘草各二两　桔梗三两　蜜丸。

〔补心〕**养心汤**　见本卷劳瘵。

〔唾血〕**清唾汤**　二母　桔梗　元参　黄柏　熟地　天冬

远志　麦冬各一钱　炮姜五分

〔胃虚〕**七珍散**　参　苓　术　草　芪　山药　粟米

〔劳唾〕**黄芪散**　炙芪　糯米炒　阿胶　等分为末，米汤下三钱。

〔肺痿〕**人参平肺散**　见一卷火。

〔怒呕〕**柴胡疏肝散**　见本卷劳瘵。

〔胃伤〕**是斋白术散**　参　术　芪　苓各一钱　山药　百合各八分　姜三片　枣二枚

〔酒伤〕**葛黄散**　黄连四两　葛花三两　用大黄末水熬成膏为丸，或为末服，温汤下。

## 吐 血 脉 案

族弟　阴虚发热吐红，脉洪虚疾，左关尺为甚。思积损几及三年，龙雷不伏，直至真阴内烁，肺络受伤，阴益亏，阳益炽矣。不从咸降，谅难猝止。用秋石、阿胶、熟地、五味、山药、百合、贝母、丹皮、白芍、淡菜熬膏。藕汤下，红止而损渐愈。

毛　劳怯失血，尺寸脉俱洪数，乃肺肾亏损。用三才汤加丹皮、白芍、麦冬、鲜藕。数服血止，惟晡热咳嗽，用六味丸去萸、泻，加五味、白芍、龟板炙、阿胶。蜜丸服，二料全痊。

丁　痰中血点，溲后遗浊，五更不梦自泄，此肾阴虚，相火强也。六味去山萸，加鱼鳔炒、莲须、菟丝饼，稍佐黄柏盐水炒，蜜丸。淡盐汤下，渐愈。

韦氏　晡热呕咳痰血，此上损候也。用阿胶蛤粉炒、百合、茯神、鲜藕各三钱、潞参、山药、白芍、丹皮各二钱、贝母一钱、五味四分、红枣五枚。二剂红止，热渐退，去丹皮、阿胶、鲜藕，加栝蒌仁。二服痰嗽亦除。

眭　初夏吐红，深秋未止。或主燥火刑金，或主龙雷亢逆。诊脉右寸短涩，左关沉弦，应主郁虑不舒，由气分伤及血络。自述每午后喉间气窒不利，则嗽作血腥。夫阳主开，阴主阖，午后属阳中之阴，主敛，而气隧阻闭，非郁虑内因不至此。用桔梗、贝母、木香、栝蒌、茯神、当归、白芍、降香末。服二剂，脘舒血止，去木香、降香，加郁金、熟地。二服脉平。又服归脾汤去芪、术，加熟地、贝母、白芍、莲子愈。

钱　失血三次，皆由食顷。今吐红又适当饭时，自系食入气阻胃管呛血，故咽津时脘间若噎也。诊脉各部俱弦，宜调其逆气兼弥其渗络。用栝蒌、贝母、当归、玉竹、阿胶、红枣。服愈后频服牛乳，永不发。

黎　立冬后阳伏地中，龙潜海底，今值冬至，阳始生，而龙已不藏，致五夜阳升，灰痰带血，右尺不平，此知柏八味丸症也。又夙有肝气，左胁刺痛，则龙雷交焰矣。初服壮水潜阳，痰血已减，继服加减归脾汤，左胁痛止，灰痰亦少，血丝淡而若无，脉症将愈兆也。昨诊惟肝脉稍弦，左尺强于右，是水尚能制火。从此平心静摄，戒怒节欲，明春木火不至偏旺，则痊平可冀。熟地水煮、丹皮酒炒、泽泻盐水炒、茯苓乳蒸、山药炒、远志甘草汁炒、白芍炒、女贞子、藕粉、淡菜、牡蛎煅研。炼蜜丸服。

蒋氏　小产后痰嗽带血，晡寒宵热，食减肌削，脉小弱。此病损已久，胞系不固，胎堕后营卫益伤。宜仿立斋先生治法，以甘温补阳则寒热可减。近人专事杏、贝，希冀嗽止，恐寒凉损脾，反致不救。用潞参、山药、茯神、炙草、阿胶、白芍、五味、杞子、莲、枣。数服颇安。再加黄芪、鹿角霜，数服诸症渐止，饮食渐加。又丸方调理得痊。

荆氏　高年食后触怒，气升血涌，洞泄稀水，身热背寒，心烦头眩。经云：怒则气逆，甚则呕血及飧泄，故令气上。症由肝阳郁勃，震伤血络，疏泄太甚，木必侮土，胃中水谷不化，更兼暑湿司令，地气泛潮，故下迫暴注，气上故中脘失宽，主以降逆，佐以除满，则血归经而胃自和。用厚朴制、山栀炒、郁金磨、苏梗、茯苓、薏苡、砂仁、降香、枳壳、一啜微汗，前症若失。

戴氏　情志内损，火迫络伤嗽血，晡寒宵热，脉右虚，左数，营损卫怯。先以腻润弥络，育阴和阳。待夏至阴生，阳不加灼，复元可望。阿胶水化、生地炒、麦冬各一钱、茯神三钱，杞子、山药、甜杏仁俱炒、二钱、丹皮、石斛各钱半、五味焙，五分。六服诸症向安，惟胸微痛，加白芍二钱、蒌皮八分，痛止。

王　淋症愈后，遂发漏疡，必固涩药用早。疡医用线药，脓管未拔，忽咳血块，左脉虚，右尺搏指。此龙火不潜，上为咯红，下为漏脓，劳则淋遗溺痛，非壮水制阳，漏卮何已，势将由下损上，为劳嗽，为吐衄，肛漏安可平也。暂服煎剂，仿虎潜丸加减，熟地水煮、龟胶、淡菜、白芍、当归、五味、杞子、知母、黄柏俱酒炒。六服脉症平。后用炼蜜为丸，加茯苓、山药、丹皮、牛膝，盐汤下，漏疡亦愈。

史氏　胸痛呕血，色兼红紫，头眩脘闷，脉扎微，此忧思损营，宜敛补心神，兼舒脾结。凡离络之血色变紫，非必积瘀使然。潞参、茯神、白芍、五味、枣仁、炙草、当归醋炒、合欢花、郁金、木香俱磨汁冲。三服已安，调理寻起。

## 衄血论治　口鼻衄 耳衄 眼衄 齿衄 舌衄 肌衄 九窍衄 血溢 心漏 脐血附

血从清道出于鼻，为衄。症多火迫血逆，亦有因阳虚致衄者。火亢则治宜清降，生地黄饮子、茜根散。阳虚则治宜温摄。理中汤、黑神散。既于脉之洪滑弦细别之，暴衄则治凉泻，犀角地黄汤、七汁饮。久衄则治须滋养。止衄散、生脉散。更以血色之鲜浓暗淡辨之，且火迫致衄，有六淫之火，有五志之火。如风寒壅盛于经，迫血妄行，表症仍在，脉浮紧用麻黄汤，缓用桂枝汤。成氏谓此非治衄，仍以散邪。仲景固言衄不可汗也。若感温热风暑而衄者，宜辛润清凉。如杏仁、丹皮、山栀、茅花、丹参、鲜地黄、连翘、石斛、犀角、麦冬、阿胶、蔗汁、藕汁。因火邪亢极而衄者，宜苦寒咸寒。如黄连、黄芩、山栀、枳壳、栝蒌、元参、犀角、童便。此治衄外因也。其思伤心脾，惊悸不眠，归脾汤。劳伤元气，咳嗽发热，补中益气汤去白术，加麦冬、五味，或当归补血汤加薄荷、杏仁。怒伤肝阴，火冒头晕，生地、丹皮、白芍、山栀、阿胶、甘菊、鲜桑叶。欲伤肾精，阴虚失纳，上喘下遗，都气丸加杞子、菟丝饼。若火不归源，喘促烦躁，脉微肢厥，八味地黄丸，镇阴煎。阴虚阳浮，六味饮加秋石、龟甲、白芍、五味。卫虚营损，气短色枯，养营汤。气衰血脱，神疲昏愦，独参汤。胃火血升，犀角地黄汤加茅花。此治衄内因也。其酒升血沸，面赤汗多，四生丸。努力负重，伤中损络，保元汤加阿胶。此治衄不内外因也。若衄多，服凉剂不止，系内虚寒而外假热，千金当归汤。衄久不止，热在下焦血分，六味饮加五味、童便。衄久成劳，照虚损治，病后小劳屡衄，石膏牡蛎汤。衄后屡发，或洗面即衄，并以茅花煎汤，调止衄散服。衄血未净，停瘀入胃，致面黄屎黑，加味犀角地黄汤。大衄而头痛口渴，玉女煎。大衄不止，面目浮肿，苏子降气汤。使血随气下，得力全在肉桂。凡久衄须加气药，如木香、黑香附之属。所以引血归经耳。

〔口鼻衄〕 血出口鼻，属肺脾二经。积劳伤脾，补中益气汤，倍芪、归。如不应，归脾汤加藕节、童便。

〔耳衄〕 血出耳窍，属肝肾二经。暴衄肿痛，左关弦数，多肝经风火沸腾。柴胡清肝散。若常有点血，不肿痛，尺中沉数，多肾经阴虚火升。生料六味丸加五味、元参。外用龙骨煅研，吹入即止。

〔眼衄〕 血出目眦，属肝火迫络损系。若猝视无睹，滋阴地黄丸去柴胡。常流血泪，驻景丸，外以炒黑槐花末研敷眼角。

〔齿衄〕 血出齿缝牙龈，属胃肾二经。阳明入下齿，少阴入上齿。阳明火盛必口臭，牙龈腐肿，甘露饮。或血涌齿不摇，必酒食炙煿积热，清胃散，外敷冰玉散。甚则衄不止，大便秘，调胃承气汤。阳明风壅，齿龈微肿，或牵引作痛，消风散加犀角、连翘，外擦青盐、藁本末。少阴虚，口不臭，齿浮动不痛，牙缝中衄，点滴而出，系肾阴不固，虚火偶动，六味饮加山栀、赤芍。若隐隐作痛，系阳虚于下，火炎于上，七味地黄丸，或盐汤下安肾丸。外擦青盐炒香附末。龈底成块血出，盐汤下六味丸。

〔舌衄〕 血出舌上如线，或有针孔，多属心包火。先以蒲黄煎汤，漱之。次以槐花炒研掺之。内服黄芪六一散，合生脉散。若舌出血如泉，涂舌丹，或川文蛤研末掺。舌胀大出血不止，干姜灰、生蒲黄为末掺。

〔肌衄〕　血出肤孔，属卫气不固，血乘阳分。脉洪，当归六黄汤。脉弱，保元汤。脉数，当归补血汤。脉浮，黄芪建中汤。有红汗，色红染衣，黄芪建中汤，兼用妙香散，小麦煎汤调下。

〔九窍衄〕　诸窍齐衄，总治侧柏散、犀角汤。有中毒者，饮生羊血。颠扑伤者，灌热童便。烦劳伤者，补中益气汤倍参芪。若五脏内崩者不治。有遍体无故血出，五花汤。

〔血溢〕　血从上出，随火妄行。《原病式》以为心火销烁，用黄连泻心汤。或偶触破伤，血涌不止，内服十全大补汤，外用百草霜掺之。

〔心漏〕　胸前一孔出血水，名心漏。用嫩鹿茸去毛酥炙，附子炮去皮脐，和盐花共研末，以枣肉杵丸，酒下。

〔脐血〕　血出脐中，胃受火逼，不得运输。宜熟地、当归、白芍、丹皮、甘草、白芷、侧柏叶、茅根汁、藕汁之属。

## 衄 血 脉 候

衄而不止，脉大者逆。《灵枢》脉至而搏，血衄身热者死。《素问》病若吐衄，脉当沉细，反浮大而牢者死。《难经》脉得诸涩濡弱，为亡血。《脉经》脉浮大数，为邪伏于经，宜发汗。大为虚，为脾虚不能统血，宜补气。小而数，为阴虚火乘，宜滋肾。弦涩为瘀积，宜行滞。凡衄之脉，数实坚劲，或急疾不调，皆难治。久衄脉虚大，头额痛，鼻流淡黄水者死。

## 附 　 方

〔清降〕　**生地黄饮子**　生地　熟地　杞子　阿胶　白芍　天冬　侧柏叶　地骨皮　黄芩　各等分，水煎。

〔清降〕　**茜根散**　茜根　阿胶　黄芩　侧柏叶　生地各一两甘草五钱

〔温摄〕 **理中汤** 见一卷中风。

〔温摄〕 **黑神散** 见本卷血。

〔凉泻〕 **犀角地黄汤** 见一卷温。

〔凉泻〕 **七汁饮** 韭汁 藕汁 鲜荷叶汁 京墨汁 侧柏叶汁 生地汁 童便各一杯，和匀服。

〔滋养〕 **止衄散** 黄芪六钱 当归 赤苓 白芍 生地 阿胶各三钱 为末，麦冬汤调服。

〔益肺〕 **生脉散** 参 麦 五味

〔风寒〕 **麻黄汤** 麻 杏 桂 草

〔风寒〕 **桂枝汤** 桂 芍 草 姜 枣

〔伤脾〕 **归脾汤** 见本卷劳瘵。

〔气虚〕 **补中益气汤** 见一卷中风。

〔气血〕 **当归补血汤** 炙芪一两 当归二钱

〔喘逆〕 **都气丸** 见一卷火。

〔补火〕 **八味丸** 见一卷中风。

〔补火〕 **镇阴煎** 熟地一两 牛膝二钱 泽泻一钱五分 炙草 桂心各一钱 制附子七分 水煎冷服。

〔阴虚〕 **六味丸** 见一卷中风。

〔调营〕 **养营汤** 见本卷劳瘵。

〔酒沸〕 **四生丸** 生艾叶 生荷叶 生侧柏叶 生地黄 捣丸如鸡子大，水煎，去渣服。

〔伤中〕 **保元汤** 见一卷火。

〔虚寒〕 **千金当归汤** 当归一钱 炮姜五分 白芍 阿胶 黄芩各一钱半

〔病后〕 **石膏牡蛎汤** 石膏五钱 牡蛎一两 研末酒服，日三次。

〔停瘀〕 **加味犀角地黄汤** 地 芍 丹 犀角 再加 归 桔 陈 草 红花 藕汁

〔降火〕 **玉女煎** 见一卷温。

〔降气〕 **苏子降气汤** 见本卷失音。

〔外治〕　**单方**　以大蒜头捣如泥，作饼如钱大，贴足心，左衄贴右，右衄贴左，两孔俱衄，左右俱贴，即止。

**单方**　用线扎中指中节，左孔衄扎左中指，右孔衄扎右中指，两孔俱衄两指俱扎。

**单方**　黑山栀　煅牡蛎　煅龙骨　京墨　百草霜　血余炭　等分为末，用茅花水蘸药末入鼻孔，立止。

**单方**　用湿纸搭额上立止。

〔耳衄〕　**柴胡清肝散**　小柴胡汤去半夏、枣、姜，加栀子、川芎、连翘、桔梗

〔眼衄〕　**滋阴地黄丸**　二地　芩　连　参　草　归　五味　柴　枳　天冬　地骨皮　蜜丸，茶下。

〔眼衄〕　**驻景丸**　杞子　车前子各二两　熟地五两　菟丝子八两　蜜丸，酒下。

〔齿衄〕　**甘露饮**　二地　二冬　石斛　茵陈　黄芩　枳壳　枇杷叶　甘草

〔齿衄〕　**清胃散**　生地四钱　升麻钱半　丹皮五钱　当归　川连各三钱　为末，分三服。

〔外敷〕　**冰玉散**　硼砂　元明粉各五钱　辰砂六分

〔便秘〕　**调胃承气汤**　大黄　芒硝　炙草

〔风肿〕　**消风散**　见本卷失音。

〔肾虚〕　**七味丸**　六味丸加桂心。

〔日虚〕　**安肾丸**　便制香附二两　炮川乌　川椒各一两　青盐炒小茴香三两　熟地四两　川楝子三钱　酒糊丸。

〔舌衄〕　**黄芪六一散**　黄芪六两　甘草一两

〔舌衄〕　**涂舌丹**　乌贼骨　蒲黄　等分研末，涂舌上。

〔肌衄〕　**当归六黄汤**　当归　黄芪　生地　熟地各一钱　黄芩　黄连　黄柏各五分

〔肌衄〕　**黄芪建中汤**　芪　桂　芍　草　姜　枣　饴糖

〔红汗〕　**妙香散**　人参　黄芪　远志　茯苓　茯神各一两　桔梗三钱　甘草二钱　木香钱半　麝香一钱　辰砂二钱

〔九窍〕 **侧柏散** 侧柏叶蒸干二两半 荆芥炭 人参各一两 每末三钱，入白面三钱调服。

〔九窍〕 **犀角汤** 犀角汁 黄连 荆芥炭 小蓟各一钱 生龙骨八分 黄芩钱半

〔遍身〕 **五花汤** 水芦花 红蓼花 槐花 茅花 白鸡冠花 人参 等分，水煎，入侧柏汁和服。

〔血溢〕 **黄连泻心汤** 大黄 黄连

〔血溢〕 **十全大补汤** 见一卷中风。

## 衄血脉案

族子 劳力伤阴，口干鼻衄。颊赤神疲，是冬阳不潜，当春脉洪晡热，系引动温邪。先治温，后治劳。黑山栀、生地、白芍、丹皮、麦冬、沙参、蔗汁。三服脉洪已退，鼻衄亦止，而右尺不静，龙焰未熄，宜滋阴潜阳。六味丸料去泽泻，加龟板、淡菜、五味、白芍。煎服十剂效。

肖 去秋阴疟，病延今夏，三日两发，热重寒轻，鼻衄左孔，膝胫热蒸，乃肾阴下亏，胆火上冒。仍用柴、防升动，致汗多渴眩，衄衄不已，皆误药贻咎。生地、丹皮、山栀、知母酒炒、牛膝酒蒸、白芍、乌梅、桑叶，三四服病已。嗣此多服六味丸以滋下元。

吕氏 暑热烦劳，下崩上衄，屡次晕绝，肢冷胸温，苏醒后胁满心仲，惊汗不寐，脉虚芤。此心肝血失所统，而气随血脱也。急须固气以摄血，乃阴从阳长之理。用洋参五钱、茯神三钱、枣仁、龙骨各二钱、黑甘草钱半、龙眼五枚、小麦二合、五味八分。三剂神安熟寐，逾日血仍至，复晕而苏。用理中汤加荆芥醋炒黑，数服得止。

王 春初鼻衄，口干恶热，由努力伤络，血凝气聚，脐左板硬如掌，脘痞不容侧卧，脉左大右小。肝乘络伤，应地气上腾，直犯清道。先进缓肝降逆，俟衄止，再商理瘀。黑山栀、郁金、蒌仁、白芍、阿胶水化、当归醋炒、麦冬、丹皮、炙草。一啜其适，三服衄止，脉左敛。原方去芍、胶、归、草，加牡蛎、降香、牛膝、归须、桃仁。二服便下瘀黑，脘腹俱宽，盖血以下行为顺，上行为逆，故降逆佐甘缓，理瘀佐软坚。

宗　面苍赤，体质阴虚，病后微热，牙龈血衄成块，随咽下，不痛不肿。治用滋肾以潜龙火，熟地水煮、黄柏酒炒、茯苓、丹皮、牛膝蒸煎汤，冲真藕粉。二服。外用青盐、青黛、石膏。研细敷齿龈，不日而衄止。

王　当春大衄，由情志拂逆，胆火上迫，致血直犯清道，昏眩不时。速用清降，以遏少阳升逆之威。羚羊角、黑山栀、丹皮、阿胶、生地、鲜桑叶，二服衄止。脉来小涩模糊，胸际隐痛，晡时足肿，由佣作伤阳，元气不振，惧其遇劳辄发，法宜和补脾阳，潞参、白术、炙草、茯神、白芍、当归醋炒、郁金汁。数服愈。

## 汗 症 论 治

汗为心液，肾主五液，故汗出皆由心肾虚致之。有自汗，有盗汗，自汗属阳虚，盗汗属阴虚。自汗者，不因劳动，不因发散，溅然自出，由阳虚不能卫外而固密也。盗汗者，寐中窃出，醒后倏收，由阴虚不能内营而敛藏也。阳虚自汗，治宜补气以卫外；阴虚盗汗，治宜补阴以营内。固卫则表气实而腠理不疏；填营则里真固而阴液不泄。条其治法：表虚自汗失敛，补阳汤。里虚盗汗有热，益阴汤。表里不固汗出，黄芪汤。气虚而阳弱者必自汗，芪附汤。凡肥人多自汗。阴虚而火蒸者多盗汗，当归地黄汤。凡瘦人多盗汗。阳虚者阴必乘，多发厥自汗，黄芪建中汤。阴虚者阳必凑，多发热盗汗，当归六黄汤。阳蒸阴分，则血热，血热则液泄为盗汗。此从乎表里阴阳为治也。然自汗有属腑脏者，经云：饮食饱甚，汗出于胃；惊而夺精，汗出于心；持重远行，汗出于肾；疾走恐惧，汗出于肝；摇体劳苦，汗出于脾。如胃热，食则汗出如洗；二甘汤或牡白散。饮酒漏风，汗出如浴。白术散。肺虚，腠易疏泄，玉屏风散。心虚，神不安谧，朱砂安神丸、天王补心丹。肾虚，元府不闭，六味丸、还少丹。肝脾虚，精血久耗，三阴煎。士材亦云：肺虚者固其皮毛，黄芪六一汤。心虚者益其血脉，当归六黄汤。肾虚者助其封藏，五味子汤。脾虚者壮其中气，补中益气汤。肝虚者禁其疏泄，白芍汤。此从乎腑脏为治也。其盗汗乃睡中自泄，参苓散。水火不交，心肾丸。阴阳偏胜，黄芪汤。虚损心阳，柏子仁汤、牡蛎散。至如病后气血俱虚自汗，十全大补汤。产后血脱，孤阳无依，大汗不止，独参汤。凡津脱者汗大泄，大补元煎去杜仲。痰盛者汗自流，理中降痰汤。发汗过剂，血虚成痉，防风当归汤。汗多亡阳，身冷拘急，桂枝加附子汤。若夫风湿相搏，时自汗出，防己黄芪汤。恶风自汗，桂枝汤。伤寒，阳明、少阳症盗汗，柴胡汤、葛根汤选用。温热症，三阳合病，目合则汗，白虎汤。额汗湿热上蒸，或血蓄胃口，迫其津液致之。蓄血头汗，齐颈而还，犀角地黄汤。头汗，小便不利，渴而不饮，此血瘀膀胱也。桃仁承气汤。胃热上蒸，额汗发黄，小水不利者，五苓散加茵陈，甚则茵陈蒿汤利之。伤寒胁痛耳聋，寒热口苦，头汗齐颈而还，属少阳，小柴胡汤加桂枝、茯苓、白术和之。少阳挟热，或为盗汗，或腋汗、胁汗，须知从阴阳交互时，及阴阳交互处发泄者，皆阴阳不和半表半里症。小柴胡汤、逍遥散，皆和剂也。外有头汗，头者，诸阳之会，邪搏诸阳，津液上凑，则头汗。齐颈而还，属血症。四物汤。湿邪搏阳，亦汗出头额，参用胜湿汤、调卫汤。水结胸无大热，亦汗出头额，小半夏加茯苓汤。阳明胃实，亦汗出头额，调胃承气汤。胃腑热蒸，手足自汗，亦阳明病，当下，大柴胡汤。心腋盗汗，久不止，参归腰子。当心一片，津津自汗，名心汗，补心丹。阴囊汗为肾虚有湿，安肾丸主之。两腋汗，脚心汗，为湿热流注，牡矾丹主之。有血汗，因胆经热血妄行，与少阴气并，夺命散。产后血汗，猬皮汤。有黄汗，因汗出浴水，湿热内郁，芪陈汤。一切汗出不止，外治法，红粉散。惟珠汗不流，汗出如油，额汗如雨，喘促肢冷，皆阳脱不治。

经曰：阳有余为身热无汗，阴有余为多汗身寒。又曰：血与汗异名而同类，故夺血者无汗，夺汗者无血。注云：夺者迫之使出也。又曰：肾病者寝汗憎风。寝汗，即盗汗也。

东垣曰：凡内伤自汗，补中益气汤，稍加附子、麻黄根、浮小麦，其效如神。但升、柴少用，兼蜜炙以抑其升发暴悍之性，又欲其引参、芪等味达肌表也。

凡服止汗固表药，不应，愈敛愈出者，只理心血，以汗乃心液，心不摄血，故溢为汗。大补黄芪汤加枣仁。微热者，加石斛。当心汗，为思虑伤脾，补心丹。凡久病不愈，必气血两虚，自汗热不退，补中益气汤加川附，或用归脾汤。如便燥自汗，热不退，属阴血，六味地黄汤加生脉散。如病阳虚，热极自汗而解，汗后又热，汗出如水，此阳被汗散，发泄在外，而不归元，保元汤加浮麦、牡蛎，或炒焦棉子煎汤。如心神不安者，加安神丸。凡虚阳上攻，必求下达，保元汤加木瓜，使阳气回元。凡汗症有阴阳，阳汗者热汗也，阴汗者冷汗也。汗之冷者以其阳气内虚，阴中无阳，而汗随气泄。凡大惊恐，及病后产后失血后，多有汗出，是皆阳气消耗，真元失守候也。故经曰：阴胜则身寒汗出。又曰：极寒反汗出，身必冷如冰，是皆阴汗之谓。治必扶其正气，其汗乃止。若虚甚者，非速救真元不可。姜、桂、附子之属，必所当用。

凡病不当汗而误汗，或当汗而汗之过剂者，皆汗多亡阳之症，是亦阴症之属，当察其虚之或微或甚。微虚者，三阴煎，或五阴煎、独参汤之类。虚甚者，非用大补元煎、六味回阳饮之类不可。凡卫虚不固，腠理不密而易汗者，是亦阴症之属。宜黄芪六一汤，或芪附汤。以上四段本《景岳全书》。

《医通》曰：病后气血俱虚而汗，服诸止汗药，不应，用十全大补汤半剂，加熟枣仁五钱。若胸膈烦闷，不能胜阴药者，生脉散加黄芪二钱，当归六分，熟枣仁三钱。一服即验。夏月汗止半身，由气血不充，内挟寒饮，偏枯及夭之兆也。用大剂十全大补汤、人参养营汤、大建中汤，加行经豁痰药治之。若元气稍充，即间用小续命汤一剂，以开发其表，或防己黄芪汤加川乌以散其湿。此症虽属血虚，不可用四物阴药，以其闭滞经络故也。

丹溪曰：自汗大忌生姜，以其开腠理也。凡有汗，一切辛辣

**141**

之味，五辛之属，均忌之。

## 汗症脉候

寸微尺紧，虚损多汗。肺脉软而散者，病灌汗。平人脉虚微细者，盗汗出。自汗在寸，盗汗在尺。脉盛汗出，病不衰者，死。汗出而脉脱者，不治。

## 附　方

〔表虚〕**补阳汤**　参　芪　术　草　五味　虚加附子。

〔里虚〕**益阴汤**　黄　地　丹　芍　麦　味　山药　泽泻灯草　地骨皮　莲子　虚加人参。

〔表里〕**黄芪汤**　芪　地　茯苓　天冬　麻黄根　肉桂　龙骨各一钱　麦冬　五味　防风各八分　归　草各七分

〔阳虚〕**芪附汤**　芪　附各二钱　姜十片

〔阴虚〕**当归地黄汤**　归　芍　苓　术　芪　柏　陈　草人参　熟地　生地　知母　浮麦　枣

〔自汗〕**黄芪建中汤**　见本卷衄血。

〔盗汗〕**当归六黄汤**　见本卷衄血。

〔胃汗〕**二甘汤**　生甘草　炙甘草　五味　乌梅　姜　枣

〔胃汗〕**牡白散**　煅牡蛎　白术　防风各二钱

〔酒风〕**白术散**　白术一两二钱五分　防风一两五钱　牡蛎三钱

〔卫虚〕**玉屏风散**　见一卷中风。

〔心汗〕**朱砂安神丸**　黄连五钱　炙草　生地各三钱半　当归二钱半　朱砂一钱半

〔心火〕**天王补心丹**　见一卷火。

〔肾汗〕**六味丸**　见一卷中风。

〔补肾〕**还少丹**　见一卷中风。

〔肝脾〕**三阴煎**　归　地　参　芪　芍　五味　草　枣仁

〔肺汗〕**黄芪六一汤**　芪六钱　草一两　煎服。

〔肾汗〕**五味子汤**　五味　山萸　龙骨　牡蛎　何首乌　远志　五倍子　地骨皮

〔脾汗〕**白芍汤**　白芍　枣仁　乌梅

〔盗汗〕**参苓散**　参　苓　枣仁

〔心肾〕**心肾丸**　参　芪　归　地　苓　味　牛膝　苁蓉　菟丝子　山药　鹿茸　附子　龙骨　远志

〔心惕〕**柏子仁汤**　柏子仁　半夏曲各二两　牡蛎　人参　白术　麻黄根　五味各一两　麦麸半两　枣肉为丸。

〔敛汗〕**牡蛎散**　黄芪　麻黄根　牡蛎　小麦

〔病后〕**十全大补汤**　见一卷中风。

〔津脱〕**大补元煎**　见一卷中风。

〔痰汗〕**理中降痰汤**　参　术　姜　草　名理中汤，此加苓、夏、苏子。

〔汗痉〕**防风当归汤**　芎　归　防　地

〔亡阳〕**桂枝加附子汤**　桂　芍　草　姜　枣　名桂枝汤，此加附子。

〔风湿〕**防己黄芪汤**　见一卷湿。

〔少阳〕**小柴胡汤**　见一卷温。

〔少阳〕**葛根汤**　葛根　麻黄　姜　桂　芍　草　枣

〔三阳〕**白虎汤**　见一卷中风。

〔蓄血〕**犀角地黄汤**　见一卷温。

〔血瘀〕**桃仁承气汤**　见一卷疫。

〔胃热〕**五苓散**　见一卷温。

〔发黄〕**茵陈蒿汤**　见一卷湿。

〔阴阳〕**逍遥散**　见一卷火。

〔湿邪〕**胜湿汤**　茅术　厚朴　半夏　藿香　陈皮　甘草　姜

〔理湿〕**调卫汤**　麻黄根　黄芪　羌　麦冬　地　归　草　苓　夏　猪苓　苏木　红花　五味子

〔结胸〕**小半夏加茯苓汤**　见本卷痰饮。

〔胃实〕 **调胃承气汤** 大黄 芒硝 甘草

〔阳明〕 **大柴胡汤** 见一卷温。

〔心汗〕 **参归腰子** 人参 当归各五钱 猪腰一个煮 再蒸。

〔肾虚〕 **安肾丸** 芦巴 补骨脂 川楝子 茴香 续断各一两半 杏仁 桃仁 山药 茯苓各一两

〔外治〕 **牡矾丹** 牡蛎粉 黄丹各二两 枯矾四两 研擦。

〔血汗〕 **夺命散** 朱砂 寒水石 麝香 等分，每服五分，又名定命散。

〔产血汗〕 **猬皮汤** 猬皮烧灰 米饮下，猬肉煮食，更妙。

〔黄汗〕 **芪陈汤** 石膏 芪 芍 麦冬 豉 草 茵陈 姜

〔外治〕 **红粉散** 麻黄根 煅牡蛎各一两 赤石脂 龙骨各五钱 绢包擦之。

〔补虚〕 **大补黄芪汤** 参 芪 术 草 芎 归 黄 五味 桂心 防风各一两 茯苓一两半 熟地 苁蓉各三两 姜 枣

〔阴血〕 **生脉散** 见一卷暑。

〔培元〕 **保元汤** 见一卷火。

〔补虚〕 **六味回阳饮** 见本卷咳嗽。

〔偏枯〕 **人参养营汤** 见本卷劳瘵。

〔寒饮〕 **大建中汤** 蜀椒 干姜 人参 饴糖

〔发表〕 **小续命汤** 见一卷中风。

## 脱 症 论 治

生命以阴阳为枢纽，阴在内，阳之守，阳在外，阴之使，阴阳互根，相抱不脱。《素问》所谓阴平阳秘，精神乃治也。若夫元海根微，精关直泄，上引下竭，阴阳脱离，命立倾矣。《灵枢》云：精脱者，耳聋；气脱者，目不明；津脱者，腠理开，汗大泄；液脱者，骨属屈伸不利，色夭，脑髓消，胫酸，耳数鸣；血脱者，色白，夭然不泽，其脉空虚。《难经》云：脱阳者见鬼，脱阴者目盲。嘉言喻氏又分上脱、下脱、上下俱脱。今详斯症，总由阴阳枢纽不固。如上脱者，喘促不续，汗多亡阳，神气乱，魂魄离，即脱阳也。下脱者，血崩不止，大下亡阴，交合频，精大泄，即脱阴也。上下俱脱者，类中眩仆，鼻声鼾，绝汗出，遗尿失禁，即阴阳俱脱也。更有内闭外脱者，痉厥神昏，产后血晕等症是也。治法：在未脱之先，审其元阳欲绝者，于回阳剂中兼引阴，参附汤用童便煎。真阴欲绝者，于摄阴剂中兼固阳，固阴煎。其心神浮越，起卧不安者，招集溃散之阳。龙蛎救逆汤去桂、姜、蜀漆，加参、附、枣仁、茯神。脉微垂绝，气短汗出者，收拾虚耗之阴。生脉散，或人参饮子。血脱者益气，吐衄不止，独参汤加参三七、童便。精脱者填营，纵欲走阳，救脱汤。魂离者镇肝，身外有身，定魂丹。崩中者固下，血漏暴注，安崩汤。津脱者实卫，大汗亡阳，收汗丹。液脱者滋阴，血枯成痿，加减四斤丸。喘促而吸入短者资化源，气急不续，都气丸。类中而神昏者息风火，心火暴甚，河间地黄饮子去桂、附、巴戟。至于内闭外脱，如痉厥神识不醒，暂用豁痰，鲜菖蒲根汁和送至宝丹。产后血晕不苏，急为开窍，外烧铁器淬醋熏鼻，或烧苏合香嗅气，内灌清魂散。若血闷，用独圣散、参苏饮。凡诸暴脱，或孤阳无根，而阴失所系，或精血骤去而神失所依，洵有如喻氏所见，壮岁无病一笑而逝，少年交合一注而倾者，不早寻罅漏而缄固之，其能拯危于一线也哉。

# 附　　方

〔回阳〕**参附汤**　参　附　姜

〔摄阴〕**固阴煎**　参　地黄　五味　山药　远志　炙草　菟丝饼

〔救逆〕**龙牡救逆汤**　龙骨四两　牡蛎五两　炙草二两　大枣十二枚　桂枝　姜蜀　漆各三两

〔脉微〕**生脉散**　见一卷暑。

〔气短〕**人参饮子**　见本卷血。

〔精脱〕**救脱汤**　人参三两　附子一钱　黄芪三两　熟地麦冬各一两　五味子一钱

〔魂虚〕**定魂丹**　参　苓　归　术　麦冬　柏子仁　枣仁

远志　白芥子　丹砂　龙齿

〔暴注〕**安崩汤**　参　术　芪各一两　三七根末五钱　水煮。

〔津脱〕**收汗丹**　参　芪　麦　地各一两　枣仁五钱　五味三钱　当归五钱　甘草一钱

〔液脱〕**加减四斤丸**　熟地　五味　苁蓉　牛膝　木瓜　天麻　鹿茸　菟丝子

〔喘虚〕**都气丸**　见一卷火。

〔类中〕**地黄饮子**　见一卷中风。

〔痉厥〕**至宝丹**　见一卷中风。

〔产晕〕**清魂散**　人参　甘草　川芎　泽兰　荆芥

〔血闷〕**独圣散**　五灵脂半炒半生　水煎服。

〔血闷〕**参苏饮**　人参　苏木

# 脱 脉 案

堂弟　心力经营，烦劳动火，消谷善饥，坐则手足俱颤，寐则手足如堕，梦则体析为二，神志恍惚，呵欠气泄，右脉小弱，左虚软不受按。因操劳疲神，元气不受镇摄，若转失气，须防暴脱。食下烦嘈稍定，足知中宫砥柱乏权，急摄阳以交阴。潞参、茯神、山药、五味、杞子、白芍、龙骨、牡蛎俱煅研、枣仁炒研。三服神昏安贴，诸症俱减，惟巅痛唾涎。原方加嫩桑叶炒、甘菊以熄肝胆风热，加益智、半夏青盐炒，以摄脾涎。又数服，间服膏方而安。此症因其胃旺能纳，专受滋填，用海参煨鸭，及火腿鸡蛋等，皆血肉有情之品，故未及两旬已瘥。

# 卷之三

清·丹阳林珮琴羲桐　编著

类证治裁

# 脾胃论治

脾胃皆属土,脾为己土,胃为戊土,而脏腑分焉。脾为脏,胃为腑,凡脏主守,腑主通,脏阴而腑阳也。经言胃为水谷之海,饮入于胃,游溢精气,上输于脾,脾气散精,上归于肺,通调水道,下输膀胱,脾主为胃行其津液者也。故胃主纳,脾主运,胃喜凉,脾喜燥,昔人每多混治,惟叶氏医案,谓脾宜升则健,胃宜降则和。太阴湿土,得阳始运;阳明燥土,得阴始安。以脾喜刚燥,胃喜柔润也。仲景急下存津,其治在胃。东垣大升阳气,其治在脾。又言五脏以守为补,六腑以通为补,卓然有见。岫云华氏,称其议论越出千古,其叙叶案曰:《脾胃论》莫详于东垣,其补中益气、调中益气、升阳益胃诸汤,以劳倦内伤为主,故用人参、黄芪以补中,白术、苍术以温燥,升麻、柴胡升下陷之清阳,陈皮、木香理中宫之气滞,以太阴恶湿,而病人胃阳衰者居多,用之得宜,效如桴鼓。若脾阳不亏,胃有燥火,则当用香岩养胃阴之法。凡病后热伤肺胃津液,以致虚痞不食,舌绛嗌干,烦渴不寐,便不通爽,此九窍不和皆胃病,岂可以芪、术、升、柴治乎。故先生必用降胃之法,所谓胃宜降则和者,非辛开苦降,亦非苦寒下夺,以损胃气,不过甘平或甘凉濡润以养胃阴,则津液来复,使之通降而已,此即宗《内经》六腑者传化物而不藏,以通为用之理也。故治胃阴虚,不饥不纳,用清补,如麦冬、沙参、玉竹、杏仁、白芍、石斛、茯神、粳米、麻仁、扁豆子。治胃阳虚,食谷不化,用通补,如人参、益智、陈皮、厚朴、乌药、茯苓、生术、地栗粉、半夏、韭子、生姜、黄米。治脾阴虚,胸嘈便难,用甘润,如甘草、大麦仁、白芍、当归、杏仁、麻仁、红枣、白蜜。治脾阳虚,吞酸嗳腐,用香燥,如砂仁、丁香、炒术、神曲、麦芽、干姜。如四君、六君、异功,凡守补皆脾药。治脾胃阳虚,运纳俱少,食已欲泻,用升降法,如补中益气汤加茯苓、益智、木瓜,或益黄散。治湿伤脾胃,用平胃散,或清暑益气汤加减。治中气虚,用补中益气汤加麦冬、五味子。治饥伤,痛而纳食稍安,病在脾络,因伤饥饿而得,当甘缓以养脾营,当归建中汤。治食伤,伤食恶食,腹痛作饱,当分消胃土,用生益智、草果、广皮、茯苓、鸡内金、炒楂肉、神曲、煨姜。病后调理脾元,参苓白术散,或六君子汤。其分治合治,于病情尤为允惬者矣。

白术炒用则守,生用则和。甘草炒用则补,生用则泻火。右方分列脾胃,大抵脾脏以守为补,胃腑以通为补,脾宜升运,胃宜通降也。其方治与饮食症参观,则备矣。

# 附　方

〔补中〕 **补中益气汤** 见一卷中风。

〔调中〕 **调中益气汤** 即补中益气汤去归、术,加木香、苍术。

〔升阳〕 **升阳益胃汤** 六君子加 芪 芍 羌 独 防 柴连 泽泻 姜 枣

〔补脾〕 **四君子汤** 参 苓 术 草 加陈皮,名异功散,再加半夏,名六君子汤。

〔脾阳〕 **益黄散** 陈皮一两 青皮 诃子肉 炙草各五钱丁香二钱

〔利湿〕 **平胃散** 见一卷湿。

〔祛暑〕 **清暑益气汤** 见一卷暑。

〔饥伤〕 **当归建中汤** 芍 桂 饴 草 姜 枣 当归

〔病后〕 **参苓白术散** 参 苓 术 草 山药 扁豆 莲子桔梗 砂仁 薏仁

〔脾肾〕 **蟠桃果** 芡实 莲子 核桃 熟地 枣肉 用猪腰子掺入茴香末,蒸熟去膜,同药捣成饼。

〔胃火〕 **安胃饮** 黄芩 石斛 泽泻 木通 陈皮 楂肉麦芽 若热甚去后三味,加 石膏 生地 麦冬

〔脾湿〕 **半夏枳术丸** 半夏 枳 术

〔和胃〕 **养胃汤** 人参 藿香 厚朴 苍术各一钱 茯苓钱二分 陈皮钱五分 草果 炙草各六分 加乌梅二个 生姜三片

水煎。

## 脾 胃 脉 案

张 鬐年寒热肢冷，食少便泻，尚作疟治，遂神疲色惨。脉沉，须防慢惊，急理脾阳。先用理中汤，少加附子，手足乃温。专用异功散，加莲、枣理脾，热减泻止。

於 胁痛吞酸已止，肝火悉平，但中脘气窒，口燥不知饥，右脉欠和，胃阴未复。用沙参、麦冬、花粉、当归、白芍、栝蒌、小麦、蔗汁。三服得平。

姜 左脉浮而钩，右弦缓，脘中久痛，纳食稍缓，乃饥伤脾络所致。经言脾欲缓，急食甘以缓之，勿用平肝，克伐生气。潞参、当归须、白芍、饴糖、红枣、甘草、牡蛎粉、糯稻根须、降香末。数剂而安。

## 饮食症论治

饮以养阳，食以养阴，饮食人所以卫生，而脾胃实生之本也。胃旺则多食不滞，过食不饥。脾运则分五脏，荣润四肢。若生冷戕胃，饥饱戕脾，中气先馁，不宜专事消导。宜补中益气汤加茯苓、砂仁。夫中气即脾胃冲和之元气也。然胃气以下行为顺，脾气以健运为能。胃强脾弱，则消谷而便溏；脾强胃弱，则知饥而纳少。故胃阳虚，饱食辄嗳者，宜温通。如橘红、厚朴、益智、枳壳、半夏曲、草蔻、苏子、谷芽。若守补则壅，忌炙草、焦白术、炮姜。脾阳虚，多食不化者，宜香燥。如砂仁、丁香、木香、白术、半夏、神曲、薏苡、橘白、鸡内金。若腻补则滞，忌地黄、萸肉等。脾胃阴虚，不饥不食，口淡无味者，宜清润以养之。如沙参、扁豆子、石斛、玉竹、当归、白芍、麻仁、粳米、大麦仁。若消导则耗气劫液，忌枳、朴、楂肉、萝卜子、曲糵。伤饮恶饮，伤食恶食，呕而腹满，为胃寒生痰，和胃二陈煎。食填太阴，腹闷绞痛，为木郁食厥，急吐之。用阴阳水烧盐汤探吐，痛定后服藿香散。饮食留滞，脘痞腹胀者，为腑气不宣，消导之。大和中饮。饮冷吐利，脾元受困者，温其寒。理中汤，或温胃饮去黄芪。食下气逆，哕呃噎膈者，开其郁。神香散加橘皮、竹茹、半夏。食后动怒，胁满而痛者，平肝气。柴胡、枳壳、香附、青皮、山栀子、生白芍。饮酒伤中，发热呕泻者，利其湿。葛花解醒汤。肝胃不和，脉弦脘痹者，泄木安土。木瓜、吴萸、白芍、金橘、益智、良姜、红枣、小麦。脾肾两衰，虚寒滑脱者，温中补阳。四维散加肉蔻。但肾阳衰者，二神丸。凡嗜热酒者，脘必瘀血，宜郁金、木香、丹参、当归、降真香。喜冷食者，症多中寒，宜八味理中丸。胃虚则呕悸动风，宜牡蛎、白芍、茯神、人参、枣仁、炙草、阿胶。胃实则痞满内热，枳实消痞丸、生姜泻心汤。脾虚则食后反饱，异功散去甘草，加砂仁、谷芽。脾瘅则口甜畏食，佩兰叶煎汤。胃上逆则导其浊滞，豆豉、枳实、竹茹、栝蒌仁、橘皮、地栗粉、厚朴、甚则小承气汤。脾下陷则升其清阳，举元煎。湿伤脾胃，腹肿便难，宜兼升降，则运化宣通。半夏、砂仁壳、茯苓、橘白、厚朴、枳实、草蔻、煨姜。若饮食不甘，口苦不寐，胆热乘脾者，宜导痰泄热，则土郁舒。加味温胆汤去熟地，加丹皮、山栀、桑叶、生枣仁。食已吐酸，肝逆犯胃者，宜降火泄浊，则木郁达。戊己丸加茯苓、山栀。胁痞者，黄连泻心汤。其饮食减少，有脾胃虚热，安胃饮；有中气虚寒，养中煎；有中寒虚痞，治中汤；有思虑伤脾，归脾汤；有脾湿水泻，加味平胃散，或胃苓汤；有胃气痛逆，调气平胃汤。不能食而瘦，多脾虚，宜山药、茯苓、白术、炙草、当归、白芍、人参、鸡内金、砂仁、陈皮、莲子、黄米屑调服。善食而瘦，多胃火，泻黄散，或用太清饮去木通，加生地、白芍。一切食滞成积，消食丸。凡旦昼阳盛，谷气易消，食可饱；暮则阴盛，谷气难化，食宜少。夏暑秋凉，晚餐尤宜简泊，则脾不困胃不滞矣。

## 附　方

〔补中〕　**补中益气汤**　见一卷中风。
〔消痰〕　**和胃二陈汤**　夏　陈　苓　草　炮姜　砂仁　枣
〔消导〕　**大和中饮**　楂　朴　枳　夏　陈　干姜　泽泻　木

香　麦芽　砂仁

〔温中〕**理中汤**　见一卷中风。

〔去寒〕**温胃饮**　白蔻　人参　泽泻　益智　砂仁　厚朴
甘草　干姜　姜黄　黄芪　陈皮

〔开郁〕**神香散**　丁香　蔻仁

〔酒伤〕**葛花解醒汤**　见一卷湿。

〔补阳〕**四维散**　人参四两　附子　炮姜各二钱　乌梅五分
炙草一钱　水拌蒸，烘干再研，每服二钱。

〔肾阳〕**二神汤**　故纸　肉蔻　枣肉　姜汁　加吴萸、五
味，名四神汤。

〔温中〕**八味理中丸**　理中加茯苓　麦芽　神曲　砂仁

〔痞满〕**枳实消痞丸**　枳实　黄连各五钱　厚朴四钱　苓
术　姜　草　夏　麦芽各二钱

〔痞热〕**生姜泻心汤**　苓　连　参　草　夏　干姜　生姜
大枣

〔补脾〕**异功散**　见一卷中风。

〔导滞〕**小承气汤**　见一卷温。

〔升阳〕**举元煎**　参　芪各三钱　术　草各一钱　升麻五分
姜　枣　水煎。

〔胆热〕**温胆汤**　见一卷温。加人参　远志　枣仁　熟地
名十味温胆汤。

〔吐酸〕**戊己丸**　黄连　吴萸　白芍

〔胁痞〕**黄连泻心汤**　黄连酒炒，水煎服。

〔虚热〕**安胃饮**　见本卷脾胃。

〔虚寒〕**养中煎**　参　苓　姜　草　山药　扁豆

〔虚痞〕**治中汤**　参　术　姜　草　青　陈　半　加生
姜。

〔思伤〕**归脾汤**　见二卷劳瘵。

〔去湿〕**平胃散**　见一卷中风，加扁豆、木通，名加味平胃
散。

〔湿泻〕 **胃苓汤** 见一卷中风。

〔胃气〕 **调气平胃散** 见一卷中风。

〔胃火〕 **泻火散** 见一卷火。

〔清胃〕 **太清饮** 知母 石斛 木通各一钱半 石膏三钱 麦冬二钱

〔食积〕 **消食丸** 楂肉 神曲 麦芽 萝卜子 青皮 陈皮 香附各二两 阿魏一两

〔补元〕 **参术膏** 人参 白术

# 呕 吐 论 治

呕吐症，胃气失降使然也，而多由肝逆冲胃致之。《灵枢》谓足厥阴所生病者，胸满呕逆是也。夫胃司纳食，主乎通降，其上逆而呕吐者，乃肝邪犯胃，或胃虚肝乘，故治呕吐，必泄肝安胃。用药主苦降辛通，佐以酸泄。其肝阳上亢，食入呕吐者，用苦辛降逆，如黄连、川楝子、吴茱萸、半夏、厚朴、姜汁之属。或苦酸泄热，如乌梅、白芍、木瓜、枳实、左金丸、戊己汤。其胃阳衰，风木乘克，食入不变者，用温胃平肝。如人参、干姜、丁香、半夏、青皮、白芍，或吴茱萸汤。其脾阳衰，不能运化，腹胀痛呕者，用辛温行滞。香砂六君子汤加益智、厚朴、神曲。其胃虚客气上逆，噫嗳欲呕者，用咸以软痞，重以镇逆。旋覆代赭汤加二陈。其中阳虚，浊阴犯胃，吐黑绿苦水者，用辛热开浊。理中汤加川椒、半夏、附子、茯苓之属。其肢冷脉微，时吐清水者，用辛热扶阳。附子理中汤、真武汤。其肝火郁热，吞酸吐酸者，用辛咸苦降。左金丸，或盐炒吴茱萸汤去枣。其胸痞痰阻，食已漾漾欲吐者，用辛泄。生姜泻心汤，或二陈汤加蔻仁、吴萸、姜汁。其肝厥上逆，脘痛呕涎者，用辛通，佐以酸泄。如川椒、干姜、桂枝、乌梅、白芍、半夏。其因惊怒动肝，致胁痛干呕而液虚者，用辛通润补。大半夏加茯神、麦冬、青皮、白芍、当归。其支饮，汤水下咽呕吐者，用辛泄。小半夏汤。其肝阴胃津两虚，肝风扰胃呕吐者，用柔剂滋液熄风养胃。如人参、白芍、麦冬、阿胶、小麦、半夏、茯苓、粳米之属。其肝风犯胃，呕吐眩晕者，用苦酸以和阳。如黄连、白芍、乌梅、牡蛎之属。其呕伤胃津，热邪乘胃，食入即吐者，用辛凉化痰。温胆汤加石斛、山栀。其气冲呛咳吐逆者，肝火上凌，过胃犯肺，用清肃苦降。如苏子、杏仁、枇杷叶、前胡、山栀、栝蒌仁、降香末。其气冲心痛，饥不欲食，吐蛔者，用苦辛酸以伏虫。理中安蛔丸。蛔厥者，脏寒蛔上入膈，口干心烦，手足冷，脉沉迟，宜寒热互用，酸苦杂投。乌梅丸。脏厥者，阳气垂绝，痛呕不纳，躁扰不安，安胃丸，或半夏泻心汤加枳实。其久呕致伤肝肾，并冲脉上逆者，用温通柔润。如苁蓉、茯苓、当归、杞子、桂心、沙苑子、鹿角霜。其厥阴浊邪上攻，痛从少腹逆冲为呕者，用辛温泄浊。如吴萸、小茴、桂枝、韭白汁、茯苓。其呕而绝粒者，取生鹅血热饮。每食必呕者，煮羊血熟食之，皆立止。

## 集诸名家呕吐哕治法

有声有物为呕，有物无声为吐，有声无物为哕。昔人以呕属阳明，吐属太阳，哕属少阳。哕即干呕。东垣以三者俱属脾胃虚。洁古从三焦分别三因，上焦在胃口，主纳；中焦在中脘，主腐熟水谷；下焦在脐下，主出而不纳。上焦吐者因于气，食已即吐，渴欲饮水，治当降气和中；中焦吐者因于积，或先痛后吐，或先吐后痛，治当去积和气；下焦吐者因于寒，朝食暮吐，暮食朝吐，溺清便闭，治当通其闭，温其寒。后人又分随食随吐，为呕，小半夏汤。食入乃吐，为暴吐，生姜橘皮汤。食已后吐，为呕吐，橘皮半夏汤、枳桔汤加参、白芍、半夏。食久乃吐，为反胃，金花丸、理中汤。食在而吐者，为翻胃，紫沉丸。旦食暮吐，暮食朝吐，下焦病，半夏生姜大黄汤。此从食下久暂，分上中下脘而治者也。古法，呕吐气壅，谷不得下，小半夏汤。胃虚，谷气不行，呕而液伤，大半夏汤。胸满食谷欲呕，吴茱萸汤。心下痞，呕而肠鸣，半夏泻心汤。呕而思水，饮停膈上，猪苓散。干呕哕，手足厥，橘皮汤。哕逆虚热，橘皮竹茹汤。哕逆虚寒，半夏干姜汤。干哕，胃口有痰，二陈汤加姜汁。寒吐者，肢冷脉细，二陈汤加丁香、炮姜。诸药不效，红豆丸。热吐者，烦渴脉洪，二陈汤加栀、连、竹茹、枇杷叶、姜汁、芦根汁。客寒犯胃，理中汤。肝火入胃，左金丸。由脾气郁结，归脾汤加吴萸。由肝脾郁滞，香砂六君子汤。怒时饮食呕吐，胸满膈胀，关格不通，二陈汤加青皮、木香。不效，加丁、沉、砂、蔻、藿、朴、曲、姜。由痰积者，遇寒辄发，蔻仁、丁香、砂仁、干姜、半夏、陈皮。由食滞者，消导乃安，山楂、神曲、陈皮、枳壳、厚朴、砂仁、鸡金。先吐后泻，身热腹闷，名曰漏气。因上焦伤风，邪气内著，麦门冬汤。二便不通，气逆不续，名曰走哺。因下焦实热，人参汤主之。吐而中气久虚，必借谷食以和之。焦米、神曲、参、苓、苡米、谷芽、甘草、陈皮、姜、枣。吐而诸药不效，必假重镇以坠之。灵砂丹、养正丹。病久胃虚呕吐者，六君子汤、比和饮、藿香安胃散。病后胃热烦呕者，竹叶石膏汤加姜汁。呕苦邪在胆经，苓、连、吴萸、半夏、陈皮、茯苓、姜。吐酸责之肝脏，挟热者，左金丸加竹茹、山栀、白蔻、生姜；挟寒者，左金丸加丁香、干姜、白术、沉香。呕清水者多停饮，二术二陈汤。吐涎沫者以脾寒，六君子汤加益智、生姜，或理中汤加益智。吐蛔虫者，或由胃冷，理中汤加川椒、槟榔，下乌梅丸。或由胃热，安蛔丸。或由寒热交错，乌梅丸。或由胃虚求食，温胃饮、理中汤。凡呕吐而心痛，当作火治；口吐清水，当作虫治；心中如火，当作血虚治。

## 呕 吐 脉 候

阳紧阴数为吐，阳浮而数亦为吐。脉紧而滑者吐逆，紧而涩者难治。寸口脉数者吐，脉弱而呕，小便复利，身有微热，见厥者死。呕吐大痛，色如青菜汁者死。中焦哕逆，其声短，是水谷之病，为胃火，易治；下焦哕逆，其声长，是虚邪之病，为阴火，难治。低声频密相连，为实，易治；半响哕一声，为虚，难治。暴病发哕，必痰食血，或怒气所干，易治；久病发哕者，多难治。

## 附　方

〔平肝〕**左金丸**　见一卷火。

〔平肝〕**戊己汤**　见本卷饮食。

〔胃寒〕**吴茱萸汤**　吴萸　人参　姜　枣

〔行滞〕**香砂六君子汤**　六君子加　木香　砂仁

〔镇逆〕**旋覆代赭汤**　人参　甘草　旋覆花　代赭石　半夏　姜　枣

〔除痰〕**二陈汤**　见一卷中风。

〔扶阳〕**理中汤**　见一卷湿。

〔祛风〕**真武汤**　见二卷喘。

〔消痞〕**生姜泻心汤**　见本卷饮食。

〔液虚〕**大半夏汤**　半夏　人参　白蜜

〔行水〕**小半夏汤**　半夏　姜

〔化痰〕**温胆汤**　见一卷温。

〔伏蛔〕**理中安蛔汤**　参三钱　术　苓　姜各一钱半　川椒炒，十四粒　乌梅三个　不用甘草，忌甜。

〔蛔厥〕**乌梅丸**　乌梅　细辛　附子　桂枝　人参　黄柏　当归　川椒　干姜　黄连

〔伏蛔〕**安胃丸**　乌梅　川椒　川附　桂枝　干姜　黄柏　黄连　川楝子　广皮　青皮　白芍　人参

〔止呕〕**半夏泻心汤**　见一卷温。

〔暴吐〕**生姜橘皮汤**　橘皮　姜

〔呕吐〕**橘皮半夏汤**　橘皮　半夏　姜

〔暴吐〕**枳桔汤**　枳　桔　陈　朴　木香

〔反胃〕**金花丸**　生南星　生半夏各一两　天麻五钱　雄黄二钱　白面三两　滴水为丸，姜汤下。

〔去积〕**紫沉丸**　杏　蔻　陈　夏　砂仁　乌梅　丁香　槟榔　沉香　木香　巴霜　醋糊丸。

〔通闭〕 **半夏生姜大黄汤** 夏 姜 大黄

〔泄饮〕 **猪苓汤** 猪苓 赤苓 白术

〔吐厥〕 **橘皮汤** 橘皮 生姜

〔散逆〕 **橘皮竹茹汤** 橘皮 竹茹 加姜汁 人参 甘草 大枣

〔逐寒〕 **半夏干姜汤** 半夏 干姜 浆水煎。

〔温胃〕 **红豆丸** 丁香 胡椒 砂仁 红豆各二十一粒 姜汁糊丸,以大枣一枚去核,填入一丸,煨熟嚼之。

〔脾郁〕 **归脾汤** 见二卷劳瘵。

〔漏气〕 **麦冬汤** 麦冬 参 术 陈 苓 竹茹 甘草 芦根 玉竹 陈米 姜

〔走哺〕 **人参汤** 人参 黄芩 知母 玉竹 芦根 竹茹 白术 栀子 陈皮 石膏

〔镇坠〕 **灵砂丹** 见二卷喘。

〔镇逆〕 **养正丹** 硝石 硫黄各一两 研末,入磁器内微火炒,再研,次用水飞。元精石一两 五灵脂 青皮 陈皮各二两 醋糊丸豆大,每服三十丸,空心米饮下,一名来复丹,又名黑锡丹。

〔胃虚〕 **比和饮** 四君子汤加 陈皮 砂仁 藿香 神曲 陈米 伏龙肝 姜 枣

〔止吐〕 **藿香安胃散** 橘皮 人参 丁香 藿香各二钱五分

〔清胃〕 **竹叶石膏汤** 见一卷伤风。

〔劫饮〕 **二术二陈汤** 见二卷痰饮。

〔和脾〕 **温胃饮** 见一卷中风。

## 呕吐脉案

叔 深秋吸受秽邪,呕吐不已。先服藿香正气散,入口即吐,身热足厥,面黑眶陷,或进导痰温胃饮,呕恶不纳。诊之脉虚少神,予谓此中宫虚极也。速用潞参、山药、茯苓、炙草、白术、橘白、苏子、莲子、红枣、煨姜、粳米煎。稍稍与服,竟不吐，思食粥矣。后加减数味，调理而康。

李妪　由腰痛续得寒热呕吐，汗出畏冷，寸关脉伏，两尺动数。思高年水谷不入，呕多胃气先伤，况寸关脉不见，阳气已虚，足必时厥，宜其汗出而畏冷也。自述胫寒至膝，乃用煨姜汁热服，呕定。即与粥汤，右脉略起，因与吴茱萸汤，脉症悉平。

族某　胸痛食减吐酸，由肝逆浊泛。用吴茱萸、厚朴、枳壳、青皮、半夏、茯苓为末。空心日再服，金橘皮泡汤下。效。

夏氏　两寸洪大，两关弦滑，呕逆耳鸣，口干头晕，白带连绵，症属肝胃不和。吴萸黄连汁炒、生白芍、山栀、半夏青盐炒、茯苓、苏子、枳壳、蒌霜。三服症平。

李　脉洪大搏指，口干频咳，食后吐水，头目震弦而心悸。此劳力伤阳，阳化内风，上冒清道，风翔则水涌，胃虚则木乘，故呕眩不已，其水停膈间，心必悸，津不上潮，口必干，气不下降，便乃秘。治先和阳降逆，山栀、甘菊炒、冬桑叶、茯苓、杏仁、苏子俱炒研、牡蛎煅、海浮石、淡竹茹、前胡。三服症平，脉较敛，其神倦者，火风逆势已折也。减甘菊、桑叶，加白芍、茯神、栝蒌、半夏、潞参，和肝胃以清涤痰火，遂愈。

族女　情志怫悒，头眩颊赤，夏初食入即吐，脉虚小，经期错乱。由肝胆火风侮胃，不及传变，倾翻甚速，且胃虚作呃，木气乘土，久则冲脉失涵，络伤内溢，以冲为血海，隶在阳明也。先宜苦以降逆，山栀、羚羊角、竹茹、旋覆花、半夏曲、柿霜。三四服眩吐止。去羚羊角、半夏曲，加阿胶另化冲、丹皮、白芍、茯苓、甘草，调养肝胃而经期顺。

## 噎膈反胃论治

阳结阴涸，上下格拒，而噎膈反胃之症成。人身上下七门，自飞门至魄门。咽为吸门，即会厌，气喉上掩饮食者。胃上口为贲门，下口为幽门，幽门上冲吸门，其吸气不得下归肝肾，为阴火格拒，故噎膈不通，甚则反胃。分言之，则噎者咽下梗塞，水饮不行，食物难入，由痰气之阻于上也。膈者胃脘窄隘，食下拒痛，由血液之槁于中也。反胃者，食入反出，完谷不化，由胃阳之衰于下也。而昔人通谓之膈。《黄帝针经》云：胃病者，膈咽不通，饮食不下。丹溪云：血耗胃槁，槁在贲门，脘痛吐食，上焦膈也；食下良久复出，槁在幽门，中焦膈也；朝食暮吐，暮食朝吐，槁在阑门，下焦膈也。经云：三阳结，谓之膈，以手太阳小肠主液，足太阳膀胱主津。三阳，士材指大小肠膀胱，《金鉴》指胃大小肠。此据《内经》王注、汪注。二腑热结，则津液枯燥，前后秘涩，下关既局，势必上涌，故食噎不下，即下而仍出，是火上行而不下降矣。王太仆亦云：食不得入，是有火也；食入反出，是无火也。噎膈初起，多因忧恚悲悒，以致阳结于上，阴涸于下。《医鉴》云：五噎，忧、劳、思、食、气也，饮食猝阻，不能下。五膈，忧、恚、寒、食、气也，心脾之间，上下不通，或结咽喉，时觉妨碍，吐不出，咽不下。治宜调心脾以舒结气，归脾汤去术，养心汤去桂再加归、芍、香附。填精血以滋枯燥，猪脂丸。反胃初起，多因土弱火衰，以致朝食暮吐，暮食朝吐，治宜扶胃土以通阳，异功散加益智，丁香、干姜、砂仁、粳米。益命火以蒸化。八味丸。其立法要使辛滑通痹，姜汁、竹沥、贝母、杏仁、栝蒌、枇杷叶、韭白汁。而脘痹以开。甘酸化阴，人参、天冬、麦冬、蔗汁、枣仁、白芍、乌梅、木瓜。而液枯以润。或健脾理痰，四君子、六君子汤，或二陈汤加竹茹。不偏任温燥以劫液。或滋阴养血，生地、阿胶、牛乳、梨汁、芝麻、柿霜，或四物汤。不偏用清润以助痰。气滞成噎者，宣理气隧，九香虫、丁香皮、郁金、檀香、石见穿、枳壳、广皮、广木香。血瘀成膈者，兼通血络，桃仁、红花、延胡、当归须、鸡血藤膏。士材治血膈，用人参、五灵脂、归尾、桃仁、郁金。云岐人参散用冰麝，亦同此法也。因胃阳虚，而浊瘀反胃者，用通补胃腑，辛热泄浊法，参、苓、吴萸、干姜、益智、陈皮、半夏、砂仁壳。因气郁痰阻，用苦降辛通法，黄连、杏仁、橘红、姜汁、竹茹、苏子、半夏。因肝郁气逆，用两通厥阴阳明法，当归、白芍、香附、半夏、茯苓、杏仁、橘红、竹沥、姜汁。因酒热郁伤肺胃，用轻剂清降，枇杷叶、杏仁、郁金、栝蒌、前胡、桑白皮。及苦辛开肺法，桔梗、贝母、杏仁、蔻仁、生姜、橘红、山栀。其由忧思伤脾，气郁生涎，饮可下，食难入，香砂宽中丸去青皮、槟榔。由七情郁结，胸脘拒痛，脉必沉涩，七气汤加郁金、栝蒌、砂仁、木香。由痰饮阻滞，呕吐翻胃，脉必结涩，先以来复丹控其痰，再用大半夏汤加茯苓、枳壳、竹沥。由瘀血积滞，传化不变，反上行者，脉必芤涩，滋血润肠丸加减。至脾气败，血液耗，胃脘枯槁，溺少便秘，补气健脾丸，参入滋血润肠丸，或韭汁牛乳饮。若口吐白沫，粪如羊屎，不可治矣，勉用姜汁、杏酪、白蜜、牛乳、益智、韭子、半夏。《医学心悟》云：开关用启膈散最效。又如五汁饮以清燥，利膈丸以通壅，汞硫散以止吐，总忌香燥破气，辛热耗液。惟一种胃阳衰，不能运化者，暂用辛温开结，继仍以益阴养胃为宜，粳米、人参、山药、莲、枣、牛乳、小麦。膈症生虫，用河间雄黄散。有梅核膈，吐不出，咽不下，咽喉妨碍，由气郁痰结，涤痰丸。由死血，昆布、当归、桃仁、韭汁、童便。有翻胃，食入即翻出，或痰或热，壅阻膈间，非如反胃之早食晚吐，晚食早吐也，清热二陈汤。

再论噎由气结，膈由痰与气逆，或瘀血。一种气噎，临食辍箸，嗌阻沫升，气平食入，病在上焦肺胃间，治以轻扬利膈，苦降则过病所。一种痛膈，食下格拒，呕涎嘈痛，而饥焰中焚，病在中焦，治以辛香通降，不效，必兼理血络。一种胃槁，脘系窄隘，即勺饮亦妨碍，由衰年血液渐枯，胃管扃闭，饮入则涎升泪出，二便俱少，开合都废，治以辛滑润养，大忌香燥耗液，刚热劫阴，此脘血失荣，下咽易梗，一切碍滞闭气食品，咸宜禁忌。尝见食山芋而成噎者，食鸡子而咽成膈者，若再忧思郁怒，结于中而莫解，情志之病，尤难霍然。徐灵胎谓噎膈症，十死八九；反胃症十愈八九。再论反胃，由食久不化，腐浊上攻，彻底翻澜，二肠失司传送，病在幽门以下，古法多谓胃中无阳，精微不能蒸化。然经云：诸呕吐逆，皆属于热。且胃津先夺，热燥难投，必细参脉症，或苦降辛通，宣行壅滞。曾记一壮年反胃吐食，服八味汤，暂止复吐，食羊血得愈。又沈姓年高嗜饮，兼情悒不遂，吐沫拒食，半载未愈。一老医投药四剂，病势减半，再用十剂料，浸酒服而痊愈。方用大生地五钱、海浮石一两、乌药钱半、牛膝、灵磁石、云苓、归身各三钱。玩此方兼温清镇泄，升降气血，性味不偏，传者目睹治验，因附记备考。

## 病愈后禁忌

凡噎膈反胃，得药而愈者，不可便与粥饭，惟以真人参五钱、陈皮二钱、老黄米一两。作汤细啜，旬日后方可食粥，仓廪未固，便进米谷，常致不救。又一年之内，切忌房欲，犯之必旧症复发而死。

## 噎膈反胃脉候

紧而滑者吐逆，小弱而涩者反胃。噎膈反胃，脉浮缓者生，沉涩者死。沉涩而小，为血不足；大而弱，为气不足。

## 附　方

〔调脾〕 **归脾汤** 见二卷劳瘵。

〔养心〕 **养心汤** 见二卷劳瘵。

〔润燥〕 **猪脂丸** 杏仁 松子仁 白蜜 橘饼各四两 猪脂熬净，一杯 同捣食之。

〔和胃〕 **异功散** 四君子汤加陈皮。

〔益火〕 **八味丸** 见一卷中风。

〔健脾〕 **四君子汤** 参 苓 术 草 加陈、夏，名六君子汤。

〔消痰〕 **二陈汤** 陈 夏 苓 草

〔补血〕 **四物汤** 地 芍 归 芎

〔酒膈〕**云岐人参散** 人参一两煎成，加麝香、冰片各五厘，治好饮热酒膈痛，血瘀胃口。

〔宽膈〕**香砂宽中丸** 苓 术 陈 夏 朴 草 木香 砂仁 蔻仁 香附 青皮 槟榔 姜 蜜丸。

〔开郁〕**七气汤** 见二卷咳嗽。

〔控涎〕**来复丹** 见本卷呕吐。

〔反胃〕**大半夏汤** 参 夏 蜜

〔血枯〕**滋血润肠丸** 地 芍 归 红花 桃仁 枳壳 大黄 韭汁冲服。

〔脾虚〕**补气健脾丸** 参 苓 芪 术 陈 夏 草 砂仁 姜 枣

〔通润〕**韭汁牛乳饮** 见一卷燥。

〔开关〕**启膈散** 沙参 丹参各三钱 茯苓一钱 川贝钱半 郁金五分 砂仁壳四分 荷叶蒂两枚 杵头糠五分 水煎， 虚加人参。

〔吐虫〕**河间雄黄散** 雄黄 瓜蒂 赤小豆各一钱 为末，每服五分，温水调，滴入狗油数匙，服下吐虫。

〔化痰〕**涤痰丸** 南星 半夏 枳壳 橘红 菖蒲 人参 茯苓 竹茹 甘草

〔痰热〕**清热二陈汤** 二陈汤加 人参 白术 山栀 竹茹 砂仁 麦冬各一钱 乌梅一枚 姜 枣

〔理气〕**乌龙丸** 九香虫半生半焙，一两 车前子炒 陈皮各四钱 白术五钱 杜仲酥炙，八钱 蜜丸。

〔降痰〕**枇杷叶煎** 枇杷叶 橘红各三钱 生姜五钱

〔滑润〕**五汁饮** 芦芽 荸荠 甘蔗 竹沥 姜汁 温服。又方：韭汁 梨汁 人乳 姜汁 藕汁

〔通补〕**利膈丸** 参 归 藿 枳 草 朴 木香 槟榔 大黄

〔止吐〕**汞硫散** 硫黄 水银 同研细如煤色，用陈酒姜汁调服，次日大便出黑物，即不吐。

〔反胃〕**丁香煮散** 丁香三七粒 莲肉二七粒，二味另研 生姜七片 黄秫米半合 水煮熟，去姜啜粥。

〔通治〕**狗宝散** 用六君子加狗宝，作散调服。

〔寒呕〕**千金五噎丸** 干姜 川椒 吴萸 桂心 细辛各一两 参 术各二两 陈 苓各两半 附子一枚

〔吐逆〕**千金五膈丸** 参 草各二两 麦冬三两 川椒 远志 桂心 细辛 干姜各一两 川附一枚

〔外治〕**啄木鸟膏** 啄木鸟去毛，和骨捣烂熬膏，入麝香一钱，蜜收，入磁罐，不时嗅之。

〔开膈〕**雄黄二豆丸** 乌梅二十个 硇砂 雄黄各二钱 乳香一钱 百草霜五钱 黑豆 绿豆各四十九粒 为末，和乌梅肉杵丸。

〔反胃〕**大七香丸** 香附 麦芽 砂仁 藿香 甘草 官桂 陈皮 丁香 甘松 乌药 蜜丸。

〔通治〕**五膈散** 参 术 蔻 夏 桔 草 沉香 枇杷叶 姜

〔润补〕**生姜汁煎** 姜汁 白蜜 牛酥各五两 人参 百合各二两 熬膏，人参百合汤下。

〔顺气〕**神香散** 丁香 蔻仁

〔润燥〕**膈噎膏** 人参 牛乳 蔗汁 梨汁 芦根汁 龙眼肉汁 姜汁 人乳 熬膏，蜜收。此缪仲淳秘方也。

〔豁痰〕**七圣汤** 半夏 黄连 白蔻 人参 茯苓 竹茹 生姜二片

## 噎膈脉案

蒋 色苍形瘦，是体质本属木火，食入脘阻呕沫。经言三阳结，谓之膈。夫三阳皆行津液，而肾实五液之主。有年肾水衰，三阳热结，腐浊不行，势必上犯，此格拒之由，香岩先生所谓阳结于上，阴衰于下也。通阳不用辛热，存阴勿以滋腻。一则瘦人虑虚其阴，一则浊沫可导而下。半夏青盐拌制、竹茹、蒌霜、熟地炭、杞子炭、牛膝炭、茯苓、薤白、姜汁。数服渐受粥饮，兼服牛乳数月不吐。

耿　年近古稀，两尺脉微，右关弦迟，气噎梗食，吐出涎沫，气平食入。夫弦为木旺，迟为胃寒。弦迟在右，胃受肝克，传化失司，治在泄肝温胃，痰水自降。丁香、益智仁煨、苏子霜、茯苓、青皮、砂仁、姜煨。数服痰气两平。

陈　酒客中虚，气阻成噎，必有蒸湿酿痰。脉来迟弱，中脘阳衰，饮米粥亦拒，得热酒辄行，明系阳微欲结。法宜通阳则胸脘得展，湿痰得降，而运纳有权。潞参、茯神、茯苓、砂仁、丁香、半夏姜制、广皮、姜、枣煎。数服，粥饮不拒矣。后再加干姜炮淡，二分、益智仁生研，数服胸舒而纳食。

某氏　因恼怒曾呕瘀血，已是肝逆。今胸痛吐沫，脉涩尺微，食入反出，火土两衰，蒸化无力，乃脾肾阳衰候也。然犯辛燥，又虞动血，择其辛温通降者宜之。韭子炒研、苏子、沙苑子、砂仁、降香汁冲、茯苓、半夏曲、益智子煨研，数服食进，痛沫悉止。

钟氏　脾胃阳衰，浊饮不降，食入胀痛，有吐逆反胃之虞。右脉濡涩，左脉弦。宜泄肝浊以通腑阳。厚朴姜制，五分、椒目六分、茯苓三钱、半夏姜制，钱半、苏子炒研，七分、枳壳炒、陈皮，加姜，此三因七气汤加法，气降则饮降矣。再服呕胀减，大便得通，嗣用温脾胃，兼辛通降逆。半夏、砂仁、韭子炒研、益智仁煨研、茯苓、石见穿、生姜。数服渐纳谷食矣。

丁　中年丧子，悲恍成噎，脘痛吐食。此清阳不旋，逆气不降，宜善自排遣，达观随化，非药石能愈之疴。贝母、郁金、茯神、制半夏、栝蒌、韭白汁、姜汁、苏子汁冲服。痛呕俱减。

族某　客冬怫悒吐食，粒米不纳，仅进粥饮。今春怯寒吐沫，二便俱少，脉细涩模糊，浊逆阳微，肝肾不主吸气。岂容再服萸、地酸腻，阅所服方，竟不识辛通大旨，仿两通厥阴、阳明主治为近理。苏子、杏仁、川贝、益智、橘白、潞参、茯苓、制半夏、姜汁、韭白汁冲服。数剂涎沫少，粥饮多进，间进牛乳，亦不吐。用香粳米炒黄、九香虫煎汤煨药，更适。转方用大半夏汤，谷食安而大便渐通。

## 翻胃脉案

某　长夏吐食，症属翻胃，服四君异功加炮姜、桂、附，不应。予谓五脏以守为补，六腑以通为补，此不易之经训。四君异功本脾药，非胃药，胃腑宣通则和，一与守中，必致壅逆，白术、炮姜皆守剂，且阳土喜柔凉，忌刚燥劫液，久吐则胃阴伤，须辛通使胃气下行则效。韭子炒研、杏仁、豆蔻衣、半夏、砂仁、太子参、姜汁粉、栝蒌仁。戒毋谷食，暂用面食，盖谷性阴而滞，面性阳而通，加意调养可瘥。

毕　嗜饮翻胃，面食颇安，谷食则越宿倾吐无余。此胃阳衰，酒食化痰，瘀浊不降故也。用通阳泄浊法，制半夏、茯苓、益智仁、干姜、陈皮、吴萸、砂仁。惜不能戒酒，故时发时愈云。

## 关 格 论 治

下不得出为关，二便俱闭也。上不得入为格，水浆吐逆也。下关上格，中焦气不升降，乃阴阳离绝之危候。景岳以此为阳亢阴竭，元海无根。症见粒米不能下咽，渴饮茶汤，少顷即吐，复饮复吐，热药入口随出，冷药过时亦出，大小便俱阻。关无出之由，格无入之理，急症难从缓治。《内经》以阴气太盛，则阳不能荣，故曰关；阳气太盛，则阴弗能荣，故曰格；阴阳俱盛，不得相荣，故曰关格。关格者不得尽期而死，因是症气逆于上，津涸于下，与噎膈反胃同，而势较骤，最忌燥热劫阴，法宜甘润滋液，生脉散加甜杏仁、玉竹等。或甘酸化阴。参、麦、阿胶、地黄、白芍、乌梅、牛膝等。如脉洪大者先降火，山栀、犀角、竹茹、黄连等。沉滑者先豁痰，大半夏汤。兼虚弦者先和阴，甘露饮去茵陈、黄芩。喘满者先降逆，降气汤去桂。阳结者先通痹，用半夏泻心汤加减。液

**166**

虚者主通润，一阴煎。真阴素亏者滋化源，大营煎。气血两不足者填虚损，大补元煎。尝治一老人，吐欲死，便不通，上格下关，用参、苓、归、芍、山药、牛膝、麦冬、百合等。吐止，用炒粳米汤，浓煨三阴煎调理，便通获愈，可以审所治矣。

## 关 格 脉 候

经言寸口主中，人迎主外，两者相应，俱往俱来若引绳，大小齐等。春夏人迎微大，秋冬寸口微大，如是者为平人。寸口即太阴气口。《内经》本以人迎察六腑之阳，气口察五脏之阴。若人迎盛至四倍，且大且数，名溢阳，为外格。此孤阳独存，水不济火，阴为阳格也。寸口盛至四倍，且大且数，名溢阴，为内关。

此元阴失附，气不归精，阳为阴关也。人迎气口俱盛，且大且数，为关格，与之短期。此阳气不藏，故阴中无阳，阴气不升，故阳中无阴，阴阳相离，死不治。越人以上鱼为溢，为外关内格；入尺为复，为内关外格。及仲景、东垣等，以在尺为关，在寸为格，皆与经背。

## 附　方

〔滋液〕　**生脉散**　见一卷暑。

〔豁痰〕　**大半夏汤**　参　夏　白蜜

〔和阴〕　**甘露饮**　见二卷衄血。

〔降逆〕　**降气汤**　见二卷失音。

〔通痞〕　**半夏泻心汤**　见一卷温。

〔液虚〕　**一阴煎**　见二卷咳嗽。

〔滋阴〕　**大营煎**　熟地三钱　当归　杞子　杜仲各二钱　牛膝钱半　肉桂　炙草各一钱

〔填虚〕　**大补元煎**　人参　山药　当归　杞子　杜仲各二钱　熟地三钱　萸肉　炙草各一钱

〔调理〕　**三阴煎**　见二卷汗。

## 诸 气 论 治

天地之气和，则沴戾不作。生人之气和，则诸疾不兴。其氤氤一身，有宗气、有卫气、有元气、有中气。宗气积于胸中，为气之海。卫气行于脉外，为营之护。元气根于脾土。中气出纳丹田。顾经云：百病皆生于气者。由六淫戕于外，七情战于中，则气之冲和者致偏，清纯者化浊，流利者反滞，顺行者多逆。如寒则气收，暑则气泄，喜则气缓，怒则气上，悲则气消，恐则气下，惊则气乱，思则气结，劳则气耗。清气在下，则生飧泄；浊气在上，则生䐜胀。甚则厥逆哕呃，痞呕噎膈，攻逐刺痛，无非气所主病。局方治法，通用辛香燥剂，然当审其虚实新久。如气虚宜培，用四君、补中、保元诸汤。气实宜泄，用七气、五磨、降气诸汤。新病胀满，宜辛通，用半夏、砂仁、枳壳、苏子、杏仁、生姜、蒜。久抱悒郁，宜温散，用越鞠丸去苍术、神曲，加木香、郁金、陈皮。肺气䐜郁，宜开，用桔梗、栝蒌、杏仁、枇杷叶、贝母、桑白皮。虚促宜敛，补肺汤。肝气升逆，宜降，青皮、枳壳、降香、厚朴、香附、苏子。燥急宜缓，白芍、甘草、木瓜、阿胶、生地、石斛。胆气郁滞，宜和，温胆汤。火热宜泄，丹皮、嫩桑叶、连翘、山栀、龙胆草、黄芩。胃气结燥，宜疏，苏梗、枳实、藿香、栝蒌、竹茹、木瓜。疠痛宜调，乌药、香附、半夏、丁香、广皮、煨姜。木火乘土，宜平。胆乘脾，戊己汤。肝乘胃，白芍、陈皮、枳壳、厚朴、乌梅、吴茱萸。腑不宜通，宜升降，正气散、降气汤。肾气厥逆，宜温，吴茱萸汤。三焦痞塞，宜运，丁香五套丸。六气失调，伤暑霍乱，清不升，浊不降，六和汤。七情气郁，喉间如絮，咯不出，咽不下，三因七气汤。气痞，半夏泻心汤。气结，沉香化气丸。气虚挟滞，异功散，寒者治中汤。挟痰，二陈汤加香附、枳壳。挟火，左金丸、龙胆泻肝汤、戊己丸、火郁汤。挟寒，乌沉汤。挟食，大和中饮，或保和丸。挟血瘀，血郁汤。噫嗳，代赭旋覆汤。呃逆，橘皮竹茹汤。刺痛，木香调气汤。膈噎，神香散、秘传膈噎膏。怒后胁满，解肝煎去砂仁，加山栀、金橘。暴怒气厥，人事不省，苏合香丸灌之。妇女血气攻冲，心腹猝痛，乌沉汤。大约气行则痛止，气调则血和。清者宜升，浊者宜降。郁则生火，滞则生痰。辛香暂用开导，燥热又易劫阴。以气本属阳，有余便是火。且上升之气，自肝而出，中挟相火，故气病多属肝逆犯胃，肝阳化风。再若冲脉失镇，丹田失纳，肺肾不交，喘促交至。治气者，当从此际参之。

## 诸 气 脉 候

下手脉沉，便知是气。其或沉滑，气兼痰饮。沉极则伏，涩弱难治。沉实有力宜辛散，沉弱少力宜温养。弦洪有火宜苦降，细涩无神宜甘缓。

## 附　　方

〔补气〕**四君子汤**　参　苓　术　草

〔补气〕**补中益气汤**　见一卷火。

〔补气〕**保元汤**　见一卷火。

〔理气〕**三因七气汤**　见二卷咳嗽。

〔温散〕**五磨饮**　槟榔　沉香　乌药　枳实　木香　磨汁加白酒。

〔降气〕**苏子降气汤**　见二卷失音。

〔解郁〕**越鞠丸**　香附　苍术　川芎　神曲　栀子　曲糊丸。

〔敛补〕**补肺汤**　参　芪　五味　紫菀各八分　熟地　桑皮各钱五分　水煎加白蜜。

〔降涎〕**温胆汤**　见一卷温。

〔乘脾〕**戊己汤**　参　苓　术　草　陈　芍

〔升降〕**正气散**　见一卷中风。

〔温理〕**吴茱萸汤**　茱萸　参　姜　枣

〔三焦〕**丁香五套丸**　丁香　木香　青皮　橘红各五钱　白术　茯苓　干姜　良姜各一两　南星　半夏各二两　汤浸蒸饼为丸。

〔伤暑〕**六和汤**　见一卷暑。

〔散痞〕**半夏泻心汤**　见一卷温。

〔散结〕**沉香化气丸**　大黄酒蒸　条芩各二两　人参　术各三两　沉香五钱，另研　前四味挫碎，用姜汁、竹沥，浸晒研末，

**169**

卷之三　诸气论治

类证治裁

和沉香末，神曲糊丸。

〔虚滞〕 **异功散** 见一卷中风。

〔温行〕 **治中汤** 见本卷饮食。

〔痰气〕 **二陈汤** 陈 夏 苓 甘草

〔火郁〕 **左金丸** 见一卷火。

〔肝火〕 **龙胆泻肝汤** 龙胆草 黄芩 栀子 泽泻 生地 木通 车前 当归 柴胡 甘草

〔肝火〕 **戊己丸** 见本卷饮食。

〔清泄〕 **火郁汤** 连翘 薄荷 黄芩 桃仁 麦冬 甘草 郁金 栝蒌 竹叶

〔温散〕 **乌沉汤** 乌药 沉香 人参各一两 炙草五钱 每服五钱，入姜三片，煎成，加盐一字。

〔消导〕 **大和中饮** 见本卷饮食。

〔消食〕 **保和丸** 见二卷痰饮。

〔理瘀〕 **血瘀汤** 丹皮 红曲 红花 降香 苏木 山楂 桃仁 韭汁 甲片

〔嗳气〕 **代赭旋覆汤** 见本卷呕吐。

〔呃忒〕 **橘皮竹茹汤** 见本卷呕吐。

〔止痛〕 **木香调气散** 见一卷中风。

〔噎膈〕 **神香散** 丁香 蔻仁

〔噎膈〕 **膈噎膏** 见本卷噎膈。

〔怒伤〕 **解肝煎** 陈 夏 苓 朴各钱半 苏叶 白芍各一钱 砂仁七分

〔气厥〕 **苏合香丸** 见一卷中风。

## 诸气脉案

本 头眩口苦，胆气泄也。胁痛入脘，肝气逆也。便不通爽，腑气结也。清胆热，降肝逆，以和腑气，用嫩桑叶、粉丹皮、生枣仁以泻少阳，枳壳、金橘皮、降香末以治厥阴，苏梗、郁李仁、谷芽以和阳明，白芍、木瓜缓中泻木为统治。服效。

张氏　气攻胸脘胀痛，身热口干便秘，寸脉浮长，关小数，此肺脾郁久化热，致津液不行，故便燥而艰也。用苦降法，枇杷叶、郁金汁、枳壳、杏仁、百合、麦冬、蒌霜、郁李仁、生蜜冲入。数服而平。

陈氏　气阻胸膈引背，食入胀痛，脐上瘕聚有形，脉来虚缓，胃逆不降少纳，五旬余得此，惧延中膈。宜缓攻，姑与辛通。制半夏、杏仁、陈皮、草蔻煨研、枳壳、砂仁壳、淡姜渣、延胡酒炒，韭白捣汁冲。四服而病若失。

龚氏　食入脘胀，微渴，便苦燥，腑气阻，津液不行。胃病治肝，误用牡蛎、赭石敛镇，兼乌药、香附辛温，瘕聚更增，下壅益甚，脉沉而驶。药忌温涩劫液阻隧，主辛滑通润，于腑病为宜。当归、杏仁、郁李仁、蒌仁俱研、橘白、苏梗、枳壳、淡苁蓉，韭白汁冲。数服愈。

本　久嗽气促，中夜必起坐，是亥子阳升，丹田不纳。今长夏每食必脐下气冲，涌吐无余。更由劳动阴火，扰胃劫痰，直上冲咽。先予降逆，苏子、橘红、枳壳、栝蒌、杏仁、降香、贝母，一啜吐止。议镇冲脉，青铅、坎炁、牛膝、山药、五味、熟地炭、茯神。三服气定嗽减。

张　运息强通督任，致动冲气，从阴股内廉入阴囊，抵关元，直上挟脐，升至中脘，气即停泊，偏绕右膈，冲咽欲呃。此震伤冲任经气，由丹田交会，入脘作呃。《灵枢》亦谓冲任并起胞中，为经络之海，其浮而外者，循腹右上行，会于咽喉也。此气升逆，神不自持，恍惚无寐，自汗神烦，身左虚堕，良由精血失涵，任乏担承，冲惯升逆，不呕不胀，无关脏腑，一切补脏通腑，奚由入络，拟镇养奇经。诊脉左右动数，仍防喘热耳。牛膝、黄肉俱酒炒炭、当归须酒拌，各一钱、熟地炭、龟甲心炙、杞子焙，各二钱、茯神、降香末各三钱、桂心三分，隔水煨冲。

## 肝气肝火肝风论治

凡上升之气，自肝而出。肝木性升散，不受遏郁，郁则经气逆，为嗳，为胀，为呕吐，为暴怒胁痛，为胸满不食，为飧泄，为癫疝，皆肝气横决也。且相火附木，木郁则化火，为吞酸胁痛，为狂，为痿，为厥，为痞，为呃噎，为失血，皆肝火冲激也。风依于木，木郁则化风，为眩，为晕，为舌麻，为耳鸣，为痉，为痹，为类中，皆肝风震动也。故诸病多自肝来，以其犯中宫之土，刚性难驯，挟风火之威，顶巅易到，药不可以刚燥投也。经曰：肝苦急，急食甘以缓之。肝欲散，急食辛以散之。用辛补之，酸泻之。古圣治肝，法尽于此。夫肝主藏血，血燥则肝急。凡肝阴不足，必得肾水以滋之，血液以濡之，味取甘凉，或主辛润，务遂其条畅之性，则郁者舒矣。凡肝阳有余，必需介属以潜之，柔静以摄之，味取酸收，或佐酸降，务清其营络之热，则升者伏矣。治肝气，先疏其郁，宜逍遥散。因怒动肝，小柴胡汤加山栀、青皮。嗳而吐沫，代赭旋覆汤。呕而胀满，三因七气汤加枳壳、木香。怒伤胁痛，生白芍、金橘皮、山栀、枳壳、郁金汁、降香末。肠鸣飧泄，则泄木安土，人参安胃散加半夏曲。癫疝肿硬，则导滞和肝，橘核丸加减。若气有余便是火，治肝火实，吞酸胁痛，左金丸、抑青丸。胁大痛引腰背，汗泄，忌辛燥耗气劫液，宜甘酸化阴，甘草、柏子仁、杞子、枣仁、阿胶、牡蛎、木瓜、生白芍、五味子、鳖甲、金橘皮。虚痛久痛必入络，宜理营络，旋覆花汤加当归须、丹皮、延胡、桃仁。湿热火盛，胁痛筋痿溲血，龙胆泻肝汤。火盛狂躁，胸痞咽阻便秘，当归龙荟丸。阴虚痿弱，虎潜丸去锁阳。厥逆，四逆散。痞满，半夏泻心汤。呃噎，橘皮竹茹汤。吐衄失血，犀角地黄汤加山栀、藕汁。至于肝阳化风，上扰清窍，则巅痛头晕，目眩耳鸣，心悸瘛烦，由营液内虚，水不涵木，火动痰升，其实无风可散，宜滋液和阳，复脉汤去姜、桂，或用熟地、白芍、杞子、茯神、枣仁、炒甘菊、霜桑叶、牡蛎、石斛、五味。其由肾虚阳浮者，宜填髓补精，阿胶、龟甲、淡菜、青盐、牛膝、萸肉、熟地、磁石。其由土弱木乘者，宜缓肝益胃，酸枣仁汤去川芎，加人参、山药、小麦。其因怒劳，致舌麻肢痹，筋惕肉瞤，由五志过极，阳亢阴衰，风从火出，宜柔润熄风，河间地黄饮子去桂、附、巴戟、菖蒲。其火风上郁，头重脘痹，宜清金肃降，杏仁、鲜菖蒲根、栝蒌、钩藤、菊叶、薄荷。其年高水亏，风火易升，头晕便秘，宜壮水滋燥，还少丹去杜仲、巴戟、楮实、茴香，加桑叶、黑芝麻、柏子仁、炒甘菊、茯神、牡蛎。其阳明络虚，风火易震，食少知饥，宜填实空际，人参、山药、炙草、牡蛎、枣仁、茯苓、白芍、南枣。大抵肝为刚脏，职司疏泄，用药不宜刚而宜柔，不宜伐而宜和，正仿《内经》治肝之旨也。

丹溪曰：病人自言冷气从下而上，非真冷也。此上升之气，自肝而出，中挟相火，自下而上。其热为甚，自觉冷者，火极似水，积热之甚也。阳亢阴微，故见此症。又曰：气从左边起，肝火也。宜左金丸。气从脐下起，阴火也。黄柏丸、坎离丸。气从足下起入腹，虚之极也。滋阴降火汤。外用津调附子末，涂涌泉，引热下行。

## 附　　方

〔疏郁〕**逍遥散**　见一卷火。

〔因怒〕**小柴胡汤**　见一卷温。

〔嗳气〕**代赭旋覆汤**　见本卷呕吐。

〔呕胀〕**三因七气汤**　见二卷咳嗽。

〔飧泄〕**人参安胃散**　参一钱　芪二钱　生草　炙草各五分　白芍七分　茯苓四分　陈皮三分　黄连二分

〔癞疝〕**橘核丸**　橘核　川楝　海带　海藻　昆布　桃仁各二两　延胡　厚朴　枳实　木通　桂心　木香各五钱

〔肝火〕**左金丸**　见一卷火症。

〔胁痛〕**抑青丸**　黄连一味，以茱萸汤浸一宿为丸。

〔理络〕**旋覆花汤**　见二卷痰饮。

〔火盛〕**龙胆泻肝汤**　见本卷诸气。

〔狂火〕**当归龙荟丸**　见一卷火。

〔痿弱〕**虎潜丸**　见一卷中风。

〔阳厥〕**四逆散**　柴胡　白芍　枳实　炙草

〔胸痞〕 **半夏泻心汤** 见一卷温。

〔呃逆〕 **橘皮竹茹汤** 见本卷呕吐。

〔吐衄〕 **犀角地黄汤** 见一卷温。

〔滋液〕 **复脉汤** 见一卷中风。

〔益胃〕 **酸枣仁汤** 见一卷中风。

〔类中〕 **地黄饮子** 见一卷中风。

〔老人〕 **还少丹** 见一卷中风。

〔阴火〕 **黄柏丸** 黄柏一味，酒炒水丸。

〔阴火〕 **坎离丸** 见一卷火。

〔滋火〕 **滋阴降火汤** 白芍一钱三分 当归一钱二分 熟地 麦冬 白术各一钱 生地八分 知母 黄柏 炙草各五分 陈皮七分 加姜、枣，水煎。

## 肝 气 脉 案

本 胁左隐痛，胸间动气，头晕肢麻，寐即舌干似辣，中夜自汗，清晨咳痰，便泻觉爽。肝阳挟风火上冒，侵犯脾土使然。秋深左关脉弦长牢实，医谓金弱木强，非时脉见，来春木必侮土，膈逆可忧，遂用滋肾镇肝，数十剂脉症未退。更医进胃爱丸，服后痰较少而泄气多，且皆健脾药，不能制肝阳，历冬并右脉亦弦劲，胸脘引痛。予谓前症自是肝阳肆横，但肝为刚脏，不任克制，专用滋清，恐又致痛为胀。若仿《内经》治肝以酸泻之法，自然柔伏矣。因用白芍、木瓜、乌梅、萸肉、五味、金橘、枣仁等，加牡蛎醋煅、橘络、木香、茯神、芝麻、小麦、桑枝膏为丸。服后左关渐软，不见弦长矣。且示以静摄戒怒节劳，右脉亦和，诸症渐除。

王 高年胸胁气阻痛，脉虚弦。用苦咸酸以泄降。厚朴姜汁制，五分、枳壳、旋覆花各钱半、牡蛎粉醋煅，二钱、白芍炒，三钱、木瓜八分、降香末二钱。三服肝逆已平，尚未嗜食，用甘凉以调胃阴。石斛二钱、麦冬钱半、甘草五分、茯苓、白芍、当归各二钱、小麦一撮、红枣五枚。五服全安。

沈氏　寒热食减，厥气攻注，痛连胸背，脉弦，左浮大。服平肝镇逆之剂，攻注稍缓，宿有胀症，曾用通腑法获痊。今惧其壅而成胀，兼用通镇，庶几善后之防。白云苓二钱、郁金、厚朴各六分、砂仁、乌药各八分、苏梗、枳壳汁，各钱半、代赭石、石决明各二钱。金器同煎，三五服愈。

何氏　肝郁失畅，循经则头项作胀，乘脾则痰浊化酸，入络则肌肉刺痛，腋下零湿，经信愆期，左关沉弦。治在疏肝，佐以渗湿，厚朴、香附、郁金、白芍、茯苓、金橘皮、山栀、钩藤、当归须。三四服诸症减，自述平昔肠鸣，必倾泻乃爽。亦木气乘土之咎，且肥人虑虚其阳。前方去郁金、山栀、加制半夏、炒白术、薏米、炙草。经亦调。

蔡　小腹气上冲膈，食下呕吐，寒热，便泻，溺痛。病久脉弦左虚，乃厥阴浊逆为吐，攻肠为泻。治在泄浊安胃，吴萸泡、川楝子酒蒸、小茴香酒炒、茯苓、车前子、橘核、白芍俱炒、生姜、半夏曲。数服诸症退，去吴萸、川楝子、车前子、生姜，加砂仁、炮姜、广皮。服愈。

束氏　经阻疑孕，胸痞呕酸，寒热胫冷，食减便难，两部沉弦。乃气逆浊踞，非恶阻病，宜和肝泄浊，吴萸、香附盐水炒、茯苓、厚朴、半夏俱姜汁炒、橘白、苏梗、枳壳、煨姜。三服前症渐平。

张　当春脉弦，肝木乘土，噫气，大便艰少，常欲入厕，皆肝气忽升忽降致之。青皮、旋覆花、降香、白芍、牡蛎、炙草、当归、半夏姜汁制。二服噫气平，大便不结，惟睾丸注痛，加橘核酒炒。服全瘳。

丁　神伤思虑则肉脱，意伤忧愁则肢废。高年忧思菀结，损动肝脾，右胁气痛，攻胸引背，不能平卧，气粗液夺，食少便难。由肝胃不和，腑不司降，耳鸣肢麻，体瘦脉弦，风动阳升，脂肉消铄，有晕仆之惧。香岩谓肝为刚脏，忌用刚药。仲景法肝病治胃，是有取乎酸泄通降之品矣。白芍、木瓜、牡蛎、金橘皮、苏子、蒌仁、杏仁、归须、枳壳，再服颇适。然症由情怀内起，宜娱情善调，不宜专恃药饵也。

陈　胁胀胸痛呕吐，肝气上升，阳明当其冲，必犯脘倾液而出。脉左迟虚，右弦小，阴疟宿恙未愈。治在益胃和肝，勿使疟厥。白芍、茯苓各二钱、制厚朴六分、制半夏钱半、橘白、枳壳各一钱、砂仁连壳八分、乌梅二枚、煨姜二片。数服胀痛若失，阴疟亦瘳。

於　先由吞酸，渐次胸胁满闷，食后必吐，病因肝郁失畅，延至木气犯土，水浊不降，势必溺少便结，肝乘胃反矣。苦降逆辛泄浊主之，制厚朴、吴萸、干姜、苏子炒研，各五分、枳壳、降香末、半夏曲各钱半、茯苓二钱、椒目十粒。数服渐安。

潘　少腹本厥阴部分，疼痛不已，利下粘腻如鱼脑，又呕紫血甚多，继以鲜红，夜烦不寐，足厥冷，左脉虚弦，右虚小。此土受木侮，必饮啖后郁勃动肝，厥阴凌犯中下焦，清浊互伤，呕利并剧，节交雨水，风阳猝乘，药忌刚燥，但柔肝熄风缓痛为宜，阿胶水煨、白芍、木香、小茴香盐水炒、香附醋炒、延胡酒炒、茯神。一服血止，痛利大减，足亦和。再加炮姜、黑楂肉服，症悉平。改用潞参、茯苓、白芍、山药、炙草、砂仁、诃子肉、粳米、枣肉，调脾而食进。但呕利伤阴，精神未复，因事忼触，寒热烦痛，按捶略爽，是营卫流行之机，未免钝窒矣。且咳喘痰灰，肾虚气少摄纳，必补中则营卫自和，摄肾则喘嗽可定。潞参、炙芪、归身、炙草、茯神、五味、山药、骨脂、核桃肉、沙苑子。渐次调理向安。

从侄　左乳下一缕气升，热痛至项，明是肝阳郁久致然。恰当暑湿炎蒸，每岁屡发，本由怫悒，肝久失畅，经隧痰气阻塞，致肺胃不主升降。痞暖吞酸，大便忽溏忽硬，脉来沉涩。仿丹溪越鞠丸，山栀、川芎、神曲、香附醋炒、蒌仁、旋覆花、杏仁、贝母、枳壳。煎服辄安。

严　中年气从季胁横攻中上脘，呕沫失血，年余未愈。近日食少神衰，服燕窝汤滋胀，两关虚缓，冷涩上泛。此肝浊瘀滞，久则入络致满，宜辛温泄浊，吴萸盐水炒、半夏姜制、广皮、延胡酒焙、厚朴姜制、茯苓、降香末、当归须。二服冷涩痛胀悉止。但阳衰胫冷，法在益阳，去吴萸加桂枝、炮姜、草果煨等。三剂食进。

吴　冬初由水泻后腹胀，是脏寒生满，脉虚食少。治先温通理阳，用益智、炮姜、潞参、茯苓、制半夏、缩砂壳、广皮、陈粳米煎汤服。数剂颇适。晚餐少运化，加神曲、鸡内金俱炒，胀宽。冬季因怫逆动肝，胁腹胀痛，寒热，脉微数。转方用白芍、当归、潞参、苏梗、鲜橘叶、缩砂壳、郁金汁，两合肝胃，痛缓药停。春正上脘痛呕沫，由肝邪乘胃，胃气失降则胀壅，肝阳上升则呕痛，因肝为刚脏，法当柔以软之，甘以缓之。且肝阴久亏，触事生怒，脾元不复，病先肉脱。劣手竟用赭石重镇，桂心刚制，炒术壅气，兼蒺藜、青皮疏肝伐肝，一啜烦躁大痛，再剂胁如刀割，腹绞痛欲绝。予闻，拟甘润柔剂，用阿胶、鸡蛋黄、白芍、甘草、枣仁、当归、饴糖等。遥寄片纸，药未及撮而殁。志此为以刚治刚，好言平肝者鉴。

## 肝 火 脉 案

赵　左胁痛，脉洪耳鸣，时呕胀腹痛。皆肝火焮腾，浊瘀不肯泄降。宜戒怒节饮可愈，仿栀萸汤，山栀姜汁炒、黄连吴茱萸汁炒、白芍、牡蛎生杵、丹皮、金橘皮。服效。

## 肝 风 脉 案

本　麻醒舌干辣，华池[①]津不上朝，头眩耳鸣，肢麻胁痛，肝风内震，腹满肠鸣，晨泻不爽，木气直犯中宫矣。左关浮弦，右浮滑，痰嗽不利，太阴受戕，有年，须防类中。晨服方，运脾阳以利湿，生白术、茯苓、半夏青盐制、炙草、薏米炒、砂仁、益智仁煨、山药炒、小麦。晚服方，养肝阴以熄风，阿胶水化、杞子、茯神、麦冬、石斛、白芍、桑枝、甘菊炒、黑芝麻、牡蛎

---

①华池：即口腔。《养生经》："口为华池"。

粉。寐后，用柿霜二匙含舌下，以生廉泉之津。服效。

**沈氏** 当夏郁怒不寐，五更起坐，倏然头摇手战，目闭耳鸣，晕绝身冷。此怒动肝阳，内风挟痰火上冒也。急煎淡青盐汤以降风火，一啜即醒。用牡蛎、钩藤、山枝、桑叶、白芍、茯神、菊花炒，二服神志已清。转方用熟地黄炒、杞子焙、石斛、枣仁炒、龟板炙、牡蛎粉、磁石，镇补肝阴而安。

**沃** 烦劳伤阳，阳气化风上巅，两太阳刺痛，耳鸣口干，寒热不寐，自汗便泻，下元疲乏，脉模糊。治先熄风镇阳。甘菊炒、荷叶、磁石、牡蛎粉、茯神、甘杞子焙、熟地炭、白芍、五味炒。数服诸症向安。惟不嗜味微嗽，加甜杏仁、潞参、莲、枣，以补脾肺，原方去前四味，嗣用丸方牡蛎粉、淡菜、首乌、熟地、杞子、牛膝酒蒸、五味焙、阿胶水化，和炼蜜丸。以滋填下元，匝月而愈。

# 郁 症 论 治

凡病无不起于郁者，如气运之乖和也，则五郁之病生。经言木郁达之，宜吐。火郁发之，升散。土郁夺之，攻下。金郁泄之，解表利小便。水郁折之，制其冲逆。此论胜复之变。情志之怫抑也，则六郁之病作。经言怵惕思虑则伤神，忧愁不解则伤意，悲哀动中则伤魂，喜乐无极则伤魄，盛怒不止则伤志，恐惧不解则伤精。此论气血之损。又言尝贵后贱，虽不中邪，病从内生，名曰脱营。尝富后贫，名曰失精，以及病发心脾，不得隐曲，思想无穷，所愿不得，皆情志之郁也。夫六气外来之郁，多伤经腑，如寒火湿热痰食，皆可以消散解。若思忧悲惊怒恐之郁伤气血，多损脏阴，可徒以消散治乎！七情内起之郁，始而伤气，继必及血，终乃成劳，主治宜苦辛凉润宜通。苦能泄热，辛能理气，凉润能濡燥，宣通能解结，用剂必气味相投，乃可取效。以郁为燥邪，必肺气失宣，不能升降。中气日结，不能运纳，至血液日涸，肌消骨蒸，经闭失调，乳岩项疬，而郁劳之症成，不止血嗽气膈，狂癫失志而已。今分条列治，如思郁伤脾，气结，宜郁金、贝母、当归、柏子仁、桔梗、木香汁。思郁伤神，精滑，神伤必不摄肾，故遗精淋浊，固阴煎。思郁伤肝，潮热，逍遥散。思郁伤心脾，失血，归脾汤去白术，加白芍。忧郁伤肺，气阻，杏仁、栝蒌皮、郁金、枳壳、枇杷叶、竹沥、姜汁、半夏。忧郁伤中食少，七福饮去熟地，加砂仁。悲忧脏躁欲泣，甘麦大枣汤。惊郁胆怯欲迷，人参、枣仁、茯神、龙骨、石菖蒲、南枣、小麦。惊郁神乱欲狂，清心温胆汤。怒郁肝伤气逆，解肝煎。怒郁火升动血，化肝煎。恐郁阳消精怯，八味丸加减，或鹿角胶酒化服。诸郁久，风阳内生，眩悸咽痛，宜阿胶、生地、石斛、茯神、牡蛎、白芍、麦冬、甘草。气郁脉沉而涩，七气汤。血郁脉涩而芤，四物化郁汤。气郁生涎心悸，温胆汤。血郁络伤胁痛，金铃子散加桃仁、归须、郁金、降真香。肺脾郁，营损肌瘦，养营汤去桂心，减熟地黄。心脾郁，怔忡崩漏，归脾汤。肝胆郁，血燥结核，加味逍遥散。若嘈杂吞酸，逍遥佐金汤。脾胃郁，气噫哕呃，金匮麦门冬汤加竹茹、丁香。三焦郁，口干不食，栀子仁姜汁浸炒黑研细，以人参、麦冬、乌梅煎汤服。若夫六气之火郁，散之，火郁汤。寒郁成热，泻之，羚羊角、山栀、生白芍、丹皮、川黄连、川石斛。湿郁除之，除湿汤、平胃散。痰郁涤之，润下丸，或二陈汤加海石、栝蒌、贝母、竹沥。食郁消之，保和丸。通治诸郁，用越鞠丸、六郁汤加减。阴阳壅滞，气不升降，沉香降气散。妇人咽中如有炙脔，咯不出，咽不下，半夏厚朴汤。凡怀抱不舒，遭遇不遂，以及怨旷积想在心，莫能排解，种种郁悒，各推其原以治之。然以情病者，当以理遣以命安。若不能怡情放怀，至积郁成劳，草本无能为挽矣，岂可借合欢捐忿，萱草忘忧也哉！

　　丹溪立越鞠丸，以治六郁，用香附理气，川芎调血，苍术去湿，山栀泄火，神曲疗食，有痰加贝母。开郁利气为主。谓气郁则湿郁，湿郁则热郁，热郁则痰郁，痰郁则血郁，血郁则食郁，相因为病。赵养葵云：东方生木，火气附焉。木郁则土郁，土郁则金郁，金郁则水郁，五行相因之理。与以逍遥散治木郁，诸郁皆因而愈，甚者方中加左金丸。以黄连治心火，吴茱萸气燥，肝之气亦燥，同气相求而佐金以制木，此佐金之所以得名也。继用六味丸加柴胡、白芍以滋水生木，木火郁舒，土亦滋润，金水相生矣。

## 郁症脉候

郁脉多沉伏，或结促，或沉涩。郁在肝肾见于左，郁在心脾见于右。气血食积痰饮，一有留滞，脉必止涩，但须有神，有神有胃气也。郁脉虽沉伏结促，有气可散，气通则和。若牢革弦不和，正气先伤，无气可散，即调补难效，况误行耗气药乎！所以郁症得弦强脉者，多成虚损。《医通》

## 附　方

〔通治〕**越鞠丸**　见本卷诸气。

〔诸郁〕**六郁丸**　香附二钱　橘红　苍术　抚芎　半夏各一钱　赤苓　山栀各七分　炙草　砂仁各五分　姜三片　气加木香、乌药、紫苏、砂仁。湿加薏苡、白术。热加黄芩，倍山栀。痰加南星、枳壳。血加红花、丹皮。食加山楂、神曲、麦芽。

〔精滑〕**固阴煎**　见二卷脱。

〔潮热〕**逍遥散**　见一卷火。

〔失血〕**归脾汤**　见二卷劳瘵。

〔食少〕**七福饮**　参　地各三钱　当归　枣仁各二钱　白术钱半　炙草　远志各五分

〔悲郁〕**甘麦大枣汤**　甘草　小麦　大枣

〔惊狂〕**清心温胆汤**　陈　夏　苓　草　竹茹　枳实　姜参　术　归　芍　黄连　麦冬　远志　菖蒲　香附

〔怒郁〕**解肝煎**　见本卷诸气。

〔伤肝〕**化肝煎**　见二卷血。

〔恐郁〕**八味丸**　见一卷中风。

〔气郁〕**七气汤**　见二卷咳嗽。

〔豁痰〕**七圣汤**　半夏　黄连　白蔻　人参　茯苓　竹茹　生姜二片

〔血郁〕**四物化郁汤**　地　芍　归　芎　桃仁　红花　香附

青黛

〔气郁〕**温胆汤** 见一卷温。

〔伤络〕**金铃子散** 金铃子 延胡索各一两 每服三钱，酒调下。

〔营损〕**人参养营汤** 见二卷劳瘵。

〔吞酸〕**左金丸** 黄连 吴萸

〔胃郁〕**金匮麦门冬汤** 见一卷燥。

〔散火〕**火郁汤** 见一卷火。

〔湿郁〕**除湿汤** 茅术四钱 防风二钱 茯苓 白术 白芍各一钱 姜 枣

〔湿郁〕**平胃散** 见一卷湿。

〔痰郁〕**润下丸** 芩 连 星 草各一两 半夏二两 橘红八两用盐五钱，水化，浸橘红煮干，焙，共研，蒸饼为丸。

〔消痰〕**二陈汤** 陈 夏 苓 草 姜

〔食郁〕**保和丸** 见二卷痰饮。

〔气滞〕**沉香降气散** 沉香二钱八分 砂仁七钱半 香附六两二钱半 炙草五钱半 每服二钱，姜汤下。

〔妇郁〕**半夏厚朴汤** 即七气汤。

〔治木〕**达郁汤** 升麻 柴胡 川芎 香附 桑皮 橘叶 蒺藜

〔治火〕**火郁汤** 见本卷诸气。

〔治火〕**发郁汤** 见一卷火。

〔治湿〕**湿郁汤** 术 朴 苓 夏 芎 羌 独 草 苍术 香附 姜

〔治土〕**夺郁汤** 藿香 苍术 香附 陈皮 砂仁 草果 苏梗 省头草 姜

〔治痰〕**痰郁汤** 杏 蒌 枳 陈 苓 草 香附 浮石 苏子

〔治金〕**泄郁汤** 紫菀 贝母 桔梗 沙参 香附 砂仁 白蒺藜

**181**

〔治食〕 **食郁汤** 神曲 枳壳 香附 砂仁 栀 朴 芎 陈 草

〔治水〕 **折郁汤** 白术 茯苓 猪苓 泽泻 肉桂 丁香 木通 白蔻仁

〔治血〕 **血郁汤** 见本卷诸气。

## 郁 脉 案

本 谋虑不遂，胆郁生火。春季目眶红晕，惊悸，口渴溺黄，见闻错妄，脉洪疾。用龙胆泻肝汤去芩、柴、通、泽，加丹皮、白芍、赤苓、生枣仁。二服已定，再用平调之剂而安。

刘 年高胸闷，气从下焦逆上，饥不思食，此必郁怒致病。右关脉浮长过本位，两尺搏大，显然气逆不降，少阳司令得此，有膈噎吐沫之忧。郁金、栝蒌皮、前胡、枳壳、苏子、青皮、降香末、郁李仁。数服效。

眭氏 食后脘痞呕酸，口燥鼻衄，经四月乃行。沉绵十载，由气分延及血分，乃肝郁不舒，致浊升血逆，有终身绝孕之累。生香附、吴萸黄连汁炒、黑山栀、茯苓、苏子、郁金、泽兰。数服痞呕渐减，去香附、吴萸，加丹皮、白芍、当归、延胡俱酒炒、椒目。数服经行。再加金橘皮、木香汁，加减前药为丸。渐平。

王氏 病久怀抱悒郁，脉细涩少神，左尤甚。呕酸食胀，胃阳不舒，左耳项痛连发际。虚阳上攻，胆气横溢，木郁土衰，必至便秘经阻。用吴萸汤去姜、枣，加制半夏、橘白、茯苓、枳壳、甘菊、钩藤、嫩桑叶，三服甚适。去吴萸，加谷芽、益智、当归，又数服，诸症渐除。

谢氏 右腋气瘤碗大，经先期，至则浑身牵痛，结缡十载，从未孕育。头晕带下，食后吐酸，脉沉弦。症由郁久伤肝，肝经气逆，致生风火，动血震络，腑气失降，呕眩浊逆，营卫失调，脉隧阻痹。治用两通厥阴、阳明法。黄连、山栀俱姜汁炒、香附童便制、枳壳、郁金、茯苓、当归、贝母、橘络、丝瓜络，数服症减。改用

182

加味逍遥散去柴胡、白术，加贝母、郁金汁，合胶艾汤。数服而经渐调。

邹氏　因丧女哀悒，渐次胁痞，食入胀加，痰浊不降，呕苦便溏，脉虚迟。此悲愁郁损生阳，致气窒浊壅，治在泄肝温胃。仿吴茱萸汤，吴萸、干姜各五分、制半夏、茯苓各二钱、枳壳、砂仁壳、橘白、乌药各八分。三服呕止胀宽食进。改用通腑利湿。大腹皮洗净，二钱、厚朴五分、半夏曲八分、椒目十五粒、茯苓二钱、砂仁壳八分、煨姜钱半。数服而安。

# 呃 逆 论 治

呃逆症，气逆于下，直冲于上，作呃忒声，由肺胃气不主降，肝肾气不主吸故也。《内经》谓之哕。《内经》治哕之法，以草刺鼻嚏而已，无息而疾引之，立已。大惊之，亦可已。今谓之呃，其症因寒火痰食，以及伤寒、吐利、病后、产后多有之。举其纲，则寒呃、热呃、虚脱呃，三者括之而已。寒呃宜温宜散，寒去而气自舒；热呃宜降宜清，火静而气自平。古方用柿蒂，取其苦温降逆。济生加丁香、生姜，取其开郁散痰，乃从治之法。虚脱呃则非大补真元，必难镇摄也。其寒滞为呃者，阴凝浊逆，丁香散、二陈汤、橘皮干姜汤。其肺痹为呃者，咽阻胸闷，枇杷叶、川贝母、郁金，白通草、杏仁、淡豆豉。其胃火为呃者，脉实便坚，安胃饮。其胃虚为呃者，虚阳上逆，橘皮竹茹汤、旋覆代赭汤。其怒动肝火者，胁痛吐酸，佐金汤加白芍、山栀、金器。金器取镇逆以平肝。其气逆作呃者，肝邪乘胃，旋覆代赭汤加降香。其痰滞为呃者，饮停气阻，丁香二陈汤。其食滞为呃者，腹痛嗳腐。养胃汤去蔻、附、肉果，或大和中饮去干姜、泽泻。伤寒少阳症哕逆者，半表半里，气为邪抑，小柴胡汤，或柴陈煎。寒加丁香，火加黄芩。伤寒阳明症失下内热，三焦干格，阴道不行，气冲作呃者，宜去火，白虎汤，竹叶石膏汤加减；去闭，承气汤。逆气降，哕自止。其吐利后，胃虚膈热而呃者，橘皮竹茹汤加川贝。其病后发呃者，察其中虚，必补脾；察其阴虚，必补肾。大补元煎，右归饮。其中焦脾胃虚寒，气滞为呃者，丁香柿蒂散，或理中汤、温胃饮，俱加丁香。其下焦虚寒，肝肾不能畅达，或虚人元阳无力，易为遏抑而致呃者，归气饮，或理阴煎加丁香。丹溪谓呃逆因肝肾阴虚，气从脐下直冲于口，由相火挟冲气上逆者，用大补阴丸，峻补真阴，承制相火。东垣谓阴火上冲，吸气不得入，胃脉反逆，阴中伏阳，即为呃。用滋肾丸，壮水制火，引以归源，以泻阴中伏热。此阳虚阴虚之辨，所当详审施治者也。产后呃逆，最危，四逆汤加人参，羌活附子汤，或桂心五钱，姜汁三合水煎。急灸期门左穴，艾柱如豆大。《医通》曰：平人饮热汤，及食椒姜即呃者，此胃有寒痰死血也。死血，用韭汁、童便、下越鞠丸。虚人，用理中汤加蓬术、桃仁，痰加茯苓、半夏。盖呃逆皆是寒热错杂，二气相搏，故治之亦多寒热相兼之剂，如丁香柿蒂并投之类。试观平人冷呃，令其思想则止，思则脾火气乘而胃和矣。

## 呃逆脉候

呃逆，如身强气盛，脉见滑实者，多宜清降。若声小气微，脉见微弱者，多宜温补。

## 附　方

〔寒滞〕**丁香散** 丁香　柿蒂各一钱　青皮　陈皮　炙草良姜各五分

〔消痰〕**二陈汤** 夏　陈　苓　草　姜　加丁香，名丁香二陈汤。

〔寒呃〕**橘皮干姜汤** 橘皮　通草各钱半　参　桂各一钱干姜　炙草各五分

〔火呃〕**安胃饮** 见本卷脾胃。

〔热呃〕**橘皮竹茹汤** 见本卷呕吐。

〔气逆〕**旋覆代赭汤** 见本卷呕吐。

〔肝火〕**左金汤** 黄连　吴萸

〔食滞〕**养胃汤** 藿　朴　苓　夏各一钱半　肉果　人参白术　陈皮各一钱　丁香　砂仁　蔻仁　沉香各七分　麦芽　神

曲 甘草各一钱 川附三分

〔消食〕**大和中饮** 见本卷饮食。

〔少阳〕**小柴胡汤** 见一卷温。

〔少阳〕**柴陈煎** 即二陈汤加柴胡。

〔阳明〕**白虎汤** 见一卷中风。

〔胃火〕**竹叶石膏汤** 见一卷伤风。

〔补脾〕**大补元煎** 见一卷中风。

〔补肾〕**右归饮** 见二卷虚损。

〔气滞〕**丁香柿蒂散** 丁香 柿蒂 良姜 参 夏 陈 苓 草

〔虚寒〕**理中汤** 见一卷中风。

〔胃寒〕**温胃饮** 见一卷中风。

〔阳虚〕**归气饮** 熟地三钱 茯苓 扁豆各三钱 藿香钱半 炮姜 丁香 陈皮各一钱 炙草八分

〔阴阳〕**理阴煎** 见二卷咳嗽。

〔阴虚〕**大补阴丸** 见一卷火。

〔泻热〕**滋肾丸** 见一卷火。

〔产后〕**四逆汤** 附子 干姜 甘草

〔感寒〕**羌活附子汤** 羌活 附子 炮姜各一钱 茴香八分 丁香五分

〔死血〕**越鞠丸** 见本卷诸气。

## 呃脉案

潘 呃逆连声，日夜不止。医用丁香柿蒂散加白蔻、木香、刀豆荚之属，随止随发，闷绝而苏，坐不能卧。诊其脉虚浮而疾，逆气自丹田上升，直犯清道，此肝邪犯胃也。丁、蒂、蔻、香，辛温助火，何济于事。用重以镇逆法，旋覆代赭汤去人参，加石决明醋煅、刺蒺藜醋炒以泻肝，半夏青盐制以降痰，沉香磨汁以下气。一啜逆气镇定，神安熟寐。梦一老妪，引小儿以手捋其左胁曰：愈矣。醒而呃逆大减，再剂若失。问所梦何人，予曰此镇肝而心脾之神得安也。盖脾之神黄婆，心之神婴儿云。

薛　痰火呃逆，身热咳嗽，脉浮数。此肺受火灼，膈上痰结，遂失肃清下降之权。治用苦辛降逆，橘皮竹茹汤去参、草，加山栀、杏仁、前胡、贝母、栝蒌、豆豉、郁金汁，再剂悉平。

潘　冬初寒热自利，烦渴不寐，呕吐浊痰，右脉小数模糊，左关弦而微劲。是协热下利，胃虚木欲乘土，必作哕逆。治先表里清解，仿景岳柴陈煎，柴胡、黄芩、半夏曲、茯苓、陈皮、栝蒌、枳壳、姜，寒热退，烦渴解，而呃果作。此系浊痰不降，木气上升，宜降痰兼镇逆。用苏子、杏仁俱炒研、橘红、竹茹、茯苓、赭石、石决明醋煅研、姜汁。一服左关脉平，再服呃逆亦定。惟右关虚，乃商镇补中宫法，所谓胃虚则呃也。用山药、扁豆、薏仁俱炒、炙草、半夏、陈皮、茯苓、沉香汁，呃平。但宵分少寐，上脘略闷，则痰沫随气上泛，呃仍间作。治用通摄，佐以运脾，所谓脾能为胃行其津液也。蒌仁、煨姜、薏米生、茯神、橘白、砂仁、半夏、莲子。气平呃止思食，前方去蒌仁，加潞参、山药、枣仁，健饭如初。

包　呃逆呕沫，食后为剧，是肝胃病。据述阴疟愈后，夏秋浴池，兼啖生冷，遂致呕呃，不时寒凛。夫肺主皮毛，水寒外袭。感病在经，胃主通纳，生冷伤阳，气随浊逆，怯寒乃肺卫虚，非在经客邪。仲景以呕涎沫为肝病，肝病必犯阳明胃腑。先用温通泄浊，吴茱萸汤加半夏、椒目，呕逆止。再用旋覆代赭汤而呃平。

桂　病后脉虚疾，左关尺尤骎，胃虚呃逆，必肝肾之气上奔，而阳明当其冲，因作呃也。化痰利气，是开其道矣。有年体虚，法当镇摄。牡蛎醋煅，三钱、石决明煅研，二钱、赭石钱半、竹茹二钱、潞参、降香末各三钱。一服呃止。再剂去决明、赭石，加茯神、枣仁、远志、山药。服，脉亦和。

## 嘈症论治

嘈症属胃，俗云心嘈，非也。其状似饥非饥，似痛非痛，脘中懊恢不安，或兼嗳气痞闷，渐至吞酸停饮，胸前隐痛。丹溪谓皆痰火为患，或食郁有热。华岫云谓脾属阴主血，胃属阳主气。胃易燥，全赖脾阴以和之；脾易湿，必赖胃阳以运之。合冲和之德，为后天生化之源。若胃过燥，则嘈杂似饥，得食暂止。治当以凉润养胃阴，如天冬、麦冬、玉竹、柏子仁、石斛、莲、枣之品。或稍佐微酸，如白芍、枣仁、木瓜之属。若热病后，胃津未复，亦易虚嘈。治当以甘凉生胃液，如生熟地黄、当归、沙参、蔗汁之属。或但调其饮食，凡甘滑之类。若胃有痰火，或恶心吞酸，微烦少寐，似饥非饥，治宜清火，如黄连、山栀，俱用姜汁炒，及芩、芍、竹茹等。稍佐降痰，如二陈汤，及橘红、半夏曲。又有脾胃阳衰，积饮内聚，似酸非酸，似辣非辣，治宜温通，外台茯苓饮加减。但由脾虚，饮食不化，吐沫嗳腐，治宜健运，六君子汤加砂仁、鸡内金。或肝火作酸，左金丸。嘈杂醋心，吴茱萸汤。食后嗳腐，保和丸。湿痰阻气，气郁汤。妇女悒郁胸嘈，逍遥散下左金丸。血虚心嘈，宜地黄、白芍、天冬、麦冬、茯神、枣仁等。大抵脉洪数者多火，宜姜汁炒山栀、川连等。脉滑大者多痰，宜导痰汤加芩、栀、竹茹等。脉沉弦者多郁，越鞠丸。又有过用消克药，饥不能食，精神渐减，异功散加白芍、红枣、莲子、枣仁。皆嘈症所当审治者。

《医通》曰：嘈杂与吞酸一类，皆由肝气不舒，木挟相火以乘脾土，胃之精微不行，浊液攒聚，为痰为饮，都从木气化酸，肝木摇动中土，中土扰扰不安，故嘈杂如饥，求食自救，得食稍止，止则复作。盖土虚不禁木所摇，治法必补脾运痰，土厚载物，则风木自安，不必伐肝，但以六君子汤为专药，若火盛作酸，加吴茱萸、川黄连。若不开郁补土，务攻其痰，久久致虚，必变反胃、痞满、眩晕等病矣。

## 附　方

〔降痰〕 **二陈汤** 见一卷中风。
〔温通〕 **外台茯苓饮** 见一卷中风
〔健运〕 **六君子汤** 参　苓　术　草 加陈皮，名异功散。

再加半夏，名六君子汤。

〔平肝〕 **左金丸** 见一卷火。

〔降浊〕 **吴茱萸汤** 茱萸一味。

〔消导〕 **保和丸** 见二卷痰饮。

〔开郁〕 **气郁汤** 苓 夏 芎 陈 贝 栀 草 香附 苍术 木香 槟榔 紫苏

〔散郁〕 **逍遥散** 见一卷火。

〔降痰〕 **导痰汤** 见一卷中风。

〔治郁〕 **越鞠丸** 见本卷诸气。

# 嗳气论治

嗳气，即《内经》所谓噫也。经言脾病善噫。又言寒气客于胃，厥逆，从下上散，复出于胃，故为噫。后人因谓脾胃气滞，起自中焦，出于上焦。凡病后，及老人脾胃虚弱者多有之。顾亦有肝气逆乘，嗳酸作饱，心下痞鞕，噫气不除者。仲景谓胃虚，客气上升，必假重坠以镇逆，旋覆代赭汤。亦有肺气失降而作嗳者，苏子降气汤去桂，加杏仁、贝母之属。其胃虚气滞而作嗳者，十味保和汤。其胃寒气滞而作嗳者，和胃煎。其胃虚呕痰嗳气者，和胃二陈煎。其胃寒饮食难化，时作虚饱嗳气者，养中煎，或理中丸。如脾肾虚寒，命门火衰，浊阴不降，致痞满嗳气者，理阴煎加减。如胃有痰火嗳气者，星夏栀子汤。专由脾胃阳虚，中气为阴邪阻格者，和中为要，健脾散。若木来乘土，厥逆上干之气，非镇制不能遏也。

# 附　方

〔镇逆〕 **旋覆代赭汤** 见本卷呕吐。

〔降气〕 **苏子降气汤** 见二卷失音。

〔虚滞〕 **十味保和汤** 参 术 苓 夏 陈 藿 草 香附 砂仁 木香

〔寒滞〕 **和胃煎** 朴 陈 姜 草 或加苓、夏、丁香、木香、砂仁、藿香亦可。

　〔驱痰〕**和胃二陈汤**　见本卷饮食。

　〔虚饱〕**养中煎**　见本卷饮食。

　〔温中〕**理中丸**　见一卷中风。

　〔火衰〕**理阴煎**　见二卷咳嗽。

　〔痰火〕**星夏栀子汤**　半夏　南星　香附　石膏　栀子

　〔和中〕**健脾散**　人参　白术　丁香　藿香　砂仁　肉果
神曲　炙草　姜　枣

## 嗳 脉 案

　　侄　左胁痞闷，上撑胸臆，频嗳不舒。按丹溪云：凡上升之
气，自肝而出。左胁肝部也，痞而上逆，必犯胃。仿仲景旋覆代
赭汤，成氏所谓咸以软坚，重以镇逆也。代赭汤去甘草、姜、
枣，加广皮、栝蒌皮、枳壳俱麸炒。三服而愈。

## 痞 满 论 治

　　心下满而鞕痛，为结胸；满而不痛，为痞。痞则闭而不开，
满则闷而不舒。病在胸膈气分，而外不胀急，但不知饥，不欲
食，脉缓弱，或虚弦，不宜过用消耗，重损元气。经云：太阴所
至为痞满。《保命集》曰：脾不能行气于肺胃，结而不散，则为
痞。伤寒之痞，从外之内，故宜苦泄。杂病之痞，从内之外，故
宜辛散。治伤寒热痞，用苦寒药，大黄黄连泻心汤。治伤寒阴阳不
和而痞，兼用寒热药，三黄加附子汤。治伤寒阴盛阳虚而痞，则辛
甘药多，而苦寒药少。半夏、甘草、生姜诸泻心汤。二黄泻心汤治伤寒
心下痞，关上脉浮。附子泻心汤治伤寒心下痞，复恶寒汗出。去附子名三
黄泻心汤，治伤寒热痞。半夏泻心汤治胸满而呕，甘草泻心汤治胃虚气逆。
生姜泻心汤治胁有水气。痞虽虚邪，然表气入里，热郁于心胸之
分，必用苦寒为泻，辛甘为散，诸泻心汤所以寒热互用也。杂病
痞满，亦有寒热虚实之不同，如胃口寒滞停痰痞闷者，辛温泄
浊，橘皮半夏汤，或二陈汤加丁香。饮食寒凉，伤胃致痞者，温中

**189**

化滞，和胃煎加楂肉、麦芽、砂仁、或厚朴温中汤。脾胃阳微，胸不清旷者，辛甘理阳，苓桂术甘汤。中气久虚，精微不化者，升清降浊，补中益气汤加猪苓、泽泻。《医通》曰：升、柴从九地之下而升其清，苓、泻从九天之上而降其浊，所以交否而为泰也。脾虚失运，食少虚痞者，温补脾元，四君子汤，异功散。胃虚气滞而痞者，行气散满，保和汤，或三因七气汤。食滞未除作痞者，专消导，大和中饮，或枳术丸、资生丸。食滞既消，脾气受伤者，宜调补，异功散、养中煎。心脾郁结而成痞者，调其气，归脾汤、治中汤。暴怒伤肝，气逆而痞者，舒其郁，解肝煎。肺失肃降，痰热阻痞者，清理上焦，清肺饮去五味、甘草，加豆豉、栝蒌、山栀、竹茹、枇杷叶、枳壳。气闭化热，不食便秘者，辛润开降，蔻仁、杏仁、麻仁、栝蒌仁、贝母、竹茹、石斛、郁金，或小陷胸汤。热邪里结，恶心中痞者，苦酸泄降，半夏泻心汤去参、甘、枣，加枳、芍、乌梅。暑邪阻气，热渴满闷者，暑邪面垢脉虚，胸闷脘痞。辛凉清上，三物香薷饮、消暑丸加桔梗、竹茹、杏仁、茯苓、滑石、郁金汁。湿邪阻气，呕恶胸痞者，湿邪头胀，舌白不饥，脘痞恶心，脉缓。甘淡渗湿，六一散加芦根、茯苓、杏仁、薏仁、通草、藿梗、半夏、蔻仁、或平胃散。寒热往来，胸胁痞满者，和解半表半里，小柴胡汤加枳、桔、栝蒌皮。噎膈痞塞，乃痰与气搏，不得宣通。痰为气激而升，气为痰腻而滞，故痞塞而成噎膈也。连理汤、生姜泻心汤。痰挟瘀血，成窠囊，作痞，脉沉涩，日久不愈，惟悲哀郁抑之人有之，宜从血郁治。桃仁、红花、丹皮、香附、降香、苏木、韭汁、童便。

## 痞满脉候

脉弦急而滑，胸臆痞，乃肝气与食滞所成，为实；脉弦，或沉涩，或虚大无力，气口为甚，此脾胃受伤为虚。寸口脉沉滑迟滑，为有滞。

## 附　方

〔热痞〕**大黄黄连泻心汤**　大黄　黄连　加黄芩，名三黄泻心汤。

〔恶寒〕　**附子泻心汤**　芩　连　大黄　附子

〔胁水〕　**半夏泻心汤**　见一卷湿，若除人参，加甘草，名甘草泻心汤。

〔痞呕〕　**生姜泻心汤**　即半夏泻心汤加生姜。

〔消痰〕　**橘皮半夏汤**　陈　夏　姜

〔痰痞〕　**二陈汤**　见一卷中风。

〔温中〕　**和胃煎**　见本卷嗳气。

〔温中〕　**厚朴温中汤**　朴　陈　芩　草　木香　豆蔻　干姜

〔理阳〕　**苓桂术甘汤**　见二卷痰饮。

〔补中〕　**补中益气汤**　见一卷中风。

〔补脾〕　**四君子汤**　参　芩　术　草　加陈皮，名异功散。

〔和补〕　**保和汤**　参　术　芩　草　夏　陈　藿香　砂仁　香附　木香　姜　枣

〔散满〕　**三因七气汤**　见二卷咳嗽。

〔消滞〕　**大和中饮**　见本卷饮食。

〔消补〕　**枳术丸**　枳实一两　白术二两　为末，以全荷叶裹烧，饭捣丸，米饮下。

〔消补〕　**资生丸**　参　术　陈　芩　曲　朴　草　山药　薏苡　楂肉　黄连　扁豆　白蔻　莲子　麦芽　芡实　桔梗　藿香　泽泻　蜜丸。

〔温补〕　**养中煎**　见本卷饮食。

〔归脾〕　**归脾汤**　见二卷劳瘵。

〔温利〕　**治中汤**　见本卷饮食。

〔和肝〕　**解肝煎**　见本卷诸气。

〔理肺〕　**清肺饮**　见二卷痰饮。

〔消结〕　**小陷胸汤**　见一卷温。

〔祛暑〕　**三物香薷饮**　香薷一两　厚朴　扁豆各五钱　冷服。

〔却暑〕　**消暑丸**　见一卷暑。

〔淡渗〕　**六一散**　见一卷温。

〔除湿〕 **平胃散** 术 朴 陈 草

〔燥湿〕 **小柴胡汤** 见一卷温。

〔暑泻〕 **连理汤** 见一卷暑。

## 痞 满 脉 案

金氏 寒热拘急，脉不紧数，胃痛，饮入辄呕，中焦痞阻，溺涩痛。宜宣通法。白通草、制半夏、橘白、草豆蔻、枳壳、苏梗、赤苓、甘草梢、煨姜。一啜症减，痞满未除。用泻心法。半夏、黄连俱姜汁炒、黄芩、干姜、陈皮、枳壳、甘草梢、木通、山栀。二服全安。

殷氏 身热胸痞，气促微咳，呕吐粥饮，痰粘溺涩，经止数月，脉息三五不调，兼带浮数。医投桂、附热剂，致咽喉肿碍，格阳于上，予谓此怀妊恶阻，兼外感也。宜辛凉以解痰热，用豆豉、杏仁、蒌皮、鲜竹茹、陈皮、茯苓、制半夏、枇杷叶。二服热退痞消。

张氏 寒热似疟，胸痞不食，汗止腋下。阅所服方，混用枳、朴、楂、蘖、槟榔、青皮之属。此邪在上焦，误行克伐，徒伤中下焦耳。予用半夏泻心汤去芩、连、甘草，加柴胡，煨姜、蒌皮、苏梗、茯苓。数服随愈。

巢氏 发热胸痞，时呕，胀入背胁，脉沉小。仿小陷胸汤。用半夏、栝蒌、枳壳、陈皮、茯苓，加姜煎。二服病除。

## 肿 胀 论 治

肿在外属水，胀在内属气。肿分阳水阴水，胀别气实气虚。因湿热浊滞，致水肿者，为阳水。因肺脾虚，致水溢者，为阴水。浊气在上为实胀，中气不运为虚胀。辨其位，则脏腑、脉络、皮肤、上下、表里皆有之。辨其因，则寒热、湿痰、气血、郁滞、虫积皆致之。经云：三阴结谓之水。三阴手太阴肺，足太阴脾也。又云：浊气在上，则生膜胀。此实胀也。又曰：饮食起居失节，入五脏，则腹满闭实。此虚胀也。又曰：脏寒生满病。此寒胀也。又曰：诸胀腹大，皆属于热。此热胀也。又曰：营气循脉，卫气逆之，为脉胀，卫气并脉，循分肉为肤胀。又经论五脏六腑之胀甚详，不备录。岐伯曰：水始起，目窠微肿，如新卧起之状。其颈脉动，时咳，阴股间寒，足胫肿，腹乃大，水已成，以手按其腹，随手而起，如裹水之状，光肿如泡。此水肿也。肤胀者，寒气客于皮肤，瑴瑴然不坚，腹大，身尽肿，皮厚，按其腹，窅而不起，腹色不变，此腹胀也。皮厚色苍，一身尽肿，或自上而下者，多属气。皮薄色泽，肿有分界，或自下而上者，多属水。鼓胀者，腹胀身皆大，大与肤胀等，色苍黄，腹筋起，此鼓胀也。肤胀属肺，鼓胀属脾。别有蛊胀，因气血郁痹，久则凝滞不行，腹形充大，中实有物，非蛊即血，非如鼓胀之腹皮弸急，中空无物也。有单腹胀，四肢不肿，但腹胀也，症最难治，亦名蛊胀。经言诸湿肿满，皆属于脾。又言其本在肾，其末在肺，皆积水也。肾何以聚水？肾者胃之关也，关门不利，故聚水而从其类也。是知肿胀无不由肺脾肾者，以肺主气化，脾主运输，肾主藏液也。且胀不必兼肿，肿则或兼胀，亦有肿胀并至者。病在水分，以治水为主，而兼理气，气化水自化也。病在气分，以理气为主，而兼利水，水行气亦行也。但其间虚实必辨。凡阳症必热，热者多实；阴症必寒，寒者多虚；溺赤便秘，脉数有力，为实；溺清便泻，脉微无力，为虚；实者六淫外客，饮食内伤，忽然浮肿，其来必速；虚者情志操劳，酒色过度，病后气虚，其肿渐至。知此而后治法可详。治水肿，必健脾导水，实脾饮。治鼓胀，必通腑疏肝，草果、厚朴、益智、青皮、枳壳、牛膝、腹皮。湿在下者，用分利，小分清饮，大橘皮汤。湿在上中下者，用分消，通草、杏仁、厚朴、海金砂、木通、鸡内金、陈皮、菔子。湿浊在里者，洁净腑，四苓散、六一散。膀胱为净腑。洁，渗利也。风水脉浮者，开鬼门，越婢汤。腠理为鬼门。开，发汗也。肺脾不运者，消皮水，防己茯苓汤、五皮饮。按五水：风水、皮水、正水、石水、黄汗也。仲景曰：风水脉浮，骨节疼痛，恶风。皮水脉亦浮，跗肿，按之没指，不恶风，腹如鼓，不渴，当发汗。正水脉沉迟，身发热，自喘。石水脉沉，腹满不喘。黄汗其脉沉

**193**

迟，发热胸满，四肢头面肿，久不愈，必发痈脓。肺气壅热者，用肃降，麦门冬汤加茯苓皮、山栀、滑石、杏仁、薏苡仁、淡豆豉。脘痞郁热者，用苦降，半夏泻心汤。清阳痞结者，通腑阳，栝蒌、杏仁、半夏、茯苓、薤白、姜。胃满浊逆者，泄肝木，杏仁、厚朴、槟榔、椒目、吴茱萸、川楝子。胃阳虚者，用温通，人参、橘白、半夏、砂仁、荜拨、姜。脾阳虚者，用健运，六君子汤加益智、神曲。脾肾阳虚者，用气化，肾气汤。中气陷者，用升提，补中汤。木邪侮土者，和肝胃，木香、枳壳、白芍、竹茹、木瓜、陈皮、当归。肝经郁热者，降逆火，山栀、丹皮、黄连、钩藤、青皮、金橘。暴怒伤肝者，平逆气，解肝煎。三焦壅滞者，用疏利，廓清饮。湿热夹滞者，兼消利，鸡金散。食滞中满者，专消导，和中丸。气虚中满者，兼消补，消导宽中汤。气虚兼寒者，宜温补，理中汤、温胃饮。气血郁积，夹湿热者，平肝胃，小温中丸。清浊混淆，气喘溺少，通身肿胀者，煖下泄浊，禹余粮丸。湿热痰积，脉实有力者，涤宿水，禹功散、导水丸、神佑丸。血沫凝涩经隧者，利搜逐，桃仁承气汤。胀实坚满拒按者，大小承气汤。病后虚肿，及产后面浮足肿者，补元气，六君子汤、归脾丸。单腹胀症多属腑，腑宜通，勿用滋腻守补，沙苑子、益智、茯苓、牛膝、枳壳、车前子、砂仁壳、麻仁、郁李仁、椒目、杏仁、栝蒌仁、大腹皮。单腹胀俗名蜘蛛胀，腹肿，四肢瘦，由脾气虚极，真脏已伤也。论中属腑句宜活参。妇人先肿胀而后经断者，为水分；先经断而后肿胀者为血分。水分，五皮饮送通经丸。血分，通经丸。先喘而后胀者，治在肺，五皮五子饮。先胀而后喘者，治在脾，理中汤、肾气丸。水肿先起于腹，后散四肢者可治；先起于四肢，后归于腹者死。凡病水分，皆阴胜，与气分不同。水肿症其色明润，其皮光薄，其肿不速，每自下而上，按肉如泥，肿有分界。病在气分，则阳症阴症皆有之，若病在水分，多阴症。凡虚肿溺涩，香苏散。湿胜不化，胃苓汤。湿滞中满，白术丸、枳术丸。因于肺者，五皮饮。因于脾者，补中汤。因肾阴虚，真阳无以化者，六味丸加牛膝、车前。因肾中命火衰，不能蒸动关门者，肾气丸。夫水为至阴，其标在肺，其本在肾，其制在脾。肾虚则关闭，其水必逆而上泛，脾不能制而反为水所渍，故肌肉浮肿。肺不能化而反为水所凌，故气息喘急，皆阴胜之害也。经言膀胱藏津液，气化则能出。所谓气化者，即右肾命门真火也。火衰则不能蒸动肾之关门，而水聚焉。肾气丸，以桂附蒸动其关，积水始下，以阳主开也。此法不独治水肿，凡治胀者，其要亦在通阳而已。

凡下气虚乏，中焦气壅，欲散满则恐虚其下，欲补下则满甚于中，当以启峻汤峻补其下，疏启其中，故气得峻补，则上行而启其中，中焦运行，壅滞疏通，中满自消，下虚自实，经所谓塞因塞用也。若水肿喘促，清理肺气为主，凡禽畜无肺者无溺，故水肿宜清肺也。

肿胀症，须分阴阳，湿热壅滞属阳，浊气凝滞属阴。阳症按之痛，阴症按之不痛。阳症起于中焦，阴症起于下焦。阳症治在腑，阴症治在脏。阳症宜清，阴症宜温。毫厘千里，不可不辨。

肿症易治，胀症难治。肿辨阳水阴水，阳水易治，阴水难治。胀症头绪更多，首辨有形无形。无形则轻剂宣通，有形则重剂攻伐。又须辨在络在经，在腑在脏，经络易治，脏腑难治，又须察虚实，实者可治，虚者难治，此其大纲也。然后再辨其因寒因热，因湿因痰，因气因血，因滞因积，审而治之。

徐灵胎曰：胀满症，即使正虚，终属邪实，古人慎用补法。又胀必有湿热，倘胀满或有有形之物，宜缓下之。湿热无形，滞积有质，宜辨。按胀在肠胃，则食入胀加，治在通腑。若二便通调，则胀在脏，即肝脾肾等脏，如《灵枢》所论。或胀在肠外三焦脂膜间。《灵枢》所以谓胀皆在脏腑之外，排脏腑而廓胸胁也。治在辨其阴阳虚实，上下表里，皮肤经络，气分，血分，水分。因寒因热，因湿因郁，因痰饮，因积滞。或有形无形，宜汗宜利，宜分消，宜辛泄，宜清肃，宜温通，宜升举，宜疏利，宜补摄，宜开郁，宜缓攻，宜软坚化痞，宜理瘀导滞。要在宣通，勿用守补。若肿症身面大势已退，其肢节足跗之水湿浸润未消，宜针刺以决其流，此出路也。

# 肿胀脉候

沉而滑，浮而迟，弦而紧者，皆水肿。盛而紧，大坚以涩，迟而滑者，皆胀满。二病之脉，实大可治，虚微难治。

肿由腹散入四肢，可治；由四肢胀入腹，难治。凡水肿病，唇黑，肝伤；缺盆平，心伤；脐突，脾伤；背平，肺伤；足心平，肾伤，五者不治。《灵枢经》曰：腹胀，身热，脉大，一逆也；腹鸣而满，四肢清，泄，脉大，二逆也；腹胀大，四末清脱形，泄甚，三逆也；腹胀，便血，四逆也，并不治。腹胀肚见青筋，腹胀便泄，久疟虚肿，皆不治。

# 附　方

〔阴水〕　**实脾饮**　见一卷湿。

〔利湿〕　**小分清饮**　见一卷湿。

〔阳水〕　**大橘皮汤**　五苓散合六一散，再加　陈皮　木香　槟榔　姜

〔泄浊〕　**四苓散**　见一卷暑。

〔利湿〕　**六一散**　见一卷温。

〔风水〕　**越婢汤**　见二卷咳嗽。

〔皮水〕　**防己茯苓汤**　防己　黄芪　茯苓　甘草　桂枝

〔肤胀〕　**五皮饮**　大腹皮　赤茯皮　陈皮　桑白皮　姜皮

〔肺水〕　**麦门冬汤**　麦冬五十枚　粳米五十粒

〔痞满〕　**半夏泻心汤**　见一卷温。

〔健运〕　**六君子汤**　见一卷中风。

〔阳虚〕　**金匮肾气丸**　见二卷虚损。

〔补中〕　**补中益气汤**　见一卷中风。

〔肝逆〕　**解肝煎**　见本卷诸气。

〔三焦〕　**廓清饮**　陈苓　枳朴　泽泻　大腹皮　莱菔子　白芥子

〔消滞〕　**鸡金散**　鸡内金　沉香　砂仁　陈香橼　为末，参

汤下。

〔消导〕 **和中丸** 陈 苓 夏 枳 楂 曲 麦芽 砂仁 五谷虫 香附

〔消补〕 **宽中汤** 陈 苓 夏 枳 楂 曲 术 朴 莱菔 子 姜

〔温补〕 **理中汤** 见一卷中风。

〔温胃〕 **温胃饮** 见一卷中风。

〔湿热〕 **小温中丸** 二陈汤加 白术 神曲 生香附 苦参 黄连 针砂 醋水打神曲糊丸。

〔寒湿〕 **禹余粮丸** 禹余粮 蛇含石 针砂 羌活 川芎 蓬术 三棱 白蔻 蒺藜 陈皮 青皮 木香 大茴香 牛膝 当归 炮姜 附子 肉桂 研细，神曲糊丸。叶天士去附子、蓬术、青皮，加茯苓。

〔导水〕 **禹功丸** 黑牵牛 茴香 姜汁 调服，或加木香。

〔攻下〕 **神芎导水丸** 芩 连 黑丑 川芎 薄荷 大黄 滑石 水丸。

〔峻下〕 **舟车神佑丸** 甘遂 大戟 芫花 大黄 轻粉 黑 丑 青皮 陈皮 木香 槟榔 水丸。

〔蓄血〕 **桃仁承气汤** 见一卷疫。

〔攻滞〕 **大小承气汤** 见一卷温。

〔补脾〕 **归脾丸** 见二卷劳瘵。

〔经断〕 **通经丸** 赤芍 归尾 生地 川芎 牛膝 红花 桃仁 香附 琥珀 苏木屑 五灵脂

〔水胀〕 **五皮五子饮** 五皮饮加 苏子 车前子 大腹子 葶苈子 菟丝子 入猪肝煮，蘸蒜食。

〔虚肿〕 **香苏散** 橘红 防己 木通 苏叶 生姜

〔利湿〕 **胃苓汤** 见一卷中风。

〔气虚〕 **白术散** 术 苓 陈 曲 砂仁 五谷虫 荷叶米 汤调服。

〔消补〕 **枳术丸** 见本卷痞满。

〔胃阴〕　**六味丸**　见一卷中风。

〔喘胀〕　**安肺汤**　黄芩　桑皮　贝母　花粉　杏仁　知母　天冬　沙参　枇杷叶

〔腹胀〕　**加味枳术丸**　枳术　陈　夏　芩　苏　桔　草　桂　槟榔　五灵脂　姜

〔蛊胀〕　**参术健脾丸**　参术　陈　芩　归　芍　炙草　大枣

〔导水〕　**导水茯苓汤**　赤芩　麦冬　泽泻　白术　桑皮　紫苏　木瓜　木香　大腹皮　陈皮　砂仁　槟榔　灯心水煎。

〔泻积〕　**二蛟散**　芒硝三两，炒干为末，和老黄米三两炒研，加黑糖调服三钱。

〔血蛊〕　**调营饮**　芎　归　陈　槟榔　蓬术　延胡　白芷

〔产妇〕　**大调经散**　大黑豆五钱　茯苓三钱三分　西琥珀三分半　每末三钱，紫苏汤下，日三服。

〔血蛊〕　**小调经散**　没药　西琥珀　桂心　白芍　当归各一钱　细辛　麝香各五分　酒、姜调服。

〔坚满〕　**当归散**　归　芍　丹　术　陈　芩　桂心　木香　木通　槟榔

## 肿 胀 脉 案

弟　寒湿肿胀，水渍经隧，少腹阴囊腿足通肿，大腹按之硬，缺盆平，肢冷目黄，面颊俱浮，便滑溺少，脉沉迟而虚，背寒腹热，坐不得卧，病在水分。法先分消，佐以通阳，防己、木通、大腹皮洗、猪苓、茯苓、薏米、半夏、砂仁壳、附子、姜。三服肿退肢暖。命却咸食淡，然后主以健运，佐以淡渗，去防己、木通、腹皮、附子，加生术、鸡内金炙、半夏曲炒、杜仲。数服食进，微汗出，囊湿便干，此经腑水湿俱有出路。惟诊左尺虚，酌肾气汤，桂心、牛膝、车前、茯苓、山药、椒目、茵陈、五加皮、薏米。十数服悉愈。后用八味丸调理得安。

侄孙　由腿胫肿入腹，渐至胸胁坚满，法在不治。姑与分消之剂，得汗，肿略退，然寒湿内蕴，非温通不愈，用厚朴、桂心、附子、牛膝、茯苓、大腹皮、砂仁壳、老姜。三服由面目退及胸腹，又数服腿足肿全消。

王　阴疟服劫药，疟止。面色晦黑，决其后必病胀，不信。予曰：劫痰暂效，邪原未净，一也；今卯月中旬木火司令，一逢辰上，湿痰内动，脾阳失运，必变中满，二也；毒品易犯食忌，三也；面黑无泽，肾水侮土，小便不利，四也。后果如言。视其目窠微肿如新卧起状，知其裹水。先用实脾利水之剂，再用金匮肾气丸料煎汤数十服，肿胀悉退。药乍止，时交未月，湿土已旺，渐胀小溲不利，又服前丸两月痊愈。

族某　躯长体壮，病肿胀。或用破气消滞之品，胀益剧，行立肠几裂出，脐突，缺盆平，法本不治。诊其脉细如丝，度必劳力伤精，脾肾两惫之症。询所由，自言长途辇重，池间出浴，酒后入房，忽觉溺涩，通是浊血，惊眩欲仆，食减腹膨，绷急欲死。遂用肾气丸料大剂煎服，减附子、丹、泽，熟地炒炭用，一剂腹有绉纹，再剂缺盆现，溺爽膈宽。又数服腹胀渐退，仍用加减肾气丸服。经言用力举重，若入房过度，汗出浴水，则伤肾，故与肾气方合。后不守禁忌，饱食山芋及未熟鸡蛋，胀复作。求治，予言前方必不验，卒如言。

房兄　病后失调，面浮跗肿，腹膨食少，小水短涩，腰膝乏力。经言诸湿肿满，皆属于脾。然土衰必补其母，非命火不能生脾土。且肾为胃关，关门不利，故聚水。必得桂、附之阳蒸动肾气，其关始开，积水乃下，经所谓膀胱气化则能出也。用桂、附、参、术、炮姜、茯苓、车前、牛膝、砂仁、陈皮、山药为丸。一料而安。

陈　伤酒病单腹胀，诊其脉知脾阳虚，用葛花解醒汤加牛膝、枳椇子，腹宽展，能进食矣。后用参术健脾丸去炙草、大枣，加益智仁煨、砂仁壳。服愈。

韦　病后感寒腹痛，渐成胀满，脉沉微，溺少，食入胀加。腑阳不行，治以温通，则胀已，大茴香、大腹皮洗、草果、木通、砂仁、益智仁煨、茯苓、广皮、煨姜。空心四服而愈。

石　腹胀不饥，小水不利，脉沉涩，腑气痹窒不宣，用砂仁壳、枳壳、木通、茯苓、益智仁、草果俱煨、五谷虫、鸡内金俱炙、莱菔子炒研。数服愈。

陈　五旬以上病单腹胀，食后作饱，得气泄略宽。明系胃病，服谬药，浸至胁满跗冷，脉来沉濡，左关微弦。症由腑气久衰，疏泄失职，气分延虚，渐干水分，致嗌干口燥，小水不清，化源乏力矣。通阳佐以益肾，通阳则传送速，益肾则气化行，腹胀自宽。沙苑子、韭子、怀牛膝酒蒸，各钱半、益智仁煨、橘白、砂仁壳各一钱、茯苓三钱、杞子、大腹皮洗，各二钱、枳壳麸炒，钱二分。十服胀宽口润，便爽跗温，右脉渐起，惟两尺虚不受按。加补骨脂、核桃肉，去腹皮、枳壳。食宜淡，戒腥腻难化及一切壅气食物。再以猪肚纳卵蒜其中，扎定，淡者食之。腑气通则纳食不壅，服之甚通畅，胀去七八矣。又加沉香、牡蛎十数服，小腹之硬者亦软焉。

族女　脘胀嗳腐，经迟腹痛，间发寒热。按东垣云：胃为卫之本，脾乃营之源。脾胃阳衰，纳运不旺，致胀满瘀停，宜乎营卫失度，冲任不调矣。仿《内经》浊气在上则生膜胀之例，以通阳降浊。二陈汤去甘草，加白蔻壳、韭子、益智子俱炒、小茴香、谷芽、神曲俱炒、香附姜汁制、煨姜。数服诸症皆平。

沈氏　胎前腹满，产后面目肢体浮肿，咳频溺少，此肺气不降，水溢高原也。或劝用肾气汤，予力阻不可。一服而小水点滴全无，胀益甚，脉虚濡欲绝。用五皮饮参茯苓导水汤，去白术、木瓜、槟榔、腹皮，加杏仁、苏梗、栝蒌皮、冬瓜皮、制半夏。数服肿消，腹渐宽矣。后用茯苓、半夏、生术、砂仁、薏仁、陈皮、苏子、木香、厚朴，水泛丸。服两料遂平。

按：肺为水之上源，主气。此症水阻气分，以肺不能通调水道，下输膀胱，故溢则水留而为胀。其症年余无汗，得苏杏微汗而肿消，得五皮行水而便利，兼仿《内经》开鬼门、洁净府遗法也。

李氏　有年，食入气壅，绕脐积冷，胀连胸胁，溺少便溏，脉沉微。全是腑阳向衰，浊阴凝结。前用二苓、木通开太阳之里，砂仁、陈、夏理太阴之滞，干姜、厚朴、薏仁温通利湿，冷胀减，便溺爽，而胸痹未舒，犹是中脘清阳不旋之故。其家用俗传牛口中蚀出秈稻草煎汤，服甚适。予仿用仲景栝蒌薤白白酒汤，加半夏、青皮、厚朴、乌药、木香。旋转清阳，可以纳谷。

张氏　腹䐜胀连带脉，腰围紧掣如束，脉坚而搏指，此病久兼入奇经。宜通其腑，并理带脉。枳实、大腹皮、怀牛膝酒蒸各钱半，砂仁、木通各八分，当归须、茯苓、郁李仁各二钱，郁金六分。四剂胀宽，带脉亦不紧掣矣。后去郁李仁、枳实，加沉香磨汁三匙。数服痊愈。

姜氏　五旬余，腹膨中空，外绷急，食入不加胀，头眩耳鸣，口干舌硬，溺赤沫，便艰，足重坠，脉沉微。症属三焦湿郁生火，《内经》亦谓诸腹胀大，皆属于热。诸病胕肿，皆属于火。若郁热不除，遂成鼓胀不治。用山栀、大腹皮、黄柏、知母俱酒炒、生地、麦冬、丹皮、赤苓、冬瓜皮、车前子。数服已效。后去黄柏、丹皮，加海金沙、萆薢，服得安。

眭妪　脾宜升则健，胃宜降则和。今脘中食入作饱，腑气不司下行，医用流气之剂，更致腰痛带下吐痰，诊脉右关沉微。经所谓浊气在上则生䐜胀也。药以辛温通阳泄浊为宜，制半夏、砂仁壳、枳壳、益智仁、韭子、茯苓、陈皮、栝蒌皮、谷芽、杜仲、煨姜。数服诸症俱除。

纪氏　先因右胁痛，继而脘腹满闷，食入胀加。腑气失降，实由肝失疏泄。左关脉不甚弦，右寸近滑，恐属妊兆。泄肝通腑，仍不碍胎为稳，椒目、砂仁壳、茯苓、栝蒌皮、杏仁、陈皮、木香。数服而平。

赵　童年色萎腹蛊，脉疾寒热，无汗溺涩。以肾气汤治，牛膝、益智仁、车前子、茯苓、薏米、熟地、牡蛎。数服病减，加参、桂、砂仁壳。服愈。

张　小腹乃肝肾部分，胀满溺涩，已属下焦气化失司。今通

**201**

大腹肿硬如石，脉右弦大，左虚涩，症属单胀。治宜通阳，勿用守补，党参、茯苓、牛膝炭、沙苑子、益智仁煨、杞子炭、沉香磨汁。数服溺爽胀宽。

张　黄疸积年不愈，近成单胀，腹坚满，食减便泻，乃气不化水。然神脉颓弱，难挽之疴。姑用牡蛎、薏仁、茯苓、车前子、茵陈、砂仁壳、益智仁、牛膝、桂心。腹软溺利。伊兄复请，终以沉疴辞之。

本　阴水腹大，肿硬如石，脉缓肢冷囊肿。用肾气汤，桂心五分、附子三分、蒸牛膝二钱、车前子一钱、茯苓三钱、大腹皮钱半、椒目廿粒。八服囊湿如淋，腹软溺利，加干姜、山药研末、大腹皮煎汤泛丸。以通阳崇土防水而安。

张　胁痛胀，少腹肿硬，误服攻荡劫剂，胀剧，气注睾丸，脉沉小，右弦涩，乃肝失疏泄，气郁留浊。治先理肝以泄浊，厚朴七分、小茴香、青皮各钱二分、枳壳钱半、茯苓、橘核各二钱、大腹皮三钱、延胡八分、椒目廿粒、车前子三分。四服胁痛疝坠俱止。但腹右硬痛不任偏卧，食不加胀，二便如常，按脉论症，单胀何疑。然病因脏损，治在通摄兼施，厚朴五分、枳壳钱半、牡蛎、茯苓各三钱、归须、橘核各二钱、牛膝一钱、桂心三分。四服症平。后仿肾气丸，用牛膝、车前、桂心、茯苓、山药、当归、牡蛎、白芍、萸肉、蜜丸。愈。

金氏　中年经断，脘腹胀大，季胁紧掣如束，食下满，逾时痛，便泻日数行，晡后股胫重坠，脉阳搏阴微，症由瘕聚胞宫，气闭瘀留，可导使下。失治则冲病及带，腰围弸急，中下焦气机钝窒，运纳无权，满痛瘕泄，气虚下陷，由来渐矣。前年立法温通腑阳，胀宽能纳。今先主通降，胀缓再议。半夏曲、茯苓、草果煨、砂仁壳、苏子、橘白、大腹皮、川椒目、降香。三服满痛除。专调带络，为其气虚则弸急而陷下也。潞参、升麻、益智子、沙苑子、茯神、牛膝炭、当归须。三五服后，腰肋松而股胫复常。

邹　六旬外，由泄泻渐次足肿，入腹为胀，延及通腹坚满，面浮肢肿，水湿不运，溏泻未止。若论平昔嗜饮便红，宜丹溪小温中丸分理湿热。然脉来沉小，两尺如丝，明系脾肾久衰，火土俱弱，致气钝湿壅，清浊混淆。此消导破气，决非治法。但温理脾肾，兼佐泄湿，自可向安。炮姜三分，肉蔻、神曲炒各一钱，益智仁煨钱半，茯苓三钱，牛膝蒸，砂仁壳各一钱半，大腹皮洗二钱，车前子、橘白各八分，冬瓜皮二钱，倒蚀牛口秈稻草二两、煎汤代水。数服肿退泻止。去姜、蔻、神曲，加沙菀子、半夏曲、粳米炒。数十服胀全消。匝月后不节荤茹湿面，复胀，溺少，仍用牛膝、车前、茯苓、益智仁、炮姜、莱菔子、砂仁、麦芽、鸡内金俱炒。胀消而健。

　　韦　胸高突，腹肿硬，面黄鼻衄，足肿溺涩，夜分不寐。想成童后恣啖生冷，秋冬以来，邪痼气窒，延春身热膝冷，食入胀加，脏腑经脉窒痹。治先分理湿热，佐以软坚。栝蒌仁、山栀、茯苓、砂仁壳、大腹皮、车前子、牛膝、炒神曲、杏仁、生牡蛎、椒目。六七剂胀宽肿软者十四五。知肝失疏泄，脾失运输，分消中宜佐畅肝运脾。用陈皮、郁金、苏梗、当归、石斛、山栀、茯苓、薏苡、鸡内金炙黄、牡蛎，表里分消，而溺利汗出矣。惟晡后阳升，颊热头眩，溺色浑，行则气急，惧当春鼻仍易衄，治在降阳和阴。熟地、牛膝俱炒炭、丹皮、山栀、石斛、薏仁、赤苓、大腹皮、冬桑叶、灯心、小麦。溺清眩热已，惟宵则气急，寐不甚稳。去赤苓，加茯神、蒌霜、桑皮蜜炙、防己、炙草。数服气舒而胸突渐平，腹宽而膝冷渐和。

## 积　聚　论　治

　　诸有形而坚着不移者，为积。诸无形而留止不定者，为聚。积在五脏，主阴，病属血分。血有形而静者也。聚在六腑，主阳，病在气分。气无形而动者也。《难经》既以积聚分属脏腑，经曰：外中于寒，内伤忧怒，则气上逆，六俞不通，凝血蕴裹不散，津液涩渗，着而不去，积乃成已。《难经》曰：积者五脏所生，始发无常处，痛不离其部，上下有终始，左右有穷处。聚者六腑所成，始发无根本，上下无留止，痛无常处。《巢氏病源》，别立癥瘕之名，以不动者为癥，动者为瘕，亦犹《难经》之积聚而已。第无形之瘕聚，其散易；有形之癥积，其破难。治之者先辨有形无形，在气在血，可略得其概矣。其生于五脏者，肺之积曰息贲，在右胁下；肝之积曰肥气，在左胁下；心之积曰伏梁，在脐上，上至心下；脾之积曰痞气，在胃脘；肾之积曰奔豚，发于少腹，上至心，上下无时。其见于脐下为癥瘕，癥者按之不移，即血癥食癥之属；瘕者假物成形，如血鳖石瘕之类。见于胸胁为痞癖，痞乃结块，在肌肉而可见；癖由内着，结隐僻而难趷。既分其部，必原所起。初由寒气瘀血痰沫，交结于肓膜，久而盘踞坚牢，至元气日削，盘踞日深，攻补两难措手。惟先理其气，大七气汤、排气饮，气行则脉络通。或先调其中，补中益气汤、参苓汤，脾运则积滞化。其药性宜辛散温通，方能入阴出阳，解散凝聚。然初为气结在经，久则血伤入络，必理血分，如归尾、桃仁、苏木、延胡、郁金、琥珀、桂心。兼通络瘀，如归尾、韭根、鲮鲤甲、桂枝尖、新绛、鸡血藤。搜逐之中，酌补元气。如五积等丸，用参、苓、桂、附之类。即邪深积锢，务令脾胃气旺，乃可消磨坚结，否则专事攻削，正气益衰，积聚何由去乎？知养正则邪可除，而后结者散之，客者除之，留者行之，坚者削之，强者夺之，咸者软之，苦者泻之。和其中外，可使必已。且经曰：大积大聚，毒可犯也。衰其大半而止，惧尽攻其邪，必伤其正也。今条列方治。有息积，病胁下满，气逆，不妨于食，化气汤、木香调气散。有肠覃，寒客肠外，与卫气搏，因有所系，癖而内着，瘜肉乃生，始如鸡卵，稍以益大，状如怀子，月事以时下。阿魏麝香散。有石瘕，生于胞中，寒气客于子门，气不得通，恶血留止，状如怀子，月事不以时下。和血通经汤，若不应，见眼丸，虚人十全大补汤送下。二症皆生于女子。有奔豚，病从少腹起，上冲咽喉，得之惊恐，金匮奔豚汤。有伏梁，环脐而痛，金匮大建中汤加桂、苓。其息贲、肥气、痞气诸积，东垣用五积丸分治。凡通治五积，成形坚久，攻积丸、化积丸。通治六聚，随气上下，散聚汤。有血癥，沈氏血癥丸。有食癥，大和中饮。有疝瘕，导气汤。有蛇瘕，赤蜈蚣散。有鳖瘕，芫黄汤。有发瘕，香泽油。有痞块，连萝丸、溃坚汤。有痞积，胁坚如石，大黄散、化痞膏。有胸痞，半夏泻心汤。有胁痞，右胁有形，推气散。有疟痞，左胁有形，属血分。鳖甲丸。有饮癖，口吐清涎，六君子汤合五苓散。有酒癖，伤酒成积，保和丸。有茶癖，嗜茶成积，星术丸。好食茶叶成癖，椒红、茶叶各一两，研末，炒飞面糊丸。茶清下。好食生米土灰成癖，大七气汤加槟榔、使君子。有面积，阿魏丸，或莱菔子姜酒煎。有肉积，小阿魏丸。或狗肉积，杏仁、山楂、硇砂、阿魏。有菜果积，桂香丸。有鱼蟹积，紫苏、橘皮、芦根、姜汁。有蛋积，白蔻、豆豉、橘红、生姜。有小腹症积，形如卵，攻痛时发，茴香丸。有虫积，雷丸、槟榔、榧子、使君子、妙应丸。有血积，跌扑蓄瘀，面黄粪黑。桃仁承气汤。有寒积，附子理中汤。有痰积，导痰汤。有疳积，肥儿丸。脾胃虚者，六君子汤。肝脾虚者，归脾汤。肝火郁者，芦荟丸。忧思郁者，六郁汤。肝肾亏者，肾气丸。量新久，酌虚实，或一补一攻，或三补一攻，以积聚由渐而成，治必由渐而去，故缓攻通络，勿峻用吐下，致伤胃气，而损真元也。况坚顽之积，多在肠胃以外，募原之间，非药所能猝及，宜用阿魏膏、琥珀膏、水红花膏、三圣膏以攻其外，用针法以攻其内。且以艾火灸法消散固结为尤效。

仲景曰：积聚癥瘕，不转动者难治。五积中奔豚症，最难治。

《得效》曰：宿血滞气，结为癥瘕。腹中痞块，坚硬作痛。当以破气药治之，或以类从。如败梳治虱瘕，铜屑治龙瘕，曲蘖治米瘕，石灰治发瘕。

叔微曰：治积要法，大抵所恶者攻之，所喜者诱之，则易愈。

《入门》曰：积初属寒，宜辛温消导。大七气汤、乌白丸。久则为热，宜辛寒推荡。木香槟榔丸、通元二八丹。壮人无积，虚者有之，先补虚，使气血旺，则积消。木香枳壳丸。

士材曰：尝制阴阳攻积丸，通治五积六聚，七癥八瘕，痃癖蛊血痰食，不问阴阳皆效。药品稍峻，用之有度。补中数日，然后攻伐，不问积去多少，又与补中，待其神壮，则复攻之，屡攻屡补，以平为期。此予独得之诀，百发百中者也。

## 积聚脉候

右胁有积气，肺脉结，结甚则积甚，结微则积微。《难经》五积为阴，沉伏附骨，六聚沉结，瘤则沉伏。《脉诀》脉弦紧为积，弦紧而微细者癥也。积聚癥瘕之脉皆弦紧。在心下，即寸脉弦紧；在胃脘，即关脉弦紧；在脐下，即尺脉弦紧。积脉坚强者生，虚弱者死。沉而有力为积，沉紧为寒积，弦而牢为积聚，弦而伏腹有癥，不可转，不治。《脉经》癥瘕脉多弦，弦细为癥，弦急为瘕。《回春》郁脉沉涩，积脉弦坚。丹溪

## 附　方

〔通治〕**阴阳攻积丸**　茱萸　干姜　官桂　川芎各一两　黄连　半夏　橘红　茯苓　槟榔　厚朴　枳实　菖蒲　延胡　人参　沉香　琥珀　桔梗各八钱　巴霜另研，五钱　皂角六两，煎汁泛丸，每服八分，渐加至一钱半，姜汤下。　此丸通治五积六聚，七癥八瘕，痃癖蛊血痰食。皆效。

〔肺积〕**息贲丸**　厚朴八钱　黄连一两二钱　人参二钱　炮姜　茯苓　川椒　紫苑各钱半　桔梗　三棱　天冬　陈皮　川乌　蔻仁各一钱　青皮五分　巴霜四分　各研末，方入巴霜，蜜丸桐子大。初服二丸，日加一丸，至大便溏，日减一丸，仍至二丸，再日加增。

〔肝积〕**肥气丸**　柴胡二两　黄连七钱　厚朴五钱　川椒四钱　炙草三钱　莪术　昆布　人参各二钱半　皂角去皮，弦子煨　茯苓各钱半　川乌钱二分　干姜　巴霜各五分　巴霜后入，蜜丸。服法照前，积块减半，勿服。

〔心积〕**伏梁丸**　黄连一两二钱　人参　厚朴各五钱　黄芩二钱　肉桂　茯神　丹参各一钱　川乌　炮姜　红豆　菖蒲　巴霜

各五分　丸同前。

〔脾积〕**痞气丸**　厚朴五钱　黄连八钱　茱萸三钱　黄芩
白术各二钱　茵陈　砂仁　干姜各钱半　茯苓　人参　泽泻各一钱
川乌　川椒各五分　巴霜另研　肉桂各四分　蜜丸如前。

〔肾积〕**奔豚丸**　厚朴七钱　黄连五钱　苦楝子酒煮，三钱
茯苓　泽泻　菖蒲各二钱　延胡钱半　全蝎　川附　独活各一钱
川乌　丁香　巴霜另研，各五分　肉桂二分　蜜丸如前。东垣五积
丸多用人参，且磨积用丸不用汤，取渐次消磨之义也。

〔行气〕**大七气汤**　青　陈　桔　藿　桂　草　三棱　蓬术
益智　香附各一钱　一方加大黄、槟榔。

〔初积〕**排气饮**　香附　乌药　泽泻　陈皮　藿香　枳壳各
钱半　木香　厚朴各一钱　食加曲蘖，寒加姜桂。

〔调中〕**补中益气汤**　见一卷中风。

〔调中〕**参苓汤**　参　苓　术　草　芎　归　芍　木香　香
附　延胡　薏苡

〔息积〕**化气汤**　莪术　干姜　青皮　陈皮　丁香　茴香
炙草各五钱　桂心　木香各二钱半　胡椒　沉香各一钱一分　每服
二钱，姜汤下。

〔息积〕**木香调气散**　青　陈　芎　朴　枳　乌药　木香
香附　苍术各一钱　桂心　甘草各三分　砂仁五分

〔肠覃〕**阿魏麝香膏**　阿魏五钱　麝香一钱　雄黄三钱　红
蓼花子四两　人参　白术各一两　肉桂五钱　每服三钱。

〔石瘕〕**和血通经汤**　当归　熟地　苏木各二钱　三棱　莪
术　木香　贯仲　肉桂各八分　红花三分　血竭五分　红酒煎服。

〔石瘕〕**见晛丸**　附子四钱　鬼箭羽　紫英各三钱　泽泻
肉桂　延胡　木香各二钱　槟榔二钱半　血竭钱半　大黄三钱　桃
仁三十枚　三棱五钱　水蛭一钱　糊丸。

〔虚人〕**十全大补汤**　见一卷中风。

〔奔豚〕**金匮奔豚汤**　归　芍　芎　芩　草各一钱　半夏
甘　李根白皮　葛根各二钱　姜三片　此治冲脉为病，未尝用少

阴药也。设泥奔豚为肾积而用伐肾之剂，则谬矣。

〔伏梁〕**大建中汤** 川椒 干姜 人参 饴糖

〔通治〕 **攻积丸** 茱萸 干姜 官桂 川乌各一两 黄连 橘红 槟榔 茯苓 厚朴 枳实 人参 沉香 琥珀 延胡 半夏 曲各八钱 巴霜五钱

〔五积〕 **化积丸** 三棱 莪术 阿魏 浮石 香附 雄黄 槟榔 苏木 瓦楞子 五灵脂 水丸。

〔六聚〕 **散聚汤** 二陈汤加 当归 杏仁 桂心 槟榔

〔血积〕 **血癥丸** 五灵脂 大黄 甘草梢 桃仁各五钱 生地七钱 牛膝四钱 官桂二钱 延胡 当归各六钱 三棱 莪术 赤芍 乳香 没药各一钱

〔食积〕 **大和中饮** 见本卷饮食。

〔疝瘕〕 **导气汤** 川楝子四钱 木香三钱 茴香二钱 茱萸一钱

〔蛇瘕〕 **赤蜈蚣散** 蜈蚣一条，炙研酒服。治误食菜中蛇精，或食蛇肉致成蛇瘕，腹内常饥，食物即吐。

〔鳖瘕〕 **芜荑汤** 芜荑炒，不拘分两，煎水代茶。亦有用雷丸锡灰之属治之者。

〔发瘕〕 **香泽油** 香油一升，入香泽煎，盛置头边，令气入鼻，虫当口出，急以石灰手捉取抽尽。又方以败梳煎汤服。

〔痞块〕 **连萝丸** 黄连 吴萸 白芥子 萝卜子 山栀 川芎 香附 楂肉 神曲 蒸饼为丸。

〔坚块〕 **溃坚汤** 归 术 陈 夏 枳 楂 朴 香附 砂仁 木香汁

〔痞积〕 **大黄散** 三棱 大黄 姜、橘皮汤下。

〔坚积〕 **化痞膏** 三棱 莪术 当归各五钱 大黄三钱 全蝎十四个 甲片十四片 蜈蚣五条 木鳖子七个 入香油二斤四两，煎去渣熬，下黄丹一斤，阿魏一两，乳香、没药各五钱，硝石三钱，开水和服。

〔胸痞〕 **半夏泻心汤** 见一卷温。

〔肋痞〕　**推气散**　砂仁　肉桂各二分半　木香三分　炙草苗香　丁香　陈皮　青皮　干姜各五分　蓬术四分　胡椒　沉香各一分

〔疟痞〕　**鳖甲丸**　醋炙鳖甲一两　三棱　莪术　香附　青皮桃仁　红花　神曲　麦芽　海粉各五钱　醋糊丸

〔脾虚〕　**六君子汤**　见一卷中风。

〔饮癖〕　**五苓散**　见一卷温。

〔酒癖〕　**保和丸**　见二卷痰饮。

〔茶癖〕　**星术丸**　星　术　青　陈

〔面积〕　**阿魏丸**　酒浸阿魏　肉桂　莪术　麦芽　神曲　莱菔子　青皮　白术　干姜各五钱　百草霜三钱　巴霜三七粒　糊丸，姜汤下。

〔肉积〕　**小阿魏丸**　阿魏　山楂各一两　黄连六钱　连翘五钱醋　糊为丸。

〔菜积〕　**桂香丸**　肉桂　麝香　饭丸。

〔小腹〕　**茴香丸**　芦巴八钱　小茴香六钱　巴戟　川乌各二钱川楝肉四钱　茱萸五钱　酒糊丸，盐酒汤下。

〔虫积〕　**妙应丸**　附子四个，去皮脐刬孔，入硇砂一两七钱面裹煨、荜茇、故纸、青皮各三两半，糊丸，姜、陈皮汤下。

〔血积〕　**桃仁承气汤**　见一卷疫。

〔寒积〕　**附子理中汤**　见一卷中风。

〔痰积〕　**导痰汤**　见一卷中风。

〔疳积〕　**肥儿丸**　胡黄连　神曲　麦芽各五钱　槟榔一钱肉蔻二钱　使君子二钱半　木香一钱　蒸饼为丸。

〔肝脾〕　**归脾丸**　见二卷劳瘵。

〔火郁〕　**芦荟丸**　芦荟　川连　胡黄连　木香　青皮　芜黄各五钱　归　陈　苓各一两半　炙草七钱　米糊丸。

〔忧郁〕　**六郁汤**　见本卷郁。

〔肾虚〕　**肾气丸**　见二卷虚损。

〔外治〕　**阿魏膏**　羌活　独活　元参　官桂　赤芍　甲片

生地　猴鼠矢　大黄　白芷　天麻各五钱　红花五钱　土木鳖二十个　用麻油煎，去渣，下黄丹五钱煎。再入芒硝　阿魏　乳香　没药各五钱　再入苏合油五钱　麝香三钱　调匀成膏，取两许摊贴红缎上，正当痞块，用热熨斗熨之。

〔外治〕　**琥珀膏**　大黄　朴硝各一两　为末，大蒜捣膏，和匀，作片贴之。一方，加麝香五分，名硝黄膏。

〔外治〕　**水红花膏**　红蓼子二钱　大黄　朴硝　山栀　石灰各一钱　酒醇六钱　共捣成膏，以布摊贴，熨斗熨之。

〔外治〕　**三圣膏**　石灰半斤为末，瓦器炒令淡红，少顷，下大黄末一两，候热退，入桂心末五钱，略炒，入米醋熬成膏。以纸摊贴。

〔初积〕　**乌白丸**　乌梅肉　生姜各四两　白矾　半夏各二两捣匀火焙，入神曲　麦芽　青皮　陈皮　蓬术　丁香皮　大腹子各一两　酒糊丸。

〔久积〕　**木香槟榔丸**　大黄四两　黑丑　黄芩各二两　木香　槟榔　黄连　枳壳　当归　香附　青皮　陈皮　蓬术　黄柏各一两　水泛丸。

〔积热〕　**通元二八丹**　黄连八两　白芍　当归　生地　乌梅各五钱　雄猪肚一个，入药末于内，线缝，蒸熟捣丸。姜汤下。

〔攻补〕　**木香枳壳丸**　大黄　黑丑各二两　茯苓　白术　厚朴　半夏曲　人参　木香　青皮　陈皮　槟榔　神曲　三棱　蓬术　麦芽各一两　姜汁糊丸。

## 积聚脉案

姜　左胁气逆攻胸，久而痞聚，妨食作胀。医用硝黄攻夺，无形元气受伤，腹鸣便泻，脘中坚聚成块，诊脉左强右弱，食少不运，木旺土衰，必延吐逆之咎。议和肝通腑，降浊驱胀。白芍、牡蛎粉、枳壳、栝蒌仁俱炒、青皮、砂仁壳、益智仁煨、茯苓、制半夏、煨姜。五服病减食加，块亦软小。去枳、蒌，加党参、生术扶脾阳，而右脉亦振。

张　小腹积聚。自用大黄、郁金、枳实等，下瘀血数次，暂宽，恃气壮频年屡用。予谓积聚随元气为消长，元气衰而后邪气踞之，屡行攻夺，终损脾元。经言：大积大聚，其可去也，衰其半而止。宜扶脾兼消积为稳。方用六君子料，加木香、青皮、归尾、延胡、白芍、官桂之属，水泛丸。庶痞积日渐消磨，不至损动真元耳。

房弟　少腹偏左瘕聚有形，感寒坠痛。昔用针刺原得痛缓，今宿疴遇劳辄发，块肿不任峻攻，仿痛久伤络之例，兼咸以软坚，主治宜效。特下焦深远之乡，乃厥阴宗筋所主，直达病所，良复不易。舶茴香、橘核俱酒焙、当归须、韭子炒、延胡、葫芦巴俱酒炒、牡蛎醋煅、沉香汁冲服。三剂痛定肿消，块亦渐软。

房侄　右胁上痞胀，按之肿满绷急，渐妨饱食。仿《石室秘录》软治法，用生术、茯苓、神曲、地栗粉、鳖甲炙、白芍、制半夏、白芥子、厚朴、桂心、潞参。蜜丸服，以食物压之效。

# 卷之四

清·丹阳林珮琴羲桐　编著

# 癫　狂　论　治

癫狂，心脾肝胃病也。经曰：重阴则癫，重阳则狂。阳并于阴则癫，阴并于阳则狂。癫多喜笑，症属心脾不足。狂多忿怒，症属肝胃有余。癫则或笑或歌，或悲或泣，如醉如痴，语言颠倒，秽洁不知，经年不愈。多由心脾郁结，志愿不遂，更或因惊恐，致神不守舍者有之。狂则自悲喜忘，善怒善恐，少卧不饥，自贤自贵。此为心疾。或邪并阳明发狂，骂詈不避亲疏，登高而歌，弃衣而走，不食数日，逾垣上屋。此为胃火。或阳气暴折而难决，为怒狂。此名阳厥。多由肝胆谋虑不决，屈无所伸，怒无所泄，木火合邪，乘心则神魂失守，乘胃则暴横莫制。总之，癫狂皆心火自焚，痰迷窍络。故癫始发，其情志失常，状亦如狂，狂经久，其神魂迷瞀，状乃类癫。治癫先逐其痰，控涎丹。次复其神，琥珀散。养其阴，滋阴安神汤。治狂先夺其食，食入于阴。长气于阳。次下其痰，安神滚痰丸。降其火，生铁落饮。用生铁落者，金以制木，木平则火降也。二症如因怒动肝火，风痰上涌而发。导痰汤加芩、连、菖、远，煎成人辰砂、沉香汁。如痰火久郁，神志恍惚，牛黄清心丸。惊忧气结，痰血壅蔽，白金丸。心虚悸动，寤不稳寐，补心丹。心气不足，神不守舍，归神丹、大剂独参汤。癫久不愈，必养神通志，归脾汤、枕中丹。狂久不愈，必壮水制火。二阴煎、生熟养心汤。此治之大要，在参求脉症之虚实而分治之。

〔癫狂〕　因惊忧而致，抱胆丸。因郁怒而致，安神导痰汤。痰火俱盛，甘遂散吐下之。痰火骤壅，发为怪状，清心滚痰丸。气结为痰，闭其神识，四七汤。心热烦躁，芩连清心丸。阴亏晕仆，滋阴安神汤。痰迷心窍，金箔镇心丸。思虑郁结，归脾汤加辰砂。心虚疑畏，定志丸。心脏气血不足，清心温胆汤。病后神虚气怯，归神丹。久癫神魂不定，灵苑丹。癫已愈复发，断痫丹。妇人患癫，由血不调，加味逍遥散。别有悲哭呻吟，为邪所凭，非狂也。一味蚕退纸烧灰，好酒调服二钱许。

〔狂症〕 上焦实者，从高抑之，生铁落饮。阳明实者脉伏，大承气汤下之。痰火在上，因而越之，来苏膏、三圣散涌吐之，立安。后用洗心散、凉膈散调之。形症脉气俱实，当涌吐兼利之，胜金丹。肝胆火旺，木来乘心，降龙丹抑之。心火狂乱，黄连泻心汤。痰扰心包，郁金丸。风涎暴仆，通泄散。失魂若神灵所凭，镇心丹。因劳神致伤心血，惊悸不安，辰砂安志丸。悲哀动中则伤魂，魂伤则狂妄不精，当以喜胜之，以温药补魂之阳。龙齿清魂散。因喜乐无极则伤魄，魄伤则狂，当以恐胜之，以凉药补魄之阴。清神汤。肺虚喘乏，加沙参。胃虚食少加人参。胆虚惊恐加羚羊角。热入血室发狂，小柴胡汤加犀角、生地黄。猝发狂言，针手大指甲角一韭叶许，少商穴。肝盛怒狂，针足大趾甲角一韭叶许，大敦穴。

## 癫 狂 脉 候

凡脉急甚，皆癫狂厥疾。癫脉搏大滑，久自己；脉小坚急，死不治。癫脉虚则可治，实则死。狂脉实大者生，沉小则死。恍惚癫狂，实大为顺，沉细为逆。

## 附 方

〔逐痰〕 **控涎丹** 见二卷痰饮。

〔安神〕 **琥珀散** 琥珀 人参 茯神 远志 菖蒲 乳香 枣仁 朱砂

〔养阴〕 **滋阴安神汤** 地 芍 归 芎 参 术 茯神 远志 南星各一钱 枣仁 甘草各五分 黄连四分

〔降痰〕 **安神滚痰丸** 煅礞石 风化硝 朱砂各一两 沉香 珍珠各五钱 为细末，用天麻煎成膏，杵丸芡实大，每服三十丸。

〔平肝〕 **生铁落饮** 生铁落八两 石膏三两 龙齿 茯神 防风各两半 元参 秦艽各一两 煎成入竹沥一杯服。

〔痰壅〕 **导痰汤** 见一卷中风。

〔清心〕 **牛黄清心丸** 见一卷温。

**216**

〔痰血〕　**白金丸**　见二卷痰饮。

〔心虚〕　**天王补心丹**　见一卷火。

〔神虚〕　**归神丹**　朱砂二两，入猪心血，酒蒸，研　人参　枣仁　茯神　当归各二两　西琥珀　姜炒远志　龙齿各一两　金箔、银箔各二十片为衣，酒糊丸，麦冬汤下九丸。

〔养神〕　**归脾汤**　见二卷劳瘵。

〔通窍〕　**枕中丹**　龟甲　龙骨　远志　石菖蒲　为末。酒调一钱，日三服。

〔壮水〕　**二阴煎**　生地三钱　麦冬　枣仁各二钱　元参　茯苓　木通各钱半　黄连一钱　生甘草五分　灯心　竹叶各十四片水煎服。

〔滋阴〕　**生熟养心汤**　生地　熟地　当归　茯神各二钱　人参　麦冬各一钱半　五味十五粒　枣仁　柏子仁各八分　炙草五分。

〔因惊〕　**抱龙丸**　水银二两　黑铅一两半　朱砂　乳香各一两将铅入铫内熔化，下水银结成砂子，次下朱砂、乳香。木链杵丸。

〔因怒〕　**安神导痰汤**　陈　夏　苓　星　枳　草　芩　连远志　菖蒲　朱砂

〔痰壅〕　**清心滚痰丸**　酒炒大黄　黄芩各四两　礞石同焰硝煅　犀角　皂角　朱砂各五钱　沉香二钱　麝香五分　水丸。

〔痰结〕　**甘遂散**　甘遂一两研末，猪心血和匀，将猪心切开，入甘遂末于内，扎紧煨熟取药末，入辰砂末一钱和匀，分作四丸，每服一丸。

〔气结〕　**四七汤**　一名七气汤，见二卷咳嗽。

〔心火〕　**芩连清心汤**　黄芩　黄连　麦冬　花粉　茯神　丹参　牛黄　菖蒲　远志

〔痰迷〕　**金箔镇心丸**　胆星一两　天竺黄　琥珀　朱砂各五钱　牛黄　雄黄　珍珠各二钱　麝香五分　蜜丸，金箔为衣。

〔心虚〕　**定志丸**　人参　茯神　茯苓各三两　菖蒲　姜炒远志各二两　朱砂一两半为衣，蜜丸。

〔气血〕　**清心温胆汤**　二陈汤加竹茹、枳实。名温胆汤。此加白术　菖蒲　香附　当归　白芍　黄连　麦冬　人参　远志　生姜

〔补摄〕　**灵苑丹**　朱砂一两　枣仁　乳香各五钱　共研细，酒调匀，作一服，服后安卧勿唤醒，则神魂自定，若唤醒惊痫，则不可治。

〔复发〕　**断痫丹**　黄芪　钩藤　细辛　甘草各五钱　蛇蜕一条　蝉蜕四个　牛黄二厘　枣肉为丸桐子大，每服二十丸，人参汤下。

〔妇癫〕　**加味逍遥散**　见一卷火。

〔泻火〕　**大承气汤**　见一卷温症。

〔涌痰〕　**来苏膏**　皂角二两，酸浆水浸透研汁，砂锅内熬，用槐柳枝搅，熬成膏，摊纸上阴干，用温水化，入左右鼻孔，取涎。

〔涌痰〕　**三圣散**　见一卷中风。

〔表里〕　**洗心散**　当归二两　麻黄　大黄　生术　白芍　荆芥　炙草各一两　每服三四钱，姜五片，薄荷七叶，水煎。

〔泻火〕　**凉膈散**　见一卷中风。

〔吐下〕　**胜金丹**　白矾一钱　绿豆三百六十粒，浸去壳同白矾研泥阴干　山栀十四枚　雄黄　雌黄各一钱　急性子二钱　为末入牛黄、冰片，和糕饼食。

〔降火〕　**降龙丹**　黑铅　水银各一两　先将铅入铫熔化，次入水银炒成粉，入：金银箔各五百张　辰砂　蛇含石各五钱　蜜丸芡实大，茯神汤下三丸。

〔狂乱〕　**黄连泻心汤**　黄连　生地　知母各一两　黄芩二两　甘草五钱　每服五钱。

〔心包〕　**郁金丸**　郁金　朱砂　白矾

〔风涎〕　**通泄散**　瓜蒂末三钱，加轻粉一字，水调匀，灌之涎自出。如未出，含沙糖一块下咽，涎即出。

〔神乱〕　**镇心丹**　朱砂　枯矾　水丸芡实大，参汤下一丸。

**218**

〔惊悸〕**辰砂安志丸**　辰砂二两　姜炒远志　菖蒲　枣仁　乳香　归身　茯苓　茯神各七钱　人参五钱　猪心一个，研如泥酒丸，枣汤下。

〔补魂〕**龙齿清魂散**　龙齿　远志　人参　归身各两半　茯神　麦冬　桂心　甘草各三钱　延胡一两　细辛钱半　每服四钱。

〔补魄〕**清神汤**　黄连　茯苓　柏子仁　远志　菖蒲　枣仁各钱半　甘草五分　姜汁　竹沥各一匙　水煎。

〔血室〕**小柴胡汤**　见一卷温。

## 癫狂脉案

某氏　因惊致癫，向暗悲泣，坐卧如痴十余年。神衰肌削，此失心难治痼疾，非大补元气不为功。仿安心丸。人参、黄精、茯神、当归、远志、枣仁、菖蒲、乳香各研极细。用猪心切开，入朱砂，以线缚定，再箬裹扎紧，酒煮研烂，入各药末，加煮枣肉捣丸桐子大，另用朱砂为衣。每服六七十丸，参汤下，以无力用参而止，惜夫。

王　因郁发狂，笑詈善怒，面赤目红，脉洪大，此阳气暴折，因怒触发，木火失制，热痰上乘心包，病名阳厥。用生铁落饮去芄、防，加山栀、连翘、羚羊角、竹沥、石菖蒲、丹皮。数剂而狂定。

张氏　恍惚狂妄，视夫若仇，持械弃衣，莫之敢近，脉滑而弦。用独圣散吐之，去粘涎宿沫颇多，槌胸言痛，诊脉稍平，然犹独言独笑，知其痰沫去而心舍虚，神魂未复也。用栝蒌仁、贝母、橘红、胆星、菖蒲汁、郁金汁、姜汁、枳壳、茯苓。一剂胸痛定。乃仿龙齿清魂散。用龙齿煅、茯神、铁粉、牡蛎、乳香、远志、枣仁、当归，二剂如常。

包　因恐发狂，神扰语妄，脉右大左软。症由心虚受吓，惊痰乱其神明，非痫疾也。痫乃一时昏仆，醒即明了，即用胆星、川连等泄降痰火，月来神识稍清，宜用白金丸六服，再以清心温胆汤安神定志，可冀向安。潞参、淡竹茹、枳壳、橘红、茯神、生枣仁、栀心、远志、麦冬、莲子心、鲜菖蒲，汁冲。三四剂已效，改汤为丸服，遂复常。

王氏　独言独笑，痰多气郁。用温胆汤降涤扰心涎沫，数服效。

张　少年怀抱不遂，渐次神明恍惚，言语失伦，面赤眼斜，弃衣裂帐。曾服草药吐泻，痰火略定。今交午火升，独言独笑，半昧半明。左脉弦长，自属肝胆火逆，直犯膻中，神明遂为痰涎所蔽。经谓肝者谋虑所出，胆者决断所出。凡肝胆谋虑不决，屈何所伸，怒何所泄，木火炽煽，君主无权，从此厥逆不寐，重阳必狂。前已服牛黄清心丸，今拟平肝胆之火，涤心包之痰，暂服煎剂，期于清降火逆，扫荡粘涎。后服丸方，缓收其效。煎方：龙胆草、山栀、郁金磨汁、贝母、连翘、茯神、天竺黄、知母、石菖蒲捣汁、橘红，金器同煎，五六服狂态大敛。谈及前辙，深知愧报，一切如常，诊脉左右已匀，沉按有力。再疏丸方。胆南星、川贝各二钱、山栀五钱、郁金、龙齿煅。各三钱、牛黄八分、羚羊角二钱、茯神五钱、生地一两。用淡竹沥为丸，朱砂为衣，开水下，一料遂不复发。

## 痫 症 论 治

痫症，肝胆心肾病，而旁及阴阳维跷督诸经俱动也。《脉经》曰：前部左右弹者阳跷也。动则苦癫痫羊鸣，从少阴斜至太阳者，阳维也。动苦癫痫羊鸣，从少阳斜至厥阴者，阴维也。动苦癫痫，三部俱浮，直上直下为督脉，动则大人癫，小儿痫。经言二阴急为痫厥，足少阴肾为二阴。谓少阴气逆于经而上行，则喉塞音瘖而痫发矣。症由心肾虚怯，肝风胆火倏逆，痰涎上壅心包，经脉闭阻，猝然晕仆，口眼牵掣，腰背反张，手足抽搐。此由热极生风。喊作畜声，因其近似，分马痫摇头张口应心、牛痫直视腹胀应脾、猪痫吐沫应肾、羊痫扬目吐舌应肺、鸡痫摇头反折应肝，以内应五脏，而五痫名焉。痫症幼小为多，大人亦有之。经久失调，遂成痼疾，一触厥气鼓风，涎沫升逆莫遏，痰在膈间则眩微不仆；痰溢膈上则眩甚而倒。必待其气反，吐去惊涎宿沫而后苏。若元气虚甚，乃屡发不止。痫与中风、中寒、中暑、尸厥等仆地不同，痫仆时口中作声，将醒吐沫，醒后又发，若中风等病；仆时无声，醒时无沫，后不复发，又与痉症相似。但痫发身软。时醒，痉则身强直，角弓反张，不时醒。痉比痫为重。虽分五痫，治要在火与痰。通治定痫丸、参汤下，或人参琥珀丸。愈后必断其根，河车丸。其因惊发痫者，神出舍空，惊涎，乍服温胆汤加竹沥、胆星。愈后必复其神，七福饮、远志丸。其胆火生风者，热痰阻络，直视吐沫。用羚羊角、钩藤、天麻、丹皮、连翘、胆星、竹沥、橘红、前胡。怒触肝火者，咬牙啮舌，叫吼遗尿。小柴胡汤去甘草，加青皮，甚则泻肝汤。痰火阻窍者，神机不发，昏不知人。龙脑安神丸，或胆星、牛黄、菖蒲、郁金汁、姜汁、橘红汤灌之。因抑郁发者调其气，四七汤加木香、南星。因肾经虚者培其源。六味汤加首乌、白芍、枣仁、龙骨。肝肾阳亢者和其阴，虎潜丸。心气不足者安其神，养心汤。思虑烦劳者补其营，益营煎。胎痫得之母腹中者镇其怯。烧丹丸。

又按《千金方》分阳痫阴痫。以先体热，瘛疭惊啼而后发，脉浮洪者，为阳痫，病在腑，易治。妙香丸。先身冷，不惊掣啼叫，病发脉沉微者，为阴痫，病在脏，难治。五生丸，引神归舍丹。古方通治五痫，五痫丸、五色丸、六珍丹。风痫骤发，项强直视，此肝经有热，咬牙者，泻青丸合导赤散。痰火俱盛，清膈饮下朱砂安神丸。痰多，控涎丹，导痰汤。痰迷心窍，金箔镇心丸。心热痰迷，清神汤。火盛，抽薪饮。气逆食滞，大和中饮。因惊，抱胆丸。因怒，安神导痰汤。心脏气血不足，滋阴安神汤、清心温胆汤。神不守舍，归神丹。癫痫屡发，五痫神应丸。病久则成窠囊，日久必生虫。妙功丸神效。妇人患痫由血失调，加味逍遥散。肥人多痰，加味寿星丸。瘦人多火，清心滚痰丸。痫愈复发，断痫丹。痫病昼发，灸阳跷。宜补中益气汤加益智。阳跷起于足太阳膀胱经，足外踝下五分陷中，申脉穴也。夜发，灸阴跷。宜六味丸加鹿角胶。阴跷起于足少阴内踝前，大骨下陷中，然谷穴也。石顽谓痫以补肾为本，豁痰为标，其由来不外肝肾龙雷上冲所致，岂不信哉。

丹溪治痫主痰与热，以星、半、芩、连为主。热多者，凉膈散，加川连、麦冬以泄之。痰多者，戴人三圣散吐之。如惊者，东垣安神丸平之。

## 痫症脉候

脉浮滑洪数为风痫，细弦微缓为虚痫。浮为阳痫，沉为阴痫。虚弦为惊，沉数为实热。沉实弦急及虚散者，皆不治。细缓者，虽久剧可治，又目瞪如呆者，不治。

## 附　方

〔通治〕**定痫丸**　天麻　川贝　胆星　半夏　陈皮　茯苓茯神　丹参　菖蒲　麦冬　远志　全蝎　姜蚕　琥珀　辰砂　竹沥　姜汁糊丸。

〔镇补〕**琥珀丸**　见本卷癫狂。

〔补元〕**河车丸**　紫河车　人参　茯神　茯苓　远志　丹参炼蜜为丸。

〔因惊〕**温胆汤**　见一卷温。

〔复神〕**七福饮**　见三卷郁。

〔安神〕**远志丸**　远志　菖蒲　茯苓　茯神　人参　龙齿蜜丸，辰砂为衣。

〔肝火〕**小柴胡汤**　见一卷温。

〔肝火〕**泻肝汤**　见三卷诸气。

〔透窍〕**龙脑安神丸**　冰片　麝香　牛黄　犀角　人参　茯神　麦冬　朱砂　桑白皮　地骨皮　马牙硝　金箔　甘草　蜜丸。

〔调气〕**四七汤**　见二卷咳嗽。

〔培源〕**六味丸**　见一卷中风。

〔补阴〕**虎潜丸**　见一卷中风。

〔补心〕**养心汤**　见二卷劳瘵。

〔补营〕**益营煎**　参　芪　归　芍　草　茯神　枣仁　远志

紫石英　木香　柏子仁

〔胎痫〕**烧丹丸**　元精石　轻粉各一钱　粉霜　硼砂各五分　研细，入寒食面一钱，水丸，再用面裹煨黄，研丸。

〔泻火〕**凉膈散**　见一卷中风。

〔吐痰〕**三圣散**　见一卷中风。

〔除痰〕**安神丸**　见本卷癫狂。

〔阳痫〕**妙香丸**　朱砂　牛黄　腻粉　巴霜　金箔　黄蜡　冰片　麝香　蜜丸。

〔阴痫〕**五生丸**　南星　半夏　川乌　白附　黑豆各生用，一两　姜汁糊丸。

〔阴痫〕**引神归舍丹**　胆星二两　辰砂一两　川附童便制，七钱　猪心血和丸，萱草根煎汤下。

〔通治〕**五痫丸**　白附子　半夏　南星　乌蛇　全蝎　皂角　白矾　蜈蚣　姜蚕　辰砂　雄黄　麝香　姜汁糊丸，又名五痫神应丸。

〔通治〕**钱氏五色丸**　珍珠　雄黄　黑铅　水银同铅炒　辰砂

〔通治〕**六珍丹**　水银半两　黑铅一两熬屑　雄黄　雌黄　珍珠各一两　辰砂五钱　蜜丸。

〔肝火〕**泻青丸**　胆草　山栀　大黄　芎　归　羌　防　蜜丸，竹叶汤下。

〔清火〕**导赤散**　见一卷温。

〔心火〕**清神汤**　见本卷癫狂。

〔火盛〕**清膈饮**　胆星一钱　木通　陈皮各八分　贝母　海石各二钱　白芥子五分　或加童便。

〔清火〕**朱砂安神丸**　见二卷汗。

〔逐痰〕**控涎丹**　见二卷痰饮。

〔降痰〕**导痰汤**　见一卷中风。

〔透窍〕**金箔镇心丸**　见本卷癫狂。

〔清火〕**抽薪饮**　黄芩　石斛　木通　栀子　黄柏　连翘

花粉各一钱　枳壳　泽泻各一钱半　甘草三分

〔消滞〕**大和中饮**　见三卷饮食。

〔镇惊〕**抱龙丸**　见本卷癫狂。

〔因怒〕**安神导痰汤**　见本卷癫狂。

〔心血〕**滋阴安神汤**　见本卷癫狂。

〔心虚〕**清心温胆汤**　见本卷癫狂。

〔安神〕**归神丹**　见本卷癫狂。

〔杀虫〕**妙功丸**　丁香　木香　沉香各两半　乳香　麝香　熊胆各二钱半　雄雀屎三百粒，直者即是　鹤虱即天名精　雷丸　陈皮去白，各一两　轻粉四钱　大黄两半　赤小豆即赤豆之细者，勿误半黑半赤之相思子，用三百粒　巴豆七粒，去皮研压去油　朱砂一两，飞一半为衣　为细末，荞麦一两作糊，每两作十丸，朱砂为衣。每用一丸，温水浸一宿，去水，再用温水化开，空心服之，症重不过三服。

〔调血〕**加味逍遥散**　见一卷火。

〔化痰〕**加味寿星丸**　半夏　南星　辰砂　琥珀　枯矾　母珍珠　糊丸。

〔痰火〕**清心滚痰丸**　见本卷癫狂。

〔除根〕**断痫丹**　见本卷癫狂。

〔补中〕**补中益气汤**　见一卷中风。

# 痫 脉 案

张　中年宿痫频发，先必触事生怒，情不自禁，发则猝倒无知，啮舌糜烂，惊恐发搐，痰响便遗。此肾阴素亏，肝阳易亢，痰随火升，阻蔽心包，故来骤苏迟，且数发也。急则治标，用前胡、青皮、川贝、连翘、钩藤、竹沥、菖蒲、山栀。矾水煎，二剂诸症退，神识清。随服补肾平肝丸料，发稀后用丸方常服，茯神六钱、羚羊角三钱、胆星钱半、天竺黄五钱、郁金四钱、川贝四钱、莲子心六钱、西牛黄七分、栀心三钱、矾水滴丸，朱砂为衣，服愈。

赵　鬓年阴痫屡仆，初更后声喊涎涌，搐搦逾时乃醒。此风火痰交煽，显然足少阳手厥阴受病。主熄风火，佐以豁痰。羚羊角、鲜石菖蒲、山栀、钩藤、胆星、橘红、防风、前胡、竹沥。数服发必稀，然数年久恙，须调补其本。用潞参、绵芪、茯神、炙草、山药、贝母、熟地炭、当归、白芍。为末服，调粳米屑，俾脾元充旺，间服抱龙丸，可免痼疾之累。

## 怔忡惊恐论治

怔忡者，心动不安，无所见闻惊恐，而胸间惕惕自动也。惊者，神气失守，由见闻夺气，而骇出暂时也。恐者，胆怯股慄，如人将捕之，乃历久而惧难自释也。怔忡伤心神，惊伤胆液，恐伤肾精，三者心胆肝肾病。恐甚于惊，惊久则为怔忡。而心胆之虚，无不由肾精之虚也。昔人论阳统于阴，心本于肾，上下不安者由乎下，心气虚者因乎精，此精气互根，君相相资之理，固然矣。然怔忡惊恐与悲思忧怒，皆情志之病。患者非节劳欲，摄心神，壮胆力，则病根难拔。治者务审其病情而调之。如心脾气血本虚，而致怔忡惊恐、或因大惊猝恐，神志昏乱者，七福饮，甚者大补元煎。如肾水亏，真阴不足致怔忡者，左归饮。如命火衰，真阳不足致怔忡者，右归饮。如三阴精血亏损，阴中之阳不足，而致怔忡惊恐者，大营煎或理阴煎。如水亏火盛，烦躁热渴而为怔忡惊悸者，二阴煎或加减一阴煎。如思虑郁损心营，而为怔忡惊悸者，逍遥散，或益营煎。如痰火盛，心下怔忡者，温胆汤加炒黄连、山栀、当归、贝母。如寒痰停蓄心下而怔忡者，姜术汤。如痰迷心窍惊悸者，温胆汤，甚者朱砂消痰饮。此景岳治法也。

### 分　治卑慄附

〔怔忡症〕　由心包血虚，心火下迫，震动君主神明，或思虑劳神，或郁怒动火，致头晕汗出，不寐便浊等因，宜养心血调心气，降火安神为主。如心火炽甚，安神丸。心血虚热，四物安神汤。心神浮越，酌用清镇汤。水衰火旺，心动不安，天王补心丹。由汗下后气虚，益营煎。营卫俱衰，脉来结代，心惕不安，养心汤。心动而卧不安，枣仁汤。思虑烦劳，心动不寐，养营汤。忧思郁结，怔忡不已，归脾汤。心虚怔忡自汗，养营汤去木香，加浮小麦煎汤。气郁不宣，怔忡不定，加味四七汤加姜汁、竹沥。痰火怔忡时作时止，参胡温胆汤、金箔镇心丸。水停心下，水气乘心为悸，茯苓甘草汤、半夏茯苓汤。心为火而畏水，水气乘之，故跳动不安为悸。脐下悸动，为肾气上凌。五苓散加辰砂。肾气凌心，尺脉必弦紧。因痰饮而悸，导痰汤加参、桂。通治怔忡恍惚健忘，降火安神，加味安神丸。

〔卑慄症〕 与怔忡类，其症胸中痞塞，不能饮食，心常有歉，爱居暗室，见人则惊避无地，病至数年，不得以癫症治之。人参养营汤。

〔惊症〕《内经》以惊属肝胃，虽风木震动，胃土受克之理，良由心主先虚，乍有所触而心骇神乱也。故曰：惊则心无所依，神无所归，虑无所定。丹溪云：惊则神出于舍，舍空液聚，痰涎着于包络之间，神不得归。控涎丹加辰砂、远志。多致目睛不转，不能言，短气自汗，卧不安，或眠多异梦，随即惊觉。温胆汤加枣仁。卧多惊魇，口中有声，温胆汤下远志丸。若卧则魂梦飞扬，惊悸多魇，通夕不寐，乃肝虚风袭入之。先用独活汤数服，后用珍珠母丸。至因大惊而病者，寸脉必动如豆粒，而无头尾，急宜镇定。黄连安神丸。惊则气乱，郁而生火生痰，痰与气搏，变生诸症，温胆汤加枣仁、莲子，金银器煎。或镇心丹、琥珀养心丹、远志丸。胆虚善惊，人参、肉桂、熟地、枣仁、五味子、杞子、柏子仁。肝胆俱虚，百药不效，宜补肾，酒化鹿角胶五钱。心气虚，神不定而惊，妙香散。心血虚，神易扰而惊，朱砂安神丸。气血俱虚，恍惚烦躁而惊，养心汤。思虑过度，清心补血汤。痰扰心包，加味定志丸。被物所惊，心跳不安，蕊珠丸。惊悸多属血虚与痰，瘦人多是血虚，肥人多是痰饮。时时心跳，亦是血虚，或阴火上冲所致。惊症有二，有因病而惊者，当察客邪，而兼治其标。有因惊而病者，宜安养心神，滋培肝胆，专扶元气为主。

〔恐症〕《内经》兼心肾胃肝胆包络诸经。经曰：足少阴之脉病善恐。又曰：恐惧而不解则伤精。又曰：恐则气下。又曰：精气并于肾则恐，肝藏血，血不足则恐。又曰：胃为恐。注云：胃热则肾水微，故恐。又曰：心怵惕思虑则伤神，神伤则恐惧自失。胆病者惊惕，恐人将捕之。肝病如人将捕之。心包络动，心澹澹大动。又曰：恐则精却。而恐为肾志，属水本脏，因旁及他经，故治法亦别焉。恐由于肾伤者，补精髓。人参散去桂心，加牛膝、远志。由于肝胆虚者，养阴血。酸枣仁汤去芪、莲，加山萸、丹皮、白芍。由于心包络者，镇其神。定志丸去术，加龙齿、琥珀、犀角、金银箔。治在阳明胃者，壮其气。四君子汤倍茯苓。其思虑劳心而善恐者，一味鹿角胶酒化，多服效。因肾中阳虚而善恐者，八味丸。

## 怔忡惊恐脉候

手厥阴脉动甚，则心澹澹大动，胃络名虚里，贯膈络肺，出左乳下，其动应衣，虚而有痰则动，更须臾发一阵热者是也。以上怔忡脉。

惊悸脉必结代，寸口脉动而弱。动为惊，弱为悸。病在心胆，其脉必大动，惊者其脉止而复来，其人目睛不转，不能呼气。以上惊脉。

恐则脉沉，恐伤肾，脉必沉。其人恐怖，其脉形如循丝，累累然，其面白，色脱也。以上恐脉。

## 附 方

〔心脾〕 **七福饮** 见三卷郁。
〔气血〕 **大补元煎** 见一卷中风。
〔滋阴〕 **左归饮** 见二卷虚损。
〔补阳〕 **右归饮** 见二卷虚损。
〔三阴〕 **大营煎** 见三卷关格。
〔三阴〕 **理阴煎** 见二卷咳嗽。

〔心火〕 **二阴煎** 见本卷癫狂。

〔心火〕 **加减一阴煎** 生地 白芍 麦冬各二钱 熟地三钱 知母 地骨皮各一钱 甘草七分

〔思郁〕 **逍遥散** 见一卷火。

〔思郁〕 **益营煎** 见本卷痫。

〔痰火〕 **温胆汤** 见一卷温。

〔寒痰〕 **姜术汤** 姜 术 苓 夏 桂 草 枣

〔消痰〕 **朱砂消痰饮** 胆星五钱 朱砂二钱半 麝香二分 为末，姜汤下。

〔心火〕 **安神丸** 见二卷汗，即朱砂安神丸，又名黄连安神丸。

〔血虚〕 **四物安神汤** 二地 归 芍 参 术 茯神 枣仁 黄连 柏子仁 麦冬 竹茹 乌梅 辰砂

〔劳神〕 **清镇汤** 茯神 枣仁 远志 菖蒲 石莲 当归 生地 贝母 麦冬

〔心火〕 **天王补心丹** 见一卷火。

〔安心〕 **养心汤** 见二卷劳瘵。

〔不卧〕 **枣仁汤** 参 芪 归 苓 陈 草 枣仁 远志 莲子 茯神 姜 枣

〔思烦〕 **养营汤** 参 芪 归 芍 远志 枣仁 茯神 木 香 柏子仁

〔忧郁〕 **归脾汤** 见二卷劳瘵。

〔气结〕 **加味四七汤** 夏 朴 苏 草 赤苓 茯神 远志 菖蒲 姜 枣

〔痰火〕 **参胡温胆汤** 温胆汤加 人参 柴胡 麦冬 桔梗 甘草 香附 姜 枣

〔痰火〕 **金箔镇心丸** 见本卷癫狂。

〔水悸〕 **茯苓甘草汤** 苓 桂 草 姜 若再加半夏，名半 夏茯苓汤。

〔水凌〕 **五苓散** 见一卷温。

**228**

〔痰侵〕**导痰汤** 见一卷中风。

〔通治〕**加味安神丸** 地 芍 归 芎 陈 贝 连 草 茯神 麦冬 远志 枣仁 蜜丸，辰砂为衣。

〔卑慄〕**人参养营汤** 见二卷劳瘵。

〔去痰〕**控涎丹** 见二卷痰饮。

〔惊魇〕**远志丸** 见本卷痫症。

〔虚风〕**独活汤** 羌 独 苓 夏 参 味 辛 草 前胡 沙参 枣仁 乌梅 姜

〔肝虚〕**珍珠母丸** 珍珠母研细，七钱五分 当归 熟地各一两五钱 人参 枣仁 柏子仁 犀角 茯苓各一两 沉香 龙齿各五分 炼蜜为丸。

〔多梦〕**镇心丹** 枣仁 茯苓 茯神 麦冬 五味 肉桂 人参 熟地 龙齿 天冬 远志 山药 车前 朱砂 蜜丸。

〔心跳〕**琥珀养心丹** 琥珀 龙齿 远志 菖蒲 茯神 人参 枣仁 生地 当归 黄连 柏子仁 朱砂 牛黄 猪心血和丸。

〔神虚〕**妙香散** 见二卷衄。

〔思烦〕**清心补血汤** 参 苓 归 芍 芎 地 麦 味 陈 栀 草 枣仁

〔痰扰〕**加味定志丸** 茯苓三两 远志 菖蒲各二两 人参一两 琥珀 郁金各五钱 姜汁糊丸，辰砂为衣。

〔心跳〕**蕊珠丸** 猪心血一两 朱砂一两 干青靛花一匕 将猪心血和靛花，研匀，加朱砂和丸，茶下。

〔肾恐〕**人参散** 人参 枳壳 桂心 甘菊 茯神 山萸 五味 杞子各七钱五分 柏子仁 熟地各一两 酒下二钱。

〔心恐〕**定志丸** 见本卷癫狂。

〔胃恐〕**四君子汤** 参 苓 术 草

〔阳虚〕**八味丸** 见一卷中风。

〔胆恐〕**补胆防风汤** 防风一两 人参七分 细辛 甘草 川芎 茯神 独活 前胡各八分 为末煎。

**229**

## 怔 忡 脉 案

吴氏　产后不寐，心虚不安，此去血多，而心神失养也。仿养心汤意，熟地、枣仁、茯神、柏子仁、麦冬、潞参、五味子、炙草、白芍、三服愈。

樊　馆课神劳，心虚生热，治以天王补心丹。

汪氏　病久失调，延成虚损，怔忡汗出，手足心热，坐起眩晕，善饥无寐。诊左寸虚散，右寸关虚弦，两尺稍大。此阴亏火炎之渐，惟营虚生内热，故手足如烙，寤烦神失安，故汗液自泄。虚阳挟风上蒙清窍，故头目眩晕，肝阳肆横，阳明当其冲，风火消铄故善饥。滋液熄风，全用柔剂，归脾汤去芪、术、木香、归、姜。加白芍、丹皮、熟地、甘菊炒，六服渐安。去丹皮、甘菊，再加山药、柏子仁，晚服六味丸痊愈。

殷氏　吐红夜嗽，舌晌心惕，自汗不寐，晡寒食减，脘痞不舒，脉虚芤，两寸浮，此营损及卫也。用黄精、柏子霜、生芪、炙草、杞子、枣仁、茯神、白芍、川贝、龙眼肉、小麦煎汤缓服。当晚稳寐，三剂汗收嗽定矣。又十余服，诸症俱愈。

## 惊 恐 脉 案

贡氏　惊悸恍惚，不饥不食不寐，脉虚促。病因怒恐而得，胆火上冒则头眩心忡，胸脘刺痛，气结，呵欠怯冷，倏烦热多惊，皆阳越失镇，服药鲜效，总由治失其要。先镇浮阳，再议和阴。牡蛎、龙骨俱煅研二钱、磁石一钱、柏子仁、连翘心各五分、茯神、生枣仁各二钱，三服症象大减，改用羚羊角六分、嫩桑叶三钱、熟地、枣仁、茯神、白芍各二钱、小麦一合、麦冬、半夏各钱半，数服能寐思食矣。

族女　产后心虚善恐，见闻错妄，此由肝胆怯也。用酸枣仁汤养阴血。枣仁、潞参、当归、茯神、熟地、远志、莲子、炙草。服稍定，时恍惚，不思食，去熟地，加竹茹、菖蒲。服渐瘳。

## 烦 躁 论 治

内热为烦，外热为躁。烦出于肺，躁出于肾。热传肺肾，则烦躁俱作。然烦为阳，属有根之火，故但烦不躁，及先烦后躁者，皆易治。躁为阴，系无根之火，故但躁不烦，及先躁后烦者，皆难治。伤寒论中有微烦、反烦、复烦、烦满、烦热、烦渴、胸烦、心烦、虚烦、大烦，皆热也。先烦渐躁者为烦躁，先躁复烦者为躁烦。烦多属热，亦有阴寒而烦者，伤寒热在表而烦，宜散。桂枝汤。在里而烦，宜下。承气汤。在半表半里而烦，宜和。小柴胡汤。在胸膈以上而烦，宜吐。栀豉汤。其阴寒而烦，则有恶寒踡卧，及下利厥逆，吐蛔之症，宜温。温用四逆汤，蛔用乌梅丸。若烦而足冷，脉沉微者，此阴症之烦也，急用参附热剂温之。悸而烦为虚，建中汤。烦而悸为热，调胃承气汤。如内伤阴虚火动而烦，宜生脉散加生地黄、熟地黄、茯神、枣仁。或不得卧而烦，朱砂安神丸。若不烦而躁，欲卧泥水中，但饮水不得入口者，此为阴盛格阳。《活人书》用霹雳散，或附子理中汤、附子四逆汤。其脉必沉细疾，肢体厥冷，躁扰不欲饮水是也。若误认为热，投以凉药，顷刻死矣。伤寒有邪在表而烦躁者，脉浮紧，发热身痛，汗之则定。大青龙汤。有邪在里而烦躁者，脉数实有力，不大便，绕脐痛，下之则定。承气汤。有阳虚而烦躁者，汗下后，昼烦躁，夜安静，脉沉微，身无大热。干姜附子汤。有阴盛而烦躁者，少阴症，吐利，手足冷，烦躁欲死。吴茱萸汤。更有阴中伏阳烦躁者，头疼身温，指末冷，胸满恶心，脉沉伏，按至骨若有力，须破散阴气，导达真火。《本事》用破阴丹。阴中伏阳症，用热药助阳，则为阴所隔绝，不能导引真阳。用冷药，则所伏真火，立见消亡，用破阴丹，使水升火降，得汗而解矣。其杂症虚烦，因津涸燥结而烦者，人参固本丸加枣仁、竹叶。因血虚烦渴，至夜躁热尤甚者，当归补血汤。因肾水下竭，心火上炎而烦者，生料六味丸煎服。病后余热欲吐，虚烦不安者，人参竹叶汤、竹茹汤。病久烦热不止，六味汤加枣仁。肥人虚烦不眠为痰，温胆汤。烦而溺涩者，五苓散加滑石。烦而呕者，橘皮汤。

《活人书》曰：阴气少，阳气胜，则热而烦，故太阳经伤风，多烦而躁也。戴元礼曰：烦躁，阴阳经皆有之，阳明经有燥屎故烦，此当下。承气汤。太阳经已得汗，渴烦者，五苓散。少阳胸满而烦，小柴胡汤。阴烦，少阴为多，由阳气传入阴经，阴得阳而烦，自利而渴，烦不眠者，辰砂五苓散。若非是阳气传阴，阴气犯阴经，吐利，手足厥冷而烦。经云：阳虚阴乘之，故烦。又云：阴盛发躁，欲坐井中。吴茱黄汤，甚者四逆汤加葱白二茎。外有虚烦一症，乃病愈后阴阳未复，时发烦热。竹叶石膏汤。

李东垣曰：血虚发躁，烦渴引饮，至夜尤甚，脉洪大，按之无力。当归补血汤。若以白虎汤服之，则误矣。若脉浮大，按之散，此虚极将脱。人参生脉散。

许学士治李信道，六脉沉伏不见，按至骨，若有力，头痛身温，烦躁指冷，胸中满，恶心，此阴中伏阳，仲景法中无此症。用冷药则所伏真火愈消，即用热剂助阳，先为阴遏，绝不能导引真阳，须用破散阴气，导达真火之药，使水升火降，然后得汗而解。与破阴丹二百粒，作一服，冷盐汤下。不时烦躁狂热，手足躁扰，其家大惊。许曰：俗所谓换阳也。须臾稍定，略睡身汗凉解。又治一人，伤寒身热，无汗谵语，下后大便不通三日矣，非躁非烦，终夜不得卧，时发叹息。许曰：此懊憹怫郁二症俱作，由胃中有燥屎也。与承气汤下之，愈。《素问》云：胃不和则卧不安。仲景云：阳明病下之，心中懊憹微烦，有燥屎者，可攻。又云：有微热，怫郁不卧者，有燥屎。又云：胃中燥，大便坚，必谵语，皆承气汤症也。

## 附　方

〔表症〕**桂枝汤**　桂 芍 草 姜 枣

〔里症〕**大承气汤**　见一卷温。

〔半表里〕**小柴胡汤**　见一卷温。

〔虚烦〕 **栀豉汤** 栀子 豆豉

〔阴寒〕 **四逆汤** 见一卷暑。

〔蛔烦〕 **乌梅丸** 见三卷呕吐。

〔悸烦〕 **建中汤** 见二卷衄血。小建中汤加黄芪，名黄芪建中汤。

〔烦实〕 **调胃承气汤** 见二卷汗。

〔内伤〕 **生脉散** 参 味 麦

〔神烦〕 **朱砂安神丸** 见二卷汗。

〔阴盛〕 **霹雳散** 川附子一枚 烧灰存性，为末，作一服，蜜水调。

〔阴躁〕 **附子理中汤** 见一卷中风。

〔表汗〕 **大青龙汤** 麻 桂 杏 膏 草 姜 枣

〔阳虚〕 **干姜附子汤** 四逆汤去甘草。

〔阴盛〕 **吴茱萸汤** 见三卷呕吐。

〔伏阳〕 **破阴丹** 硫黄 水银各一两 陈皮 青皮各半两
先将硫黄熔化，次下水银打匀，令无星，细研，入后二味，面糊丸。

〔津少〕 **人参固本丸** 见一卷中风。

〔血虚〕 **当归补血汤** 黄芪一两 当归二钱

〔肾虚〕 **六味丸** 见一卷中风。

〔病后〕 **人参竹叶汤** 一名竹叶石膏汤，见一卷伤风。

〔除热〕 **竹茹汤** 麦冬 小麦 炙草 参 夏 苓 竹茹

〔痰多〕 **温胆汤** 见一卷温。

〔溺少〕 **五苓散** 见一卷温。

〔少阴〕 **辰砂五苓散** 五苓散加辰砂。

〔烦呕〕 **橘皮汤** 橘皮 生姜

# 健 忘 论 治

健忘者，陡然忘之，尽力思索不来也。夫人之神宅于心，心之精依于肾，而脑为元神之府，精髓之海，实记性所凭也。

正希金先生尝曰：凡人外有所见，必留其影于脑。小儿善忘者，脑未满也。老人健忘者，脑渐空也。隐庵云：观此则知人。每记忆必闭目上瞬而追索之，亦凝神于脑之义。故治健忘者，必交其心肾，使心之神明，下通于肾，肾之精华，上升于脑。精能生气，气能生神，神定气清，自鲜遗忘之失。惟因病善忘者，或精血亏损，务培肝肾，六味丸加远志、五味。或紫思过度，专养心脾，归脾汤。或精神短乏，兼补气血，人参养营汤下远志丸。或上盛下虚，养心汤。或上虚下盛，龙眼汤。或心火不降，肾水不升，神明不定，朱雀丸。或素有痰饮，茯苓汤。或痰迷心窍，导痰汤下寿星丸。或劳心诵读，精神恍惚，安神定志丸。或心气不足，怔忡健忘，辰砂妙香散。或禀赋不足，神志虚扰，定志丸、孔圣枕中丹。或年老神衰，加减固本丸。若血瘀于内，而喜忘如狂。代抵当丸。

## 附　方

〔肝肾〕　**六味丸**　见一卷中风。

〔心脾〕　**归脾汤**　见二卷劳瘵。

〔气血〕　**人参养营汤**　见二卷劳瘵。

〔热烦〕　**远志丸**　见本卷痫。

〔下虚〕　**养心汤**　参　芪　归　术　二冬　菖蒲　远志　茯神　牛膝　熟地　木通

〔上虚〕　**龙眼汤**　参　芪　麦冬　草　柴胡　升麻　茯神　丹参　龙眼　远志

〔心肾〕　**朱雀丸**　沉香一两　茯神四两　人参二两　蜜丸。

〔痰饮〕　**茯苓汤**　参　陈　夏　苓　草　香附　益智各一钱　乌梅一个　竹沥　姜汁各二匙

〔痰迷〕　**导痰汤**　见一卷中风。

〔补摄〕　**寿星丸**　参　芪　术　草　陈　苓　地　芍　归　味　桂心　胆星　琥珀　朱砂　远志　猪心血糊丸。

〔恍惚〕　**安神定志丸**　人参　白术　茯苓　茯神　菖蒲　远

志　麦冬　枣仁　牛黄　朱砂　龙眼　蜜丸。

〔怔忡〕**辰砂妙香散** 见二卷衄。

〔虚扰〕**定志丸** 见本卷癫狂。

〔毓神〕**枕中丹** 见本卷癫狂。

〔年老〕**加减固本丸** 熟地　天冬各一两半　麦冬　炙草　茯苓各一两　人参　菖蒲　远志　朱砂各五钱　蜜丸。

〔血瘀〕**代抵当汤** 见二卷血。

# 不　寐　论　治

阳气自动而之静，则寐。阴气自静而之动，则寤。不寐者，病在阳不交阴也。《灵枢》曰：卫气日行于阳，夜行于阴，厥气客于脏腑，则卫气行于阳，不得入于阴。行于阳则阳气盛，阳气盛则阳跷满，不得入于阴则阴气虚，故目不瞑。卫气留于阴，不得行于阳。留于阴则阴气盛，阴气盛则阴跷满，不得行于阳则阳气虚，故目闭。《素问》曰：阴虚故目不瞑，补其不足，泻其有余，调其虚实，以通其道而去其邪。饮以半夏汤，其卧立至。盖不寐多由思虑劳神，惊忧怒火，气郁生涎，用半夏汤。半夏除痰而利小便，秫米益阴而利大肠，则阴阳交通而得卧也。又曰：胃不和则卧不安，盖胃气主降，若痰火阻痹，则烦扰不寐也。宜橘红、茯苓、石斛、半夏、炙草、枳实、楂肉、神曲之属。又曰：卧则喘者，是水气之客也，此水停心下，不得眠。宜茯苓甘草汤。若夫心血不足，或神不守舍，宜归脾汤、琥珀养心丹。由肝虚受邪，梦中惊悸，魂不守舍。先服独活汤，后服珍珠母丸。《纲目》曰：人卧则血归于肝。今血不静，卧不归肝，故惊悸不得卧也。由营卫俱虚，神魂失守，七福饮，或大补元煎。由胆火郁热，口苦神烦，温胆汤加丹皮、山栀、钩藤、桑叶。由肾阴久亏，孤阳浮越，六味汤加淡菜、龟胶、五味子。由心火焦烦，津干口渴，宜补心丹。由惊恐伤神，心虚不安，养心汤，定志丸。由思虑伤脾，脾血亏损，经年不寐，归芍六君子汤，或益气安神汤。由胆虚不眠，定志丸加熟枣仁，或炒枣仁一两，研末，酒调服。由心胆俱怯，触事易惊，十味温胆汤。由病后虚烦不眠，竹叶石膏汤，茯苓补心汤。由虚劳烦热不寐，金匮酸枣仁汤，或枣半汤。由高年血衰不寐，圣愈汤。有喘不得寐者，苏子竹茹汤。经曰：肺者脏之盖也。肺气盛，则肺大不能偃卧。有卧易惊醒者，鳖甲羌活丸。有通宵不寐者，安卧如神汤。有烦不得寐，服药不效者，栀豉汤下朱砂安神丸。有病久余热不止，遗精不寐者，六味丸加炒枣仁、五味子。病后及吐下后，与溃疡不得眠者，属胆虚。人参、茯神、枣仁、陈皮、麦冬、龙眼为主。有火脉数，加知母、黄连、竹茹。心烦，加炒山栀。《医通》曰：凡妇人肥盛，多郁，不得眠者吐之，从郁结痰火治。温胆汤，用猪胆汁炒半夏曲，加柴胡、熟枣仁。凡怔忡惊恐健忘，癫狂失志不寐，皆由痰涎沃心，以致心气不足。若凉心之剂太过，则心火愈微，痰涎愈盛，惟以理痰顺气，养心安神，为第一义。导痰汤加茯神、人参、石菖蒲。

# 附　方

〔内经〕**半夏汤**　半夏五合　秫米一升　用清水扬万遍，煮服汗出，即已。

〔卧喘〕**茯苓甘草汤**　见本卷怔忡。

〔心血〕**归脾汤**　见二卷劳瘵。

〔安神〕**琥珀养心丹**　见本卷怔忡。

〔风邪〕**独活汤**　见本卷怔忡。

〔肝虚〕**珍珠母丸**　见本卷怔忡。

〔营卫〕**七福饮**　见三卷郁。

〔补元〕**大补元煎**　见一卷中风。

〔胆热〕**温胆汤**　见一卷温。

〔滋阴〕**六味汤**　见一卷中风。

〔心火〕**补心丹**　见一卷火。

〔心虚〕**养心汤**　见二卷劳瘵。

〔心虚〕**定志丸**　见本卷癫狂。

〔脾虚〕**归芍六君子汤**　六君子汤加　归　芍

〔脾虚〕**益气安神汤**　参　芪　苓　草　归　地　麦　连

枣仁　远志　胆星　竹叶

〔心胆〕　**十味温胆汤**　温胆汤加　人参　熟地　枣仁　远志
五味各一钱

〔虚烦〕　**竹叶石膏汤**　见一卷伤风。

〔心烦〕　**茯苓补心汤**　苓　夏　陈　草　归　地　麦冬　茯
神　竹叶　灯心

〔补肝〕　**金匮酸枣仁汤**　见一卷中风。

〔虚烦〕　**枣半汤**　枣仁　半夏　地黄

〔血衰〕　**圣愈汤**　见二卷劳瘵。

〔卧喘〕　**苏子竹茹汤**　苏子　竹茹　橘皮　桔梗　甘草

〔惊醒〕　**鳖甲羌活丸**　羌　独　防　芎　参　芪　味　草
鳖甲　枣仁　牛膝　蔓荆

〔通宵〕　**安卧如神汤**　茯苓　茯神　白术　山药　寒水石
枣仁各一钱　远志　炙草各五分　人参四分　辰砂五分

〔虚烦〕　**栀豉汤**　栀子　豆豉

〔心火〕　**朱砂安神丸**　见二卷汗。

〔涤痰〕　**导痰汤**　见一卷中风。

## 多 寐 论 治

多寐者，阳虚阴盛之病。《灵枢》曰：足太阳有通项入于脑者，正属目本，名曰眼系。在项中两筋间，入脑，乃别阳跷阴跷，阴阳相交。阳入阴，阴出阳，交于目内眦。阳气盛则瞋目，阴气盛则瞑目。心神昏浊，不能自主，脾气困顿，食已即倦，皆能致之。欲清心神，如麦冬、石菖蒲、芽茶、南烛之属。欲醒脾困，六君子汤加砂仁。身重脉缓，多寐，湿胜也。平胃散加防风、白术。神倦肢惰，嗜卧，气弱也。人参益气汤。长夏倦午，四肢不收，脾肺气弱而伤暑也。清暑益气汤。病后身热好眠，余邪未清，正气未复也。沈氏葳蕤汤。胆实口苦，嗜寐，少阳经热也。生枣仁一两，研末，茶清调服。狐惑症，病后肠胃空虚，三虫求食，食人喉为惑，上唇生疮；食人肛为狐，下唇生疮。四肢沉重，默默多眠。黄连犀角汤，治惑桃仁汤。风温症身热脉浮自汗，体重多眠，鼻鼾，语言难出，治在少阴厥阴，不可发汗。葳蕤汤去麻、羌。热症得汗后，脉沉细，身冷喜卧，四逆汤。少阴症欲寐，从本病治。

## 附　　方

〔脾虚〕**六君子汤** 见一卷中风。

〔除湿〕**平胃散** 术　朴　陈　草

〔气弱〕**人参益气汤** 黄芪钱半　人参　防风　升麻各七分　生地　白芍各五分　炙草三分　肉桂二分　五味二十粒

〔暑倦〕**清暑益气汤** 见一卷暑。

〔病后〕**沈氏葳蕤汤** 葳蕤　茯苓　枣仁　石膏各一钱　人参七分

〔狐惑〕**黄连犀角汤** 黄连　犀角　乌梅　木香　桃仁各一钱

〔狐惑〕**治惑桃仁汤** 桃仁　生槐子研　艾叶各二钱

〔热症〕**四逆汤** 见一卷暑。

〔风温〕**葳蕤汤** 见一卷温。

## 三　消　论　治

消分上中下三症，谓消渴、消谷、消肾也。皆水火不交，燥热伤阴所致。故经云：二阳结谓之消。手阳明大肠主津，足阳明胃主液，二经燥结失润，故为消。上消主肺，肺热化燥，渴饮无度，是为消渴，经所谓心移热于肺，传为膈消也。中消主胃，胃热善饥，能食而瘦，是为消谷，经所谓瘅，成为消中也。下消主肾，虚阳烁阴，引水自救，溺浊如膏，精髓枯竭，是为肾消，经所谓肾热病苦渴数饮身热也。三消之症，上轻、中重、下危。然上中不甚，则不传下矣。故肾消者乃上中消之传变，肺胃之热入肾，消烁肾脂，饮一溲二，溲如膏油。盖肺主气，肺病则不能管束津液，上朝咽嗌，而尽输于下，其精微亦随溲下也，且消之由于火盛者，阳消症也。亦有气血消乏而为阴消症者，如经曰：心移寒于肺，为肺消，饮一溲二，死不治。景岳以为元阳大衰，金寒水冷，水不化气，而气悉化为水也。《脉经》曰：心脉微小为消瘅。可知症多阳虚，而火多假火。故治三消者，必察其脉气、病气、形气。但见本源亏竭，及假火症，当速救根本以滋化源，勿专以清火为急。故《金匮》云：男子消渴，小便反多，饮一斗，小便一斗，八味丸主之。所以助气化，使津液得升也。赵养葵亦曰：治消症无分上中下，但滋肺肾。上消小剂，中消中剂，下消大剂。概用六味丸加麦冬、五味。或命门火不归源，游于肺为上消，游于胃为中消，惟引火归源，宜八味丸。使火归釜底，水火既济，气上熏蒸，肺受津润，消渴自止。若过用寒凉，恐内热未除，中寒又起。古法以人参白虎汤治上消，以调胃承气汤治中消者，非也。必右寸滑数，热伤肺气，乃可人参白虎汤。必右关数实，湿热内蕴，乃可调胃承气汤。又经云：二阳之病发心脾，有不得隐曲，其传为风消。谓忧伤心，思伤脾，郁结不遂，则营液暗耗，胃大肠俱失通润，而肌肉风消也。宜归脾汤送固本丸，或生脉散。此亦阴消之类，今统论之。消症气分渴者，喜饮冷水，宜寒凉渗剂以清热。血分渴者，喜饮热茶，宜甘温峻剂以和阴。须细诊脉之上下左右滑数沉细，以定其有余不足而审治之。如上消气分燥渴者，黄芩汤。血分燥热者，易简地黄饮之。气血燥热者，竹叶黄芪汤。肺火消渴，咽干便秘者，生津饮。心火消渴，小水赤涩者，清心莲子饮。心火上炎，肾水不济，气血日消者，降心汤。消渴夜甚者，加减地黄丸。消渴溺少身肿者，紫苏汤。消渴脉浮微热，小水不利者，五苓散。膈消胃满心烦者，麦门冬饮子。老人虚人消渴者，人参麦冬汤。通治上消，天花粉散。中消能食而瘦，渴饮便秘溺数者，兰香饮子。食已如饥，胃热脉盛，面黄肌瘦，胸满胁胀者，七味白术散。胃火易饥，热在肌肉者，泻黄散。胃热干渴，水亏火炎者，玉女煎。心肺热渴者，丹溪藕汁膏。脾肺津干，不思饮食者，本事黄芪汤。通治中消，黄连猪肚丸。中消后，胃热传肾，消烁脂液，腿细足痿者，白茯苓丸。下消渴饮，溺如膏油者，治宜摄固，元菟丸、秘元煎。肾消虚涩者，通摄兼施，双补丸。肾消淋浊有火者，补而兼泻，六味丸加知、柏，或大补地黄丸。淋浊无火者，补而兼摄，左归饮，或大补元煎。火衰不能化气，气虚不能化液者，益火之源，加减肾气丸，或八味丸、右归饮。无火而滑，小溲无度者，益阳固阴，鹿茸丸。肾消强中，茎长而坚，精自出者，此孤阳外张，阴不内守，难治。由好色纵淫，或饵丹石，阳起石、钟乳粉之类。《直指》曰：服五石者，真气既尽，石性独留，阳道兴举，不交精泄，名曰强中。不可治。其饮食如汤沃雪，久则阳强精脱，石子荠苨汤。通治下消，加减八味丸。三消久，小水不臭反甜者，此脾气下脱，症最重。七味白术散。若溺后，溺面浮脂者，此膏液下流，肾不约制。白术散、肾气丸。外有脾热口甜，为消瘅。经谓数食肥甘，其气上溢，转为消渴，经用兰草汤效。肥令人内热，甘令人中满，治之以兰，除陈气也。此膏粱酿热涸津，即消中之渐，宜地黄饮子、玉泉丸。有食㑊，㑊，易也。饮食移易而过，不生肌肉也。经谓大肠移热于胃，善食而瘦，胃移热于胆，皆名食㑊，治同中消。有酒渴，由嗜酒积热烦渴，专嗜冷物，乌梅木瓜汤。有虫渴，脏腑生虫，耗津液而成消渴，苦楝子汤。其有渴饮一二口即厌，少顷复渴，但不若消渴者之无厌，此中气虚寒，寒水上泛，逼其浮游之火于喉舌间，故上焦欲得水救，水到中焦，以水遇水，即厌也。如面赤烦躁，宜理中汤送八味丸。凡渴而不能食者，未传。中满，鼓胀，能食而渴者，必发脑疽、背痈、皆不治。此又消渴之传变，所必防者。《本事》曰：消渴全因坎水衰少，肾阳不升。肺为华盖，譬板覆釜，煖气上腾，则板能润。若肾气能蒸化，则饮食精液上升，自免干渴，宜八味丸。

徐忠可曰：消因肾虚，或因二阳结，或为厥阴病。其能食而渴者，宜重二阳论治。其饥不欲食，气撞心者，宜重厥阴论治。仲景《伤寒论》，厥阴之为病，消渴，气上撞心，饥而不欲食，皆由厥阴风郁火燔也。其饮一溲二者，宜重肾虚论治，此临症时所宜细辨也。

缪仲淳曰：三消渴疾，以鲇鱼涎，和黄连末为丸，每五七丸，乌梅汤下，日三服效。以白芍、甘草等分为末，每一钱水煎，日三服。有患消渴九年，服药止而复作，得是方服之，七日顿愈。不可以其平易而忽之。以栝蒌根即天花粉、黄连各三两为末，蜜丸，每三十丸，麦冬汤下，日二服。其饮水无度，小便数者，用田螺五升，水一斗，浸一夜，渴即饮之，每日一换水及螺，或煮食饮汁亦妙。饮水无度，小便赤涩者，用秋麻子仁一升，水三升，煮三四沸、饮不过五升瘥。肾消饮水，溺如膏油者，用茴香、苦楝子等分炒，研末，食前酒服二钱。消渴下元虚者，用牛膝末酒蒸五两，生地汁五升浸，日晒夜浸，汁尽为度，蜜丸，酒下三十丸。久服津液自生。胃虚消渴者，羊肚煮烂，空腹食之。消渴烦乱者，干冬瓜瓢一两，水煎服。消渴羸瘦，小便不禁者，兔骨和大麦苗煮汁，服极效。消中易饥者，用苁蓉、山萸、五味、蜜丸，每盐、酒下三十丸。三消骨蒸者，以冬瓜自然汁，浸晒黄连末七次，又以冬瓜汁和丸，每三四十丸，大麦汤下，寻常口渴，一服效。

## 三 消 脉 候

消渴脉实大，病久可治。脉悬小坚，病久不可治。《内经》趺阳脉数，胃中有热，即消谷引饮，大便必坚，小便即数。仲景消渴脉当紧实而数，反沉涩而微者死。心脉滑为渴，滑者阳气胜也。心脉微小为消瘅，凡消症脉数大者生，沉小者死。《脉经》真阴耗竭，肾气不升，肺脏枯燥，寸口数盛，为上消。竭力房室，服食剽悍，火土太强，恣情肥美，气口动滑为中消。虚阳不守，封藏不固，右尺数大，为下消。《张氏医通》消瘅诊论，宜参玩。

## 附　　方

〔肾虚〕　**六味丸**　**八味丸**　俱见一卷中风。

〔上消〕　**人参白虎汤**　白虎汤见一卷中风，加人参。

〔中消〕　**调胃承气汤**　见二卷汗。

〔补脾〕　**归脾汤**　见二卷劳瘵。

〔肺虚〕　**人参固本丸**　见一卷中风。

〔肺虚〕　**生脉散**　参　麦　五味

〔气燥〕 **黄芩汤** 芩 栀 桔 麦 归 芍 参 地 花粉 葛根各一两 乌梅一个

〔血燥〕 **地黄饮子** 见一卷中风。

〔气血燥〕 **黄芪竹叶汤** 参 芪 归 芍 地 麦 芎 芩 草 石膏各一钱 竹叶二钱

〔肺火〕 **生津饮** 二冬 二地 归 味 蒌 草 麻仁 花粉各一钱

〔心火〕 **清心莲子饮** 见一卷火症。

〔心肺〕 **降心汤** 花粉二钱 参 芪 归 地 味 草 芩 远志各一钱 枣二枚

〔滋阴〕 **加减地黄丸** 熟地 山药 山萸 丹皮 五味 百药煎

〔身肿〕 **紫苏汤** 紫苏 桑皮 赤茯各一钱 郁李仁二钱 羚羊角七分半 槟榔七分 肉桂 木香 独活 枳壳各五分

〔利溺〕 **五苓散** 见一卷温。

〔鬲消〕 **麦门冬饮** 麦冬二钱 知母 花粉 人参 五味 葛根 茯神 生地 甘草各一钱 竹叶十张

〔虚渴〕 **人参麦冬汤** 参 苓 麦 味 草 杞子

〔上消〕 **天花粉散** 花粉 生地 麦冬 干葛各二钱 五味 甘草各一钱 粳米百粒

〔中消〕 **兰香饮子** 石膏三钱 知母钱半 甘草 防风各一钱 人参 兰香叶 连翘 蔻仁 桔梗 升麻各五分 半夏二分 姜汤下。

〔气虚〕 **七味白术散** 参 术 苓 草 藿香各五分 干葛一钱 木香五分

〔胃火〕 **泻黄散** 见一卷火。

〔胃热〕 **玉女煎** 见一卷温。

〔心肺〕 **藕汁膏** 人乳 生地汁 藕汁各一大盏 先熬为膏，加黄连五钱 花粉一两 研末同熬，再加姜汁 白蜜为膏，噙化。

〔脾肺〕 **黄芪汤** 芪 地 芍 麦冬 五味各三两 参 草

天冬各三钱　茯苓一两　每服三钱，加乌梅、姜、枣。

〔通治〕**黄连猪肚丸**　黄连　粱米　花粉　茯神各四两　知母　麦冬各二两　为末，以猪肚一个洗净，入药缝口，煮烂杵细，蜜丸，人参汤下。

〔痿弱〕**白茯苓丸**　茯苓　黄连　花粉　草薢　熟地　覆盆子　人参　元参各一两　石斛　蛇床子各七钱半　鸡内金炒三十个　蜜丸磁石汤下。

〔下消〕**元菟丸**　菟丝子酒浸，研，焙干，十两　五味子酒浸，研，焙干，七两　茯苓　莲肉各三两　山药六两　共研，将所浸酒打糊为丸，空心米饮下。

〔摄精〕**秘元煎**　远志　山药　芡实　枣仁各炒　金樱子各二钱　白术　茯苓各钱半　炙草　人参各一钱　五味十四粒　水煎。

〔通摄〕**双补丸**　鹿角胶　人参　茯苓　苡仁　熟地　苁蓉　当归　石斛　黄芪　木瓜　五味子　菟丝子　覆盆子各一两　沉香　泽泻各五分　麝香一钱

〔补泻〕**大补地黄丸**　见一卷燥。

〔补摄〕**左归饮**　见二卷虚损。

〔补摄〕**大补元煎**　见一卷中风。

〔益火〕**加减肾气丸**　熟地二两　丹皮　泽泻　茯苓　山药　山萸　五味　鹿茸各一两　肉桂　沉香各五钱　蜜丸，空心服。

〔益火〕**右归饮**　见二卷虚损。

〔补固〕**鹿茸丸**　麦冬二两　鹿茸　熟地　黄芪　五味　鸡内金　苁蓉　故纸　牛膝　山萸　人参各七钱五分　地骨　茯苓　元参各五钱　蜜丸。

〔强中〕**石子荠苨汤**　黑大豆一升，煮汁去渣入猪肾一个煮汁入荠苨　石膏各三两　人参　茯苓　磁石　知母　葛根　黄芩　花粉　甘草各二两　分三服，水煎。

〔下消〕**加减八味丸**　八味减附子，加五味。

〔消瘅〕**玉泉丸**　花粉　葛根各一两五钱　人参　麦冬　乌梅草各一两　生芪　炙芪各五钱　蜜丸。

〔酒渴〕 **乌梅木瓜汤** 乌梅 木瓜各二钱 麦芽 草果 甘草各一钱 姜五片

〔虫渴〕 **苦楝子汤** 苦楝根皮一握，切焙 麝香少许 水煎。

〔烦渴〕 **理中丸** 见一卷中风。

# 三 消 脉 案

何 六旬外，脉数，消谷善饥，动则气喘。是脂液内涸，火亢烁金之候。经所谓壮火食气。固本丸加生白芍、炒知母，效。

族女 频食易饥，手足瞤动，此消中症。经云：瘅成为消中。以初病胃热，消谷而瘦，煎熬日久，胃脂内消，水液不为宣布，下注直降，势必延为燥涸。局方甘露饮宜之。

朱 渴饮消水，日夜无度，自夏历冬，阅所服方，寒热互进，毫不一效。今饮一泄一，渴则饥嘈，明系肾阴竭于下，虚阳灼于上，脉转沉迟。沉为脏阴受病，迟则热极反有寒象也。思壮火销铄肾阴，肾液既涸，必饮水自救。症成下消，急滋化源，迟则难挽，仿易简地黄饮子加减，生地、熟地、人参、麦冬、石斛、花粉、阿胶、甘草，服之效。又令服六味丸加猪脊髓、龟胶、女贞子、杞子、五味、去泽泻、茯苓，得安。

## 黄疸论治 黄疸 谷疸 酒疸 女劳疸 黄汗
### 黄胖 脱力黄附

黄疸由脾胃湿热郁蒸，渐致身目如金，汗溺皆黄。经谓湿热相交，民病瘅也。丹溪云：此如盦曲酱相似，湿热久鬻，其黄乃成。此发黄疸所由。《伤寒论》发热，但头汗出，小便不利，渴饮，瘀热在里，必发黄。又云：伤寒汗已，身目为黄，以寒湿在里，不解，非但湿热发黄，寒湿亦发黄也。湿热发阳黄，寒湿发阴黄，此发阳黄、阴黄所由。海藏云：凡病当汗不汗，当利小便，不利，皆生黄。疸有五：黄疸、谷疸、酒疸、女劳疸、黄汗。身目悉黄，寒热体倦者，为黄疸。茵陈五苓散。食已如饥，头眩烦热身黄者，为谷疸。猪肚丸，实者茵陈蒿汤，或龙胆苦参丸。经云：食已如饥者，胃疸，即谷疸也。大醉当风入水，心中懊侬，不食欲呕，面黄赤斑者，为酒疸。葛花解醒汤，加茵陈。房劳小腹满急，额上黑，手足心热，薄暮发者，为女劳疸。加味四君子汤。经云：溺黄赤，安卧者黄疸。《正理论》谓得之女劳也。汗出染衣，色如柏汁，因身热汗出澡浴，水入毛孔而成者，为黄汗。黄芪汤。既分五疸，宜辨阴阳。阳黄多由瘀热，烦渴头汗，脉必滑数。阴黄多由寒湿，身冷汗出，脉必沉微。阳黄系胃腑湿热熏蒸，与胆液泄越，上侵肺则发而为黄，其色明如橘子，治在胃。茵陈蒿汤。阴黄系脾脏寒湿不运，与胆液浸淫，外渍肌肉，则发而为黄，其色晦如烟熏，治在脾。茵陈四逆汤。阴黄亦有体痛发热者。但身如熏黄，终不似阳黄明如橘子色也。海藏治阴黄，小便不利，烦躁而渴，茵陈茯苓汤。发黄烦躁，喘呕不渴，茵陈陈皮汤。发黄四肢遍身冷，茵陈附子汤。发黄肢体逆冷，腰自汗，茵陈四逆汤。冷汗不止，茵陈姜附汤。发黄服姜附诸药未已，脉尚迟者，茵陈茱萸汤。伤冷中寒，脉弱气虚，理中汤加茵陈。挟表脉浮，桂枝加黄芪汤。往来寒热，小柴胡汤加栀子。胸满呕吐，小半夏汤。小便利而色白者，仲景作虚劳治。小建中汤。一种虚黄，口淡怔忡，耳鸣足软，神疲无力，人参养营汤。缪仲淳曰：因劳发黄，用秦艽五钱，酒浸绞汁，空心服，或利便止，屡用效。有风黄，其人肥，风不外泄，身不黄，独目黄者，青龙散。有瘀血发黄，身热，小便自利，大便反黑，脉芤涩，当下尽黑物，桃仁承气汤。有疫疠发黄，杀人最急，茵陈泻黄汤、济生茵陈汤。缪仲淳曰：时行黄疸，用小麦汤。别有黑疸，因女劳伤肾，额色黑，膀胱急，腹胀如水，便黑多溏，硝矾散。酒疸下之，久亦成黑疸，目青面黑，心中如啖蒜齑状，大便正黑，沈氏俱用黑疸汤。若黄变肿胀，必疏导腑中湿热。茯苓渗湿汤去芩、连、艽、葛，加薏仁、大腹皮、鸡内金。若络脉瘀热发黄，金铃子散，加分消药。疸久不愈则补脾，参术健脾丸，色疸久，加黄芪、扁豆子。总之，黄而不渴易治，渴者难治。初起宜汗，有食宜消，溺少宜利，小水利，黄自退。通用化疸汤、当归白术汤。久而虚，脉症宜温补者，养营汤、四君子汤、肾气丸。酒疸多蕴热，先用清中，茵陈泻黄汤。加分利，加减五苓散。后必顾其脾阳，香砂六君子汤加枳椇子。女劳有秽浊，始用解毒，黑疸汤。继滑窍，二石散。终当峻补肾阴，六味汤。外有黄胖症，与黄疸异。黄疸目黄，身不肿。黄胖多肿，其色黄中带白，目如故，疲倦少神。病源虽同属脾，然黄疸由湿热郁蒸而成，黄胖则湿热未甚，多虫与食积所致，必吐黄水，毛发皆直，或嗜食生米茶叶土炭，宜四宝丹。有食积则消导，保和丸加红曲。或健脾去湿药中，加针砂重镇可效。盖疸属暴病，故仲景以十八日为期。黄胖为宿病，有久而不愈者。《正传》曰：绿矾丸、褪金丸，二方治黄胖病最捷。又劳力受伤，亦成黄胖，能食易饥，疲倦无力，沈氏双砂丸。俗名脱力黄，此又在虫食黄病之外者。参《沈氏尊生书》。

## 黄 疸 脉 候

五疸实热，脉必洪数，其或微涩，悉属虚弱。《直指》曰：疸脉缓大者顺，弦急而坚者逆。脉小溲利不渴者生，脉洪泄利而渴者死。疸毒入腹，喘满者死，寸口近掌处无脉，口鼻冷者死。

## 附 方

〔黄疸〕 **茵陈五苓散** 茵陈 苍术 泽泻 猪苓 茯苓 官桂 车前 柴胡 木通 酒疸加葛根、灯心。

〔谷疸〕 **猪肚丸** 白术 苦参 牡蛎 入猪肚，煮烂捣丸。

〔阳黄〕 **茵陈蒿汤** 茵陈 山栀 大黄

〔谷疸〕 **龙胆苦参丸** 胆草一两 苦参三两 牛胆汁丸。食前大麦芽煎汤下二钱，日三服。女劳加栀子廿枚。

〔酒疸〕 **葛花解酲汤** 见一卷湿。

〔女劳〕 **加味四君子汤** 参 苓 术 草 加黄芪 白芍 扁豆 姜 枣。

〔黄汗〕 **黄芪汤** 黄芪 赤芍 茵陈 石膏 麦冬 豆豉 甘草 竹叶 生姜

〔阴黄〕**茵陈四逆汤** 附 姜 草 加茵陈。

〔阴黄〕**茵陈茯苓汤** 茵陈 茯苓 猪苓 滑石 官桂

〔阴黄〕**茵陈陈皮汤** 茵陈 陈皮 白术 半夏 苓 生姜

〔阴厥〕**茵陈附子汤** 茵陈 附子 甘草

〔阴黄〕**茵陈姜附汤** 即茵陈四逆汤。

〔阴黄〕**茵陈茱萸汤** 茵陈 茱萸 附子 干姜 木通 当归

〔阴黄〕**理中汤** 参 术 姜 草

〔表汗〕**桂枝黄芪汤** 桂 芍 草 姜 枣 加黄芪。

〔寒热〕**小柴胡汤** 见一卷温。

〔呕吐〕**小半夏汤** 夏 姜

〔虚劳〕**小建中汤** 见三卷衄血。

〔虚黄〕**人参养营汤** 见二卷劳瘵。

〔风黄〕**青龙散** 防风 荆芥 生地 首乌 威灵仙 每服一钱。

〔瘀血〕**桃仁承气汤** 见一卷疫。

〔疫黄〕**小麦汤** 小麦 竹叶 石膏 水煎。

〔疫黄〕**茵陈泻黄散** 茵陈 葛根 黄连 山栀 白术 赤苓 白芍 木通 人参 木香 姜 枣

〔疫黄〕**济生茵陈汤** 茵陈四钱 大黄二钱 山栀一钱 即茵陈蒿汤，而分两不同。

〔黑疸〕**硝矾散** 硝石 矾石烧枯 等分研末，大麦汁服方寸匕。此方散郁热，解肾毒，出仲景。

〔泄毒〕**沈氏黑疸方** 茵陈四两，捣汁 花粉一斤，捣汁和服，黄水自小便下，此沈金鳌制以泄疸毒。

〔诸疸〕**茯苓渗湿汤** 茵陈 茯苓 猪苓 泽泻 白术 苍术 陈皮 黄连 山栀 秦艽 防风 葛根

〔络瘀〕**金铃子散** 见三卷郁。

〔久疸〕**参术健脾丸** 见三卷肿胀。

〔通治〕 **化疸汤** 茵陈 苍术 茯苓 猪苓 木通 山栀 薏仁 泽泻 酒疸加葛根，女劳加当归、红花。

〔通治〕 **当归白术汤** 归 术 苓 夏 芩 枳 草 茵陈 枣仁 前胡

〔温补〕 **肾气丸** 见二卷虚损。

〔渗湿〕 **加减五苓散** 五苓散加茵陈，减肉桂，见一卷温。

〔脾阳〕 **香砂六君子丸** 见三卷呕吐。

〔女劳〕 **二石散** 滑石 石膏 等分为末，大麦汁服。

〔补阴〕 **六味丸** 见一卷中风。

〔黄胖〕 **四宝丹** 使君子肉二两 槟榔 南星各一两 蜜丸。吃生米加麦芽，吃茶叶加细茶，吃土加垩土，吃炭加黑炭，沙糖水送下。

〔食滞〕 **保和丸** 见二卷痰饮。

〔黄胖〕 **绿矾丸** 绿矾炒白 五倍子炒黑 神曲炒黄 针砂醋淬 姜汁煮枣肉为丸，酒下。

〔黄胖〕 **褪金丸** 针砂 香附各六两 白术 苍术各二两五钱 陈皮 神曲 麦芽各一两五钱 厚朴 甘草各一两 面糊丸，米汤下。

〔脱力〕 **沈氏双砂丸** 针砂四两，炒红醋淬 砂仁一两，生研 香附便制，五钱 皂矾面包煅红，一两 大麦粉三升 木香生研，一两 元枣一斤，煮肉为丸。

## 黄疸脉案

许 伤精发黄，头眩面浮，腰膝乏力，足心如烙，脉洪大而虚。用薛氏六味丸，君茯苓，去泽泻，加生地、牛膝酒蒸熟、莲子、薏仁，汤丸兼服，饭后用甘菊炒、黑山栀、嫩桑叶、钩藤泡汤，服数月而痊。

贡 劳伤元气，发黄，食减气少，目黄面晦。仿仲景法，以黄芪建中汤去桂、参，入参苓白术散治之，效。后服莲子、薏米、红枣等调理，此专调补脾元，不与诸疸例治，若一例茵陈、栀子涤除湿热，恐变成胀满矣。

石　阳黄乃从热化，瘀热在里，蒸动胆液，泄而为黄，明如橘子，今目黄面色亮，头眩，胸痞不渴，肢倦少力，手足心热，大肠结，遇劳则甚，脉右大左虚濡。虽系湿甚生热，然平人脉大为劳，且疸久不愈，乃劳力伤气之候。用补中参渗湿法，潞参、茯苓、薏米、於术各钱半、鸡内金、茵陈、针砂各二钱、山栀、甘菊、丹皮各一钱、炙草五分。数服眩痞除，食颇加，去甘菊、山栀，加黄芪、白芍俱炒，二钱、莲子炒，十粒。又数服，黄渐退。

某　长夏暑湿外蒸，水谷内蕴，脾阳失运，头眩欲呕，面如熏黄，食入作胀，午后烦而溺赤，脉濡，左略大。先宜分清法，羚羊角、山栀、茵陈、赤茯、薏仁、制半夏、砂仁壳、滑石、石斛、车前子、灯心，三服诸症已减。改为厚朴姜制、枳壳炒、陈皮、大腹皮、薄荷、茵陈，二服胀除，黄未退，欲速。更医，用沉香、焦术等燥品，忽发颧疸，又用犀角、黄连，午前后潮热，用生地、知母，黄势更剧，面晦黑，寒热额汗，腹满呕泻，舌苔腻白，膈有粘涎。复商治，予谓此湿胜也。湿壅则生热，治宜渗湿。用四苓散加半夏曲、橘白、薏仁、煨姜，午前服泻减，呕沫犹是，暑湿交蒸，浊涎失降，脉见濡数，亦热从湿化象也。更用胃苓汤去白术，加制半夏、生薏仁、煨姜，其苍术生用锅巴汤煎，呕止泻少，惟烦热之起伏，随太阳之升沉，午未特甚，则湿去而热留也。因用黄芩、丹皮、山栀、赤苓、地骨皮、栝蒌根汁，加六一散一钱冲服。泻热悉止，惟神倦嗜卧，卧觉口燥，津不上朝于肺。用参、麦入加味逍遥散内，扶元生津，兼散郁蒸，脉息乃平，惟左关较大。仿《石室秘录》，用白术五钱、茯苓三钱、薏仁一两、龙胆草、山栀、茵陈各一钱、潞参、黄芪各二钱，燥脾湿，培真元，佐泻火，后仍欲速效，误服前医滋阴之剂，遂成不治。

薛　脾虚伤湿，病发阴黄，数年面浮足肿，头眩唇白，便后血，与调补药稍愈。近便血虽止，溏而不爽，小水短数，腹大而硬，身热体倦，脉细小濡数。与补中升提佐以淡渗，腿足肿退，脉较有神。继与潞参、生术、赤苓、丹皮、黑山栀、茵陈、牡蛎、升麻。大便爽，热较轻，中脘偶痛。去丹、栀、升、术，加木香、陈皮、白芍，痛除。改用肾气汤去山萸、泽泻、附子，加炮姜，腹渐软，后因不慎于口，竟以胀终。

耿　久疸神疲，头眩面浮，不时热渴，脉虚大阳浮不敛。宜摄阴和阳，牡蛎、白芍、五味、洋参、熟地、麦冬、石斛、橹豆皮，数服效。

钱　黄疸伤食，腹胀溺黄，用健脾分消之品，加入茵陈汤，腹胀如故，拟阳明胃腑瘀热郁蒸。用禹余粮醋煅、七次、生地、松萝茶各四两、绿矾煅、一两、枣肉煨，研捣为丸。服愈。

唐　童年面黄，能食目眩，发热不时，由湿甚生热，热蒸变黄，胃热谷消，此为谷疸。宜猪肚丸。入秋，食后胀眩便溏，脉虚小，热与湿搏，由太阴不运，少阳化风。主理脾阳，佐以熄风。生白术、潞参、陈皮、薏仁、鸡内金、半夏曲俱炒、茵陈、赤苓、甘菊炒、天麻煨，服愈。

# 疟症论治

疟疾四时皆有，而多发于夏秋。以夏伤于暑，汗出腠开，当风浴水，受凄沧之水寒，及秋遇凉风束之，裹邪不能外越，则随经络以内薄，舍于脏腑募原之间。居半表半里。与日行之卫气相值，而疟作焉，当其邪正交争，并于阴，则中外皆寒。经所谓起于毫毛伸欠，寒慄鼓颔，腰脊俱痛也。并于阳，则外内皆热。经所谓头痛如破，渴欲冷饮也。极则阴阳俱衰，卫气相离，故病得休，卫气集，则复作。经云：卫气日行于阳，夜行于阴，疟邪得阳而外出，得阴而内薄，是以日作。邪气之舍深，内薄于阴，阳气独发，阴邪内著，阴与阳争，不得出，故间日作。邪气内薄五脏，横连募原，其道远，其气深，其行迟，不能与卫气俱出，故间日乃作。其间二日者，邪气与卫气客于六腑，有时相失，必休数日乃作也。浅者邪发三阳，随卫气以出。则日一作。深者邪舍三阴，不能随卫气并出，或间日间二三日而作。

病深者作愈迟，以疟邪有在经在腑在脏之别也。《己任编》云：脏腑相接处，有虚界之募原。而虚界中，复有刚柔筋脉。其为某脏腑之筋，即为某脏腑之病，究之脏腑疟病，皆募原伏邪之气所迁移，间日间二三日，募原有远近耳。故邪传阳分，则作日早，邪陷阴分，则作日晏。经曰：邪客风府，循膂而下，与卫气一日夜会于风府，日下一节，故其作晏，其出风府，日下一节，二十五日下至骶骨。二十六日，入于脊内，注于伏膂，其气上行，九日出缺盆，其气日高，故作日乃益早。风府在项后，入发际一寸，项骨三节，脊骨二十一节，其廿四节下为尾骶骨。邪自风府下一节故发晚，廿五日至骶骨，廿六日邪复自后而前，入脊内注伏膂，循脊上行，无关节之阻，故九日出缺盆，其气日高，自阴就阳，邪日退，故作渐早。治者须从阴分提出阳分，作日早则易瘥。无汗欲使有汗，散邪为主而兼补。汗多欲令汗少，养正为主而兼散，尤必分经以论治。足太阳疟，腰痛头重，寒从背起，先寒后热，热止汗出，难已，羌活黄芩汤加减。足少阳疟，身体解㑊，见人心惕然，热多，汗出甚，小柴胡汤加减。足阳明疟，头痛渴饮，洒淅寒甚，久乃热，热去汗出，竹叶石膏汤加减。足太阴疟，不嗜食，寒多善呕，热甚则渴，桂枝汤加减，参入建中汤。足少阴疟，腰痛脊强，口渴呕吐，寒从下起，热多寒少，病难已，桂枝人参白虎汤，后加鳖甲、牛膝。足厥阴疟，腰痛少腹满，小便不利，数便，先用三黄石膏汤，后用鳖甲牛膝汤加减。此论六经疟也。若邪深伏，则为五脏疟。如肺疟令人心寒，寒甚热，善惊。桂枝加芍药汤。心疟令人烦心，欲得清水，反寒多，不甚热。桂枝黄芩汤。肝疟令人色苍，面色青，太息，状若死。四逆汤。脾疟令人寒，腹中痛，热则肠鸣，鸣已汗出。小建中汤，橘皮散。肾疟令人洒洒然，腰脊痛，大便难、手足寒。归芍桂枝汤。其在腑则胃疟，令人善饥而不能食，食而支满腹大。二陈汤加枳壳、草果。既辨六经脏腑，更审六淫所伤轻重。如风疟脉浮大，春夏为多。感风而得，恶风自汗头痛，风为阳邪，故先热后寒。宜紫苏、川芎、白芷、姜皮等。寒疟脉紧盛，秋冬为多。乘凉浴水，感寒而成，恶寒无汗，寒为阴邪，故先寒后热。宜桂枝、生姜、厚朴、草果等。暑疟脉虚受暑，热炽烦冤，邪伤上焦肺气，发必寒轻热重，唇燥舌绛，渴喜冷饮。盛暑发者，白虎汤，虚加人参、麦冬。秋凉伏暑发者，杏仁、贝母、花粉、黄芩、半夏、知母、青蒿等。湿疟脉濡缓，面浮身痛，脘闷不饥，呕恶，邪阻中焦脾络，发必寒重肢冷，舌白苔腻，喜热饮，大便不爽，忽秘忽溏，为湿结气痹。宜半夏、厚朴、白蔻、草果、薏苡、滑石、茯苓、通草。或胃苓汤去桂、草。其湿热交蒸阻气，泄热渗湿，审其重轻，切忌柴葛劫津。宜杏、朴、苓、夏、橘红、生姜、竹茹、麦冬、栝蒌、枳壳。瘅疟但热不寒，由阴气先伤，阳气独发，壮热少气烦冤，手足热，欲呕，邪内藏于心，外舍肌肉，令人消烁肌肉。宜甘寒生津，生地、麦冬、知母、竹叶、丹皮、杏仁、贝母、花粉、梨汁、蔗浆。盛暑发者，白虎汤。温疟脉如平人，但热不寒，骨节烦疼，时呕。《金匮》用桂枝白虎汤。若温邪兼湿，宜半夏、杏仁、蔻仁、滑石，俱忌柴葛升举。牝疟多寒，《金匮》用蜀漆散。宜酌用二陈汤加姜、桂枝。牝疟邪伏于肾经气分。寒疟邪伏于胆经营分。若但寒不热。柴胡姜桂汤。痰疟素脾虚多痰，疟热又能蒸痰，胸闷欲呕。热痰君贝母，佐以竹茹、橘红、栝蒌霜、茯苓皮。寒痰君白术，佐以半夏、陈皮、姜汁、苏子。食疟饮食生冷不节，致寒热较重，饥不思食，满闷腹疼。养胃汤减参术。瘴疟岭南气炎，感受山岚涧溪之毒，乍寒乍热，迷闷发狂，须祛瘴涤痰。平胃散加减。疫疟因染时邪，寒热成疟，其症沿门合境。达原饮、五瘟丹、不换金正气散。鬼疟夜发，为邪入血分，宜升散营中之邪。内补建中汤加升、柴、生首乌。脾虚者，补中益气汤。劳疟病久延虚，尪羸气怯，因劳辄发，寒热模糊，最难调治。补中益气汤加牛膝、鳖甲、制首乌。疟母久病失调，邪入肝经，挟瘀血痰涎，胁下结块，宜疏通血络。用鳖甲、桃仁、蓬术、牡蛎，加金铃子、归须、延胡、桂枝、甲片，或鳖甲煎丸。虚人疟母，宜补剂兼疏散药。疟疾变痢，因暑湿迫注，失於解散，由经入腑，宜表里分消。用柴胡、半夏、黄芩、枳壳、陈皮、红曲、滑石、茯苓、炙甘草。连进大剂，以痢愈为度，疟亦止，此治诸疟之大概也。此外又有似疟非疟，同一恶寒发热，或寒热往来，最宜详辨脉症虚实，勿以阴阳内损之初症，误认疟邪，轻用表散。如小柴胡汤、祛疟饮之类。若脉症皆虚，即宜黄芪建中汤、补中益气汤，升、柴少用。血虚发热者，逍遥散。盖阳虚则恶寒，阴虚则发热。凡伤寒后，及大病后、产后劳怯等症，俱有寒热往来，或一日一二发，俱宜作虚治。以疟之寒热有定时，杂症之寒热无定时为辨。论中治法有未备者，参观后论。

## 疟疾脉候

疟脉自弦，弦数多热，弦迟多寒，弦而浮大可吐，弦短伤食，弦滑多痰。微则为虚，代散者死，迟缓者愈。《入门》曰：卫虚则先寒，营虚则先热。表邪多则寒多，里邪多则热多；表里相半，则寒热相等。

## 附　方

〔太阳〕　**羌活黄芩汤**　羌　芩　陈　草　前胡　猪苓　知母　口渴加麦冬、石膏。

〔少阳〕　**小柴胡汤**　见一卷温症。口渴去半夏，加麦冬、石膏。

〔阳明〕　**竹叶石膏汤**　见一卷伤风。痰多加橘红、贝母。

〔太阴〕　**桂枝汤**　桂　芍　草　姜　枣

〔太阴〕　**建中汤**　见二卷衄血。

〔少阴〕　**白虎汤**　见一卷中风。加人参，名人参白虎汤。加桂枝，名桂枝白虎汤。

〔厥阴〕　**三黄石膏汤**　见一卷疫。

〔厥阴〕　**鳖甲牛膝汤**　鳖甲　牛膝　当归　陈皮　柴胡　热甚加麦冬、石膏，口渴加花粉。

〔肺疟〕　**桂枝加芍药汤**　桂　芍　草　姜　枣　倍芍药用。

〔心疟〕　**桂枝黄芩汤**　即桂枝汤加黄芩。

〔肝疟〕　**四逆汤**　附子　姜　草

〔脾疟〕　**橘皮散**　橘红、姜汁浸者，焙干研末，枣汤下三钱。

〔肾疟〕　**桂枝加归芍汤**　即桂枝汤加归、芍。

〔胃疟〕**二陈汤** 见一卷中风。

〔风疟〕**芎苏饮** 见二卷咳嗽。

〔寒疟〕**露姜煎** 生姜四两，捣汁露一宿。凡治疟汤剂露一宿者，取白露降则暑热除之意。

〔暑疟〕**白虎汤** 见一卷中风。

〔湿疟〕**柴平煎** 小柴胡汤合平胃散。

〔湿疟〕**胃苓汤** 见一卷中风。

〔湿热〕**白虎苍术汤** 见一卷中风。

〔牝疟〕**蜀漆散** 蜀漆 云母烧二昼夜 龙骨煅 研末水调。

〔寒疟〕**柴胡姜桂汤** 柴 姜 桂 芩 草 花粉 牡蛎

〔食疟〕**养胃汤** 参 术 陈 夏 苓 朴 砂 曲 丁香 木香 藿香 麦芽 草 莲子各七分 加姜。

〔涤痰〕**平胃散** 见一卷中风。

〔疫疟〕**达原饮** 见一卷疫。

〔疫疟〕**五瘟丹** 芩 连 柏 草 香附 紫苏 用大黄熬膏为丸，辰砂、雄黄为衣。

〔疫疟〕**不换金正气散** 平胃散加半夏、藿香。

〔鬼疟〕**内补建中汤** 黄芪建中汤加当归。

〔补气〕**补中益气汤** 见一卷中风。

〔疟母〕**鳖甲煎丸** 鳖甲灰酒浸煮汁，一两二钱 柴胡 白芍 丹皮 䗪虫 乌扇 鼠妇 蜣螂各四钱 桂枝 阿胶各三钱 黄芩 桃仁 干姜 大黄 半夏 人参 厚朴 蜂房 石苇 紫葳各二钱 葶苈 瞿麦各一钱五分 赤硝一两 以鳖甲汁为丸。

〔散邪〕**祛疟饮** 柴 苏 槟 陈 楂 枳 草 二母 水煎，露一宿。

〔散郁〕**逍遥散** 见一卷火。

# 疟脉案

甲申予馆新洲，长夏感暑兼湿，疟间日发，寒热俱重，涎沫甚多。用平胃散加柴胡、制半夏、神曲、赤苓，二服愈。又乙酉感风成疟。经曰：风淫于内，治以辛凉。用芎苏饮去干葛、木香，加薄荷、姜皮。一服愈。

胡　伏暑发寒热如疟，头晕脘痞，此暑邪挟湿，阻遏气分，故汗止在胸前，宜辛凉解散。用栀豉汤加杏仁、枳壳、黄芩、半夏、栝蒌、滑石。数服而平。

族妇　暑症转疟，寒微热甚，汗多头眩便硬。用竹叶石膏汤去参加知母，服愈。

毛　热症未愈，复因邪滞，恶寒怯风，胸满腹胀，午前寒热如疟，至夜乃汗，右关尺浮滑，症兼表里，治宜经腑疏解。用柴胡、半夏、薄荷、苏梗、陈皮、厚朴、赤苓、神曲、生姜。二服诸症退。去薄荷，加黄芩、砂仁壳、鸡内金炙。数服痊愈。

佺　寒疟吐泻，脉迟虚。用理中汤加半夏、茯苓、砂仁、神曲、姜汁。一服吐泻止，疟轻，诊脉虚而少力，此中气不足也。令与稀糜，用补中益气汤，神爽思食疟止。又服四君子汤加黄芪炙、砂仁，愈。

李　秋疟背寒肢厥，从卯时冷至酉方热，夜半无汗自退，不饥不食倦卧。仿陈远公解寒汤，潞参、於术、川附炙、川芎、柴胡、桂枝、草果煨研、姜、枣。煎服得汗而寒减，去川附，加半夏、谷芽、陈皮、当归。思食疟止。此症与丹溪所治少年足冷疟相似，但彼由接内，此系阳虚。

王　咳嗽痰多，右膊痛，疟间日发，脉浮缓，此为肺疟。得之浴后当风，经所谓夏伤于暑。汗大出，腠理开发，因遇夏气，凄沧之水寒，藏于腠理皮肤之中，秋伤于风，则病成也。肺主皮毛，故为肺疟。用柴胡汤合二陈，去黄芩，加防风、苏叶、桑皮、杏仁、姜、枣煎，数服愈。

佺　间日疟寒热俱重，头痛背寒，肢麻肋闷，呕恶痰多，由湿热阻遏气分。白蔻仁、厚朴各五分、广皮、枳壳各一钱、半夏、茯苓各二钱、青蒿八分、杏仁钱半、栝蒌、竹茹各钱二分、煨姜二钱，一服脘闷已展，呕恶亦除，痰降便通，湿热去，疟自止。杏仁、半夏各钱半、赤苓二钱、栝蒌、枳壳、橘红、甘菊各八分、蔻

**255**

仁三分、竹茹一钱、嫩桑叶三钱，一剂疟止。前用温胆汤愈疟，尚不嗜食，大便难，脘中欠爽，病在左关不和。因之肠腑失降，用两和厥阴阳明。白芍、旋覆花、陈皮、半夏、栝蒌仁、牡蛎粉、杏仁、竹茹、枳实汁，再服悉平。

族孙　胎疟停滞。用寸金丹三钱，姜汤服，二次愈。

本　间日疟偏头痛连齿，夜烦不寐，症由胆火升越，震动心主，致神愦语错，必熄胆络风火，疟邪自己。钩藤、鳖甲各二钱、山栀、丹皮、麦冬各一钱、黄芩、连翘各七分、半夏青盐炒，一钱半、夜交藤五钱，日二服，兼下牛黄清心丸，疟轻，改用乌梅二枚、赤苓、生首乌各三钱、鳖甲二钱、牛膝、当归、丹皮各八分，一啜而止。

梁氏　粤产，地暖气泄，客居黄河以北，风土迥殊。今夏秋暑雨蒸淫，感症成疟，寒热烦满，微汗，以湿疟治。仿古柴平汤，用柴胡、黄芩、半夏、茯苓、枳壳、山栀、茅术生、厚朴、陈皮、姜、枣。二服汗透，寒热减，改用清暑退邪，前方去茅术、朴、枳，加青蒿、香薷、薄荷，再剂而愈。

某　疟间日发，寒重热轻，汗多神倦，发时头不痛，口不渴，但凛寒拘急，肢冷髀酸。老人气虚有痰，此非暑非风，乃虚邪入络，名曰劳疟。先时勿食，汗后服保元汤扶正以逐络邪。参、芪、术、草、归、陈、鳖甲炙、柴胡、半夏、威灵仙、姜煎，一啜遂止。

# 阴 疟 论 治

前论疟邪伏于募原，浅者客三阳经，深者入三阴经。夫脏腑之经，各有界络。邪在某经，即某经疟。因邪有浅深，舍有远近，行有迟速，故卫气相值，有日发，间一日二日而发之殊。间一日发，与日发者治法同，病亦易愈。惟间二日为难治，以伏邪深入三阴，故名阴疟也。足太阴脾，足少阴肾，足厥阴肝，其经深远。三阳疟多发在夏至后，处暑前。三阴疟多发在处暑后，冬至前。发愈晚者去亦迟，以气令收肃故也。其发时亦不定，有前间一日，忽间二日发者，有前间二日，忽一日夜两发者，有连发二日，中间一日者，有间三日发不爽者，或不忌口，不节劳，伏邪旁溢界络，皆能致之，否则发期错乱，乃将愈之兆矣。阴疟主治之法，惟和营调卫兼疏邪，勿期速效用劫剂，如常山饮、七宝饮。每见用常山、巴霜劫痰得效者，面色熏黑，留邪在里，后多变成痨热鼓胀不治，良可恨悼，因前论治法未尽，而申之。凡通治诸疟，初起宜散邪，露姜煎。往来寒热，小柴胡汤。寒多者，小柴胡汤加桂枝。寒少热多，清脾饮。湿盛，平胃散。痰多，二陈汤、二妙丸。湿盛呕泻，平胃散合四苓散，加砂仁、半夏。湿热俱盛，清中驱疟饮。暑热兼湿，香薷饮加黄芩、半夏、赤苓、滑石。伏暑秋疟，黄芩、知母、花粉、栝蒌、枳壳、竹茹。热疟心下痞结，半夏泻心汤、小陷胸汤加减。此诸疟通治法。若阴疟邪深，本不在表，三五发后，乘元气未衰，用陈香橼大者全个，挖小盖，入水飞雄黄五钱，纳盖，铜丝扎好，炭火煅，煅时烟出，勿令雄黄走出，存性研末。病者隔夜勿食，明晨开水下，以箸探喉，吐尽胶痰。再服再吐，半日，饮粥汤吐止。顽痰既去，随服补剂，归脾汤加减，效。如未止，寒热必轻，截疟饮立效。勿用常山等。延久必虚，专养正却邪，补中益气汤加半夏。如未止，热重于寒，用丹皮、鳖甲、白芍、当归、何首乌。寒热夜甚，何首乌散加归身。发时渐晏，大剂补中汤内升麻、柴胡少用。寒从背起，阳虚汗泄，人参、黄芪、桂枝、炙草、茯神、大枣、鹿胶、牡蛎。热盛伤阴，遗精便血，固本丸加白芍、首乌、阿胶。营卫两虚，人参养营汤，或何人饮。脾阳虚，食不化，六君子汤、四兽饮，俱加砂仁、神曲、谷芽，甚者理中汤。脾阴阳俱虚，归芍六君子汤加首乌。胃阴虚，不饥不食，人参、玉竹、麦冬、白芍、石斛、薏苡、乌梅、半夏。脾胃两虚，肢寒泄泻，附子理中汤、参苓白术散。邪入厥阴，呕沫腹痛，蛔动肢厥，半夏泻心汤去参、草、大枣，加牡蛎、白芍、厚朴、乌梅。久疟肾阴虚，面赤口渴，六味汤加五味、白芍、肉桂。肾水火俱虚，疟久成痨。养营汤吞八味丸。虚人疟母，不治成胀，四兽饮加鳖甲、当归尾、桂心。元气犹壮，癖积左胁下，鳖甲饮子。不应，何膝煎。疟久邪结血络，左胁胀痞，连及少腹，治宜通络，守补无效。桃仁、丹皮、鳖甲、归尾、桂心、甲片、延胡。通其血络，痞胀乃除，再用补剂，自获痊愈。

《己任编》曰：凡疟将发时，与正发之际，勿施治，治亦无效。必待阴阳升极而退，此邪留所客之地，乃可服药治之。且当未发前二三时，迎而夺之。

凡小儿胎疟，不能服药，用黄丹五钱、生明矾三钱、胡椒二钱五分、麝香少许。共研末，以好醋调敷手心，男左女右，以绢包手掌，药发自汗而愈。

凡小儿未进谷食者，患疟久不止。用冰糖浓煎汤喂之，最验。出徐忠可《金匮》注。

## 附　方

〔劫痰〕**常山饮**　常山酒浸，炒，二钱　草果　槟榔　知母各一钱　贝母钱半　甲片一钱　乌梅二个

〔劫湿〕**七宝饮**　常山　草果　槟　朴　青　陈　草　水酒煎，露。

〔散寒〕**露姜煎**　见本卷疟。

〔寒热〕**小柴胡汤**　见一卷温。

〔热多〕**清脾饮**　朴　术　苓　夏　青　草　柴胡　草果黄芩　姜

〔湿盛〕**平胃散**　见一卷中风。

〔痰多〕**二陈汤**　见一卷中风。

〔消痰〕**二妙丸**　橘红　半夏　神曲和丸。

〔渗湿〕**四苓散**　五苓去桂，见一卷温。

〔湿热〕**清中驱疟饮**　柴　芩　枳　朴　青　陈　术　夏山楂　草果　姜

〔暑疟〕**香薷饮**　见一卷中风。

〔痞热〕**半夏泻心汤**　见一卷温。

〔结热〕**小陷胸汤**　黄连　半夏　蒌仁

〔补脾〕**归脾汤**　见二卷劳瘵。

〔截邪〕　**截疟饮**　黄芪二钱　参　术　苓各钱半　砂仁　草果　橘红各一钱　五味三分　甘草六分　乌梅三个　姜三片　枣二枚

〔养正〕　**补中益气汤**　见一卷中风。

〔夜热〕　**何首乌散**　生何首乌五钱　青陈　草各一钱　姜七片　大枣三枚　露一宿。

〔阴阳〕　**固本丸**　见一卷中风。

〔营卫〕　**养营汤**　见二卷劳瘵。

〔营卫〕　**何人饮**　首乌　人参各三钱　当归　陈皮各二钱　姜三片

〔阳虚〕　**六君子汤**　见一卷中风。

〔补截〕　**四兽饮**　六君子汤加　乌梅　草果　姜　枣

〔阳虚〕　**理中汤**　见一卷中风。

〔补脾〕　**归芍六君子汤**　六君子汤加归、芍。

〔脾胃〕　**参苓白术散**　见三卷脾胃。

〔吐蚘〕　**乌梅丸**　见三卷呕吐。

〔阴虚〕　**六味汤**　见一卷中风。

〔阳虚〕　**八味汤**　见一卷中风。

〔气癖〕　**鳖甲饮子**　鳖甲　芪　术　槟　朴　芎　芍　陈　草　乌梅　草果　姜　枣

〔血癖〕　**何膝煎**　首乌制二两　牛膝　鳖甲醋炙，各一两　当归五钱　橘红三钱　虚加人参，发日空心服。

## 阴疟脉案

房弟　阴疟寒热俱重，汗多不寐，气促，腹痛大便频，左脉微软，右关尺弦长，此脾虚肝乘而心阳不摄也。用法宜以温通甘缓，兼佐酸泄，理中汤加茯神、龙眼肉、草蔻、肉蔻、白芍。三服而神爽，痛泻止，寒热亦减。继用归脾汤丸加山药、莲子、何首乌等，渐瘳。

毛　三疟早用截剂，寒热无定，头汗冷，呃逆，沫吐青色，面惨黑，手足厥，脉沉数小。乃邪入厥阴，在里瘀浊上犯清道，治先通阳泄浊。用吴茱萸汤加丁香、干姜、制半夏、青皮、茯苓，浊逆已止。嗣用四逆汤，肢和，疟二日发，用四兽饮，寒热渐轻，接服八珍丸料加首乌、牛膝、砂仁、半夏、姜汁、煮枣肉为丸。病除。

朱　深秋疟发三阴，头眩，热甚不渴，溺痛，右脉较大。必系暑湿伏邪内蕴，昔人治疟无汗须令有汗，乃邪从外泄。今值霜降，气令收肃，虽用辛解，邪不得越，尚难稳许愈期。紫苏、半夏、青蒿、石斛、生薏仁、当归、鲜何首乌、知母，数服微汗，寒热减，右脉平，两关稍虚，治宜扶正兼去邪。六君子汤加鲜何首乌、炙鳖甲、当归、知母以清透营分，加姜、枣煎服，得痊。

钱氏　怀妊六月余，客岁阴疟未止，因食牛脯，腹满不饥，谷食亦胀，致寒热沉绵，盛暑怯寒，衣絮无汗。此卫阳大衰，腑失通降，正虚邪锢，须防胎损，治宜温卫通腑，忌用芪术守补。潞参、鹿胶、当归、茯苓、草果、煨姜、炒楂肉、半夏、陈皮。六服疟止。

族某　三日疟经年未止，处暑后燥气加临，日发寒热，食顷烦嘈干呕，色悴甚，渴眩痔痛。此燥热伤阴，胃液虚而阴火上乘下迫也。仿甘露饮意。用生地黄炒、知母酒炒、麦冬、石斛、花粉、生白芍、阿胶水化，数服症退，用何人饮疟止。

朱　三阴疟发日晏，脘痞呕酸，乃半夏泻心汤症耳。犹服知母、乌梅、穿山甲等苦酸透络截剂，遂令寒热无汗，三日两发，舌有蟹爪纹，是脾脏寒水旁溢支络，别成窠臼，一增为两，求轻反重矣。宜六君子汤温脾以运湿，水湿去则寒热轻，不致邪伤肝肾，延成羸怯。潞参、於术、云苓、陈皮、半夏姜制、砂仁、草果、煨姜。数服已去其一，仍二日一发，又数服，发益早，即寒热亦微。以原方药制末，加牛膝炒，去草果，用姜汁和枣肉为丸，服愈。

房弟　三日疟初发，寒痰甚多。先令将陈香橼去蒂，纳明雄黄五钱，水飞研，炭火煅勿令烟泄，存性，共研细，空心开水下。

卧片时，以箸探吐痰涎，再服再吐，能吐出胶痰更好。吐半日，饮粥汤吐止，病愈后，调补元气以杜复发。

李　患前症夜发。用何首乌散，后以劳力鼻衄，寒止热甚，治宜和阴透邪。乌梅肉二钱、白芍三钱、知母酒炒，钱半、鳖甲炙，三钱、生首乌四钱、生地黄二钱半、牛膝酒蒸，钱半，数服而止。此酸味可以和阴，阴药可以透邪。

秦　阴疟误药，寒热缠绵，无汗，面浮腹肿，眼色如金，肉黄便泻，脉左沉缓，右虚濡，水湿渍里溢肤，势成痞胀。用分消法。大腹皮、茵陈、制半夏、生薏仁、茯苓各二钱、苏梗、陈皮、谷芽各一钱、枳壳、砂仁各八分、厚朴五分、姜三钱、车前子五分，溺爽汗出，诸症俱退，去苏梗、枳、朴、加鸡内金炙三钱、於术炒一钱。仿利水实脾法得愈。

## 霍 乱 论 治

霍乱多发于夏秋之交，其症烦满腹痛，上吐下利，头痛身热，挥霍撩乱，甚则转筋入腹，四肢逆冷。良由起居冷热不调，饮食生冷失节，清浊相干，水谷不化。邪在上焦则吐，在下焦则利，在中焦则吐利交作，谓之湿霍乱。若胸腹绞痛，欲吐不吐，欲泻不泻，烦躁闷乱，俗名搅肠痧，即为干霍乱也。故经曰：清气在阴，浊气在阳，营气顺行，卫气逆行，清浊相干，乱于肠胃，则为霍乱。又曰：厥气上逆，则为霍乱。古今论治不一，大约因湿土为风木所克，又为炎暑蒸郁。故呕吐者，暑热之变。泄泻者，湿土之变。转筋者，风木之变。其间更多饮食停滞，气不升降而成。经曰：太阴所至，为中满霍乱吐下，土郁之发，民病呕吐霍乱注下，此言受湿霍乱。又曰：岁土不及，风乃大行，民病霍乱飧泄，此言风木克土为霍乱。又曰：热至则身热霍乱吐下，此言受热霍乱。论治霍乱者，刘河间主火热。孙真人主食积。丹溪以为外感内积，阳不升，阴不降。张子和主风湿暍三气，合而为邪。张景岳主寒邪伤脏。李士材兼主湿热风暑虚实，分别治。罗谦甫专主气不和，用地浆治。戴复庵随病之缘感，人之虚实而大旨重痰，故用苏合香丸通痞塞，次用藿香正气散吞来复丹，以控痰涎。初起阴阳搅乱，先服烧盐汤探吐之，以吐中即寓发散也。通用藿香散、回生散。若胀痛呕泻，察其邪甚于上，宜平胃散、神香散，或和胃饮。邪甚于下，宜五苓散、胃苓汤。无胀痛，但呕恶者，二陈汤合丁香散，加白蔻、砂仁。暑月感凉，霍乱吐利，胃苓汤加藿香、半夏。食后感寒，腹痛吐利，藿香正气散加神曲。伤生冷腹痛吐利，六和汤。伤暑身热，烦渴呕利，黄连香薷饮，轻者五物香薷饮。暑湿相搏，烦渴满闷，二香散。伤湿肢重，骨节烦痛，二术、二苓、厚朴、陈皮、泽泻，或除湿汤。若吐利转筋，为风木刑脾，平胃散加木瓜，或木瓜汤。转筋腹痛，木瓜建中汤。食滞腹痛，香砂枳术丸加神曲、谷芽。七情郁结，七气汤加乌药、木香、陈皮、枳壳。吐利不止，元气耗散，或口渴喜冷，或恶寒肢厥，或发热烦躁，欲去衣被，此并非热，乃阴盛格阳，不可误用寒凉。宜理中汤，甚则附子理中汤、四逆汤，加食盐少许，并冷服。暴泻如水，汗冷脉微，急用浆水散冷服。

〔吐利〕 夏月泄泻或呕吐，生姜汁调天水散。冒暑腹痛，呕泻转筋，木瓜、吴萸、食盐各半两，同炒煎汤，温服。吐利头痛，身热而渴，五苓散。吐利口干，烦渴引饮，麦门冬汤。吐利虚烦不眠，参胡三白汤。异乡初到，不伏水土吐利，加减正气散。

〔干霍乱〕 上不得吐，下不得泻，胸腹搅痛，乃土郁不能发泄，或宿食与寒气交搏而成。盖邪浅易得吐利，邪深则阴阳格拒，气道不通，不速治，多致暴死。急于委中穴刺出血，先用盐汤探吐，或热童便和烧盐少许，三饮三吐。宜提其气，但清气得升，则浊气可降而出，治宜温中破气散滞之剂。内用排气散加减，或神香散、七气汤。外以吴萸、青盐各两许，略研，炒热熨脐下。如小便不通，冬葵子汤。二便不通，厚朴汤。或已得吐泻，症势略定，宜二陈汤、藿香散。凡霍乱初定，不可急与粥汤，恐邪滞未尽复聚，且胃气逆，不能和降也。

〔转筋〕 《千金方》曰：阳明属胃大肠，以养宗筋。吐泻津液暴亡，宗筋失养，轻者两脚转筋而已，重者遍体转筋入腹，手足逆冷，危甚风烛矣。仓猝间急以盐填脐中，炮艾不计壮数，虽已死，胸有暖气者立醒。急用木萸散：木瓜、食盐、吴萸各五钱，同炒。再加茴香、苏叶、甘草煎服。捣蒜涂两足心。虽昏危转筋入腹，亦效。

## 霍乱脉候

脉伏或微涩者霍乱。《医通》脉代者霍乱，代而乱者亦霍乱。《医鉴》气口脉滑，乃膈间有宿食，虽吐，当更以盐汤探吐，吐尽用和中药。脉浮洪可救，微迟不语气少，难治。《得效》脉微涩，或代散，或伏，或结促，不可便断为死，脉乱故也。《正传》转筋入腹，四肢逆冷，气欲绝，脉洪大，可治。脉微而舌卷囊缩，不治。《纲目》干霍乱吐泻不得，胸腹胀硬，面唇青黑，手足冷过腕膝，六脉伏绝，气喘急，舌短囊缩者死。《回春》

## 附　方

〔通治〕　**藿香散**　藿香　苍术　陈　朴　苓　夏

〔通治〕　**回生散**　藿香　广皮各五钱

〔胀呕〕　**平胃散**　术　朴　陈　草

〔气逆〕　**神香散**　丁香　白蔻

〔寒湿〕　**和胃饮**　姜　朴　陈　草

〔利湿〕　**五苓散**　见一卷温。

〔感凉〕　**胃苓汤**　见一卷中风。

〔痰呕〕　**二陈汤**　陈　夏　苓　草

〔调气〕　**丁香散**　丁香五分　藿香　枇杷叶各二钱　姜一片

〔感寒〕　**藿香正气散**　见一卷中风。

〔生冷〕　**六和汤**　见一卷暑。

〔伤暑〕　**黄连香薷饮**　见一卷中风。

〔伤暑〕　**五物香薷饮**　见一卷中风。

〔暑湿〕　**二香散**　见一卷中风。

〔伤湿〕　**除湿汤**　见一卷中风。

〔转筋〕　**木瓜汤**　木瓜二钱　茴香六分　茱萸钱半　甘草三分

姜五片

〔腹痛〕**木瓜建中汤** 桂 芍各钱半 草一钱 饴糖二匙 姜 枣 加木瓜二钱半、柴胡一钱。

〔食滞〕**香砂枳术丸** 木香 砂仁 枳壳 白术

〔情郁〕**七气汤** 见二卷咳嗽。

〔阴盛〕**理中汤** 见一卷中风。

〔厥冷〕**四逆汤** 见一卷暑。

〔脉微〕**浆水散** 见一卷暑。

〔泄湿〕**天水散** 见一卷温。

〔烦渴〕**麦门冬汤** 麦冬二钱 陈 夏 术 苓各一钱 小麦半合 参 草各五分 乌梅一个 姜三片

〔虚烦〕**参胡三白汤** 人参五分 苓 术 归 芍 陈 麦 柴 栀 草各八分 五味三分 乌梅一个

〔散滞〕**排气饮** 见三卷积聚。

〔溺涩〕**冬葵子汤** 冬葵子 滑石 香薷各二两 木瓜一枚 每服五钱。

〔便秘〕**厚朴汤** 厚朴 枳壳 良姜 槟榔 朴硝各七钱五分 大黄二两 每服三钱。

〔脾虚〕**藿香安胃散** 藿香 人参 陈皮各一钱 丁香五分 姜十片

## 霍乱脉案

胡氏 秋间吐泻欲死，诊脉知为积寒感暑而发。用藿香、砂仁、半夏、焦神曲、茯苓、小茴香、陈皮、炙草、煨姜，煎服一剂愈。此症多由温凉不调，生冷失节，以致阴阳乖格，清浊相干，夏秋间为多也。

门人某 于道光辛巳暑夜吐泻，是年时疫大行，凡吐泻霍乱，见脚麻转筋囊缩者，立毙，城乡日以数十计。大率口鼻吸入秽邪，头晕胸闷，心腹猝痛，倾吐注泻，阳脱肢冷，目陷筋掣，身温汗油，顷刻昏厥矣。沿门阖境，病势一辙。用六和汤去扁豆、白术、杏仁，加薄荷梗、木香、煨姜，半日服二剂，遂定。后加意调摄得安。

王　腹痛吐泻，烦躁不安，腿足筋掣。症由长夏务农，水田烈日中，多受湿暍，脾阳不司运化，吐泻骤作，烦渴无寐。又下多伤阴，筋失荣养，故拘急而抽搐也。若厥逆躁扰者死。诊其脉虚而促，用生脉散加藿梗、茯苓、砂仁、陈皮、木瓜、当归、白芍，数服而平。

王　暑夜停食腹痛霍乱。用大和中饮，干姜改煨姜，一服止。

李登源　暑月霍乱，泻利稀水，呕出宿腐，右脉微小，左更模糊，不但脾失转输，清浊相干，且察其神气索然，理防痉厥。急须主以温中，佐以分利。参六和四苓合方，半夏、砂仁、茯苓、茯神、猪苓、藿梗、潞参、炙草、煨姜、谷芽。一服吐泻止，再服小便利，随去猪苓，加白术，用锅巴汤煎，二服霍然以起，后误以冷饮，卒致不救。

## 泄　泻　论　治

泄泻者，胃中水谷不分，并入大肠，多因脾湿不运，《内经》所谓湿多成五泄也。一曰飧泄，完谷不化，脉弦肠鸣，湿兼风也。平胃散加羌、独、升、柴。经云：春伤于风，夏生飧泄。二曰溏泄，肠垢污积，脉数溺涩，湿兼热也。清六丸、大分清饮，或胃苓汤加黄连。经云：暴迫下注，皆属于热。三曰鹜泄，大便澄清如鸭屎，脉迟溺白，湿兼寒也。治中汤、附子理中汤加肉豆蔻。经云：诸病水液，澄澈清冷，皆属于寒。四曰濡泄，身重肠鸣，所下多水，脉缓，腹不痛，湿自甚也。四苓散加苍术，胃苓汤加草果。经云：湿甚则濡泄。五曰滑泄，洞下不禁，脉微气脱，湿兼虚也。四柱六柱饮，或四君子汤加升、柴。经云：清气在下，则生飧泄。《难经》所云五泄，一曰胃泄，饮食不化，即风乘湿也。胃气汤。二曰脾泄，呕逆腹胀，即暑乘湿也。香薷饮、参桂苓甘露饮加姜。三曰大肠泄，肠鸣切痛，即燥乘湿也。五苓散。四曰小肠泄，便脓血，小腹痛，即火乘湿也。承气汤下之，再以黄连解毒汤加归、芍治之，次以芍药柏皮汤止之。五曰大瘕泄，里急后重，数至圊而不能便，茎中痛，即寒湿变为热泄也。八正散加木香、槟榔，次用天水散。此外有痰泄，痰泄脉滑类弦。积湿成痰，留于肺中，故大肠不固。二陈汤加浮石、黄芩、神曲、姜汁、竹沥。或吴茱萸汤温服。探吐痰涎，泄自愈。有食泄，食泄脉弦紧。腹痛则泄，泄后痛减。治中汤加香、砂、枳、术、楂肉、陈皮、谷芽、麦芽。伤酒泄，嗜酒伤湿，便青绿色，葛花解酲汤。有暑泄，暑泄脉虚。自汗面垢，暴泻如水。薷苓汤、桂苓甘露饮。伏暑久泻，玉龙丸。有盛暑伤其外，阴冷伤其中，为内外交迫。连理汤。有肾泄，即五更泄，一名晨泄，由命火衰，肾虚不摄。宜补骨脂、五味子、山萸、肉桂、山药、茯苓、小茴香、杜仲、菟丝。有脾肾泄，由二经并虚，朝泄暮已，久而神悴肉削。四神丸。有饭后即便，亦由脾肾交虚，真火不能腐熟水谷，故食下即泄。二神丸。有滑泄久而不止，固肠丸。由气虚下陷者，补中汤。或大便滑泄，小便精出者，万全丸。若老人诸泄，不宜多用渗泄分利。以人生五十后，升气少，降气多，渗利太过是降而益降，未免重竭其阳，泻多则亡阴，谓亡其阴中之阳。宜升提阳气。如升、柴、独、防，佐以术、附、补骨脂。士材治泄九法：淡渗、升提、清凉、疏利、甘缓、酸收、燥脾、温肾、固涩。治泄者，当权其轻重缓急而用之。

凡泄皆兼湿，初宜分理中焦，渗利下焦，久则升举，必脱滑不禁，然后以涩药固之。

凡泄水腹不痛者，湿也，宜燥渗。完谷不化者，气虚也，宜温补。腹痛肠鸣，水泄一阵，痛一阵者，火也，宜清利。时泻时止，痰也，宜豁之。泻后痛减，食积也，宜消之。脾泄久宜涩，下陷宜升提。

## 论　肾　泄

肾中真阳虚而泄泻者，每于五更时，或天将明，即洞泄数次，此由丹田不暖，所以尾闾不固，或先肠鸣，或脐下痛，或经月不止，或暂愈复作，此为肾泄。盖肾为胃关，二便开闭，皆肾脏所主。今肾阳衰，则阴寒盛，故于五更后，阳气未复，即洞泄难忍。古方治肾泄，用椒附丸、五味子散。若欲阳生于阴，肾气充固，宜八味丸去丹皮，加补骨脂、菟丝子、五味子，用山药糊丸为妙。

## 泻与痢不同及先后传变

泻由水谷不分，病在中焦。痢以脂血伤败，病在下焦。在中焦者，分利脾胃之湿。在下焦者，调理肝肾之伤。若水泻久，则传变而痢脓血，是脾传肾，谓之贼邪，故难愈。若先痢后泻，是肾传脾，谓之微邪，故易瘳。

## 泄泻脉候

胃脉虚则泻，脉滑，按之虚，必下利。肾脉微小则洞泄，肺脉微甚则泄。泄泻脉洪大者逆，泄而脱血脉实者，难治。泄泻脉缓，时小结者生，浮大数者死。泻脉多沉，沉迟寒促，沉数火热，沉虚滑脱。暑湿缓弱，多在夏月。

## 附　方

〔除湿〕**平胃散**　见一卷中风。

〔飧泄〕**升阳除湿汤**　见一卷湿。

〔分消〕**清六丸**　滑石　甘草　红曲

〔热泄〕**大分清饮**　茯苓　猪苓　泽泻　木通　山栀　枳壳　车前子各一钱

〔湿泄〕**胃苓汤**　见一卷中风。

〔食泄〕**治中汤**　见三卷饮食。

〔寒泄〕**附子理中汤**　见一卷中风。

〔渗湿〕**四苓散**　见一卷中风。

〔虚泄〕**四柱饮　六柱饮**　参　附　苓　木香名四柱饮，加肉果、诃子，名六柱饮。

〔虚泄〕**四君子汤**　见一卷中风。

〔胃泄〕 **胃风汤** 参 术 苓 归 芍 肉桂 粟米

〔脾泄〕 **香薷饮** 见一卷中风。

〔暑泄〕 **桂苓甘露饮** 见一卷暑。

〔小肠〕 **大小承气汤** 见一卷温。

〔清火〕 **黄连解毒汤** 见一卷温。

〔清热〕 **芍药柏皮汤** 芍 柏皮 连 归

〔瘕泄〕 **八正散** 见一卷火。

〔热泄〕 **天水散** 见一卷温。

〔痰泄〕 **二陈汤** 见一卷中风。

〔痰泄〕 **吴茱萸汤** 见三卷呕吐。

〔酒泄〕 **葛花解醒汤** 见一卷湿。

〔暑泄〕 **薷苓汤** 香薷饮合四苓散。

〔暑泄〕 **玉龙丸** 硫黄 硝石 滑石 明矾

〔暑泄〕 **连理汤** 见一卷暑。

〔脾肾〕 **四神丸** **二神丸** 见三卷饮食。

〔滑泄〕 **固肠丸** 龙骨 附子 丁香 诃子 良姜 蔻仁 砂仁 木香 赤石脂

〔升提〕 **补中益气汤** 见一卷中风。

〔滑泄〕 **万全丸** 赤石脂 炮姜各一两 胡椒五钱 醋糊丸。

〔肾泄〕 **椒附丸** 川椒 附子各五钱 山萸二两 螵蛸炙 鹿茸烙去毛酒蒸，焙 龙骨各四钱 酒糊丸。

〔肾泄〕 **五味子丸** 杜仲 五味 肉蔻 故纸各一两 吴萸 三钱 姜枣为丸。

〔补阳〕 **八味丸** 见一卷中风。

〔通治〕 **泄泻方** 白术 茯苓 陈皮 甘草 泽泻 砂仁 神曲 麦芽 寒加木香、煨姜。热加黄芩、白芍。暑加香薷、扁豆。湿加苍术、半夏、猪苓、滑石。食加山楂、枳实。久加人参、黄芪、升麻。滑泄不禁加肉蔻、诃子。

〔肠滑〕 **久泻方** 白面炒黄，二两 冬术一两 故纸五钱 滑加粟壳三钱 临服加白糖。

〔不食〕　**久泻方**　糯米一升，水浸一宿，慢火炒熟，研细　怀山药炒，一两，研细　和匀，加白糖、川椒调服。

## 泄泻脉案

汤氏　初秋寒热吐泻，或以为感暑，用香薷饮，或以为霍乱，用藿香正气散，其家两置之。诊其脉濡而弱，烦热无汗，自利呕渴。予谓湿甚则濡泻，今湿郁生热，热蒸更为湿，故烦而呕渴也，宜猪苓汤去阿胶主之。猪苓二钱、茯苓三钱、泽泻八分、滑石六分，加半夏钱半、薄荷梗八分、薏苡、煨姜各三钱、灯心六分。一服呕止泄稀，去滑石、煨姜、半夏，再加麦冬、山栀、车前。二剂而安。

汤氏　冒暑重感新凉，寒热头晕，口干舌燥，呕泻不已，头汗齐颈而还。医用消导，转益烦渴，脉不数而滑大，此邪郁蒸痰。先挑姜汁止呕，用正气散加减。藿香、薄荷以辟恶，丹皮、栀、芩以解热，夏、曲、煨姜以除痰，赤茯、猪苓、薏仁以利湿，花粉、麦冬以生津，一服汗凉脉和舌润矣。因有年体弱，明晨怯寒，手足微凉，此脾阳虚也。用理中汤，炮姜改煨姜，加砂仁、苓、薏、炙草，一剂呕泻止，手足和。但气微坠，宵分少寐，原方去煨姜，加茯神、炙芪、枣仁、白芍、升麻，一服而安。

予馆新洲，江水泛潮，地最卑湿。长夏晨泄，每阴雨前尤验。痰多不渴，或吐白沫，清晨左胁气响，必阵泻稀水，此湿多成五泄也。胃苓汤加神曲炒、半夏制、干姜少许。一则劫阳明之停饮以燥湿，一则开太阳之里气以导湿，故一啜辄止。良由长夏湿淫，水谷停湿，脾阳少运故也。嗣后去桂，加砂仁、小茴、二术生用，或苍术、姜、曲煎服，亦止。

潘　色苍嗜饮，助湿酿热，濡泻经年，脉寸关实大，岂温补升提所得效。细询平昔吞酸，去秋连发腿疡，明系湿邪蕴热，流注经络所致。治者不察，当夏令主火，仍以四神丸加炮姜、乌梅，补中汤加吴萸、肉果，愈服愈剧，致头晕口燥，气坠里迫，溺涩肛痛，皆火性急速征据，必清理湿热之邪，乃为按脉切理，仍当戒饮，毋谓六旬外久泻延虚也。四苓散加薏仁、车前子，麦冬、山栀、灯心，二服已效。加神曲、砂仁壳、枳椇子以理酒伤而泻稀，加黄芩、白芍而脉敛，后用参苓白术散加减而痊。

曹　脉左濡，右关尺弦大，腹鸣则痛坠泄泻。前因怫悒，木制脾土，为中焦痞痛。服破气燥剂，再伤中气，每日晡少腹痛泄，下焦阴气又伤，急须甘缓和中，佐以温摄。潞参、炙草、白芍、茯苓、小茴、橘核俱酒焙、益智、木香俱煨、饴糖、红枣、十数剂，痛泻止。

於　五泄无不由湿，寓居斥卤，水味咸浊，便泻三年不止。凡运脾利湿，温肾补土，及升提疏利固涩诸法，毫不一效。今夏诊右脉寸微关滑，乃湿中伏热，大小腑清浊不分，火性急速，水谷倾注无余，脾失输精，肺苦燥渴，气不化液，肾不司关，所下污液，自觉热甚，或痛泄，或不痛亦泄，日夕数行，口干溺少，时想凉润。略用守补，即嫌胀满，可知气坠全是腑症。若清浊分，则泄泻渐已。煎方：茯苓、猪苓、车前、山栀、神曲、薏苡、大腹皮、乌梅、黄连，午前服。丸方：益智仁煨、补骨脂、南烛子、诃子、茴香、茯苓、山药、广皮、砂仁、半夏曲、杜仲、首乌、莲子，蒸饼为丸，晚服，至秋渐愈。

## 痢 症 论 治

痢多发于秋，即《内经》之肠澼也。症由胃腑湿蒸热壅，致气血凝结，挟糟粕积滞，进入大小腑，倾刮脂液，化脓血下注，或痢白、痢红、痢瘀紫、痢五色，腹痛呕吐，口干溺涩，里急后重，气陷肛坠，因其闭滞不利，故亦名滞下也。俗以白属寒，赤属热，不知白伤气分，赤伤血分，赤白相间，气血俱伤。伤气分则调气，四七汤、木香化滞汤。伤血分则和血，四物地榆汤或理阴煎加减。易老所谓调气则后重除，和血则便脓愈也。然论致痢之由，其暑湿伤胃者，郁热居多，生冷伤脾者，寒滞为甚，入手宜分。气陷则仓廪不藏，阴亡则门户不闭。由脾伤肾，势所必然。

故郁热者清之，芩连芍药汤。寒滞者温之，香砂枳术丸、香砂异功散。湿胜者泄之，四苓散白术改苍术。宿食者消之，保和丸。积滞者导之，小承气汤、熟大黄丸。腹痛者和之，芍药汤加木香。气陷下者举之，补中益气汤。虚滑者摄之，赤石脂禹余粮丸。脂液涸者润之，猪脏汤、阿胶丸。久不愈者补而固之，八珍汤加炮姜、肉桂、木香、肉果、乌梅、牡蛎。痢止后调之，参苓白术散。治法尽此矣。而症之寒热虚实，宜细审焉。凡痢挟热者多实，初起外受暑热，内因停滞，绕脐痛胀，烦渴进迫，下痢鲜红，脉洪滑者，宜清火导滞。导气汤、芍药汤去桂。如挟虚感寒，生冷不节，脾失转输，因而呕逆，下痢白脓，脉弦弱者，宜温理脾胃，兼佐行气。香砂温胃饮。盖因寒伤脏，忌用苦寒下夺也。况所痢脓垢，皆大小肠脂液所化，已非胃腑宿食，不得误认积滞，肆行攻下，剥削殆尽，但见下利血水，或如屋漏水，即须温摄。黑豆散加芩、术、茴香、肉果。如痢纯血，鲜红成块者，多心脾伏热。用黄连、白芍、丹皮、黑栀、黑荆芥、生地。若未止，地榆丸。其血紫黯稀淡，乃阳虚不能摄阴，宜温调其气，非炮姜不治。理中汤加木香。痢色黑有二，焦黑者热极反兼胜己之化，芩芍汤、香连丸。光如黑漆者为瘀血，桃仁承气汤。纯下清血者，为肠胃风袭，胃风汤加枳、荆、防。五色痢乃五脏气化并伤。昔人以为肾损，盖不液不守，精室受伤，治必益火消阴，实脾防水，兼理其气。真人养脏汤。赤白痢由冷热不调，驻车丸，连理汤。痢纯白乃脏寒气滑，与暴注属热不同，或如冻胶，如鱼脑，由气分致病，为脏寒滞下。先用沉香、白蔻、木香、小茴、砂仁。次用理中汤加香、砂。白痢初起，里急后重，为湿郁化热。平胃散加香、砂。痢稀白，肢冷腹痛不已，附子理中汤。痢清谷，里寒外热，汗出而厥，通脉四逆汤。先白痢，后下脓血者，戊己丸。先白痢，后下鲜血者，阿胶四物汤。先痢脓血，后变青黑杂色，腹痛倍常者，驻车丸。先脓血，后变白沫白脓者，补中益气汤加炮姜、赤石脂。下痢发热者，疏其邪，仓廪散。腹痛身微热者，和其营。小建中汤。一种阴虚下血发热，烦渴至夜转剧者，急宜救液存阴。阿胶丸、阿胶梅连丸、黄连阿胶丸。下痢渐减，津液枯燥，肛门涩滞者，猪脏汤。痢后便秘后重，由气虚下陷者，升其阳则阴自降。补中益气汤加防风。脓血稠粘，挟热后重，烦渴脉洪者，白头翁汤。湿热下痢后重者，升阳除湿汤。风邪伤卫，后重不除者，三奇散。虚滑而后重者，痢后不减，真人养脏汤。虚滑而腑阳向衰者，桃花汤加人参。里急仍不得便，属气滞，苏子降气汤。里急频见污衣者，为气脱，补中益气汤去当归、加肉果。洞泻不止，真人养脏汤。下利大孔痛，火因泻陷，升其气则痛自定，补中益气汤。

〔噤口痢〕 乃热气自下冲上而犯胃口，肠中传导，皆逆阻似闭。宜人参、石莲、石菖蒲、竹茹、茯苓、麦冬、粳米。丹溪用人参、石莲、黄连浓煎，加姜汁冲服。但得下咽便开，如胃虚呕逆，治中汤加丁香。肝邪乘脾呕逆，吴茱黄汤加丁香、白芍、青皮、黄连、乌梅肉。久痢噤口不食，非大补胃气，兼行津液，不能开。香砂四君汤加扁豆、薏仁、藿香、煨葛根、粳米。得胃气一醒思食，宜独参汤，少加橘皮。

〔休息痢〕 屡止屡发，经久不愈，诃黎勒丸。因兜涩太早，积滞未清者，香连丸加茯苓、枳实。因饮食失节者，香连丸加楂肉、神曲。因中气下陷者，补中益气汤。因脏寒虚滑者，大断下丸。

〔风痢〕 纯下青沫，苍术防风汤。寒痢白如鸭溏，肠鸣痛坠不甚，理中汤、诃子肉汤。暑痢面垢烦冤，燥渴引饮，薷苓汤。湿痢身重腹满，红黑混浊，除湿汤。脾湿血痢，苍术地榆汤。气痢下如蟹沫，气痢丸。疫痢时邪传染，一方相似，人参败毒散加减。蛊蛀毒痢，血如鸡冠，乌梅丸。蛲虫痢虫形极细，从谷道溢出，以雄黄锐散纳下部，内服芜荑丸。疟后痢，痢后疟，东坡姜茶饮。疟痢齐发，补中益气汤加减。洞泻不止，厥逆，附子理中汤。胎前赤白痢，连理汤加胶艾。胎前痢，产后未止，最危。驻车丸，伏龙肝汤加减。

〔协热下利〕 由上受温暑湿热之邪，循募原下陷肠胃，或血水，或粘腻，皆湿热传化，宜用分消，清热利湿。如厚朴、黄芩、茯苓、滑石、猪苓、泽泻、广皮、扁豆，甚则加黄连。

凡治痢与治泻异，水泻由清浊不分，可利小便。痢则邪毒胶滞，津液枯涩，大忌分利，且痢久必伤肾，肾阴亏，宜滋液。黑地黄丸、六味地黄丸。肾阳虚，宜益火，如四神丸，及沉香、桂、附、益智。以肾为胃关，开窍于二阴也。故痢久先温脾，不应，即温肾。丹溪以先泻后痢为脾传肾，为贼邪，难治；先痢后泻为肾传脾，为微邪，易愈。故治痢以脾肾为要。

噤口痢由热气自下上冲而犯胃口，肠中传导，皆逆阻似闭，宜清解热毒。如黄连、酒炒黄芩、白芍、石莲肉、广皮、银花、楂肉、木香汁。又方，五谷虫焙黄研末，黑糖拌匀，新汲水送下，即愈。

痢症初起，有兼外感者，身必发热，表里俱病，其症最重，宜表里并治。

痢疾初起，必兼湿热宿滞，宜用治痢散。葛根、苦参、松萝茶叶、麦芽、山楂、赤芍、陈皮研末，每服四钱，加黄连尤效。此方出《医学心悟》，不论赤白皆效。葛根，鼓舞胃气上行也。茶叶、苦参，清湿热也。麦芽、山楂，消宿食也。赤芍、陈皮，行血调气也。腹痛里虚者，用橘饼半个，红枣十枚，沙糖五钱，煎汤服，立效。

《医通》曰：痢后风者，因痢后不善调摄，或多行，或房劳，或受风寒，或感湿气，致两脚痿软肿痛。宜大防风汤。又痢后变成痛风，皆调摄失宜所致。宜补中益气汤加羌活、续断、虎骨。

《病机沙篆》曰：痢起夏秋，湿热郁蒸因乎天，生冷停滞由乎人，当炎暑令行，不能保摄脾胃，多食瓜果肥甘，土气受伤，无以制湿，湿蒸热壅，气机阻逆，不得宣通，因而肠胃反窒，里急后重，小水赤涩。宜苦寒之药，燥湿涤热，佐以辛温，便能开郁运气。故行血则便脓自愈，调气则后重自除。然虚寒实热，浅深新久之不同，难一例治。

沈朗仲曰：痢症初起，形气尚强，胀实坚痛者，可速去积，积去痢止，此通因通用，症随痢减之法。若烦热喜冷，脉实腹满，或下纯红鲜血者，此湿热内盛，法宜清利。若经久正伤，有伤阴伤阳两途。伤阴者精血脂液，悉从痢去，多烦躁热渴之候，宜以清润养其阴。伤阳者脾肾元阳，悉从痢散，多滑脱厥逆之候，宜行温补回其阳。总之暴病多实，久病多虚，滑脱者多寒，涩滞者多热。参之脉症，合之新久，百无一失矣。

### 附倪涵初痢疾三方

〔初起煎方〕　黄连去芦　黄芩　白芍　楂肉各一钱二分　枳壳去穰　厚朴姜汁炒　槟榔　青皮去穰，各八分　当归　地榆　甘草炙，各五分　红花酒炒，三分　木香二分　桃仁研，一钱

如法炮制，水二碗，煎一碗，空心服。此方治红白痢，里急后重，身热腹痛者，皆宜。如痢纯白，去地榆、桃仁，加橘红四分，木香三分。如滞涩甚者，加酒炒大黄二钱，服一二剂，仍除之。若服过一剂，滞涩已去，不必再服。年幼者，大黄只用一钱。

右方用之三五日神效，旬日亦效，半月后则当加减。

〔加减煎方〕　黄连酒炒，六分，生用四分　白芍酒炒，六分，生用四分　楂肉一钱　橘红　青皮　槟榔各四分　炙草三分，生用二分　当归五分　地榆四分　桃仁研粉，六分　红花三分　木香二分

如法制服，延至月余，脾胃虚弱而滑泄，当补理。

〔补理煎方〕　黄连酒炒，五分　黄芩酒炒，六分　白芍酒炒，四分　橘红六分　当归五分　人参五分　白术盐炒，五分　炙草五分

如法制服，以上三方，如妇人有胎，去桃仁、红花、槟榔服。

一忌温补早。痢起于湿热蕴积，胶滞肠胃，宜清热邪，导滞气，行瘀血，其病即去。若用参、术等温补药，则热愈盛，气愈滞，血亦凝，邪何由去。

一忌大下。痢因邪热胶滞，用疏通则愈。若用大承气汤下之，胶滞未去，徒伤胃气，损元气耳。正气伤损，邪气不可除，壮者犹可，弱者危矣。

一忌发汗。痢发寒热，头目痛眩，由内毒熏蒸，自内达外，非表邪也。若发汗，则风剂燥热，愈助热邪，正虚于外，邪炽于内，鲜不毙矣。

一忌分利。痢因热邪胶滞，津液枯涩，若用五苓等分利其

水，则津液愈枯，枯涩愈甚，缠绵不止。第清热导滞，则痢自愈，而小便自清。安用分利为？利小便为治水泻之良法，以之治痢，则大乖矣。

## 痢症脉候

下痢沉小微细者吉，洪大滑数者死。沉弦者重，脉大者为未止，微弱者为欲愈，虽发热不死。下利脉数，有微热汗出者即愈。下利发热而渴，脉弱者自愈。《医通》曰：痢白沫初起，脉小滑，能食者，易治；洪大急疾，四肢厥冷者，难治。久痢脉微弱小细者愈；数实，或虚大无根者危。下痢脓血，初起脉小滑，或弦软，身不热者，易治。数实滑大而身热者，势虽甚，犹或可治。若先不热，五六日后反发热，脉大者，必死。久则脉宜沉迟虚，不宜数盛滑实，身热不止，口噤不食，或久痢脉结代，反骤能食，为除中，皆死。下痢脉，六七日后最忌强盛。凡下痢脉浮身热，作风治。脉沉身重，作湿治。下痢为肠胃病，虽频进，而能食则吉。若噤口痢初起，脉数实可治，久痢反不能食，脉见有余者死。惟小弱流利者，当作胃虚治之。

## 附　　方

〔调气〕　**四七汤**　见二卷咳嗽。

〔调气〕　**木香化滞汤**　香　柴　陈　夏　归　草　草蔻　香附　红花　胸满加枳壳，腹胀加厚朴。

〔和血〕　　**四物地榆汤**　地　芍　归　芎　加地榆，或加阿胶。

〔和营〕　**理阴煎**　见二卷咳嗽。

〔清热〕　**芩连芍药汤**　白芍二钱　黄芩　黄连　木香　枳壳各钱半　陈皮一钱　炙草三分

〔温寒〕　**香砂枳术丸**　木香　砂仁　枳　术

〔寒滞〕　**香砂异功散**　木香　砂仁　参　术　苓　草　陈

〔泄湿〕　**四苓散**　苓　术　泽　猪苓

**275**

类证治裁

〔消食〕 **保和丸** 见二卷痰饮。

〔导滞〕 **小承气汤** 见一卷温。

〔和痛〕 **芍药汤** 归 芍 芩 连 桂 草 槟 木香 大黄

〔升阳〕 **补中益气汤** 见一卷中风。

〔摄滑〕 **赤石脂禹余粮丸** 赤石脂 禹余粮

〔润涩〕 **猪脏汤** 取不落水猪大肠煮汁，吹去油面饮之。以脏补脏，且润枯涩，最为久痢妙方。

〔润枯〕 **阿胶丸** 阿胶 黄连各一两 茯苓二两

〔补固〕 **八珍汤** 见一卷中风。

〔调补〕 **参苓白术散** 见三卷脾胃。

〔清导〕 **导气汤** 芩 连 归 芍 槟 枳 木香 大黄

〔温里〕 **香砂温胃饮** 温胃饮见一卷中风，此加木香、砂仁。

〔温摄〕 **黑豆饮** 黑豆一两半 罂粟壳蜜炙，八钱 地榆 炙草各六钱 炮姜四钱 白芍三钱 分三四服，水煎。

〔血痢〕 **地榆丸** 地榆 当归 阿胶 黄连 诃子肉 木香 乌梅肉各五钱 蜜丸。

〔温脾〕 **理中汤** 参 术 姜 草

〔黑痢〕 **芩芍汤** 芩 芍 草

〔通治〕 **香连丸** 黄连吴萸拌炒 木香 醋糊丸。

〔瘀血〕 **桃仁承气汤** 见一卷疫。

〔清血〕 **胃风汤** 见本卷泄泻。

〔五色〕 **真人养脏汤** 归 芍 术 草 参 桂 诃子肉 木香 肉果 粟壳

〔通治〕 **驻车丸** 黄连 阿胶 当归各一两 干姜五钱 醋糊丸。

〔赤白〕 **连理汤** 见一卷暑。

〔湿郁〕 **平胃散** 术 朴 陈 草

〔冷痛〕 **附子理中汤** 见一卷中风。

**276**

〔厥逆〕**通脉四逆汤**　生附子一枚　干姜一两　炙草二两　冷服，加葱九茎。

〔脓痢〕**戊己丸**　黄连　茱萸　白芍

〔痢血〕**阿胶四物汤**　四物汤加阿胶。

〔发热〕**仓廪汤**　参　苓　羌　独　柴　枳　芎　草　前胡　桂枝　陈米　姜

〔和营〕**小建中汤**　见二卷咳嗽。

〔救液〕**阿胶丸**　阿胶　黄连各二两　当归　干姜各一两　木香　黄芩　赤石脂　龙骨各一两　厚朴五钱

〔救液〕**阿胶梅连丸**　阿胶　黄连各三两　归　芍　芩　柏　乌梅各一两五钱　炮姜一钱　醋煮阿胶为丸。

〔存阴〕**黄连阿胶丸**　即阿胶丸。

〔热痢〕**白头翁汤**　白头翁　秦皮　黄连　黄柏

〔后重〕**升阳除湿汤**　见一卷湿。

〔风邪〕**三奇散**　黄芪　防风　枳壳

〔虚滑〕**桃花汤**　赤石脂　干姜　粳米

〔里急〕**苏子降气汤**　见二卷失音。

〔胃虚〕**治中汤**　见三卷饮食。

〔呕痢〕**吴茱萸汤**　见三卷呕吐。

〔休息〕**诃黎勒丸**　樗白皮二两　诃子肉五钱　母丁香三十枚　陈米汤下三钱。

〔久痢〕**大断下丸**　良姜　炮姜　细辛各一两半　龙骨　枯矾　肉果　诃子肉　赤石脂　牡蛎　附子各一两　石榴皮五钱

〔风痢〕**苍术防风汤**　苍术　防风　麻黄　姜

〔冷痢〕**诃子肉汤**　诃子炮　厚朴　炮姜　草蔻　陈皮　良姜　茯苓　神曲　麦芽　炙草

〔暑痢〕**薷苓汤**　见本卷泄泻。

〔湿痢〕**除湿汤**　夏　朴　苍术各钱二分　藿香　陈　苓各七分　木香　肉桂　甘草各五分　姜三片　枣二枚

〔脾湿〕**苍术地榆汤**　苍术　地榆

〔气痢〕**气痢丸** 诃子肉 陈皮 厚朴各五钱 蜜丸，米饮下。

〔疫痢〕**人参败毒散** 见一卷伤风。

〔蛊疰〕**乌梅丸** 见三卷呕吐。

〔杀虫〕**雄黄锐散** 雄黄 苦参 青葙子 黄连 桃仁 研细，捣生艾汁为丸，如枣核大，绵裹纳下部。

〔虫痢〕**芜荑丸** 芜荑炒 黄连各二两 蚺蛇胆五钱 蜜丸。每服二钱，杏仁汤下。

〔疟痢〕**东坡姜茶饮** 生姜 陈细茶各三钱

〔产痢〕**伏龙肝汤** 伏龙肝 赤石脂各一两 生姜 生地各两半 甘草 艾叶 当归 肉桂各六钱

〔痢风〕**大防风汤** 参 芪 术 草 地 芍 羌 防 桂附 川芎 牛膝 杜仲

〔通治〕**治痢散** 葛根 苦参 松萝茶叶 麦芽 山楂 赤芍 陈皮 研服四钱，加黄连尤效。

〔滋燥〕**黑地黄丸** 苍术 五味 熟地 干姜

〔润燥〕**六味丸** 见一卷中风。

〔益火〕**四神丸** 见三卷饮食。

## 痢 脉 案

某 感暑致痢，热渴烦冤，里迫后重，红白稠粘，此湿热蕴结也。用六一散加花粉、薏仁、薄荷梗、枳壳、赤苓、赤芍、丹皮。热退，后重亦减，去花粉、薄荷、丹皮，加黄芩、白芍俱酒炒、煨木香、陈皮。数服愈。

幼子 噤口秋痢，身热小腹坠痛，初痢稠红，次下血水，日夜无度，此热邪阻脘，气滞下焦，迫伤营分。初用枳壳、栝蒌仁俱炒、黑山栀、赤苓、苏梗、木香以导热而通逆。继用白芍、甘草炙黑、茴香、炮姜、黑楂肉以缓中而温下。后用石莲、潞参、茯神、砂仁、薏仁、熟地炭、山药、红枣、粳米以扶阳而和阴，渐次调理获痊。

　　包氏　春雨连旬，感湿成痢，脘闷食减，其治在脾。用平陈汤去甘草，加神曲、谷芽俱炒、薏米煎汤，一服便减。再加炮姜、砂仁，服愈。

　　堂弟　初秋患痢，因热渴多服梨、藕、莱菔，上吐下痢，口噤不食，奄卧昏沉，脉细欲绝，肢厥目瞑齿噤，汤药难下，急用附子理中汤去参、草。制川附二钱、炮姜二钱、制半夏三钱、白蔻仁八分，煎汤，用箸启齿，以匙挑与之。尽剂手足渐温，与粥汤不吐矣。前方加陈皮、茯苓、炙草、谷芽，再剂痢渐止。嗣用香砂六君子汤而安。

　　孙　数年久痢，必伤肾阴，但知健脾，不节腥腻，恐脾阳不复，肾阴益亏。用缪仲淳脾肾双补丸，人参、茯苓、山药、山萸、菟丝饼、砂仁、肉蔻、补骨脂、炮姜、南烛子、莲实，糊丸，一服而效。

　　王　痢久鲜红，里急肛坠，兼患三阴疟发，皆暑湿热之邪留恋经腑。但久痢伤肾，久疟伤脾，痢疟合邪，足三阴交损，势必支离困顿。依经旨热淫于内，以酸收，以苦发。用制厚朴、酒黄连各五分、乌梅二枚、甘草炙黑，一钱、白芍、赤苓、陈皮、黑荆芥各钱半、鲜夜交藤五钱、二服痢俱止。

　　李氏　滞下自秋入冬，脉缓能食，前用升提止涩两不效者，以症非气滑脱陷也。今小腹痛辄下稠垢，非温通不愈，勿以休息痢混，行补摄治。小茴香炒，八分、干姜八分、煨木香五分、广皮、炙草各六分、砂仁一钱、地榆酒炒，八分、数服止。

　　张氏女　冬初胸脘热痛，食后胀痢血，脉小数，左关尺为甚，阴阳两伤，天癸将至之年得此，惧延损怯。栝蒌仁炒，钱二分、枳壳、黄芩、白芍俱炒，钱半、厚朴制，五分、地榆酒炒，八分、生地炭钱半，诸症渐减，去栝蒌、黄芩、厚朴，加当归醋炒、香附便制，各钱半、红曲一钱，血痢亦稀，后服六味丸而安。

　　朱　少年血痢，由初春迄冬未瘳，阴络久损，中间秋凉感疟，经邪或夹食滞。治者不分经络，妄投大黄、枳实、延胡等，通降理瘀，元气益削，脉沉弱少神。今冬怯寒食少，日夜利血十数行，腹不痛而滑泄，治取温涩以摄真元。潞参、茯苓、黑甘草、炮姜、肉蔻、牡蛎醋煅、山药炒、诃子肉，一服已减，十数服全止。

族某　初春痛痢，痢后鲜血点滴，腹痛后重，脉大，口燥怯冷，动则气急。六旬以上，痢久阴伤及阳，大忌发热。仿驻车丸，去黄连，用乌梅、阿胶煨冲、当归、白芍、熟地俱炒、五味、木香煨、炙草，粳米汤煎。三服痢稀血止，去乌梅、木香，加参、芪、陈、苓、莲、姜，十数服而平。

谭氏　六旬外，下痢旬余，犹然腹痛后重，溺涩脉洪，目赤颧红，寤烦口干。忽而香连丸，忽而粟壳汤，忽而大黄，忽而肉桂，用药前后不伦，失于疏理。先以荸荠粉、山栀、石斛、丹皮、赤苓、麦冬、白芍、木香汁、枳壳、地榆、灯心，一啜诸症减，纳粥糜矣。转方，用煨木香、陈皮、白芍、当归、茯苓、地榆、车前子、甘草梢，痢大减，惟腹痛不定一处，则虚气滞也。用葱姜末炒麦麸，绢包热熨，痛已，服调理药而安。

# 卷之五

类证治裁

清·丹阳林珮琴羲桐　编著

## 头风论治 雷头风附

风邪上干，新感为头痛，深久则为头风。其症头巅重晕，或头皮麻痹，或耳鸣目眩，眉棱紧掣。旧素有痰火，复因当风取凉，邪从风府入脑，郁而为热为痛，甚则目病昏眩。头风不治必害眼。当分偏正、左右、寒热、气血治之。痛在正顶，多太阳经风郁，宜川芎、羌活、蔓荆、苏叶等散之。太阳经从额至颠，络脑后也。痛在左右，多少阳经火郁，宜甘菊花、丹皮、山栀、桑叶、钩藤等发之。少阳经从头角下耳，及耳之前后也。痛偏左为风虚，宜川芎、当归、防风、薄荷。痛偏右为痰热，宜苍术、半夏、黄芩、石膏。气虚者为劳，补中益气汤加川芎、天麻。血虚者善惊，四物汤加薄荷、白芷。热痛者恶热，消风散。冷痹者畏寒，追风散。寒热久郁，发时闷痛，欲绵裹者多痰，二陈汤加酒芩、荆芥、川芎、薄荷、石膏、细辛。风兼热者，茶调散、菊花散。寒挟湿者，导痰汤加苍术、白芷。痛连齿龈者，钩藤散加荆芥、薄荷。痛掣眉棱者，选奇汤。鼻流臭涕者，芎犀散，或透顶散搐鼻出涎。脑后筋掣者，钩藤、荷叶边、连翘、苦丁茶、甘菊。气上攻痛者，全蝎散。年久不愈者，乌头、南星末，葱汁调涂太阳穴。妇女血分受风者，养血祛风汤。其有因胆火上逆、为晕痛，治宜泄热者，用羚羊角、生地、丹皮、甘菊、苦丁茶、嫩桑叶。因肝阳乘胃，为呕吐，治宜熄风者，用茯神、甘菊炭、钩藤、半夏曲、薄荷、山栀。因肝阴虚，内风动，治宜滋液者，用复脉汤去参、姜、桂，加鸡子黄、白芍。因暑热上蒙清窍、治宜清渗者，用石膏、荷梗、薄荷、羚羊角、通草、苡米。因阴伤阳浮，齿痛筋惕，治宜镇摄者，用阿胶、牡蛎、生地、人参、白芍、钩藤。因内风头痛，泪冷目昏，治宜润养者，用杞子、首乌、茯神、白芍、柏子仁、甘菊炭。头脑鸣响，状如虫蛀，名天白蚁者，茶子末吹鼻效。头多白屑作痒者，零陵香、白芷煎汁，入鸡子白搅匀敷。雷头风肿痛起块，憎寒壮热，脑震如雷鸣者，清震汤、解雷汤。雷头风病在三阳，不可过用寒凉重剂，诛伐无过，河间立清震汤。脑风项背怯寒，脑户穴冷者，神圣散。首风因于新沐，汗多恶风者，川芎丸、白芷丸。余参头痛门治。

## 头风脉候

浮为风，紧为寒。浮滑为风痰，洪数为风热。阳弦为头痛，细而坚为湿。弦而涩为气虚，芤为血虚。滑为痰厥，头痛脉急短涩者死。凡诊寸脉短者头痛，寸口紧急，或浮或短或弦，皆主头痛。

## 附 方

〔气虚〕**补中益气汤** 见一卷中风。

〔血虚〕**四物汤** 见一卷中风。

〔热痛〕**消风散** 见二卷失音。

〔冷痛〕**追风散** 炮川乌 煅石膏 炒僵蚕 荆 防 芎 草各五钱 天麻 制南星 白附子 羌活 地龙 全蝎 白芷各二钱半 乳香 没药各一钱二分 为末，每服五分，茶调下。

〔痰痛〕**二陈汤** 见一卷中风。

〔风热〕**茶调散** 见一卷伤风。

〔风热〕**菊花散** 甘菊花 旋覆花 防风 枳壳 羌活 石膏 蔓荆子 甘草各一钱五分 姜三片

〔痰湿〕**导痰汤** 见一卷中风。

〔齿龈〕**钩藤散** 钩藤 陈 夏 防 苓 参 草 麦冬 石膏 甘菊 或加生地、荆芥。

〔眉棱〕**选奇汤** 防风 羌活各三钱 黄芩一钱 甘草八分

〔臭涕〕**芎犀散** 川芎 朱砂 石膏 片脑 人参 茯苓 炙草 细辛 犀角 山栀 麦冬 阿胶

〔搐鼻〕**透顶散** 细辛二茎 瓜蒂七个 丁香三粒 糯米七粒 冰片 麝香各一分半 研匀，用豆许，随病左右搐鼻，出涎即愈。

〔气攻〕**全蝎散** 全蝎廿一个 地龙六条 土狗二个 五倍

子五钱为末，酒调摊贴太阳穴。

〔血风〕**养血祛风汤** 芎 归 荆 防 羌 辛 地 夏草 藁本 石膏 旋覆 蔓荆各五分 姜 枣

〔滋液〕**复脉汤** 见一卷中风。

〔雷头〕**清震汤** 升麻 苍术 荷叶各四钱

〔雷头〕**解雷汤** 落帚子三钱 升麻 川芎 苍术各一钱先煎荷叶水，加姜，再入药，煎七分服。

〔脑风〕**神圣散** 葛根半生半炒 麻黄 细辛 藿香 等分为末，薄荷荆芥汤下。

〔首风〕**川芎丸** 川芎四两 天麻一两 蜜和，每作十丸，以一丸细嚼，茶酒任下。

〔首风〕**白芷丸** 新白芷不拘多少，挫细，以萝卜汁浸，晒干研，蜜丸弹子大，每一丸细嚼，荆芥汤下，一名都梁丸。

## 雷头风脉案

薛 憎寒发热头痛，脑如雷鸣，一夕顶发块磈甚多，延及项后，都成疙瘩。俗医以为外症，用敷药罔效。诊其脉浮大，审知为雷头风，按东垣先生论此症状，类伤寒，病在三阳，不可过用寒凉重剂，诛伐无过，故刘河间立清震汤治之。用升麻三钱、苍术米泔浸，炒，四钱、青荷叶一枝、薄荷三钱，如法，二服立消。此痰火上升，故成结核肿痛。用苍术除湿痰，薄荷散风火，升麻、荷叶引入巅顶，升发阳气，自得汗而肿消。

### 疠风论治 肾脏风 绣球风 雁来风 蛇皮风
鹅掌风 赤白游风 紫白癜风 紫云风 癣疥癞斑附

疠风，恶疾也，俗名大麻风。其症皮肉麻顽，身面疙瘩，摄之则痒痛腐溃，渐至目红鼻赤，四体挛搐，头面突肿。盖中天地间一种风毒厉气，淫于腑脏骨髓，注于经络肢节，久而后发，亦有骨肉传染而得者。立斋分别五脏受病，谓眉先落者毒在肺，面发紫泡者毒在肝，足底痛或穿者毒在肾，遍身如癣者毒在脾，目先损者毒在心。一皮死，麻木不仁；二肉死，针刺不痛；三血死，溃烂流脓；四筋死，指脱趾堕；五骨死，鼻柱崩塌。至于声哑目盲，皆为难治。《内经》治法，以锐针刺其肿上，出恶血，重泄毒也。其恶血滞在肌表经络者，宜汗宜刺，汗用紫萍散，刺取委中穴。毒蕴腑脏，非荡涤不除，如凉膈双解之类。毒在外，非砭针不散，砭刺臂腿手足指缝出血。表里毒盛，非外砭内泄不退。上体患多，以醉仙散取毒血从齿缝中出，并刺臂腕指缝。下体患多，以再造散取虫积从谷道中出，仍针腿胫趾缝。上下相等，用必胜散兼取。治法内通腑脏，外达经络，养营益卫，补正逐邪。若妄投燥热，脓水淋漓，肝血益涸，风热益炽，肾水益伤矣。初起头面搔痒，发出红紫疹块者，用防风通圣散加苦参、天麻、蝉退数服，接服八珍汤，圣愈汤。外用白玉蟾浴汤加羌活、薄荷、葱白煎洗。浴后，白玉蟾擦药搽。凡遍体肿块，以生姜蘸擦药擦之。其燥起白屑，系血不荣肤。四物汤加荆、防、白芷、地骨皮。搔如隔帛，系气不充表。养营汤。面部麻木，系气血不能上荣。补中益气汤加川芎、白附。瘾疹赤晕，系风热入营。实者胡麻散，虚者祛风丸。疙瘩破痒，系风毒伤血。羌活当归散，或当归饮加山栀、钩藤。指节挛拳，系阴火烁筋。加味逍遥散加钩藤，与换肌散间服。鼻赤眉落，属肺经风热。人参消风散加天麻、僵蚕。面发紫泡、属肝经风毒。栀子清肝汤加钩藤、金银花，兼服六味丸。筋骨挛痛，属肝肾阴虚。六味地黄汤。口眼㖞斜，属风动痉厥。用全蝎酒洗，盐焙，研，僵蚕、白附子末各七钱，每服钱半。寒热往来，小柴胡汤。阳虚怯冷，补中益气汤、十全大补汤。疮久溃烂，掺红玉散、敷坎离膏。足心穿破，服六味汤、掺香珠散。气血亏败，固命丹。通治风癞，豨莶丸、胡麻丸。一切毒疠危症，五龙丸、千年药、东华玉髓、冯夷琼浆，诸方选用。若夫疠疡类症，则有两臁如癣，虫蚀成疮者，为肾脏风。用四生散以去风邪，六味丸以滋肾水。肾囊湿痒者，为绣球风。蛇床子汤加川椒、茴香、葱。皮顽肌燥，至秋痒发者，为雁来风。宜羌活白芷散，或加味逍遥散。肤裂痒痛，形似蛇纹者，为蛇皮风。初用火龙散，继服补剂，外用雄黄、硫黄、朱砂、赭石、枯矾、川椒、樟脑研，香油调擦。掌心顽厚，白皮鳞屑者，为鹅掌风。内服大消风散，外用土槿皮、川椒煎汤熏洗，再用桐油调鸽粪擦之。臂腿瘩瘟，游走不定者，为赤白游风。赤用加味逍遥散，白用人参消风散。其肌肉斑驳，紫白为紫白癜风。通用川附、硫黄研末，姜汁调匀，茄蒂擦之，或用水银、轻粉，调姜汁擦之。身发紫斑，延晕如霞者，为紫云风。何首乌散加豨莶、蛇床子、夏枯草煎洗。牛皮顽癣，用火酒浸土槿皮、大枫子、雄黄、川椒、羌活、斑蝥、朝脑、红砒、烟膏、明矾，以穿山甲刮破，笔擦之。新久疥癞，一扫光。夏月汗斑，用密陀僧末、洋糖，醋调，黄瓜蒂擦之。雀斑酒刺，白屑风痒，玉肌散擦。此因疠风类及之。他如脱跟、鱼鳞、载蚝、蚝蚕、鸡爪等风，不过多立名色。前明沈氏专科，前明沈之间著《解围元薮》四卷，皆论风癞治法。以祛风、泻火、杀虫、排毒为先，补血、壮元、导滞、坚筋相济。忌用熏刺锋镰轻粉，戒房室，禁炙煿盐酱，大枫子性畏盐。及一切辛荤动风食品，方可延生，否则愈而再发，必死。昔孙真人治此症百余人，得免于死者二。朱丹溪治五人，得免者仅一妇人，然则疠岂易治哉？

## 疠 风 脉 候

疠风阳脉浮弦关前，阴脉实大关后。两寸浮而紧，或浮而洪，浮缓者易治；洪大而数，或沉实者，难治。脉若沉而病反在上，浮而病反在下，皆不治。

## 附　　方

〔发汗〕　**紫萍散**　紫背浮萍一味，晒干研末，每服三钱，以黑豆淋酒，临卧调服取汗，弱者间二三日再服。

〔攻荡〕　**凉膈散**　见一卷中风。

〔表里〕**双解散** 见一卷疫。

〔肺风〕**桦皮散** 桦皮四两，炒灰 荆芥穗二两 炙草五钱 枳壳四两 杏仁二两 每服四五钱。

〔上体〕**醉仙散** 胡麻 牛蒡 蔓荆 枸杞俱炒，各一两 白蒺藜 苦参 防风 花粉各五钱 为末。每用一两五钱，入轻粉二钱拌匀，每服一钱，茶清调，晨午各一服。服至五七日，齿缝中出臭涎，令人如醉，下尽恶物，病根乃去。一方多乳香、没药、麝香、全蝎、蛤粉、大枫子、藿香等味。

〔下体〕**再造散** 郁金 角刺各五钱 大黄制一两 白牵牛取头末，半生半炒，六钱 为末，酒下五钱。

〔上下〕**必胜散** 槟榔 角刺各五钱 大黄制一两 白牵牛取头末，半生半炒，六钱 甘草生熟各半二钱 轻粉二钱 为末，分七服，糖五匙，姜汁五匙，调服。

〔疹块〕**防风通圣散** 荆 防 归 芍 芎 术 苓 栀 桔 草 连翘 麻黄 薄荷 大黄 芒硝 石膏 滑石 葱

〔气血〕**八珍汤** 见一卷中风。

〔两补〕**圣愈汤** 见二卷劳瘵。

〔洗浴〕**白玉蟾浴汤** 苍耳子 马鞭草 防风 荆芥 紫苏 苦参 银花 白芷 遍地香 泽兰

〔外治〕**白玉蟾擦药** 白芷 草乌 南星 杏仁 半夏 大枫子 白及 白蔹 蛇床子 等分为末，姜片擦之。

〔血燥〕**四物汤** 地 芍 归 芎

〔血虚〕**养营汤** 见二卷劳瘵。

〔气陷〕**补中益气汤** 见一卷中风。

〔风热〕**胡麻散** 胡麻两半 苦参 荆芥 首乌各八钱 威灵仙 防风 菖蒲 牛蒡 甘菊 蔓荆子 白蒺藜炒 炙草各六钱 每服三钱。

〔风热〕**祛风丸** 芪 枳 防 芍 杞 草 地骨皮 生地 熟地 蜜丸。

〔风毒〕**羌活当归散** 归 芎 羌 防 荆 芩 翘 芷

**288**

草　黄连　牛蒡子　升麻各一钱　水煎。

〔血热〕**当归饮**　归　芎　地　芍　荆　防　蒺藜各钱半　芪　草　首乌各一钱　水煎。

〔血燥〕**加味逍遥散**　见一卷火。

〔肺风〕**消风散**　见二卷失音。

〔肢挛〕**换肌散**　白花蛇　黑花蛇酒浸，各三两　地龙　当归　细辛　白芷　天麻　蔓荆　威灵仙　荆芥　菊花　苦参　紫参　沙参　木贼草　白蒺藜　不灰木　甘草　天冬　赤芍　九节菖蒲　定风草①　首乌　胡麻　草乌炮去皮脐　川芎　苍术　木鳖子各一两　研末，每服五钱，温酒调下。

〔肝火〕**栀子清肝汤**　柴　栀　丹各二钱　归　芍　苓　芎　牛蒡各七分　水煎。

〔肾虚〕**六味丸**　见一卷中风。

〔寒热〕**小柴胡汤**　见一卷温。

〔阳虚〕**十全大补汤**　见一卷中风。

〔疮烂〕**红玉散**　文蛤　白芷　当归　大黄　白及　草乌各一两　乳香　没药　儿茶　雄黄　血竭　韶粉　东丹各三钱　为末，香油调搽。

〔外敷〕**坎离膏**　血竭三钱　冰片一钱　轻粉　水银各二钱　大枫子一两　白蜡五钱　研极细，加熬熟香油调，入麝香二分。大风久烂，以甘草汤洗搽。

〔足心〕**香珠散**　木香　朱砂　赤石脂　东丹　车前子各等分研细，先以茶叶、川椒煎汤洗净，再掺药，外用绵纸扎好。

〔风虚〕**固命丹**　人参　熟地各四两　杞子　麦冬各六两　茯苓　当归各十六两　仙灵脾取叶一斤去毛，酒拌蒸　为末蜜丸，每服四十丸，米汤下。

〔通治〕**豨莶丸**　豨莶草五月取赤茎者阴干，以蜜酒蒸晒，一斤

①定风草：即天麻异名。

归　芍　熟地各一两　川乌黑豆制，六钱　羌活　防风各一两　蜜丸，二钱，以酒下。

〔通治〕 **胡麻丸** 胡麻一斤　苦参皮五斤，酒浸　荆芥穗四斤　豨莶草三斤　苍耳叶　紫背浮萍各二斤，晒　研末，酒糊丸。朱砂为衣每服百丸。

〔追毒〕 **黄龙丸** 舶上硫黄打碎熔化，倾入酽醋内，取净硫一斤，入竹筒内以蜡封口，浸粪缸中，一年取起，放长流水中四十九日　松香熔化，加火酒煮七沸，倾入冷水内，但取净松香三两　茅术米泔浸，刮一斤　檀香　白胶香　川乌炮　川芎各四两　恶实　草乌　天麻各三两　地龙二两　研末，陈米糊丸，每服五十丸，开水下。

〔涤秽浊〕 **乌龙丸** 肥皂角刮去皮筋子，水浸槌烂，绞去渣，取汁入瓦器，用黑牵牛末共捣，为丸桐子大。每服五十丸，白汤下，利三五次不伤正气。

〔逐湿〕 **白龙丸** 乳香　没药　川乌　草乌　地龙　南星酒糊丸。每服四十丸，或酒或荆芥汤下。

〔除湿〕 **花龙丸** 苍术　黄柏　龟壳酥炙　牛膝　当归　草薢　防己　茄根皮各一两　酒糊丸，每服百丸。

〔痿痛〕 **赤龙丸** 麝香二钱半　乳香　没药　当归各七钱地龙　白胶香各二两五钱　木鳖子三钱　川乌　五灵脂各二两　京墨　线胶炒　紫背浮萍各二两五钱　饭丸龙眼大，日服一丸，酒下。又名一粒金丹。

〔驱风〕 **千年药** 苍术　羌活　乌药　风藤　防己　防风白芷　大黄　独活　藁本　桔梗　草乌　柴胡　黄芩

〔毒三十六种〕 天麻　细辛　甘松　蔓荆子　五加皮　白蒺藜　川断　白芍　南星　大腹皮　角刺　薄荷各三两　荆芥　升麻各五钱　紫背浮萍一斤　麻黄六钱　当归　苦参各二两　煎去渣，炼成膏，用：人参　白术　乳香　没药　牛膝　香蛇　血竭茯苓　胡麻　松脂　僵蚕　研末，以前膏和丸弹子大，朱砂为衣，金箔包裹。远年病服十丸，近年服五七丸，用麻姑酒磨服，汗出则愈。此方张真人《邋遢传》内，有蟾蜍、麝香、冰片、磁石、人牙等。

〔尹仙传方〕　**东华玉髓**　大枫子研末，隔汤化油，四两　乳香　没药　血竭各二钱　牛黄一钱五分　麝香五分　阿胶一钱　琥珀　珍珠各三钱　雄黄五钱　地龙炙，七钱　冰片三钱　芒硝八分　大枫油调药，每服一钱，酒下。

〔麻顽〕　**冯夷琼浆**　川乌　苦参　羌活　防风　胡麻　甘菊花　荆芥　连翘　甘草　风藤　白芷　黄连　当归　川芎　黄芩　白芍　牛膝　独活　僵蚕　蝉退　生地　何首乌　威灵仙　金银花各五钱　右药匀两帖，用酒二瓶，密封煮，每一日进一杯。治疙瘩挛拳，割剜不知痛者，轻则一料愈已。

〔肾藏〕　**四生散**　白附子　独活　黄芪　白蒺藜炒　各等分为末，每服二钱，用猪腰子劈开，入药，湿纸裹，煨热，盐汤下。

〔绣球〕　**蛇床子汤**　蛇床子　独活　苦参　防风　荆芥各三钱　枯矾五钱　煎汤熏洗。

〔雁来〕　**羌活白芷散**　羌活　白芷　柴胡　荆芥　蔓荆子　防风　猪牙皂角　甘草　黄连　黄芩各一钱

〔蛇皮〕　**火龙散**　人牙一两半　雄黄　辰砂　大黄酒蒸　代赭石醋煅，各一两　共研末，每服三钱。

〔鹅掌〕　**大消风散**　防风　蒺藜　荆芥　苦参各十二两　乳香　没药各二两　黄芩一两　胡麻十两　大枫子五两　当归　黄柏各二两　麝香五钱　每服八钱，水煎。

〔紫云〕　**何首乌散**　何首乌　防风　白蒺藜　枳壳　天麻　僵蚕　胡麻　茺蔚子　蔓荆子各一钱　茵陈五分　水煎服。

〔疥癞〕　**一扫光**　防风　荆芥　苦参　地骨皮　薄荷　甘草为末，每服三钱，蜜水调下。

〔雀斑〕　**玉肌散**　绿豆粉八两　滑石一两　白芷一两　白附子五钱　为末，每晚用数钱搽面。

〔擦药〕　**肥皂丸**　荆芥穗　藁本　白芷　羌活　防风　薄荷

**291**

甘松　山奈　朴硝各一两　为末，入肥皂角去子弦三斤，捣丸，晒干晨擦。

## 疠风脉案

服叔　传染毒疠，由足趾麻木，渐至肌肉不仁，身发红晕。常服京口专门治风丸散，大率泻毒品味，如苦参丸、必胜散等类。初服大便日三四行，红晕虽退而精神日削，缠绵数载，眉脱眼斜。予谓驱毒宜兼补元，否则正气陷下，邪毒留滞，非治法矣。用八珍丸料加制首乌、生杜仲、炙黄芪、蒸牛膝、玉竹、天麻、独活、秦艽、威灵仙、乳香、没药，蜜丸。兼服药酒，用白花蛇、穿山甲、松节、金毛狗脊、威灵仙、桑寄生、苦参、丹参、当归、玉竹、木瓜、桂枝，浸煮，温服一料，精神稍复，痹痛亦定。后仍服京口丸散，便泻食减，筋挛肉腐，卒成不效。

某　疠风初起，左足跟出水，左手麻痹不随，脉虚濡按之不起，此阴血虚而受风湿疠毒也。用熟地、当归、川芎、杞子、首乌、白术、黄芪、牛膝、生杜仲、五加皮、独活、桂枝、钩藤、姜黄，熬膏冲酒服，手足运掉得舒。然此症乃渗疠毒邪，乘虚袭入经络，经谓邪之所凑，其气必虚。若不远帷幙，慎调摄，久之筋骨刺痛，眉落眼斜，鼻塌肉腐，十不一生矣。

周　壮岁感前症，初由臂臑肿硬，手腕痹痛，延至遍体上下，骨节挛痛，面发红斑，湿毒淋漓，多在支节，诊之脉沉数。此疠毒从经络窜入骨髓，须用针砭去恶血以泄毒，非药力所及，辞不治。

## 痹症论治

诸痹，风寒湿三气杂合，而犯其经络之阴也。风多则引注，寒多则掣痛，湿多则重著，良由营卫先虚，腠理不密，风寒湿乘虚内袭，正气为邪气所阻，不能宣行，因而留滞，气血凝涩，久而成痹。或肌肉麻顽，或肢节挛急，或半体偏枯，或偏身走注疼痛，其不痛者，病久入深也。故在骨则重而不举，在血则凝而不流，在筋则屈而不伸，在肉则麻木不仁，在皮则皲揭不荣，皆痹而不痛。盖痹者，闭而不通，邪在阴分也。故经以病在阳为风，在阴为痹，阴阳俱病为风痹。经言三气杂合，专言痹病所因也。在阴为痹，分言表里有殊也。阴阳俱病，表症更兼里症也。《经·痹论》曰：风寒湿三气杂至，合而为痹。痹非偏受一气。其风胜者为行痹，风行而不定，如走注之类。寒胜者为痛痹，寒凝则阳气不行，痛有定处即痛风。湿胜者为着痹，重着不移，或肿痛，或不仁，湿从土化，病发肌肉，即麻木也。以冬遇此为骨痹，冬气在骨。以春遇此为筋痹，春气在筋。以夏遇此气为脉痹，夏气在脉。以至阴遇此为肌痹，长夏气在肌肉。以秋遇此为皮痹，秋气在皮。行痹、痛痹、着痹痹症大纲。又以所遇之时而命名，非此外别有骨筋脉等痹也。五脏皆有合病，久而不去者，内舍于其合。经云：诸痹不已，亦溢内也。风胜者易已，留皮肤者易已，留筋骨者痛久，其入脏者死。凡痹逢寒则急，逢热则纵。故骨痹不已，复感于邪，内舍于肾；筋痹不已，复感于邪，内舍于肝；脉痹不已，复感于邪，内舍于心；血痹不已，复感于邪，内舍于脾；皮痹不已，复感于邪，内舍于肺。此经病入脏也。经论五痹之入脏者曰，肺痹烦满，喘而呕；心痹脉不通，烦则心下鼓，暴上气而喘，嗌干善噫，厥气上则恐；肝痹夜卧则惊，多饮，数小便，上为引如怀；肾痹善胀，尻以代踵，脊以代头；脾痹四肢懈惰，发咳呕汁，上为大塞。其入腑者，别有肠痹胞痹，另详本门。此五脏之痹，各以其时，重感于风寒湿之气也。风胜脉必浮，寒胜脉必涩，湿胜脉必缓。三痹各有所胜，用药以胜者为主，而兼者佐之。治行痹散风为主，兼去寒利湿，参以补血，血行风自灭也。防风汤。治痛痹温寒为主，兼疏风渗湿，参以益火，辛温解凝寒也。加减五积散。治着痹利湿为主，兼去风逐寒，参以补脾补气，土强可胜湿也。川芎茯苓汤加芪、术。其症有风湿，羌活胜湿汤、史公酒。有寒湿，苡仁汤、三痹汤。痹而身寒，如从水中出者，属寒湿，附子丸。有湿热，加味三妙散、苍术散。肩背沉重，肢节疼痛，下注足胫，属湿热。当归拈痛汤。有风热，肤麻瘾疹，消风散。有暑湿，清暑益气汤。有冷痹，风冷顽麻，巴戟天汤。有热痹，热毒流注骨节，千金犀角散。有营热，四物汤去川芎，加钩藤、丹皮。有营虚，当归建中汤。有卫虚，防己黄芪汤。有气痹，痹在气分，蠲痹汤。有血痹，痹在血分，因劳汗出，卧被风吹，血凝于肤，黄芪桂枝五物汤加当归。有瘀血，败血入络，桃红饮，煎成入麝香。有停痰，遍身走痛，二陈汤加羌活、白芥子、风化硝，姜汁泛丸。有支饮，臂痛不举，眩冒麻痹，指迷茯苓丸。有在经，木防己汤。有入络，活络饮加桑寄生、威灵仙、钩藤、牛膝，或活络丹。治法总以补助真元，宣通脉络，加活血丹合续断丹，或人参散之类。使气血流畅，则痹自己。

〔风寒湿合痹〕　气血凝滞，身重而痛，手足挛急。石顽改定三痹汤，或通痹散。

〔周痹〕　真气不能周于身，浑身痹痛。风寒湿气客于肉分，内不在脏，外未发皮，命曰周痹。蠲痹汤加桂枝、白术、狗脊、薏米。

〔行痹〕　遍身走注不定，上半身甚者，乌药顺气散。下半身甚者，虎骨散加减。

〔痛痹〕　历节挛痛，疏风活血汤。痛甚者，五灵散。

〔着痹〕　留着定处，身重痠疼，天阴即发，除湿蠲痛汤加蚕沙、防己、薏米。不应，补中益气汤加附子、羌活、黄柏。

〔骨痹〕　即寒痹痛痹也，苦痛切骨，安肾丸。

〔筋痹〕　即风痹也，风热攻注，筋弛脉缓，羚羊角散。若湿邪入筋，续断丹。

〔脉痹〕　即热痹也。《金匮》云：经湿则痹，络热则痿。风湿郁热，经隧为壅。升麻汤去桂、麻，加革薢、石膏，或秦艽四物汤，后用人参丸。

〔肌痹〕　即湿痹着痹也。浑身上下左右麻木，属卫气不行。神效黄芪汤。皮肤麻木，属肺气不行。本方去荆芥，倍黄芪，加防风。

肌肉麻木，属营气不行。本方去蔓荆，加桂枝、羌活、防风。丹溪曰：麻为气虚，木为湿痰败血。

〔皮痹〕 邪在皮毛，搔如隔帛，或瘾疹风疮，宜疏风养血。秦艽地黄汤。

〔五脏痹〕 经病入脏，邪胜正虚，五痹汤。肾痹，本方加独活、肉桂、杜仲、牛膝、黄芪、萆薢。肝痹，本方加枣仁、柴胡。心痹，本方加远志、茯神、麦冬、犀角。脾痹，本方加厚朴、枳实、砂仁、神曲。肺痹，本方加半夏、杏仁、麻黄、紫菀。

《入门》曰，痹初起，骤用参、芪、归、地，则气郁滞，邪不散，只以行湿流气药主之。久而不愈，宜峻补真阴，使气血流行，则病邪随去。参景岳论。

痹与痿相似，但痿属虚，痹属实。痿因血虚火盛，肺叶焦而成。痹因风寒湿邪侵入而成也。痹又为中风之一，然受病各异。痹兼三气，邪为阴受，中风邪为阳受也。《尊生书》曰，阳者表与上，阴者里与下也。痹与风痿，形症虽相似，医治之法，可相混乎？沈氏集说

治痹而用风门通套之剂，医之过也。痹症非不有风，然风入阴分，与寒湿互结，扰乱其血脉，致身中之阳不通于阴，故致痹也。古方多有用麻黄、白芷者，以麻黄能通阳气，白芷能行营卫，然已入四君四物等汤中，非专发表也。致于攻里，则从无用之者，以攻里药皆苦寒，用之则阳愈结，其痹转入诸腑而成死症矣。《医通》

戴人曰：痹病以湿热为主，风寒为兼，其脉沉涩。乃治此者不分经络表里脏腑，便作脚气寒湿治，而用乌、附、乳、没燥热，以致便尿涩滞，前后俱闭，虚躁日甚，肌肉日削，饮食不下，虽华扁亦难措手矣。

## 痹症脉候

脉涩又紧，为痹痛。《脉经》 脉大而涩，为痹，脉急亦为痹。《玉机》 浮涩而紧，风寒湿三气皆备。《脉诀》 肺脉微为肺痹，

心脉微为心痹。右寸沉而迟涩，为皮痹。左寸结而不流利，为血痹。右关脉举按皆无力而涩，为肉痹。左关脉弦紧，浮沉有力，为筋痹。《医通》

# 附　方

〔行痹〕　**防风汤**　见一卷湿。

〔痛痹〕　**加减五积散**　见一卷湿。

〔着痹〕　**川芎茯苓汤**　赤苓　桑皮各钱半　川芎　防风　麻黄　赤芍　当归各一钱　陈皮　炙草各五分　枣二枚

〔风湿〕　**羌活胜湿汤**　见一卷湿。

〔风湿〕　**史国公酒**　羌活　防风　白术　当归　牛膝　草薢　杜仲　松节　虎胫骨酥炙　炙鳖甲　蚕沙　秦艽　苍耳子　杞子　白茄根　各味粗研，绢袋盛浸。此方去鳖甲、苍耳子，加龟板、苍术，名换骨丹。

〔寒湿〕　**附子丸**　附　姜　芍　苓　参　草　术　桂

〔寒湿〕　**苡仁汤**　苡仁　归　芎　姜　桂　羌　独　防　术　草　川乌　麻黄

〔寒湿〕　**三痹汤**　地　芍　归　芎　参　芪　苓　草　防　独　杜仲　牛膝　续断　桂心　细辛　秦艽　姜　枣　水煎。

〔湿热〕　**加味二妙散**　黄柏酒炒　苍术米泔浸炒　名二妙丸，此加　当归　牛膝　防己　草薢　龟板

〔湿热〕　**苍术散**　苍术　黄柏各四两　虎骨酥炙，二两　防风一两为末，每服二钱，白汤下。

〔湿热〕　**当归拈痛散**　见一卷湿。

〔风热〕　**消风散**　见二卷失音。

〔暑湿〕　**清暑益气汤**　见一卷暑。

〔冷痹〕　**巴戟天汤**　巴戟二钱　附子　五加皮　石斛　炙草　茯苓　当归各一钱　牛膝　草薢各钱半　肉桂　防风　防己各五分　生姜　水煎。

〔热痹〕　**千金犀角散**　犀角镑，二两　羚羊角镑，一两　前胡

黄芩　栀仁　大黄　升麻各用姜汁拌炒，五钱　射干酒炒黑，四钱
豆豉一升　研末。

〔营热〕**四物汤**　地　芍　归　芎

〔营虚〕**当归建中汤**　见三卷脾胃。

〔卫虚〕**防己黄芪汤**　见一卷湿。

〔气痹〕**蠲痹汤**　芪　归　芍　羌　防　姜黄各一钱半　甘
草五分　姜五片　枣二枚

〔血痹〕**黄芪五物汤**　芪　芍　桂枝各三钱　姜六片　枣二
枚　日三服，一方加人参。

〔瘀血〕**桃红饮**　桃仁　红花　川芎　当归尾　威灵仙　煎
好，加麝香少许冲服。

〔停痰〕**二陈汤**　见一卷中风。

〔支饮〕**指迷茯苓丸**　见二卷痰饮。

〔经痹〕**木防己汤**　木防己　石膏　桂枝　姜黄　杏仁
桑枝

〔络痹〕**活络饮**　术　归　芎　羌　独各一钱　甘草五
分　姜

〔通络〕**活络丹**　川乌　草乌各炮去皮脐　南星胆套九次　地
龙焙干，各一两　乳香　没药各二钱二分　酒丸，酒下。

〔补虚〕**活血丹**　熟地三两　参　术　归　芍　续断各一两
酒糊丸。

〔经络〕**续断丹**　续断　萆薢　牛膝　木瓜　杜仲各二两
蜜丸，酒下二钱半。

〔镇补〕**人参散**　人参二两　杜仲　黄芪　枣仁　茯神各一
两　五味子　川芎　熟地　秦艽　羌活各五钱　细辛二钱　丹砂
五钱　研服。

〔合痹〕**改定三痹汤**　参　苓　术　草　归　芍　芎　芪
桂心　防己　防风　乌头　细辛　姜　枣

〔合痹〕**通痹散**　天麻三两　独活　藁本　归　芎　术各二
两　研服三钱，酒下，日二服。

〔行痹〕**乌药顺气散** 见一卷中风。

〔行痹〕**虎骨散** 虎骨二两 白花蛇 天麻 防风 牛膝 僵蚕 当归 乳香 肉桂各一两 炙草 全蝎各五钱 麝香一钱 每末服二钱。

〔痛痹〕**疏风活血汤** 归 芎 威灵仙 白芷 防己 黄柏 南星 苍术 羌活 桂枝各一钱 红花三分 姜五片

〔痛痹〕**五灵散** 五灵脂二两 川乌两半 没药一两 乳香 五钱

〔着痹〕**除湿蠲痹汤** 苍术二钱 白术 茯苓 羌活 泽泻 各一钱 陈皮一钱 甘草五分 姜汁 竹沥各三匙

〔着痹〕**补中益气汤** 见一卷中风。

〔骨痹〕**安肾丸** 肉桂 川乌各两半 白蒺藜 巴戟 山药 茯苓 石斛 萆薢 苁蓉 补骨脂各四两八钱 蜜丸。

〔骨痹〕**羚羊角散** 羚羊角 归 芎 防 独 枣仁 茯神 杏仁 薏苡 木香 甘草 姜

〔热痹〕**升麻汤** 升麻三钱 茯神 人参 防风 犀角 羚 羊角 羌活各一钱 桂心三分 加竹沥半杯，和服。

〔脉痹〕**秦艽四物汤** 四物汤加 秦艽 薏苡 蚕沙 甘草

〔镇补〕**人参丸** 人参 麦冬 茯神 龙齿 石菖蒲 远志 肉 芪 归 地 蜜丸。

〔肌痹〕**神效黄芪汤** 参 芪 芍 陈 草 蔓荆子 尿涩 加泽泻，身热加丹皮。

〔皮痹〕**秦艽地黄丸** 四物汤加 秦艽 荆 防 羌 芷 升麻 蔓荆 甘草 大力子各一钱

〔五脏〕**五痹汤** 参 苓 归 芍 芎 术 五味子 细辛 或加引经之药。

## 痹 脉 案

李 左臂自肩以下骨节大痛，经所谓寒胜则痛也。来势甚 骤，若游走上下骨骱，即俗谓白虎历节风。痛如虎咬，刻不可忍，此非厉剂不除，投以川乌头炮去脐皮、草乌头炮去皮，姜汁制、松节油，一剂，服后饮酒以助药势达病所。夜半身麻汗出，平旦而病若失矣。此仿活络丹法。

张　五旬外，左臂素患肿痛，因涉江受风，一夜，全身麻痹，脉虚濡，此真气虚而风湿为病，乃痱中根萌也。经曰：营虚则不仁，卫虚则不用。营卫失调，邪气乘虚袭入经络，蠲痹汤主之，数服而效。《准绳》云，凡风痹偏枯，未有不因真气不周而病者。治不用黄芪为君，人参、归、芍为臣，桂枝、钩藤、荆沥、竹沥、姜汁为佐。徒杂乌、附、羌活以涸营而耗卫，未之能愈也。严氏蠲痹汤用黄芪、炙草以实卫，当归、白芍活血以调营，羌、防除湿疏风，姜黄理血中滞气，入手足而驱寒湿，用酒和服，专借以行药力也。

王　伤酒涉水，湿袭阴络，右腿痹痛，由髀骨直至委中穴。参用三痹汤内服，桂心、茯苓、牛膝、杜仲、白术、苍术、当归、独活、桑枝煎汤。外用防风、桂枝、木瓜、当归、豨莶、葱白煎汤熏洗，汗出为度。夫湿痹重着，今腿痛已定，通移膝胫，仍以逐湿通痹法治。川乌、桂心、独活、牛膝、虎胫骨、归尾、没药，以溺少加茯苓、车前子。二服，兼用洗药，痛止能行。数十日内，戒酒肉风冷劳动。

王氏女　风寒湿合而成痹，蕴邪化热，蒸于经络，四肢痹痛，筋骨不舒。盖邪中于经为痹，中于络为痿。《金匮》云：经热则痹，络热则痿，倘经腑治失宣通，延为痿躄。杏仁、滑石、石膏、赤苓、威灵仙、蚕沙、薏仁，数服痛减，乃用白术、薏仁、茯苓、桂枝、片姜黄、钗斛、归身、玉竹、五加皮、桑枝煎汤，数十服肢体活动。又服丸剂平补肝肾，步履如常。

族妇　右臂痛手不能举，此为肢痹。用舒筋汤。片姜黄、当归、羌活、炙草、姜渣、海桐皮，加桂枝，四五服渐瘳。凡筋得寒则急，得热则纵，缩短为拘，弛长为痿。风寒湿三气杂至合而成痹。风胜为行痹，寒胜为痛痹，湿胜为着痹，宜宣风逐寒燥湿，兼通络。如臂痛，服舒筋汤，必腋下染染汗出，则邪不滞于筋节，而拘急舒矣。如气虚加参、芪，血虚加地、芍，肩背加羌活、狗脊、鹿胶，腰脊加杜仲、独活、沙苑子，臂指加姜黄、桂枝，骨节加油松节、虎膝，下部加牛膝、薏苡、五加皮、虎胫骨，经络加桑寄生、威灵仙、钩藤。久而不瘥，必有湿痰败血瘀滞经络，加桂心、胆星、川乌、地龙、红花、桃仁以搜逐之。

王　有年，盛暑脉沉缓，身半以下酸痛，胫膝无汗，手足不温，便艰梦泄，皆湿热壅阻致痹，先通其壅。用蒸牛膝、当归、秦艽、川芎、玉竹、杏仁、陈皮、淡苁蓉。二服便润，去苁蓉、杏仁，专理经络湿邪，加桂枝、桑寄生、独活、薏苡、杜仲、熟地炒。十数服全瘳。

# 痿症论治

痿者，肢弱而无力，筋弛而不收，为热伤血脉之症。经曰：五脏因肺热叶焦，发为痿躄。夫五脏皆有痿，如肺热为皮毛痿，宜犀角桔梗汤。心热为脉痿，宜铁粉丸。肝热为筋痿，宜紫葳汤。脾热为肉痿，宜二陈汤加参、芪。肾热为骨痿，宜金钢丸。而经论痿躄必原肺热者，以肺为脏之长，体燥居上，主气而畏火。若金受火烁，则气伤而不能营摄一身，乃发为痿躄矣。其治痿独取阳明，何也？经曰：阳明者脏腑之海，主润宗筋，宗筋主束筋骨而利机关也。阳明虚则宗筋纵，带脉不引，故足痿不用。此治痿必使胃纳水谷，化精微，五脏得所禀，以行血气，濡筋骨，利关节也。河间论痿，主血衰不能营养百骸。子和谓痿，必火乘金，病多作于五六七月。午为少阴君火之位，未者湿土，庚金伏火之地，申者少阳相火之分。故病痿者，脉浮大。戴人主肾水衰，则骨髓枯竭，直言痿病无寒。丹溪云：泻南方则肺金清，而东方有制，土不受戕，补北方则心火降，而西方有养，金不苦燥。凡痿症不可作风治，而用风药。东垣治痿，以黄柏为君，黄芪为佐。士材论胃虚食减成痿，宜藿香养胃汤。治脾下陷足痿，用补中益气汤。石顽主阳明湿热，各具确见。今参而酌之，通治湿热成痿，脉洪滑者，主清燥。二妙丸、加味二妙丸，随症加减。湿热伤肺成痿者，主清土。如沙参、麦冬、玉竹、杏仁、石斛、百合、花粉、通草、山栀。湿热壅胃成痿者，主通腑。大豆黄卷、茵陈、滑石、石膏、萆薢、茯苓、枳实、槟榔。湿热着筋骨成痿者，主理隧。金毛狗脊、地骨皮、知母、防己、牛膝、龟甲、五加皮，或三妙丸。阳明脉虚，宗筋不约者，主润肺。人参、茯苓、杞子、当归、桑椹、肉苁蓉、桑寄生、芝麻、山药。肝胃阴虚，风动肢痿者，主通摄。熟地、牛膝、远志、杞子、石斛、钩藤。肝肾阴虚，足热枯痿者，填精髓。牛骨髓、猪骨髓、鹿筋胶、羊肉胶、熟地、杞子、牛膝、青盐，或滋阴大补丸。肾督阳虚，脊软腿酸者，壮筋骨。鹿角胶丸、四斤丸。太阳督脉虚，形俯痿废者，理腰脊。香茸丸。衰年足软肌麻，跷维不用者，以温行流畅奇络。橘络、木瓜、杞子、杜仲、狗脊、肉苁蓉、牛膝、当归须、鹿胶。病后阴伤骨痿，六味丸去丹、泽，加虎胫骨、龟甲、牛膝、当归。久病筋骨痿，不起于床，金刚丸、牛膝丸、煨肾丸、五兽三匮丹。阴虚挟湿热，脉滞而数，为痿厥，虎潜丸加减，不应，少加川附子。长夏暑湿成痿，清暑益气汤加减。肾伤暑喝痿厥，清燥汤加减。膏粱湿热伤精，胫膝痿弱，神龟滋阴丸、大补地黄丸。血衰筋缓不收，补血荣筋丸。气虚举动无力，四君子汤加肉桂、黄芪。半身偏痿，须分左右，审气血阴阳，十全大补汤加减。屈伸不利，行步艰难，安肾丸。肢软脉滑，腰膝麻木或肿，属湿痰。二术二陈汤加姜汁、竹沥。食滞脾气不得运于四肢成痿，脉必气口弦滑而恶食。木香槟榔丸加山楂、神曲、木瓜、防己。瘀血留于腰胯成痿，脉必沉涩而兼痛。四物汤加桃仁、莪术、穿山甲。心热亢，兼实积者，为脉痿。大承气汤。瘦人病痿，脉涩或大，多血虚有火，二妙四物汤。肥人病痿，脉滑或沉，多气虚有痰。二妙六君汤。

　　子和云：四末之疾，动而或劲，为风。不仁或痛，为痹。弱而不用，为痿。逆而寒热，为厥。风必兼热，痹必风寒湿合邪，痿必火乘金，厥则或寒或热，皆从下起。奈何不察其源，概谓风淫末疾，以风药例治耶！

## 痿 症 脉 候

脾脉缓甚为痿厥。《内经》诊痿躄，脉虚者生，紧急疾者死。《脉经》尺脉虚弱，缓涩而紧，病为足痛，或为痿病。《脉诀》痿脉多浮而大。子和

## 附　方

〔肺痿〕**犀角桔梗汤** 黄芪　石斛　天冬　麦冬　百合　山药　犀角　通草　桔梗　黄芩　杏仁　秦艽

〔心痿〕**铁粉丸** 铁粉　银箔　黄连　苦参　石蜜　龙胆　龙齿　牛黄　秦艽　丹皮　白鲜皮　地骨皮　雷丸　犀角

〔肝痿〕**紫葳汤** 紫葳　天冬　百合　杜仲　黄芩　黄连　草薢　牛膝　防风　菟丝子　白蒺藜

〔脾痿〕**二陈汤** 陈　苓　夏　草

〔肾痿〕**金刚丸** 见二卷虚损

〔胃虚〕**藿香养胃汤** 参　术　苓　草　苡仁　藿香　半夏　曲　乌药　神曲　砂仁　毕澄茄　姜　枣

〔脾虚〕**补中益气汤** 见一卷中风。

〔通治〕**二妙丸** 见一卷湿。

〔湿热〕**加味二妙丸** 见本卷痹。

〔湿热〕**三妙丸** 二妙丸加酒蒸牛膝二两。

〔阴虚〕**滋阴大补丸** 熟地　山药　萸肉　茯苓　牛膝　杜仲　五味　巴戟　小茴香　肉苁蓉　远志　石菖蒲　杞子　红枣　蜜丸。

〔阳虚〕**鹿角胶丸** 鹿角胶　鹿角霜　熟地　人参　当归　牛膝　茯苓　菟丝子　白术　杜仲　虎骨　龟板

〔壮筋〕**四斤丸** 虎胫骨一两　牛膝　苁蓉各两半　川乌

天麻各一两　木瓜一斤　为末，以苁蓉捣膏，酒糊丸。加乳香、没药，名加味四斤丸。

〔督虚〕　**香茸丸**　鹿茸三两　生当归二两　麝香一钱　生川乌五钱　雄羊肾三对，酒煮捣烂为丸。

〔阴伤〕　**六味汤**　见一卷中风。

〔温理〕　**牛膝丸**　见二卷虚损。

〔益阳〕　**煨肾丸**　见二卷虚损。

〔益阳〕　**五兽三匮丹**　鹿茸酥炙　血竭　虎胫骨酥炙　牛膝酒浸　狗脊烧去毛，各一两　共为末，此五兽也。附子一个，去皮脐去中心入　辰砂末，一两，填满　木瓜一个，去皮去中心入附子于内，以附子末盖口　此三匮也。却以三匮正坐于磁缸内，重汤蒸烂，和五兽末捣丸，木瓜酒下。

〔痿厥〕　**虎潜丸**　见一卷中风。

〔暑痿〕　**清暑益气汤**　见一卷暑。

〔肺燥〕　**清燥汤**　芪钱半　苍术一钱　陈术　泽泻各五分　五味子六粒　参　苓　升麻各三分　麦冬　归　地　草　神曲　黄柏　猪苓各二分　柴胡　黄连各一分　水煎。

〔湿热〕　**神龟滋阴丸**　龟板酥炙，四两　黄柏　知母各盐酒炒，二两　杞子　五味　锁阳酒炙。各一两　干姜五钱　为末，以猪脊髓和丸，每服五钱，盐汤下。

〔滋燥〕　**大补地黄丸**　见一卷燥。

〔筋痿〕　**补血荣筋丸**　苁蓉酒制　菟丝子酒煮，焙　天麻煨，各二两　牛膝酒煮，四两　鹿茸酥炙，一对　熟地六两　木瓜姜汁炒　五味子焙，各一两　为末，蜜丸，温酒下。

〔气虚〕　**四君子汤**　见一卷中风。

〔气血〕　**十全大补汤**　见一卷中风。

〔阳衰〕　**安肾丸**　见本卷痹。

〔湿痰〕　**二术二陈汤**　见二卷痰饮。

〔食滞〕　**木香槟榔丸**　木　槟　术　枳　陈　香附　神曲　糊丸。

〔瘀血〕 **四物汤** 见一卷中风。

〔热积〕 **大承气汤** 见一卷温。

〔血虚〕 **二妙四物汤** 二妙合四物。

〔气虚〕 **二妙六君汤** 二妙合六君。

## 痿脉案

萧 中年后肾亏火动，足膝酸软，脉虚駃而促。初用六味汤加怀牛膝，继用虎潜丸去锁阳，服后甚适。但坐久腰府热腾，小腹收引气升，脘膈不舒。症因冲督经虚，龙焰不伏，非理脏真所得效。拟龟鹿二仙膏加猪脊髓，同熬酒和服，得效。

李 疟邪失汗误药，湿邪入络，四肢痿废，用除湿理络，手足能运。然值冬寒气血敛涩，少腹逼窄，背脊拘急，胫膝麻顽，步履歪倒，知其阴阳维不司约束，侵及任督俱病也。用杜仲、狗脊强筋骨而利俯仰，五加皮、牛膝益肝肾而治拘挛，当归、白芍以和营，茯苓、萆薢以逐湿，秦艽、独活以治痹，玉竹、桑枝以润风燥，理肢节，加桑寄生通经络，煎服十数剂，诸症渐减。又将前方参入鹿胶、沙苑子、小茴香以通治奇脉，丸服酒下，获痊。

族儿 脊骨手足痿纵，此督脉及宗筋病。《内经》治痿，独取阳明，以阳明为宗筋之会，阳明虚则宗筋失养，无以束筋骨利机关也。童年坐卧风湿，虚邪袭入，遂致筋脉失司，欲除风湿，须理督脉，兼养宗筋乃效。方用归、芍、参、术、牛膝、鹿胶、茯苓、木瓜、寄生、桑枝、姜黄、威灵仙，十服肢体运动已活。去鹿胶、姜黄、川芎、木瓜、威灵仙，加杜仲、玉竹、杞子、虎胫骨，数十服行立复常。

张氏 四肢痿弱，动履艰难，脉涩且弱，为营虚之候。经言天癸将绝，系太冲脉衰，乃阴吹带浊，宿恙频兴。因知冲为血海，隶于阳明，阳明虚则冲脉不荣，而宗筋弛纵，无以束筋骨，利机关。法当调补营血以实奇经。人参、杞子、茯苓、牛膝酒蒸、熟地、当归、杜仲酒焙、山药炒、木瓜、姜、枣，水煎。十数服渐愈。

# 痛风历节风论治

痛风，痛痹之一症也，其痛有常处。掣者为寒，肿者为湿，汗者为风，三气入于经络，营卫不行，正邪交战，故痛不止。《灵枢》谓之贼风，《素问》谓之痛痹，《金匮》谓之历节。后世更名白虎历节风，近世俗名箭风。初因寒湿风郁痹阴分，久则化热攻痛，至夜更剧。治以辛温，疏散寒湿风邪，开发腠理，宜十生丹。若痛处赤肿焮热，将成风毒，宜败毒散。如风湿攻注肢节疼痛，大羌活汤。其历节风，痛无定所，遍历骨节，痛如虎啮，又名白虎历节，盖痛风之甚者也。或饮酒当风，汗出浴水，因醉犯房，皆能致之。其手指挛曲，身多瘰疬，其肿如脱，渐至摧落，其痛如掣，不可屈伸，须大作汤丸，不可例以常剂治。乌头汤主之。因于寒，宜从温散。防风天麻汤。因于火，宜从清凉。犀角散加减。若筋脉挛痛，伸缩不利，系血虚燥。四物汤加木瓜、何首乌、甘杞子。肢节酸痛，脉沉短气，系有留饮。半夏芩术汤，或导痰汤加减。肢节注痛，得捶摩而缓者，系风湿在经。灵仙除痛饮。肢节肿痛，遇阴雨而甚者，系风湿入络。虎骨丸、没药散、或虎骨散。肢节烦痛，肩背沉重者，系湿热相搏。当归拈痛散。肢节刺痛，停着不移者，系瘀血阻隧。趁痛散。肢节热痛者，系阴火灼筋。加味二妙散，或潜行散，用四物汤间服。周身麻痛者，系气血凝滞。五灵丸。历节久痛者，系邪毒停留。乳香定痛丸、活络丹。肥人肢节痛，多风湿痰饮流注。宜导痰汤。瘦人肢节痛，是血枯。宜四物汤加羌活、防风。老人性急作劳，患腿痛。宜四物汤加桃仁、牛膝、陈皮、生甘草，煎成，入姜汁，或潜行散，有瘀积者，加热酒服，并刺委中穴出血。风气游行，痛无常处，如虫行遍体，日静夜剧者，麝香丸主之。痛风历节二症，宜参酌治之。

东垣以痛风多属血虚，主用芎归，佐以桃仁、红花、薄桂、威灵仙，或趁痛散。丹溪以痛风先由血热，主用四物黄芩、白芷。在上加羌活、桂枝、威灵仙、桔梗，在下加牛膝、防己、黄柏、木通。石顽以湿热挟痰挟血入络痹痛，症重日久，必加乌、附，驱逐痰湿，壮气行经，便阻必用大黄，或畏峻攻，不知邪毒流注经络，非乌附不能散结，燥热结滞肠胃，非硝黄岂能润燥乎？

## 痛 风 脉 候

《金匮》云：寸口脉沉而弱，沉即主骨，弱即主筋。沉即为肾，弱即为肝。汗出入水，历节黄汗出，故名历节。

## 附　方

〔痛风〕**十生丹**　归　芎　羌　防　独　天麻　川乌　草乌　何首乌　海桐皮　等分蜜丸，茶下一钱。

〔风毒〕**败毒散**　见一卷伤风。

〔风湿〕**大羌活汤**　羌活　升麻各钱半　独活一钱　威灵仙　苍术　防己　术　归　泽　苓　草各七分

〔历节〕**乌头汤**　麻黄六钱　黄芪　白芍各三钱　炙草一钱　川乌头一枚　水煎。

〔温散〕**防风天麻汤**　归　芎　羌　防　荆　芷　天麻　草乌　白附子　滑石　甘草

〔清凉〕**犀角散**　犀角　羚羊角　前胡　黄芩　栀子　大黄　升麻　射干　豆豉　研末。

〔血燥〕**四物汤**　地　芍　归　芎

〔留饮〕**半夏苓术汤**　苍术二钱　白术一钱半　半夏　南星　黄芩　香附各一钱　陈皮　赤苓各五分　威灵仙　甘草各三分

〔去痰〕**导痰汤**　见一卷中风。

〔风湿〕**灵仙除痛饮**　麻黄　赤芍各一钱　荆　防　羌　独　芩　归　芎　芷　枳　草　苍术　灵仙各八分

〔风湿〕**虎骨丸**　虎骨　五灵脂　白胶　僵蚕　威灵仙各一两　乌头一两半　酒糊丸。

〔风湿〕**没药散**　没药　虎骨　等分为末，酒下二钱。

〔风湿〕 **虎骨散** 虎胫骨 龟板 血竭 没药 自然铜 赤芍 当归 防风 牛膝 五加皮 白附子 桂心 白芷 骨碎补 天麻 研末服。

〔湿热〕 **当归拈痛汤** 见一卷湿。

〔瘀血〕 **趁痛散** 桃仁 红花 当归 地龙 五灵脂 牛膝 羌活 香附 甘草各二钱 乳 没各一钱 为末，酒下二钱。

〔阴火〕 **加味二妙散** 见本卷痹。

〔阴火〕 **潜行散** 黄柏酒浸，焙，研 每一钱，姜汁和酒调服。

〔血滞〕 **五灵丸** 见本卷痹。

〔久痛〕 **乳香定痛丸** 苍术二两 川乌 归 芎各一两 丁香五钱 乳 没各三钱 枣肉为丸，酒下。

〔行络〕 **活络丹** 见本卷痹。

〔风气〕 **麝香丸** 川乌二个 全蝎廿一个 生地龙五钱 生黑豆二钱半 麝香一字 糯米糊丸绿豆大，酒下七丸。

# 痛 风 脉 案

房弟 胫膝痛肿，流走不定，筋惕足酸，风湿久痹，都从热化矣。古谓风从阳受，痹从阴受。始由络痹失宣，十数年忽止忽发。今秋痛自右移左，行立颇难，阴络受病。诊脉下元先虚，搜理络邪，宜兼滋化源，为有年阴虚痹症治法。熟地水煮、杞子、当归、牛膝、茯苓、木瓜、威灵仙、桑寄生、玉竹、独活、杜仲生、薏苡、地骨皮同熬膏，以虎胫骨胶收，开水化服，痛止。

族某 水湿与气互搏，走注上下表里经络不定。其走注处必略肿，肤热如芒刺，前自耳项，直下胸乡，汩汩走肠，别注茎囊；后自背脊，走腰注臀，行髀膝，至右胻，肿重。手按不即起，口燥咽痛，溺少便艰，此湿饮为风气鼓动，溢于支络，游走升降，肠腑郁痹，针刺罔效。治用表里宣泄。杏仁、石膏、山栀、赤苓、木通、秦艽、黑豆皮、大腹皮、黄柏酒炒，二服痹痛减，二便爽。再用宣理行痹。钩藤、薏苡各三钱、山栀、杏仁、车前各一钱、茯苓、腹皮、川楝子、桑寄生各二钱、牛膝、狗脊、防己各钱半，四服诸症平。再去牛膝、狗脊、川楝等，加神曲、半夏、椒目以运水湿，而肿退。

张　长夏历节痛痹，身重肢软，风湿淫注，血脉失于宣通，治用驱风逐湿，通调血脉。独活、川乌制、当归、牛膝蒸、姜黄、威灵仙、防己、松节、乳香、桑枝、寻骨风，水酒各半煎，外用风药煎汤熏洗而康。

族女　风湿走注，骨节痛痹，四肢筋掣，脉沉，由产后血虚留邪。当归、木瓜、秦艽、杞子、钩藤、茯苓、牛膝、薏苡、蚕沙、姜黄、桑枝，外用防风、豨莶、苍耳子、菖蒲根、葱、姜煎汤，浴取汗，六七次痛止如常。

# 麻木论治

麻木，营卫滞而不行之症。《灵枢》云：卫气不行，则为麻木。《素问》云：营气虚则不仁，卫气虚则不用，营卫俱虚则不仁且不用。如人坐久，压着一边，亦为麻木。东垣以为气不行，当补肺气。丹溪以麻为气虚，木为湿痰败血，于不仁中，确分为二。盖麻虽不关痛痒，只气虚而风痰凑之，如风翔浪沸，木则肌肉顽痹，湿痰挟败血，阻滞阳气，不能遍运，为病较甚，俱分久暂治之。治麻以气虚为本，风痰为标。用生姜为向导，枳壳开气，半夏逐痰，羌活、防风散风，木通、威灵仙、白僵蚕行经络。手臂用桑枝，足股用牛膝，病减用补中益气汤，重加参、芪以固本。治本以桂附为向导，乌药、木香行气，当归、杞子、桃仁、红花和血，穿山甲、牙皂通经络，病减，用八珍汤以培虚。此外如浑身麻木，卫气不行者，神效黄芪汤。皮肤麻木，肺气不行者，芍药补气汤加防风。肌肉麻木，营气不行者，八仙汤。暑月麻木，热伤元气者，人参益气汤。冷风麻痹，足屈不伸者，独活寄生汤。腿足麻木，忽如火灼，属湿热下注。二妙丸加牛膝，不应，加肉桂。手臂麻，属气虚。补中益气汤加桑枝、姜黄。立斋治何孟春，臂麻目泪，为气虚有痰，用补中益气汤，兼服六味丸而愈。十指麻木，属胃中湿痰败血。二术二陈汤加桃仁、红花，少加附子行经。指尖麻，属经气虚。沈氏桑尖汤。面麻木，属阳气虚。牛皮胶煨化，和肉桂末厚涂之。口舌麻木，吐痰涎。止麻消痰汤。气虚加人参，血虚加当归身。合目则浑身麻木，开眼则止，东垣以为阳衰，湿伏阴分。用三痹汤去乌头，加黄柏、苍术。腹皮麻痹，多煮葱白食之即愈。一块不知痛痒，遇阴寒益甚，属痰挟死血，宜活血行气。二陈汤加川芎、当归、怀牛膝、韭汁，白芥子研末，葱姜汁调敷外。专因血瘀，四物汤加韭汁、桃仁、红花。专因气滞，开结舒筋汤。有自头麻至心窝而死，或自足心麻至膝盖而死。麻骨方。妇人因悒郁气结，致发麻痹者，当舒郁。逍遥散加香附、川芎。《沈氏尊生书》曰：治麻木，须补助气血，不可专用消散。方书有谓大指次指，忽然麻木不仁者，三年内须防中风。宜服地黄饮子，或十全大补汤加羌活、秦艽。若古法服愈风汤、天麻丸开其元腑，漏其真液，适以招风取中，预防云乎哉。

## 麻木脉候

脉浮而濡，属气虚。关前得之，麻在上体；关后得之，麻在下体。浮而缓属湿，为麻痹；紧属寒，为痛痹。涩而芤，属死血，为木，不知痛痒。

## 附　方

〔治麻〕　**补中益气汤**　见一卷中风。

〔治木〕　**八珍汤**　见一卷中风。

〔卫气〕　**神效黄芪汤**　参　芪　陈　芍　草　蔓荆子

〔肺气〕　**芍药补气汤**　芪　芍　陈　草

〔营气〕　**八仙汤**　八珍汤加　陈　夏　羌　防　柴胡　桂枝　秦艽　牛膝

〔清暑〕　**人参益气汤**　芪二钱　参　草各钱半　白芍七分

柴胡六分　升麻五分　五味子三十粒　日二服。第二日：芪四钱　红花三分半　陈皮五分　泽泻三分　亦日二服。第三日：芪三钱　黄柏六分　陈皮钱半　升麻一钱　泽泻钱二分　白芍二钱半　炙草五分　五味子三十五粒　亦日二服。

〔冷风〕**独活寄生汤**　见一卷湿。

〔湿热〕**二妙丸**　见一卷湿。

〔臂麻〕**六味丸**　见一卷中风。

〔指麻〕**二术二陈汤**　见二卷痰饮。

〔指尖〕**桑尖汤**　嫩桑尖五钱　汉防己三钱　当归二钱　黄芪　茯苓各一钱半　威灵仙　秦艽各一钱　川芎　升麻各五分　加人参亦可。

〔口舌〕**止麻消痰汤**　芩　连　苓　夏　蒌　桔　陈　枳　草　天麻　南星　细辛

〔合目〕**三痹汤**　见本卷痹。

〔行气〕**二陈汤**　见一卷中风。

〔血瘀〕**四物汤**　见一卷中风。

〔气滞〕**开结舒筋汤**　紫苏　陈皮　香附　乌药　归　芎　羌　夏　星　苍术各八分　桂枝　甘草各四分

〔头足〕**麻骨汤**　人粪烧灰，豆腐浆调服，即止。又方，川楝子烧灰为末，每服二五钱，酒下。

〔舒郁〕**逍遥散**　见一卷火。

〔中风〕**地黄饮子**　见一卷中风。

〔补虚〕**十全大补汤**　见一卷中风。

〔通治〕**愈风汤**　见一卷中风。

〔诸风〕**天麻丸**　天麻　牛膝　萆薢　元参各六两　当归羌活各十两　杜仲七两　熟地一斤　附子三两　炼蜜为丸。

## 麻木脉案

眭氏　年近六旬，肢麻头晕屡发。今春头右畔麻至舌尖，言謇目红，龈浮齿痛，厥阳升逆，鼓煽痰火，入窍入络，轻为麻瞀，甚则口眼㖞僻，手足不随，偏枯类中，由来者渐矣。用滋阴镇阳以熄风，缓效为宜。熟地四钱、钩藤三钱、石斛、杞子、茯神、白芍、牡蛎、磁石各二钱、羚羊角七分、山栀、甘菊俱炒，各一钱。十数服症减，去磁石，加冬桑叶、黑芝麻，再去钩藤、栀、菊、羚角等，加潞参，以桑葚熬膏，及阿胶和丸。渐安。

# 痉 症 论 治

痉症，体劲直而背反张，病在筋也。筋者血之所荣，伤于邪则成痉。经曰：诸痉项强，皆属于湿。亦有因寒因风而分刚痉柔痉者，有误汗误下而致痉者，有疮家发汗而痉者，有中风暴仆而痉者，有产后亡血而痉者，有小儿急慢惊而痉者，有破伤风湿变痉者，有暴病忽见口噤头摇戴眼反折者，皆痉病也。其症身热足寒，项强齿噤，手足抽掣，角弓反张，脉皆沉伏弦紧。其因多由血液虚燥，筋脉失荣，风寒湿热之邪，得以袭入经络而为病。此陈无择、薛立斋、张介宾诸贤，所以切指痉为亡血阴虚也。故宜滋营液以治本，疏风湿以治标。症属表者，如《金匮》云：太阳病发热无汗，反恶寒，为刚痉，葛根汤主之。太阳病发热汗出，不恶寒，为柔痉，栝蒌桂枝汤。属里者，痉病胸满口噤，卧不着席，脚挛急，必齘齿，属阳明，若便硬，可与大承气汤。属半表半里者，如《医通》云：一边牵搐，一眼㖞斜，属少阳，若往来寒热，小柴胡汤加桂枝、白芍。此三阳痉也。若三阴痉，俱手足厥冷，筋脉拘急，汗出项强、脉沉，太阴则四肢不收，术附汤加甘草、生姜。少阴则闭目合面，参附汤加甘草、生姜。厥阴则头摇口噤，芪附汤加当归、肉桂。此三阴痉也。其血虚发痉，宜大营煎。血虚挟火，必脉洪烦热，一阴煎主之。火盛则阴血燥涸，保阴煎、玉女煎。液虚汗多，宜三阴煎。汗多兼火，当归六黄汤。痰火发痉，栝蒌枳实汤。风热痰壅发痉，祛风导痰汤。呕泻发痉，胃关煎，或温胃饮。身冷痉厥，脉沉细，参附汤、十全大补汤。暑风搐搦成痉，三物香薷汤加羌活、防风、黄芪、白芍。温邪劫液成痉，复脉汤，去姜、桂。产后血虚，汗多成痉，十全大补汤，不应，急加附子。三因用小续命汤，宜去麻黄。

陈无择曰：寒涩血，故无汗而恶寒，为刚痉。风散气，故有汗而不恶寒，为柔痉。原其所因，多由亡血，筋失所荣，故邪得袭之。徐忠可曰：发热恶寒无汗，本伤寒症，若成痉，是太阳寒湿相搏而侵少阴，故恶寒，寒性劲，故曰刚。发热有汗不恶寒，本伤风而并阳明症，若成痉，是太阳阳明伤湿兼风，风性温，故曰柔。仲景以葛根汤治刚痉，杜太阳项强，渐成阳明胸满之势也。以栝蒌桂枝汤治柔痉，润太阳既耗之液，使经气通，散风行湿也。以大承气汤治里症，以热邪入内，故直攻其胃而邪散也。

薛立斋曰：痉以有汗无汗辨刚柔，又以厥逆不厥逆辨阴阳，仲景虽曰痉皆身热足寒，然阳症不厥逆，其厥逆者，皆阴症也。

张介宾曰：筋脉拘急，故反张；血液枯燥，故筋挛。观仲景云：太阳病发汗太多，则致痉。风病下之则成痉。疮家不可发汗，汗之则痉。可知误汗伤液，误下伤阴，阴液伤而筋失所滋也。如中风之痉，必年力衰残，阴之败也。产妇之痉，必去血过多，冲任竭也。溃疡之痉，必血随脓化，营气涸也。小儿之痉，或风热伤阴，为急惊，或吐泻亡阴，为慢惊，此虽不因误治，而总属阴虚之症。治此症者先以气血为主，邪甚者或兼治邪，若邪微则急培元气，元气复，血脉自行，微邪自去。若从风治，难乎免矣。

丹溪曰：痉与痫相似而不同，痫病身软，时苏，痉病身强直不时苏，甚有昏冒而遂亡者。

## 痉症脉候

太阳病发热，脉沉而细，名曰痉，为难治。痉脉按之紧如弦，直上下行。痉病发其汗已，其脉如蛇。腹暴胀大者为欲解，脉如故，反伏弦者痉。《金匮》痉脉皆沉伏弦紧，但阳缓阴急，则久久拘挛，阴缓阳急，则反张强直。二症各异，不可不别。《三因》

类证治裁

## 附　方

〔刚痉〕　**葛根汤**　见二卷汗。

〔柔痉〕　**栝蒌桂枝汤**　桂枝汤见四卷疟，加栝蒌。

〔宜下〕　**大承气汤**　见一卷温。

〔宜和〕　**小柴胡汤**　见一卷温。

〔太阴〕　**术附汤**　术　附　草　姜

〔少阴〕　**参附汤**　参　附　姜

〔厥阴〕　**芪附汤**　芪　附　姜

〔血虚〕　**大营煎**　见三卷关格。

〔兼火〕　**一阴煎**　见二卷咳嗽。

〔火盛〕　**保阴煎**　二地　白芍各二钱　山药　续断　黄芩　黄柏各钱半　生甘草一钱

〔火盛〕　**玉女煎**　见一卷温。

〔汗多〕　**三阴煎**　见二卷汗。

〔兼火〕　**当归六黄汤**　见二卷衄血。

〔痰火〕　**栝蒌枳实汤**　蒌　枳　栀　贝　桔　参　苓　陈　芩　归　麦冬　苏子

〔风痰〕　**祛风导痰汤**　导痰汤见一卷中风，此再加　羌　防　术　姜汁　竹沥

〔呕泻〕　**胃关煎**　熟地　山药各三钱　扁豆　白术各二钱　姜　草各一钱　茱萸五分

〔吐泻〕　**温胃饮**　见一卷中风。

〔产后〕　**十全大补汤**　见一卷中风。

〔暑风〕　**三物香薷饮**　见一卷中风。

〔温邪〕　**复脉汤**　见一卷中风。

〔祛风〕　**小续命汤**　见一卷中风。

## 痉　脉　案

服侄　少阴伏邪，夏至后发协热下利，口干脉数，舌绛目

红，谵烦躁扰。服蔗梨西瓜等汁，转益狂躁，神昏不寐，症由心营受烁，势必液涸成痉。先用鲜菖蒲根汤下至宝丹开窍涤痰，二服神识略清，但指臂动掣，胫膝不温，痉厥已露，宵分齿噤口喝，摇头直视。此火风入筋劫烁血液，热深厥深之象。急救营液以熄火风。用阿胶水化、生地、犀角汁、麦冬、钩藤、木瓜、山栀。石斛、生藕汁煎，日再服，症定脉数减。去犀角，加生龟甲、龙胆草专退肝胆风热，渐平。同时一姪孙，症同脉更沉数，饮以腊雪汤、西瓜汁，暂定。逾时辄复躁扰谵妄，服至宝丹稍静。予一见其舌干薄，齿如灰糕，决其肾水枯竭，勉用方。诸水煎生地、犀角、生龟甲、元参、石斛等，热势辄定，然卒不救。可知温热症由伏邪内发者，多死于阴虚水涸之体也。

# 眩 晕 论 治

头为诸阳之会，烦劳伤阳，阳升风动，上扰巅顶。耳目乃清空之窍，风阳旋沸，斯眩晕作焉。良由肝胆乃风木之脏，相火内寄，其性主动主升。或由身心过动，或由情志郁勃。或由地气上腾，或由冬藏不密。或由高年肾液已衰，水不涵木。或由病后精神未复，阴不吸阳，以至目昏耳鸣，震眩不定，甚则心悸舌辣，肢麻筋惕，瘤不成寐，动则自汗，起则呕痰。无痰不作眩。此经所谓诸风掉眩，皆属于肝也。顾内风肆横，虚阳上升，非发散可解，非沉寒可清，与治六气风火大异。法宜辛甘化风，或甘酸化阴。叶氏所谓缓肝之急以熄风，滋肾之液以驱热，肝风既平，眩晕斯止。条其治法，如上焦窍络火郁，用羚羊角、山栀、连翘、天花粉、丹皮、生地、桑叶、钩藤、天麻以泄热，从胆治也。如中虚风阳扰胃，用人参、山药、黄芪、小麦、炙草、龙眼肉以填补，从胃治也。肝风内扰，阳明正当其冲，故须补中。如下元水涸火升，用阿胶、熟地、石斛、何首乌、杞子、天冬、黑芝麻、磁石、五味子以摄纳，从肝肾治也。其阳冒不潜，用牡蛎、淡菜、龟甲。痰多作眩，用茯苓、川贝、橘红、竹沥、姜汁。心悸不寐，用枣仁、麦冬、茯神、龙骨。厥阳不敛，用萸肉、白芍、牛膝炭。土被木克，呕吐不食，宜泄肝安胃，用橘白、木瓜、半夏曲、茯苓。动怒郁勃，痰火风交炽，用二陈汤下龙荟丸。至于熄风之品，如甘菊炭、煨天麻、钩藤之属，皆可随症加入者也。

## 附　方

〔除痰〕　**二陈汤**　见一卷中风。
〔泻火〕　**龙荟丸**　见一卷火。

## 眩晕脉案

褚氏　高年头晕，冬初因怒猝发，先怔忡而眩仆，汗多如洗，夜不能寐，左寸关脉浮大无伦。此胆气郁勃，煽动君火，虚阳化风，上冒巅顶所致。用丹皮、山栀各钱半、甘菊、白芍俱炒，各三钱、钩藤、茯神各三钱、柏子仁、枣仁生研，各八分、桑叶二钱、浮小麦二两、南枣四枚二服悸眩平，汗止熟寐矣。随用熟地、潞参、五味、茯神、麦冬、莲子、白芍，数服痊愈。凡营液虚，胆火上升蒙窍，须丹、栀、钩藤、桑叶以泄热，炒菊、芍以熄风和阳，再加茯神、枣仁、柏子仁、小麦以安神凉心，风静汗止，必收敛营液为宜。

丰氏　眩晕痞呕，多酸苦浊沫，肝木乘土，胃虚食减，瘀浊不降，得虚风翔，则倾溢而出，厥阳上冒，清窍为蒙，故眩晕时作。诊脉涩小数，两寸尤甚。先用降浊熄风。栝蒌霜、苏子、半夏、茯苓、杏仁、天麻、甘菊炭、钩藤、橘皮，诸症平，思纳食矣。又照原方去苏子、杏仁、钩藤，加茯神、莲子、钗石斛、荷叶煎汤，十数服而安。

室人　烦劳伤阳，无寐耳鸣，头晕欲呕，伏枕稍定，虚阳上巅，风动痰升，眩呕乃作，宜潜阳熄风。牡蛎煅研、白芍、五味、甘菊炭、天麻煨、半夏青盐炒、生地炒、茯神、枣仁、桑叶，二服随愈。

肖　劳力先曾失血数次，近日头眩耳鸣目昏，心悸脘闷，两尺浮大弦劲。相火易炎，龙雷失制，痰随火乘，上干清窍，所谓无痰不作眩悸也。养阴潜阳。淡菜、牡蛎、熟地炭、石斛、甘菊、白芍、贝母、茯神，数服得效后，宜服六味丸。

许氏　中年经行太多，目眩头晕。用摄阴和阳。熟地、白芍、甘菊俱炒，各二钱、当归醋炒八分、丹皮、牡蛎粉各钱半、甘草炙黑，一钱、嫩桑叶三钱、红枣三枚，二服愈。

王　伏暑病后失调，脉虚疾，头晕热渴而烦，虚风上巅，议苦辛泄热，佐以甘润。山栀、甘菊、丹皮、麦冬、钗斛、天麻煨、党参、花粉、甘草、嫩桑叶，二服而愈。

堂兄　瘄后舌辣，津不上朝，头眩肢麻，阳升风动。主和阳熄风，佐酸味以生津。鲜生地、玉竹、石斛、白芍、五味、花粉、乌梅、甘菊炭、牡蛎粉、桑枝、黑芝麻，常服效。

姜　弱冠劳力伤阳，神疲头眩，发热口苦，食减呕浊，两寸脉数，厥气上冒，有风翔浪涌之势，治以镇阳泄浊。牡蛎、白芍、茯神、橘红、制半夏、吴茱萸、甘菊炭、金器同煎，二服浊降呕止，脉仍小数，头目不清，缘春温胆火上升，仿叶氏泄胆热法。丹皮、嫩桑叶、荷叶边、钩藤、白芍生、山栀、生地炭，数服眩除热减，去桑叶、生地炭，加玉竹、茯神、杞子焙、山药、熟地俱炒、潞参、莲、枣，脉平。

肖　冒雨后湿郁成热，蒸而为黄，宿恙又经操劳，屡次失血，当春虚阳升动，咳而头眩，口干目黄，怔忡失寐，治先清泄火风。生地、石斛、山栀心、茯神、丹皮、羚羊角、杏仁、钩藤、甘菊炒。四服头目清，怔忡息，食进寐稳矣，但神疲力倦。去生地，加参、芍、莲、枣以扶脾元，数服更适。后去羚羊角、杏仁、钩藤、甘菊，加茵陈、松罗茶叶，黄渐退。

# 厥 症 论 治

气自下逆上，手足冷为厥，厥者尽也，危候也。经曰：下虚则厥，故阳衰于下，则为寒厥，阴衰于下，则为热厥，阴阳之气不相顺接，则病厥逆。手之三阴三阳，相接于手十指。足之三阴三阳、相接于足十趾。阳气内陷，阳不与阴相顺接，故手足厥冷也。寒厥者，身寒面清，四肢逆冷，指甲冷，踡卧不渴，便利，脉微迟，即阴厥也。热厥者，身热面赤，四肢厥逆，指甲暖，烦渴昏冒，便短涩，脉滑数，即阳厥也。按《内经》论十二经阴阳之厥详矣，而仲景以厥隶阴阳。《活人》亦谓诸手足逆冷，皆属厥阴，以肝脏风火，为厥逆之主。故厥症种种，类由肝风痰火，冲激闭塞，以至昏痉为多。今标举其目，有寒热、气血、食痰、尸蚘、煎薄、痿痹、风痛、暗郁、骨痛、肾色、暴疟诸厥，施治最所宜审。寒厥初病即肢冷，腹痛脉微，附子理中汤。或表热里寒，下利清谷，厥逆干呕咽痛，脉沉细而微，四逆汤。独指尖冷，名清厥。理中汤。热厥初病身热，烦躁脉滑，数日后忽肢冷，乍温，乃热深发厥。火郁汤。便秘，大柴胡汤。烦渴躁妄，失下而手足冷，乃阳极似阴，热极似寒，不可疑作阴症，轻用热药。热微厥亦微，四逆散。热深厥亦深，承气汤。如阴衰于下，足下热而厥者，六味汤。凡伤寒之厥，辨邪气，寒厥宜温，热厥可散可攻。若由阴阳之衰，则元气为重，寒厥宜补阳，热厥宜补阴。气厥症有二，气虚气实，皆能致厥。气虚而厥者，必形色消索，身微冷、脉微弱，为气脱。参、芪、归、术、地黄、枸杞之属。甚者，回阳饮、独参汤。气实而厥者，形色郁勃，脉沉弦而滑，胸膈喘满，为气逆。先理其气，四七汤、排气饮，再随症调之。血厥症有二，血脱血逆，皆能致厥。吐衄暴崩，及产后血大脱，则气随之，故猝仆。宜先掐人中，或烧醋炭以收其气，急煎人参汤灌之。但气不尽脱，必渐苏。血逆者，暴怒伤阴，血逆于上，先理其气，则血自行。通瘀煎、化肝煎，俟血行气舒，随症调之。食厥由醉饱过度，偶感风寒恼怒，食气填中，脾阳不运，忽仆不省，误作中风中气治，则死。煎姜盐汤探吐，食出则愈。如感风寒，藿香正气散。伤气滞，八味顺气散。纵饮痰升，猝仆者，名酒厥。二陈汤加青皮、葛根、砂仁。痰厥由痰热阻蔽心包，肢冷猝仆，先探吐其痰，瓜蒂散，痰开再治本病。火痰宜清降，寒痰宜温散，湿痰宜燥利。因脾虚者健脾，因肾虚者补肾。尸厥即中恶之候，因犯不正之气，忽手足厥冷，牙紧口噤，昏不知人。或由登塚吊死，飞尸鬼击，语妄面青，苏合香汤灌之，候苏，服调气平胃散。仲景云：尸厥脉动无气，气闭不通者，还魂丹。蛔厥多因胃寒，蛔虫攻胃，心腹痛不可忍，或吐涎沫，或吐蛔虫，发有休止，不宜用寒药。理中汤加炒川椒、槟榔，水煎，下乌梅丸，或安蛔散、芜荑散。蛔虫得苦则安，得酸则止，得辛则伏。吐蛔亦有阳症，口疮咽疼吐蛔，竟以冷剂取效者，不可专以胃冷概也。煎厥者，诸动属阳，烦劳则阳气暴张，劳火亢炎而精绝，迁延至夏，内外皆热，孤阳厥逆，如煎如熬。宜清心益肾，或咸寒降逆。人参固本丸加淡菜、阿胶、方诸水。薄厥者，肝本藏血，怒则火起于肝，迫血上行而厥。蒲黄酒降之。痿厥亦热厥症，厥从肝起，致四末不用，因水亏则阳风烁筋，络热沸腾，须血肉咸润之品，熬膏服以填其隙。鳖甲、龟板、阿胶、淡菜、生地、猪羊脊髓。痹厥脚气顽麻，初发必身痛，肢节肿。当归拈痛散。其自踝以下痛极者，五兽三匮丸、滋肾丸。风厥手足搐搦，身体强直，名痉厥。小续命汤。痫厥肝风发痉，肢掣液涸。固本丸加阿胶、鸡子黄、龙骨。喑厥乃类中风症，暴喑不语，经所谓内夺而厥，则为喑痱。地黄饮子加减。郁厥亦血厥症，平居无疾，忽默默无知，目闭口噤，恶闻人声，移时方寤，由热升风动，郁冒而厥，妇人多有之。羚羊角散。虚则填补奇经，杞子、当归、鹿角霜、茯苓、肉苁蓉。骨厥骨枯爪痛，六味丸。痛厥由胃阳久衰，肝木来乘，浊气攻胃。吴萸、半夏、茯苓、姜汁、广皮之属。肾厥火由背脊上升，肢逆吐沫。椒附汤。其有肾厥气逆至巅、头脑大痛。玉真丸。色厥乃纵欲竭精，精脱于下，气脱于上。独参汤。暴厥脉至如喘，气闭肢冷，若鼻及心腹微温，目中神采不变，口无涎，卵不缩，皆可救。备急丸。疟厥由疟邪陷阴，发厥不省，当和正以托邪。人参、半夏、知母、草果、乌梅、生姜之属。凡诸厥，脉大浮洪有力易醒，脉细沉伏数急不连贯，凶。厥仆大指掐拳内，凶；掐拳外，轻。面青，环口青，唇白，鼻青孔黑，人中吊，危也。

## 诸 厥 脉 候

寸脉沉大而滑，沉为实，滑为气，实气相搏，猝厥。血气入脏，即死，入腑，即愈。唇青身冷为入脏，身温汗出为入腑。猝厥，脉大而缓者生，紧大而浮者死。尸厥脉伏者死。凡厥脉沉微为寒，沉数为热。细为气虚，扤大血虚。浮数滑为痰，脉至如喘为气，沉滑紧疾为食，洪大而滑为蛔，脾脉缓为痿，浮涩而紧为痹。

## 附　方

〔寒厥〕**理中汤**　见一卷中风。

〔寒厥〕**四逆汤**　见一卷暑。

〔热厥〕**火郁汤**　见一卷火。

〔便秘〕**大柴胡汤**　见一卷温。

〔散热〕**四逆散**　见三卷肝火。

〔荡热〕**小承气汤**　见一卷温。

〔滋阴〕**六味汤**　见一卷中风。

〔补阳〕**补中益气汤**　见一卷中风。

〔气脱〕**四味回阳饮**　参　附　姜　草

〔气逆〕**四七汤**　一名七气汤，见二卷咳嗽。

〔气逆〕**排气饮**　见三卷积聚。

〔血逆〕**通瘀煎**　归尾　山楂　香附　红花　乌药　青皮　木香　泽泻

〔怒伤〕**化肝煎**　见二卷血。

〔霍乱〕**正气散**　见一卷中风。

〔气滞〕**八味顺气散**　见一卷中风。

〔酒厥〕**二陈汤**　见一卷中风。

〔吐痰〕**瓜蒂散**　见一卷中风。

〔尸厥〕**苏合香丸**　见一卷中风。

〔尸厥〕**调气平胃散**　见一卷中风。

〔气闭〕**还魂丹**　辰砂　雄黄　玳瑁　麝香　白芥子　安息香镕化为丸黍米大，每服五分。

〔止蛔〕**乌梅丸**　见三卷呕吐。

319

〔止蛔〕**安蛔散** 见三卷呕吐。

〔杀蛔〕**芜荑散** 见三卷积聚。

〔煎厥〕**固本丸** 见一卷中风。

〔薄厥〕**蒲黄酒** 蒲黄一两炒褐色，清酒十杯沃之，温服。

〔痹厥〕**当归拈痛汤** 见一卷湿。

〔痿厥〕**五兽三匮丸** 见本卷痿。

〔泻热〕**滋肾丸** 见一卷火。

〔风厥〕**小续命汤** 见一卷中风。

〔喑厥〕**地黄饮子** 见一卷中风。

〔郁厥〕**羚羊角散** 见本卷痹。

〔肾厥〕**椒附汤** 见四卷泄泻。

〔头痛〕**玉真丸** 硫黄 硝石 石膏 半夏 姜汁糊丸。

〔暴厥〕**备急丸** 大黄 干姜 巴霜各二两 蜜丸豆大，猝厥者酒下三丸，即活。

## 厥脉案

房叔 秋感时疠，烦闷吐泻，筋挛囊缩，手足厥逆，脉微，邪陷厥阴。与六和汤去扁豆、白术、杏仁，加吴茱萸、煨姜。吐泻止，手足温。忽发痉，项背强直，时或反张，头面冷至胸背，躁扰欲冷饮，目闭，心了了，口不能语。由吐泻后真阴大伤，厥气上逆，阴阳失交，虚风入络，故现痉厥重症，虽神明未昏，而肾水欲枯，微阳垂绝。勉用参二钱、附三分回阳，归二钱、芍三钱救阴，麦冬钱半、五味四分生津，木瓜、钩藤各钱半舒筋，茯神、远志各二钱敛神。服后阳回躁定，再剂诸症悉退。

## 脚气论治

脚气，壅疾也，多由蕴湿而成，经所谓缓风湿痹也。顽弱为缓风，痛着为湿痹。然有风湿、寒湿、湿热、厥逆、攻注等因。东垣谓南方多感寒湿，北方多伤湿热。《千金方》直谓风毒所中，由坐立湿地，风湿袭入经络皮肉，遂成脚气，初起甚微，人多不觉，惟猝起脚屈弱，不能动，或肿不肿，或顽痹，或缓纵，或挛急。其发也，身痛壮热，大类伤寒，或小腹不仁，或腹痛下利，或二便秘涩，或忡悸昏愦，呕逆转筋。但病起自脚，或肿满，或枯细，便作脚气治，勿用伤寒等药。其小腹顽痹不仁者，脚多不肿，顽后三日，令人呕吐，为脚气入心，死在旦夕。肾乘心，水克火也。丹溪以八味丸去山药救之。后人又以浮肿为湿脚气，当利湿疏风，不肿为干脚气，当润血清燥，干即热也。治法大要疏通其壅。气滞者，槟苏散、四七汤。食滞者，枳黄汤。风胜者，自汗走注，脉浮弦。越婢加白术汤。寒胜者，无汗，挛急掣痛，脉沉涩。酒下牛膝丸。暑胜者，身热渴烦，脉洪数。清暑益气汤。湿胜者，肿痛重着，脉濡细。除湿汤。寒湿胜者，顽弱无力，脉细缓。葫芦巴丸。热甚者，加味苍柏散。肿甚者，胜湿饼子、桑白皮散。脚气初发，浑身痛，肢节肿，二便秘，先用羌活导滞汤导之，后用当归拈痛散除之。风毒甚，头痛身热，肢节痛，或一脚偏软，小续命汤加木瓜。三阳经热毒注脚踝，焮赤肿痛，寒热如疟，败毒散加苍术。三阴经寒湿着胫膝，枯瘦色淡，少腹不仁，或腹急痛，上气喘急，八味丸加沉香。脚气入腹，冲胸欲绝，千金半夏汤。入胁作痞，杉木节汤。脚气冲心，为火气逆上，金铃子散加黄柏，别以附子末，津调敷涌泉穴。冲心满痛，二便俱阻，沉香导气汤。腹胀喘急，苏子降气汤，佐以养正丹。呕逆恶心，平胃散加木香。腿肚转筋，以蒜擦足心，令热，即安。仍以冷水食一瓣。其厥气升，湿浊不降，木萸汤。肾气虚，小溲不利，金匮肾气丸。气血虚，屈伸不利，独活寄生汤、羌活续断汤。脚气走注，痛不可忍，捉虎丹。骨节肿痛，五加皮丸。腿筋不舒，苎根汤。厥气上攻，便秘，三将军丸。腹胀喘急，威灵仙末二钱，酒下。足肿成疮，沈氏脚气汤。湿疮虫痒，甘蔗渣烧灰，生猪脂捣敷，油纸扎效。注踝成漏，人中白煅研，敷孔良。此症最忌房室，及一切牛羊鸡鸭鱼肉葱蒜酒面，犯之则成痼疾。

　　东垣云，脚气实由水湿，然有二焉。南方卑湿，清湿袭虚，则病起于下，此为外感。北方常食膻乳，饮酒太过，脾胃不能运化，水湿下注，此因内至外者也。脚气胫肿，是为壅疾，治当疏下，然太过则损脾，不及则病不去。南方多见两足粗大，与疾偕老，初起治宜槟榔汤、香苏散。并加槟榔、橘皮以宣通其气。不使其壅。壅既成，砭去恶血，然后服药。

《千金》论云：脚气有冷有热不同者，足有三阴三阳。寒中三阳，所患必冷。暑中三阴，所患必热。脾受阳毒，必热顽，肾受阴湿即寒痹。

《活人书》云：凡脚气服补药，及用汤药渫洗，逼邪入于经络者，皆医之大戒也。

《医通》云：脚气服补药太过，小便不通者，用姜汁炒山栀、木通、赤芍、赤茯苓、当归、甘草梢，不时煎服。脚气遍身肿满，喘促烦闷者，木通散。脚气上入少腹不仁者，八味丸。

凡脚气多从暑湿得之，故肿痛多属湿热，其兼寒兼风，当详春夏病因六淫治之。至于枯细而热者，属阴虚。瘦弱而寒者，属阳虚。当别以本症治之。

## 脚气脉候

脚气之脉，浮弦为风，濡弱为湿。迟涩因寒，洪数热郁。沉伏毒在筋骨，涩涩不调，毒在血分。夏暑脚膝冷，其脉阳濡阴弱，为湿温。浮大紧驶，及沉细而驶，皆恶脉。心下急，气喘自汗，脉促短数，呕吐不止者死。

## 附　方

〔顽痹〕　**八味丸**　见一卷中风。

〔气滞〕　**槟苏散**　苍术二钱　香附　苏叶　陈皮　木瓜　槟榔　羌活　牛膝各一钱　甘草三分　葱白二茎　姜三片

〔气滞〕　**枳黄汤**　枳实五分　酒浸大黄三钱　羌活钱半　当归一钱

〔风胜〕　**越婢加术汤**　麻黄　石膏　白术　甘草　姜　枣

〔寒胜〕　**牛膝丸**　牛膝二两　川椒五钱　附子一钱　虎胫骨六钱　酒浸晒研，蜜丸，酒下，忌食动风物。

〔暑胜〕　**清暑益气汤**　见一卷暑。

〔湿胜〕　**除湿汤**　见一卷湿。

〔寒湿〕　**葫芦巴丸**　葫芦巴酒浸一宿，焙　故纸炒，各四两共研，以木瓜切顶去瓤，入药令满，签合蒸烂，捣丸。

〔热甚〕　**加味苍柏散**　苍术一钱　白术八分　知母　黄柏　黄芩各六分　归　芍　地各四分　木瓜　槟榔　牛膝　木通　羌　独　防　草各三分

〔肿甚〕　**胜湿饼子**　白丑　黑丑各二两，取头末五钱　甘遂五钱　荞麦面一两半　水调作饼如钱大，饭上蒸熟。空心服，以利为度。

〔肿甚〕　**桑白皮散**　赤苓二钱　木香　防己　槟榔各一钱二分　桑皮　郁李仁各一钱　苏叶　木通　大腹子　青皮各七分　姜三片

〔疏下〕　**羌活导滞汤**　大黄酒煨，二钱四分　羌活　独活各一钱二分　防己　归尾各七分　枳实五分

〔湿热〕　**当归拈痛散**　见一卷湿。

〔中风〕　**小续命汤**　见一卷中风。

〔热毒〕　**败毒散**　见一卷伤风。

〔胸闷〕　**半夏汤**　半夏　人参　桂心各三钱　干姜二钱　附子　炙草各钱半　细辛　蜀椒各一钱　分三服。

〔胁痞〕　**杉木节汤**　杉木节一升　橘叶切，一升，无叶则以橘皮代之　槟榔七枚　童便三升，煮一升半　分二服。

〔火逆〕　**金铃子散**　见三卷郁。

〔满阻〕　**沉香导气汤**　羌活　白芍　槟榔各一钱　川芎　香附各八分　枳壳七分　苏叶　苏子　木瓜　姜各六分　炙草　沉香各五分

〔喘胀〕　**苏子降气汤**　见二卷失音。

〔喘急〕　**养正丹**　见三卷呕吐。

〔呕恶〕　**平胃散**　术　朴　陈　草　姜　枣

〔肝气〕　**木萸汤**　木瓜　槟榔各二钱半　吴茱萸钱半

〔肾虚〕　**肾气丸**　见二卷虚损。

〔虚弱〕　**独活寄生汤**　见一卷湿。

〔偏瘘〕　**羌活续断汤**　羌　续　辛　防　芄　芷　参　地　归　芍　苓　桂　牛膝　杜仲

〔走注〕　**捉虎丹**　五灵脂　白胶香　草乌黑豆同煮　木鳖子　地龙各两半　乳　没　归各七钱半　麝　京墨各三钱半　糯米糊丸，酒下。

〔肿痛〕　**五加皮丸**　五加皮四两，酒浸　远志四两，酒浸　晒研，酒糊丸，酒下。

〔筋急〕　**苎根汤**　杜仲三钱　当归　川断　胡桃肉　杞子　白苎根各二钱　桑枝炒，四钱　红花　秦芄　桃仁各一钱　煎服，将药渣乘热熨之。

〔厥气〕　**三将军丸**　茱萸　木瓜　大黄　等分糊丸。专治脚气攻心，大便不通。

〔疮烂〕　**脚气汤**　草薢五钱　茯苓　桑枝各三钱　苍术　薏仁　牛膝各二钱　秦芄　泽泻各钱半

〔冲心〕　**槟榔汤**　槟榔　木香　茴香　等分，加童便、姜汁，温服。

〔初起〕　**香苏散**　香附三两　苏梗二两　陈皮一两　甘草五钱　姜三片　葱白连根二茎

〔肿满〕　**木通散**　木通　紫苏　猪苓各一两　桑白皮姜汁炒　槟榔　赤苓各二两　每服五钱，葱、姜水煎。

## 脚气脉案

汤氏　脚气宿恙，不离湿热，恰逢梅夏，阴雨溽蒸。舌痕灰黄，食少不饥，药忌浊腻，脾恶湿也。再以衰年肝肾脉虚，寒热，足肿带下，腰痛季胁，自左注右，不能侧卧，乃阳维带脉兼病，治从络脉，佐理脾阳。仿古饮子法，浊药清投。熟地炭钱半、沙苑子盐水炒、杞子焙，各二钱、牛膝酒炒炭、归须酒拌，各一钱、砂仁壳八分、茯苓、薏苡、生杜仲、桑寄生、续断各二钱、糯稻根须两半。一剂痛止，再剂食进，多服并脚气不数发。

## 鹤膝风论治 膝游风 膝眼毒 膝痛附

膝者筋之府，屈伸不利，两膝壅肿，内外皆痛，腿细膝粗，如鹤之膝，是名鹤膝风。多由足三阴经亏损，风邪乘之使然。治在活血荣筋，兼理风湿。十全大补汤加杜仲、牛膝、羌活、独活。初起漫肿不红，屈伸不利，用葱熨法内消之，或隔蒜灸，内服大防风汤。切忌针刺。或用陈芥子研细，葱姜汁和白蜜调涂。一伏时，患上起泡，泡干皮脱，自愈。若寒热齐作，五积交加散加乌药、僵蚕。若皮色不变，大腿通肿，神效散。若无根虚火，倏忽发热，十全大补汤。血虚发热面赤，脉大而渴，当归补血汤。阴虚形瘦发热，六味地黄汤。若挟湿热，苍龟丸，或二妙散。若系风湿，换骨丹、散膝汤。若侵水湿，蒸膝汤。食少面黄，六君子汤。中气不足，补中益气汤。屈伸不利，活络丹。成脓溃烂，大防风汤。脓清肌肉不生，或头晕吐痰，八味地黄丸加鹿茸、牛膝。由脚软渐成鹤膝，独活寄生汤。但一膝引痛，上下不甚肿而微红者，名膝游风。防风通圣散加木瓜、牛膝，或换骨丹。或膝两旁肿痛，憎寒壮热，肿处手不可近者，名膝眼毒。胜金丹、仙方活命饮加牛膝。或膝盖上肿痛，亦发寒热，名膝痈。治同上。

《医通》曰：妇人鹤膝风，因郁怒致损肝脾，而为风邪所袭，或先肢体筋挛，膝渐大，腿渐细，如鹤膝状。其肿高赤痛者易治，漫肿不红痛者难治。二三月溃而脓稠者易治，半载后溃而脓清者难治。误用攻伐，复伤元气，尤为难治。宜固元气为主。其食少体倦，六君子汤。晡热内热，寒热往来，逍遥散。发热恶寒，十全大补汤。惊悸少寐，归脾汤。月经过期，补中益气汤。月经先期，加味逍遥散。肾阴虚弱，六味地黄丸。凡溃后宜大补脾胃，若脓出反痛，或寒热烦渴，皆属气血亏损，治以培补为宜。八珍汤。

小儿鹤膝风，多因先天肾气衰薄，阴寒凝聚于腰膝。古方以六味丸补肾水，以鹿茸引至骨节而壮里，此治本良法也。

喻嘉言曰：鹤膝风，即风寒湿之痹于膝者也，如膝骨日大，上下肌肉日枯，未可先治其膝，宜养气血，使肌肉渐荣，再治其膝可也。此与治偏枯之症，大同小异，急溉其未枯者，使气血流行而复荣。倘不如此，但用麻黄、防风等散风之药，鲜有不全枯者。故治鹤膝而急攻其痹，必并其足痿而不用矣。

## 附　方

〔温补〕**十全大补汤**　见一卷中风。

〔温散〕**大防风汤**　芪　地　归　芍　杜仲　防风各一钱　附子　川芎各七分半　羌活　人参　牛膝　炙草各五分　白术钱半　姜　枣

〔温散〕**加减五积散**　见一卷湿。

〔退肿〕**神效散**　人参二钱　归　芍　芪　地　术　附　羌　防　杜仲　牛膝　甘草各一钱　姜三片

〔补血〕**当归补血汤**　当归　黄芪

〔阴阳〕**六味丸**　**八味丸**　俱见一卷中风。

〔湿热〕**苍龟丸**　二术　龟板各二两半　黄柏五钱　粥丸，每五十丸，四物汤加陈皮、甘草煎。

〔湿热〕**二妙散**　见一卷湿。

〔风湿〕**换骨丹**　当归一两　虎胫骨酥炙，一具　羌　防　独　草薢各二两　秦艽　牛膝　蚕沙　杞子　油松节各五两　白茄根八两　苍术四两　龟板一两　用无灰酒一坛浸，服尽，将药晒干，研末糊丸，酒下。

〔风湿〕**散膝汤**　黄芪五两　防风三钱　肉桂五钱　茯苓一两　水煎服，取汗。

〔风湿〕**蒸膝汤**　生芪八两　石斛　薏苡各二两　肉桂二钱　水煎二碗，先服一碗，复被取汁，再服汗透，二剂痊愈。

〔补脾〕**六君子汤**　见一卷中风。

〔补气〕**补中益气汤**　见一卷中风

〔舒筋〕**活络丹**　见本卷痹。

〔湿痹〕 **独活寄生汤** 见一卷湿。

〔游风〕 **防风通圣散** 见本卷疠风。

〔膝眼毒〕 **胜金丹** 白矾制 麝香各五分 蟾酥一钱 雄黄 辰砂 乳 没 血竭各钱半 全蝎 天龙 甲片各三钱 僵蚕五钱 为末，每三钱砂糖调，葱白酒送下。

〔消毒〕 **仙方活命饮** 甲片 防 芷 草 赤芍 归尾 花粉 贝母 角刺各一钱 陈皮 银花各三分 乳 没各一钱 水酒各半煎。

〔除蒸〕 **逍遥散** 见一卷火。

〔安神〕 **归脾丸** 见二卷劳瘵。

〔培补〕 **八珍汤** 见一卷中风。

# 破伤风论治 破伤湿 破伤火附

凡金疮跌扑，损破皮肉，及疮疡溃后，切忌当风用扇，若为风邪所乘，皆能传入经络，名破伤风。其症寒热间作，牙关微紧。即宜威灵仙五钱，独头蒜一枚，同捣烂，热酒冲服，汗出愈。甚则发痉，口噤项强，体直杀人。急用独圣散，苏木为末三钱，酒服立效。或用生蟾二两半，切剁如泥，入花椒一两，同酒炒熟，再入酒二盏热服，少顷通身汗出，神效。其破伤重，亡血多，筋络失荣，贼风易袭，经所谓风邪乘虚入之也，此为风虚邪。宜桂枝汤，合当归补血汤。若因营热煽风，疮势焮肿，河间所谓热甚风搏，并于经络也，此为风火邪。当归地黄汤。夫伤风法当疏表，然不宜峻用汗剂者。仲景谓疮家不可发汗，汗之则变痉，故破伤症轻者，但用葱白香豉汤加白芷、当归、鲮鲤甲、麝香、蝎尾。症重者，亦用本方加防风、远志、黄芪、肉桂、犀角、鲮鲤甲。甚则用万灵丹煎葱豉汤下。若呕逆不食，系风引邪毒攻心，内用护心散，外用葱熨法。大便不通，但用蜜煎导。症势稍退，即宜保元汤，仍加远志、肉桂、犀角、鲮鲤甲解散余毒。如久不合口，疮毒内蕴，热甚生风，周围起白痂，不甚肿，身发寒热，牙关微紧，急服玉真散，口噤者童便调下，即用此散敷疮口。倘疮势红肿，用杏仁泥和白面，水调敷肿处，即消。如身冷牙噤，腰脊反张，四肢强直，急服全蝎散，或大蜈蚣散。用小蜈蚣散擦牙，吐出痰涎，立苏。如服后不解，邪渐入里，发搐，目直视，二便秘，用左龙丸。其背后搐者，太阳也，为在表。太阳经行身后，背后搐，如角弓反张。无汗，急汗之，防风汤、九味羌活汤、小续命汤。汗过多，止之，防风当归散、白术防风汤。身前搐者，阳明也，为入里。阳明经行身前，身前搐，如头低视下，手足牵引。急下之，先用小芎黄汤二服，后用大芎黄汤下之。两旁搐者，少阳也，为半表半里。少阳经行身侧，两旁搐，如左右一目视，或左右一手一足搐。宜和之，小柴胡汤，或防风通圣散加减。此河间法也。其但言三阳，不及三阴者，谓风邪传入三阴，其症必危。惟天灵盖煅末一钱，鲮鲤甲半钱、麝香一字，同研，煎葱白香豉汤送下。若少腹满自利，口燥咽干，舌捲囊缩，额上珠汗不流，肢体痛极，不在伤处，终为死候。

凡通治破伤风，宜曹氏秘方：荆芥、黄蜡、鱼鳔各五钱，艾叶三片，无灰酒一碗，重汤煮一炷香，热饮，汗出愈。若发痉，宜蠲痉汤。病久衰弱，宜主调营。四物汤加防风、白芷、细辛。疮疡风邪攻注，身痛挛急，羌活防风汤加地骨皮、荆芥穗。如破伤焮肿，脓不透出。朱砂指甲散，酒调服。外用玉真散，姜汁调敷。又或用汤淋洗，湿气浸入，疮口流脓，其人昏迷沉重者，名破伤湿。先用除湿汤，后用白术膏。若艾灸火烘，火气逼入，疮口肿赤，其人烦躁发热者，名破伤火。小芎黄汤加薄荷、黑山栀、酒炒黄连。

《医鉴》曰：诸疮欲变痉，宜急风散。发汗多成痉，宜防风当归散。亡血多成痉，宜当归地黄汤。

## 破伤风脉候

破伤风脉浮而无力，太阳也。长而有力，阳明也。浮而弦者，少阳也。《正传》洪数者伤火，扎细者伤湿，虚细而涩，皆不治。

## 附　　方

〔伤风〕**桂枝汤**　见四卷疟。

〔血虚〕 **当归补血汤** 黄芪 当归

〔营热〕 **当归地黄汤** 地 芍 归 芎 防 芷 藁本各一钱 细辛五分

〔散表〕 **葱白香豉汤** 见一卷温。

〔通治〕 **万灵丹** 归 芎 荆 防 辛 草 麻黄 天麻 川乌 草乌 首乌 茅术 石斛 雄黄 蜜丸。

〔毒攻〕 **护心散** 绿豆粉一两 乳香三钱 辰砂 甘草各一钱 研细，早暮各服三钱，开水下。

〔外治〕 **葱熨法** 大葱一握，隔汤蒸熟，以线扎，切平其底，乘热熨背，冷即更换，得微汗为度，明日再熨。

〔便秘〕 **蜜煎导** 用蜜熬，捏成如枣核，纳肛内。

〔补元〕 **保元汤** 见一卷火。

〔风痉〕 **玉真散** 防风 南星 等分为末，每服一钱，姜汁和酒调服。名定风散，以此蜜调敷疮，效。再加白芷 天麻 羌活 白附子 等分杵末，调敷疮口，名玉真散。凡打伤欲死，唯是心头温者，用药末二钱，热酒童便下二服，效。

〔身冷〕 **全蝎散** 蝎尾七个为末，热酒调服，日三次。凡破伤风，非此不除。

〔风毒〕 **大蜈蚣散** 蜈蚣二条，鱼鳔炒 左蟠龙即鸽粪、炒烟尽，各五钱 为末，每服二钱，防风汤下。

〔去风〕 **小蜈蚣散** 蜈蚣一条 全蝎二个炒研 擦牙出涎。治口噤身反张，不省人事。

〔入里〕 **左龙丸** 左蟠龙即鸽粪，炒 僵蚕炒 鱼鳔蛤粉炒，各五钱 雄黄一两 天麻二钱 饭糊丸桐子大，每服十五丸，温酒下，日三服。如症重，每药末一钱，饭糊中加入巴豆霜五厘，每服中加一丸渐加至十丸，以利为度，痛愈即止。一方，有大蜈蚣二条

〔无汗〕 **防风汤** 防 芎 羌 独各一钱二分半 水煎，调蜈蚣散，温服之，大效。

〔通治〕 **九味羌活汤** 羌活钱半 防风 茅术各一钱 细辛

五分 芎 芷 芩 地各八分 炙草六分 葱白二茎 姜三片 枣一枚

〔散风〕 **小续命汤** 见一卷中风。

〔汗多〕 **防风当归散** 防 归 芎 地各一钱半

〔固卫〕 **白术防风汤** 术 芪各二钱 防风四钱

〔阳明〕 **小芎黄汤** 川芎 黄芩各一钱半 炙草一钱 葱白四茎 香豉四合 水煎。

〔风秘〕 **大芎黄汤** 即小芎黄去甘草，加酒炒大黄三钱，羌活钱半，水煎。

〔少阳〕 **小柴胡汤** 见一卷温。

〔风热〕 **防风通圣散** 见本卷疠风。

〔通治〕 **曹氏秘方** 荆芥 黄蜡 鱼鳔各五钱 艾叶三片 无灰酒一瓯 重汤煎一炷香，热饮汗出愈。

〔通治〕 **蠲痉汤** 羌 独 防 杏 地榆

〔营虚〕 **四物汤** 地 芍 归 芎

〔风痛〕 **羌活防风汤** 羌 防 芎 归 芍 草 藁本各一钱 地榆 细辛各五分

〔透脓〕 **朱砂指甲散** 朱砂 南星姜制 独活各二钱 人手指甲六钱，烧存性 为末，分三服，酒下。

〔伤湿〕 **除湿汤** 见一卷湿。

〔伤湿〕 **白术膏** 一味生白术熬。

〔变痉〕 **急风散** 麝香一字 辰砂一两 生黑丑二钱半 草乌三两，半生半焙，醋淬 每末五分，酒下。

# 卷之六

清·丹阳林珮琴羲桐　编著

类证治裁

卷之六

## 头痛论治 大头痛 发颐 眉棱骨痛
眠眶痛附

头为天象，诸阳经会焉。若六气外侵，精华内痹，郁于空窍，清阳不运，其痛乃作。经曰：风气循风府而上，为脑风。新沐中风，为首风。犯大寒，内至骨髓，为脑逆头痛。以上风寒痛。下虚上实，为肾厥头痛。头痛耳鸣，九窍不利，为肠胃所生，头痛甚，脑尽痛，手足青至节，不治。阳气败绝，以上虚痛。条而列之，有因风、因寒、因湿、因痰、因火、因郁热、因伏暑、因伤食、伤酒、伤怒、与气虚、血虚、及真头痛、偏头痛、内风扰巅、肾虚水泛、肾虚气逆诸症。因风者恶风，川芎茶调散。因寒者恶寒，桂枝羌活汤。因湿者头重，羌活胜湿汤。因痰者呕眩肢冷，为太阴痰厥头痛，半夏天麻白术汤。因火者齿痛，连翘、丹皮、桑叶、羚羊角、山栀、薄荷、菊叶、苦丁茶。因郁热者心烦，清空膏加麦冬、丹参，或菊花散。因伏暑者口干，荷叶、石膏、山栀、羚羊角、麦冬。因伤食者胸满，香砂枳术丸。因伤酒者气逆，葛花解酲汤。因伤怒者血逆，沉香降气汤。气虚者脉大，补中汤加川芎、细辛。血虚者脉芤，或鱼尾上攻，眉尖后近发际为鱼尾。四物汤加薄荷。真头痛，客邪犯脑，手足青至节，黑锡丹，灸百会穴。偏头痛屡发日久不痊，菊花茶调散、芎犀丸、透顶散。内风扰巅者，筋惕，肝阳上冒，震动髓海，三才汤加牡蛎、阿胶、白芍、茯神、炒甘菊花。肾虚水泛者，头痛如破，昏重不安，六味汤去丹皮，加沉香，更以七味丸、人参汤下。因肾虚气逆，为肾厥，玉真丸、来复丹。外如雷头风，头痛起块，或鸣如雷震，清震汤。大头痛，头面尽肿，由天行时疫，甚则溃脓，普济消毒饮。轻者发颐，肿耳前后，甘桔汤加薄荷、荆芥、鼠粘子、连翘、黄芩。眉棱骨痛，由风热外干，痰湿内郁，选奇汤。眼眶痛，俱属肝经，肝虚见光则痛，生熟地黄丸。肝经停饮，痛不可开，昼静夜剧，导痰汤。

东垣曰：头痛每以风药治者，高巅之上，惟风可到，味之薄者，阴中之阳，自地升天者也。太阳头痛，恶风寒，脉浮紧，川芎、羌活、独活、麻黄之类为主。少阳头痛，脉弦细，往来寒热，柴胡、黄芩为主。阳明头痛，自汗寒热，脉浮缓长实，升麻、葛根、白芷、石膏为主。太阴头痛必有痰，体重腹痛，脉沉缓，苍术、半夏、南星为主。少阴头痛，足寒气逆，为寒厥，脉沉细，麻黄附子细辛汤主之。厥阴头项痛，或吐涎沫厥冷，脉浮缓，吴茱萸汤主之。太阴少阴二经，虽不上头，然痰与气逆壅于膈，头上气不得畅而为痛也。此六经头痛之治也。

## 头痛脉候

寸脉紧急，或浮弦，或短，皆头痛。浮滑为风痰，易治。短涩为虚，难治。浮弦为风，浮洪为火，细或缓为湿。

## 附　方

〔风痛〕**川芎茶调散** 见一卷伤风。

〔寒痛〕**桂枝羌活汤** 桂　羌　防　草

〔湿痛〕**羌活胜湿汤** 见一卷湿。

〔痰痛〕**半夏天麻白术汤** 夏　麻　术　参　芪　陈　苓　姜　麦芽　神曲　苍术　泽泻

〔郁热〕**清空膏** 芩　连　羌　防　柴　芎　草　茶调三钱。

〔风热〕**菊花散** 见五卷头风。

〔食积〕**香砂枳术丸** 木香　砂仁　枳术　陈夏　荷叶包，陈米煨饭为丸。

〔伤酒〕**葛花解醒汤** 见一卷湿。

〔伤怒〕**沉香降气散** 见三卷郁。

〔气虚〕**补中益气汤** 见一卷中风。

〔血虚〕**四物汤** 地　芍　归　芎

〔温肾〕**黑锡丹** 硫黄　黑铅　加沉香　附子　肉桂　茴香故纸　肉豆蔻　金铃子　木香　葫芦巴

〔偏痛〕 **菊花茶调散** 即川芎茶调散，加 菊花 僵蚕

〔偏痛〕 **芎犀丸** 川芎 犀角 参 苓 辛 栀 麦冬 草 石膏 辰砂 片脑 阿胶

〔偏痛〕 **透顶散** 见五卷头风。

〔肝阳〕 **三才汤** 天冬 熟地 人参

〔肾虚〕 **六味丸 七味丸** 俱见一卷中风。

〔肾厥〕 **玉贞丸** 见五卷厥。

〔通利〕 **来复丹** 见三卷呕吐。

〔大头〕 **普济消毒饮** 见一卷疫。

〔耳肿〕 **甘桔汤** 甘草 桔梗 荆 防 杏 葛 石膏 鼠 粘子 元参 前胡

〔眉棱〕 **选奇汤** 见五卷头风。

〔肝虚〕 **生熟地黄丸** 生地 熟地 甘菊 石斛 枳壳 防 风 牛膝 羌活 杏仁 蜜丸。

〔涤饮〕 **导痰汤** 见一卷中风。

〔寒厥〕 **麻黄附子细辛汤** 麻 附 辛

〔厥冷〕 **吴茱萸汤** 见三卷呕吐。

## 头痛脉案

张氏女 患头痛，每发须吐尽痰沫，痛乃止，诊其脉沉缓，知为太阴痰厥头痛。仿东垣半夏天麻白术汤加减，愈。按太阴头痛，必有痰也，苍术半夏汤主之。少阴头痛脉沉细，足寒而气逆，麻黄附子细辛汤主之。太阴、少阴二经虽不上头，然痰与气逆壅于膈间，则气不畅而头为痛也。

侄 头右偏痛，右上牙龈迄耳根紧掣，右鼻亦窒。一医用大黄、滑石，失之沉降。一医用柴胡、升麻，失之升提。予谓火郁生风，宜清凉发散，用辛以散风，苦以降火，参气味主治。内用羚羊角、山栀、甘菊炒、连翘、天麻煨、桔梗、丹皮、薄荷、钩藤、青荷蒂。外用细辛、白芷、羌活、川芎、当归、苏叶，煎汤熏洗。日数次，汗泄鼻通，紧痛顿减。后于内服原

方去连翘，加知母为其便燥，数服而平。此症多由少阳风火郁遏所致，其脉或左弦右沉，至阳升巅顶，两寸必较浮大，此其验也。

## 耳 症 论 治

足少阴肾窍于耳，肾气充则耳听聪，故经言精脱者耳聋也。又言肝病气逆，则头痛耳聋，以胆附于肝，而胆脉上贯耳中也。精脱失聪，治在肾。气逆闭窍，治在胆。凡耳聋以及耳鸣，治法悉准乎此。第就中条析之，有因劳力伤气者，补中汤加盐水炒黄柏、知母、茯苓、菖蒲。有因房劳伤肾者，滋阴地黄汤、益肾散，加盐炒知、柏。有因阴虚火动者，磁石六味丸加减。有因病后虚鸣者，四物汤加盐炒知、柏。肾气丸加磁石、龟板。有因心肾亏，肝阳逆，虚风上旋蒙窍者，用填阴镇逆，佐以酸味入阴，咸以和阳。如山萸、地黄、磁石、龟板、天冬、麦冬、白芍、五味、牛膝、秋石。有脏气逆为厥聋者，流气散、当归龙荟丸。有风入络为风聋者，必兼头痛，防风通圣散。有因怒气壅者，流气散、清神散。有因惊火郁者，清胆汤。有气闭猝聋者，芎芷散。有年久耳聋者，胜金透关散。有小儿耳聋者，通鸣散。有肾经热，右耳重听，兼苦鸣者，地黄汤。有肝胆火升，常闻蝉鸣者，龙胆泻肝汤、清胆汤。有因痰火升而鸣者，加减龙荟丸。总之，由痰火者其鸣甚，由肾虚者其鸣微。又有耳中津液结块，名耳耵。栀子清肝汤。有风温上郁，耳耵右胀者，马勃散。有左耳耵痛，挟暑风上郁者，须辛凉轻剂。菊叶、苦丁茶、山栀、滑石、连翘、淡竹叶。有因暑邪闭窍者，鲜荷叶汤。有耳耵胀，少阳火郁，羚羊角。耳耵流脓，黄柏面，或甲片、麝末，研吹。小儿胎风耳脓，鱼牙散吹。耳忽大痛，如虫蠕动，蛇蜕烧存性，鹅管吹。寒热耳大痛者，疔也。以疔治之。内外红肿痛者，耳痈也。活命饮加升麻、桔梗。耳蕈耳痔，不寒热，不作脓，黄连消毒饮、活命饮。皆足少阴、手少阳肾与三焦风热上壅致之，此耳症大概也。

## 耳症脉候

尺脉浮而盛为风，洪而实为热，细而涩为虚，两尺数为阴火上冲。

## 附　方

〔补气〕**补中汤**　见一卷中风。

〔房劳〕**滋阴地黄汤**　六味地黄加　归　芍　芎　菖蒲　远志　知母　黄柏

〔伤肾〕**益肾散**　磁石　巴戟　沉香　菖蒲　川椒　各研末二钱，用猪腰子一个切开，和葱白、食盐，纸包煨，空心酒下。

〔阴虚〕**磁石六味丸**　六味地黄加磁石。

〔病后〕**四物汤**　地　芍　归　芎

〔病虚〕**肾气丸**　见二卷虚损。

〔气逆〕**流气散**　参　苓　术　草　青　陈　芷　枳　槟朴　藿　夏　桂　麦冬　香附　丁香　木香　木瓜　木通　腹皮草果　蓬术　菖蒲　苏叶

〔气逆〕**当归龙荟丸**　见一卷火。

〔风聋〕**防风通圣散**　见五卷疬风。

〔怒气〕**清神散**　羌　防　荆　芎　菊　草　僵蚕　木通木香　菖蒲

〔火郁〕**清胆汤**　青蒿　菊叶　薄荷　连翘　苦丁茶　荷叶

〔气闭〕**芎芷散**　川芎钱半　芷　辛　朴　夏　陈　苏　桂草　苍术　木通各七分　姜三片　葱白二茎

〔久聋〕**胜金透关散**　鼠胆　川乌　细辛　胆矾　麝香

〔小儿〕**通鸣散**　菖蒲　远志　防风　柴胡　麦冬　细辛杏仁　磁石　葶苈　葱白汤下。

〔肾虚〕**六味汤**　见一卷中风。

〔肝火〕**龙胆泻肝汤**　见三卷诸气。

〔痰火〕**加减龙荟丸**　芩　栀　归　柴　龙胆　大黄　青皮

青黛　芦荟　胆星　木香　麝香　神曲糊丸。

〔耳聤〕**栀子清肝汤**　见五卷疠风。

〔风温〕**马勃散**　马勃　薄荷　桔梗　杏仁　连翘　通草

〔暑邪〕**鲜荷叶汤**　鲜荷叶　青菊叶　夏枯草　芩　栀　苦丁茶　蔓荆子　连翘

〔少阳〕**羚羊角汤**　羚羊角　薄荷　丹皮　连翘　牛蒡　桑叶

〔耳脓〕**鱼牙散**　黄鱼齿煅研，和冰片、麝香末吹之。

〔耳痈〕**仙方活命饮**　见五卷鹤膝风。

〔蕈痔〕**黄连消毒饮**　即普济消毒饮，见一卷疫。

〔通治〕**耳中出脓方**　枯矾　干胭脂炙存性，各一钱　黄丹　龙骨　螵蛸各钱半　乳　没各钱二分　蛇退炙六分　明雄七分　麝香少许　研细，以棉蘸药，引入耳中。

## 耳脉案

侄　肾开窍于耳，胆脉亦络于耳。夜读神劳，素有遗泄，弱冠内真阴未充，虚阳易于升动，故气闭清窍，若闻鸣响。宜用轻剂清少阳胆火之郁。鲜桑叶、丹皮、栀皮、连翘、甘菊炒，食后泡汤服，久之，一日耳中忽清亮，如凉风卷雾，豁然朗彻矣。

王　七旬耳猝刺痛，伏枕不减，右尺沉按有力。凡来势骤者莫如火，老人真阴涸，故相火易炎。权用镇摄法。灵磁石一钱、黄柏酒炒五分、山栀钱半、熟地三钱，二剂效。

## 目症论治

经云：五脏六腑之精气上注于目而为之睛，睛之窠为眼，骨之精为瞳子，筋之精为黑眼，血之精为白眼，肉之精为约束裹撷。故肝属木，为黑睛，曰风轮；心属火，为二眦，曰血轮；脾属土，为上下胞，曰肉轮；肺属金，为白仁，曰气轮；肾属水，为瞳神，曰水轮，此五轮也。胆之府为山廓；大肠之府为天廓；膀胱之府为泽廓；肝之府为风廓；肾之府为水廓；命门之府为火廓；脾胃之府为地廓；小肠之府为雷廓，此八廓也。八廓有名无位。或蕴积风热，或郁结七情之气，各随五脏所属而见。风则散之，热则清之，气结则调之。瞳胞自痒，清泪赤痛，是谓风眼。洗肝散。乌轮突起，胞硬红肿，是谓热眼。黄连汤、泻青丸。眼昏而泪，胞肿而软，酸涩微赤，怒则目疼，是谓气眼。宜石决明、草决明、楮实、蝉蜕、香附、木贼、川芎、甘草等。子和云：目不因火则不病。气轮赤，肺火也；肉轮赤，脾火也；水风轮翳遮，肝肾火也；赤脉贯目，火自甚也。治目者专主治火，一句可了。东垣云：目得血而能视，五脏六腑之精，皆禀受于脾，治目者宜理脾胃，养血安神为主。二者皆有见地，不可执一也。

〔目痛〕　目痛有二，一目眦白眼痛，一目珠黑眼痛。眦白属阳，昼痛，点苦寒药则效。珠黑属阴，夜痛，点苦寒药反剧。治目珠夜痛，夏枯草散。风热痛，泻青丸、洗肝散。天行赤热，怕热羞明，涕泪交流，酒煎散、大黄当归散。暴风客热，白仁壅起，包小乌睛，疼痛难开，泻肺汤。赤肿痛甚，泻肺汤加黄连。目赤痛而头目浮肿，普济消毒饮。怕热羞明，头目肿痛，选奇汤。珠疼如针刺，心经实火，洗心散。热结膀胱，小便不通，五苓散。雷头风，目痛便秘，清震汤。阳邪风症，眉棱骨痛，兼火者，选奇汤、还睛丸。阴邪风症，脑后枕骨疼，三因芎辛汤。巅顶风症，顶骨内痛，连及目珠胀急瘀赤，外症之恶候也，若昏眇则内症成矣。外症，用羌活胜风汤。内症，用冲和养胃汤。

〔目赤〕　戴复庵云：眼赤皆血壅肝经所致。属表者，羌活胜风汤。属里者，泻肝散。赤久生翳膜者，春雪膏、蕤仁膏，并用碧云散吹鼻。凡赤而肿痛，当散湿热；赤而干痛，当散火毒；赤而多泪，当散风邪；赤而不痛，当利小便。其或血灌瞳神，大黄当归散。赤脉贯睛，凡外障有此，颇为难治。洗心散、导赤散。赤丝乱脉，点以石燕丹，服用大黄当归散、酒煎散。

〔目肿〕　肿有胞肿珠肿不同，胞肿多湿，珠肿多火，暴风客邪，胞肿如杯。洗肝散、龙胆饮。五轮壅起，目胀不能转，若鹘之睛，酒煎散。风毒湿热，瘀血灌睛，胞与珠胀出如拳，石膏散加羌、辛、芎、芍、薄荷。若珠烂则无及矣。至于气轮平，水轮亦明，惟风轮泛起，或半边泛起，服以凉膈散，点以石燕丹。若水轮高而绽起如螺，为肝热甚，点以石燕丹、春雪膏、内服双解散，或六味丸加知、柏。神珠自胀，麻木泪痛，因五脏毒风所蕴，大黄当归散。

〔目痒〕 风热，四生散。血虚，四物汤加羌、防、蒺藜、黄芪。大凡有病之目，痒一番则重一番，而病源非一，微痒则属虚火。治宜姜粉、枯矾、硼砂，津唾调如米大，时将一丸纳大眦，及盐汤蒸洗，或用珍珠膏点之。

〔外障〕 属风热上壅，上下胞胬肉菩蕾，磨荡其睛，久之生翳，宜消风散热，外用点药退之。或如云雾，如丝缕，如秤星，在睛外遮暗，皆凉药过多，脾胃受伤，生气不能上升所致。自内眦而出者，羌活胜风汤加蔓荆。自锐眦而入者，上汤加胆草、藁本。自上而下者，上汤加黄连、倍柴胡。自下而上者，上汤加木通。搐鼻，以碧云散。点药，皆用春雪膏、蕤仁膏，或以地栗粉和人乳点之。如去老翳，则以石燕丹、春雪膏、熊胆膏选用。张石顽曰：外障内治之药虽多：咸以神消散、皂角丸为主。外治之药不一，莫如石燕丹为最。血翳包睛，破血药兼硝黄下之，或红翳如轻霞映日之状，治宜去风散血。若黄膜上冲，服以神消散，点以石燕丹。黄膜下垂，遮满瞳神，蝉花散加石膏、胆草、大黄，点以石燕丹。赤膜下垂，神消散去二蜕，加皂荚、石决明，点绛雪膏。凝脂翳在风轮上，急用神消散、皂荚丸。花翳白陷，龙胆饮。破坏风轮，神膏绽出，凸如蟹睛，防风泻肝散。斑脂翳色白而带青黑，内服神消散，外点石燕丹。有翳从上而下，贯及瞳神，状如悬胆，服以石膏散，点以石燕丹。乌珠上白颗如星，蝉花散去苍术，加蒺藜、谷精，并用碧云散吹鼻。乌珠上细颗、或白或黄，或聚或散，或顿起，或渐生，多由痰火。服羚羊角散，或补肾丸。胬肉起于大眦，渐侵风轮，掩过瞳神，宜和血清火。点以石燕丹。大眦起红肉如鸡冠一块，害及气轮，宜三黄丸加芒硝，点以绛雪膏。此治外障法也。

〔内障〕　属虚挟气郁，外似好眼，而不能照物，不痛不痒，惟瞳神里面有隐隐青白者，皆脏腑中邪，乘虚入而为翳也。青风障，内有气色，如晴山笼淡烟之状，急宜治之，免变绿色。羚羊角汤。绿风障，瞳神浊而不清，久则变为黄风。方同上。黑风障，与绿风相似，但时时黑花起。先与去风，后用补肾磁石丸。黄风银风障，不治。丝风障，瞳神内隐隐有一丝横经。宜六味丸加细辛、蒺藜。偃月障，如新月复垂。先与三因芎辛汤，后用补肾丸。仰月障，瞳神下半边，有白气一湾，如新月仰从下而上。补肾丸。银障，瞳神白色如银。初服羚羊补肝散，次服补肾丸。金障，治同上。绿映瞳神，瞳神内隐隐绿色。先服黄连羊肝丸，后服补肾磁石丸。其自视如蝇飞花堕，旌旆飘扬，或黄或白，或青或黑。黄白者痰火伤肺，皂荚丸。青黑者宜补肾，补肾磁石丸。瞳神散大，六味丸加五味子、石决明，或补肾磁石丸。瞳神紧小，先服黄连羊肝丸，后服六味丸加二冬，或用滋肾丸。瞳神敧侧，六味丸加蒺藜、当归。暴盲，经云：气脱者，目不明。急用大剂独参膏。雀盲，蛤粉丸、煮肝散。至于膏伤珠陷，神水将枯，并宜大补肾精，不可寒凉。又有目珠上下转运如辘轳，甚则瞳神反背，补中益气汤加羌活。此治内障法也。

〔杂症〕　能远视，不能近视，阴气不足也，治在心肾。加减地芝丸，或六味丸。能近视，不能远视，阳气不足也，治在胆肾。加味定志丸，或八味丸。倒睫拳毛，由目紧皮缩所致，久则赤烂，神水不清。以三棱针刺目眶，泻其湿热。后服防风饮子。搐鼻，以碧云散，更以木鳖子一枚为末，左塞右，右塞左，一夜即直。睥翻粘睑，血壅于内，皮急吊于外，宜剌剔开导法。风沿烂眼，年久不愈而多痒者，服柴胡饮子，点蕤仁膏。若迎风赤烂，川芎茶调散、洗肝散。因风流泪，菊花散。其实热生疮，宜泻心火，祛风热。椒疮生于睥内，红粒如椒而坚硬者，是也，宜祛风热。粟疮亦生睥内，色黄而软如粟，宜退湿热。五疳症，木疳生于风轮，青碧色。实者，泻青丸。虚者，补肾丸。火疳生于睥眦及气轮，初起如椒疮，三黄汤、导赤散。土疳俗呼偷针眼，泻黄散。金疳生于脾内，与玉粒相似，失治则变漏。泻肺汤。水疳生脾眦及气轮，状如黑豆，若在风轮，目必破损，头风人多有此。清空膏。至于疮久成大眦漏，金花丸加羌活、蝎尾。小眦漏，导赤散加透风清热药。正漏生风轮上，流脓如痰，急宜泻肝。偏漏生气轮上，流出白水，急宜泻肺。更有精神乱而妄见，视定反动，视正反邪，生晕变色，皆阴精亏也。驻景丸、益气聪明汤，或点百草膏。又或目为物伤，积血青紫，撞破白仁黄仁，宜酒煎散。渐生翳障，犀角地黄汤加大黄、当归。飞丝入目，宜头垢点之。上论根据石顽《医通》，与其大略如此。

# 用 药 例

表药：连翘、薄荷、黄柏、胆草、蔓荆、细辛、厚朴、桑皮、前胡、甘草。以上各味为君。红，加赤芍、丹皮。散血，加红花、桃仁、当归尾。血热头痛，加郁金、黄连、黄芩、地骨。有风，加防风、羌活、荆芥。有毒，加升麻、花粉。有肿，加朴硝、大黄。有泪，加木贼、胆草、苍术。有痒，加蝉蜕、蒺藜。凡虚弱年老人，宜里不宜表。

里药：熟地、防风、茯苓、薄荷、厚朴、枳壳。以上各味为君。虚红，加归尾、乌梅、川芎、丹皮。风，加防己、白芷。肿，加荆芥、车前、元明粉。泪，加青盐、夏枯草、香附。

心经：黄连、山栀、知母、黄芩、柴胡、连翘、薄荷、麦冬、羚羊、款冬、菊花、牛蒡。肝经：白芍、黄柏、胆草、款冬、青箱子、草决明、夏枯草、细辛、石斛、楮实。脾经：石膏、元参、朴硝、厚朴、黄柏、茯苓、地肤子、广皮、前胡。肺经：羚羊角、桑皮、桔梗、五味、人参、花粉、枳壳、贝母、天冬、百部、麻黄、山栀、槟榔、葶苈。肾经：枸杞、巴戟、牛膝、地黄、菟丝子、当归、磁石、白芍、青盐、知母、覆盆子、苁蓉、黄芪、川椒、茯苓、黄柏、元参。

去翳：青箱子、木贼、蒺藜、密蒙花、夜明砂、石决明、谷精草、草决明、犀角、人参、朴硝、瞿麦、蝉蜕。止泪：夏枯草、蔓荆、香附、甘菊、胆草、白附子、皮硝、青盐。去风：防风、羌活、薄荷、独活、升麻、甘菊、防己、藁本、元参、细辛、白芷、蝉蜕。退肿：大黄、朴硝、白芍、赤芍、楮实、郁金、元明粉、秦皮、枳壳、甘菊。散血：归尾、苏木、赤芍、紫草、茺蔚子、生地、青皮、乌梅、苦参、牛膝、延胡、蒺藜、熟地、当归。治盲：夜明砂、石决明、密蒙花、胆草、地黄、蝉蜕、磁石、石斛。去膜：蒺藜、铜绿。明目：青葙、枸杞、菟丝子、石决明、草决明、夜明砂、望月砂、甘菊、茺蔚子、羚羊角、元明粉、槐角。退热：黄连、黄芩、黄柏、栀子、连翘、赤芍、柴胡、元参、石膏、甘草、犀角、朱砂、胆草、大黄、朴硝、郁金、元明粉。止痛：乳香、没药。

## 附　方

〔风眼〕**洗肝散** 薄荷　当归　羌活　防风　山栀　甘草各一两　酒制大黄二两　川芎八钱　每服三钱，日三服。

〔热眼〕**黄连汤** 黄连　甘草

〔热痛〕**泻青丸** 胆草　山栀　大黄　川芎　当归　羌活　防风　蜜丸。

〔珠痛〕**夏枯草散** 夏枯草　制香附　甘草　茶调服，或痛久血伤，加　当归　白芍　生地　黄芪

〔赤翳〕**酒煎散** 汉防己　防风　炙草　荆芥　当归　赤芍　牛蒡子　甘菊　加酒煎。

〔壅肿〕**大黄当归散** 酒制大黄　酒炒黄芩各一钱　红花二钱　苏木　当归　酒炒黑山栀　木贼各五钱

〔外障〕**泻肺汤** 羌活　元参　黄芩　地骨　桑皮　大黄　芒硝　甘草各八分

〔大头〕**普济消毒饮** 见一卷疫。

〔胀痛〕**选奇汤** 见五卷头风。

〔积热〕**洗心散** 麻黄　当归　大黄　白术　芍药　荆芥　甘草　薄荷　姜

〔便闭〕**五苓散** 见一卷温。

〔雷头〕 **清震汤** 见五卷头风。

〔风疼〕 **还睛丸** 生白术 菟丝子 蒺藜 木贼 羌活 青葙子 密蒙花 防风 炙草 等分，蜜丸。

〔阴风〕 **三因芎辛汤** 附子 川乌 南星 干姜 细辛 川芎各一钱 炙草五分 姜七片 茶一撮

〔外症〕 **羌活胜风汤** 羌活 生白术各一钱 川芎 桔梗 枳壳 荆芥 柴胡 前胡 黄芩各八分 白芷六分 防风五分 细辛二分 薄荷 甘草各四分 水煎，食后服。

〔内症〕 **冲和养胃汤** 补中益气汤去陈皮，加 羌活 防风 黄连 白芍 五味 姜

〔赤肿〕 **泻肝散** 栀子 荆芥 大黄 甘草

〔点翳〕 **春雪膏** 一名绛雪膏。炉甘石四两，银罐内固脐煅，水飞。预将黄连一两，当归五钱，河水煎汁，去滓，入童便半盏。将炉甘石丸如弹子，多刺以孔，煅赤淬药汁内，以汁尽为度，置地上一宿，去火气，收贮待用。硼砂研细，水调盏内，炭火缓缓炖干，取净一钱半。黄丹、乳香、乌贼骨烧研、白丁香各一钱半，麝香、轻粉各五分，炼白蜜四两，先下制净炉甘石末一两，不住手搅，次下后七味，搅至紫金色不粘手为度。捻作挺子，每服少许，新水磨化点之。

〔点翳〕 **又方** 用炉甘石一两煅赤，以羊胆汁、青鱼胆汁、荸荠汁、梨汁、人乳、白蜜等分相和淬之。再煅再淬，汁尽为度，入冰片、麝香、青盐、硼砂各二分，研匀，每用少许，井花水调点大小眦。

〔点翳〕 **蕤仁膏** 蕤仁去皮，研极细，纸包压去油，再研再压，数次，取净蕤仁霜五钱。浓煎秦皮汁调和，隔纸瓦上焙熟，有焦者去之，涂净碗内。以艾一钱，分作三团，每团置蜀椒一粒，烧烟起时，将碗复烟上，三角垫起，熏之烟尽，晒干再研，入朱砂、麝香各五分，磁罐收贮，如点老翳，加硼砂少许，日点大眦二次。

〔风热〕 **又方** 蕤仁如上压去油，取霜五钱，入龙胆五分，

炼白蜜一钱五分，再研匀，收贮点之。此局方春雪。

〔生翳〕**又薏仁膏**　薏仁如上压去油五钱，入麝香、朱砂水飞各五分。

〔吹鼻〕**碧云散**　鹅不食草嗅之即嚏者真　青黛　川芎各半两，研　先噙水满口，每用绿豆许搐鼻内，以嚏为度。

〔赤脉〕**导赤散**　见一卷温。

〔诸翳外障〕**石燕丹**　炉甘石四两，用黄连一两，归身、木贼、羌活、麻黄各五钱，河水一升、童便一升，同煮去滓，将炉甘石煅淬，制法如春雪膏，取净一两　硼砂铜勺内同水煮干　石燕　琥珀　朱砂水飞，各取净钱半　鹰屎白一钱，如无以白丁香代之　冰片　麝香各分半

右为极细末，每用少许点大眦，如枯涩无泪，加熊胆一分，白蜜少许。血翳加阿魏。黄翳加鸡内金。风热翳加薏仁。热翳加真珠、牛黄。老翳倍硼砂加猪胰子。冷翳加附子尖、雄黄。

〔胞肿〕**龙胆饮**　黄芩　犀角　木通　车前　黄连　元参各一钱　栀子　大黄　芒硝各钱半　胆草　淡竹叶各八分　黄柏炒，五分　水煎，分二次服。

〔头风〕**石膏散**　生石膏三两　藁本　生白术　炙草各两半白蒺藜炒，一两　茶调服四五钱。

〔泻火〕**凉膈散**　见一卷中风。

〔热极〕**双解散**　凉膈散去竹叶，加麻黄　石膏　滑石　生白术　防风　荆芥　桔梗　川芎　当归　芍药　姜

〔肝热〕**六味丸**　见一卷中风。

〔目痒〕**四生散**　白附子　黄芪　独活　蒺藜　等分为散，用猪肾批开，入药，湿纸裹煨熟，稍入盐，温酒下。

〔昏雾〕**珍珠膏**　羊胆一个洗净，刺一孔出汁，白蜜对匀和搅，名百草膏。以点老人眼效，此加珍珠一二钱。

〔老翳〕**熊胆膏**　炉甘石煅过水飞，丸如弹子大，每净一两分作十丸，用黄连三钱，浓煎去滓，煅淬汁尽为度。每料净者二钱　琥珀五分玛瑙水飞，三分　珊瑚水飞，三分　珍珠煅飞，三分　朱砂水飞，五

分　冰片　麝香各二分　和匀点。

〔一切黄膜〕**神消散**　黄芩　蝉蜕　炙草　木贼各一两　苍术便浸麻油炒　谷精各二两　蛇蜕四条

〔外障一切膜翳〕**皂角丸**　蛇蜕炙七条　蝉蜕　元精石　甲片炮　当归　生白术　茯苓　谷精草　木贼草　白菊花　猬皮蛤粉炒　胆草　赤芍　连翘各一两半　猕猪爪三十枚蛤粉炒　人参一两　川芎五钱　共为细末，一半入牙皂十二挺，烧存性和匀，炼白蜜为丸。每服一钱半，空心，杏仁汤送下。一半入淫羊藿一两，每服三钱，用猪肝三片批开，夹药煮熟。临卧原汁送下，或以生熟地黄丸并进。

〔黄膜〕**蝉花散**　蝉蜕五钱　蛇蜕二钱　川芎　防风　羌活　炙草　当归　茯苓各一两　赤芍　石决明煮研　苍术麻油拌炒，各一两半　茶调下二三钱。

〔蟹睛〕**防风泻肝散**　防风　羌活　桔梗　羚羊　赤芍　元参　黄芩各一两　细辛　甘草各五钱

〔翳障涩痛〕**羚羊角散**　羚羊角镑，一两　白菊花　川乌头炮　川芎　车前　防风　羌活　半夏　薄荷各五钱　细辛二钱　为散，每服二钱，姜汤调，薄荷汤送下。陷翳加升麻五钱、肉桂二钱。

〔翳障〕**补肾丸**　巴戟　山药　补骨脂　丹皮各二两　茴香一两　苁蓉　枸杞各四两　青盐五钱　蜜丸。

〔实热〕**三黄丸**　黄连　黄芩　大黄　蜜丸，一名三黄汤。

〔青风〕**羚羊角汤**　羚羊角　人参各一钱半　元参　地骨皮　羌活　车前子各一钱二分

〔黑风肾虚〕**补肾磁石丸**　磁石醋煅　甘菊　石决明煅，各一两　菟丝子酒煮　苁蓉酒浸，各二两　为末。雄雀十五只，去皮嘴留肠，以青盐二两，水三升，煮雀至烂为度，捣如膏，和药为丸。每服三十丸，温酒下。

〔肝风〕**羚羊补肝散**　羚羊角　人参　茯苓　防风　细辛　元参　车前子　黄芩　羌活　米汤调。

〔赤脉〕**黄连羊肝丸**　黄连一两　羖羊肝一具，去筋膜　和捣为丸。

〔肾火〕　**滋肾丸**　见一卷火。

〔雀盲〕　**蛤粉丸**　蛤粉　黄蜡　等分，熔蜡投蛤粉捏作饼，每饼重三钱。以猪肝二两，竹刀批开，裹药一饼，麻线缠，入砂锅内泔水煮，乘热熏目。至温吃肝并汁，以愈为度。杨氏方有乌贼骨六两，黄蜡三两。

〔雀盲〕　**煮肝散**　夜明砂　蛤粉　谷精草各一两　为散，每服三钱。以猪肝竹刀批开，纳药在内，线扎米泔煮，熏眼吃肝。

〔目动〕　**补中益气汤**　见一卷中风。

〔不能近视〕　**加减地芝丸**　生熟地黄各四两　天冬　枸杞各三两　甘菊　当归各二两　麦冬　萸肉各三两　五味子一两　蜜丸，每服百丸，酒下。

〔远盲〕　**加味定志丸**　远志　石菖蒲各二两　人参　炙黄芪各四两　茯苓三两　肉桂一两　蜜丸。

〔眦烂〕　**防风饮子**　蔓荆　黄芪　黄连　炙草　防风　葛根各一钱　细辛三分　虚加人参一钱　当归七分

〔眶烂〕　**柴胡饮子**　柴胡　羌活　防风　赤芍　桔梗　荆芥　生地各一钱　炙草五分

〔风痛〕　**川芎茶调散**　见一卷伤风。

〔因风流泪〕　**菊花散**　苍术半斤，同皂荚三挺，砂锅内煮一日，去皂荚，将苍术刮去皮，切片，盐水炒，净三两　木贼　草决明　荆芥　旋覆花　甘草　菊花各半两　茶调服。或加蛇蜕、蝉蜕。

〔偷针〕　**泻黄散**　见一卷火。

〔头风〕　**清空膏**　见本卷头痛。

〔热毒〕　**金花丸**　黄连　黄芩　黄柏

〔肾虚〕　**驻景丸**　熟地六两　当归　枸杞各四两　车前　五味各二两　楮实五两　椒红一两　菟丝饼二两　蜜丸。

〔阴亏〕　**益气聪明汤**　保元汤加　升麻　葛根　蔓荆　黄柏

〔凉血〕　**犀角地黄汤**　见一卷温。

# 目　脉　案

李氏　有年血衰，肾之精华不能上注于目。常时似有黑物护蔽锐眦，低头则如黑灰纷扑。左脉短涩，此肝肾阴亏，瞳神失敛也。仿东垣明目地黄丸。用熟地、杞子、山药、茯神、当归、五味、柴胡、白芍蜜丸，遂愈。

一小儿　夜热溺数，面肿目䀮羞明，白睛微黄，此脾虚不能约制，而为肝经风热所乘。用薏仁、丹皮、茵陈、山栀、钩藤、甘菊、甘草、茯神。二服汗津津，热退溺缩，加潞参、白芍，又数服，诸症悉平。

族妇　久患目赤，产后郁怒，赤肿难开，服散火解郁之剂，未效。诊其脉脾弱肝强，议扶土制木，目疾可瘳。砂仁、陈皮、白茯苓、白术、天麻、炙草、甘菊、川芎、山栀、草决明加枣。外用洗药，蚕沙、夏枯草、冬桑叶、菊叶，煎汤熏洗，数次而病若失。

马氏　左目久昏，右目复眊，服眼科苦寒之剂，畏冷减食，脉弱如无，此有年阳衰，神水欲竭。惟补养神膏，右目可复。用党参、杞子、鹿角胶、沙苑子、当归、玉竹、桑叶、龙眼，接服补中汤二剂后，再服前药加故纸、核桃，数十服，右目复初。

张氏　目大眦脉赤，浮膜渐入风轮。按大眦属心为君火，风轮属肝为风木，子能令母实，火动风生，宜抑火以退风。用木贼、谷精消膜，赤芍、连翘泻火，枳壳、当归通元府，甘菊散风，龙眼归目，四服全消。

王　春初两目肿痛难开，旬日后白睛通赤入上眦，中裹白膜，视物无睹，服散风火退浮翳之药不应，更用挑针点药益剧。诊之脉虚疾，予谓前法俱非也，此肝肾受损，阴火上乘耳。用杞菊地黄汤大剂煎服，数日而明复，膜渐消。

李　精散则视歧，精虚则目暗。今病后未复，再伤肾阴。脉虚大，头震眩，目赤，纹内障视眊，心烦不眠。治宜补坎镇离，切忌寒凉清降。仿东垣先生法。熟地、菖蒲子、枸杞子、五味子、茯神、龙齿、枣仁、当归、龙眼肉，数剂而明复障消。

## 鼻口症论治

肺窍于鼻，脾窍于口。鼻别香臭，不闻香臭者，病在肺。<small>经云：肺和则鼻知香臭。</small>口别五味，不知味者，病在脾。鼻之呼吸通脑肺，肺感风寒，则鼻塞声重。<small>参苏饮、羌活汤。</small>若风热壅肺，亦致嚏涕声重，宜疏散。<small>菊花茶调散。</small>肺火盛，鼻塞，宜清解。<small>黄连清肺饮。</small>鼻塞甚者，往往不闻香臭。<small>毕澄茄丸。</small>有脑漏成鼻渊者，由风寒入脑，郁久化热，<small>经云：胆移热于脑，令人鼻渊。</small>宜辛凉开上宣郁。<small>辛夷消风散加羚羊角、苦丁茶叶、黑山栀。</small>有流涕成鼻鼽者，肺受寒而成，宜温散。<small>苍耳散、川椒散。</small>有精气不足，脑髓不固，淋下并不腥秽，天暖稍止，遇冷更甚者，宜温补。<small>天真丸。</small>有瘜肉如枣核，生鼻中，为鼻痔，由胃有食积，热痰流注。<small>星夏散、瓜矾散。</small>有肺热极而生息肉，如榴子下垂，闭塞鼻窍，气不得通，由风热郁滞。<small>辛夷消风散，以瓜矾散塞。</small>有瘜肉痛甚，由膏粱积热，湿蒸肺门，如雨霁泥地，突产菌芝。<small>泻白散、胜湿汤，外以白矾末加硼砂吹其上，即化水而消。</small>有鼻端红肿赤疱，名酒皶鼻，由饮酒不节，致风热上攻，血热不散。<small>疏风散，荆防泻白散，外用密陀僧二两研细，人乳调涂。</small>有不饮酒而鼻色赤，名肺风，由血热郁于肺。<small>清肺饮。</small>有鼻生粉刺，<small>枇杷叶丸。</small>此三症，忌火酒辛热诸品，鼻症之概也。《灵枢经》曰：鼻色青为痛，色黑为劳，色赤为风，色黄为便难，色鲜明为留饮。口之津液通脏腑，肝热则口酸。<small>小柴胡汤加龙胆草、青皮。</small>胆热则口苦，<small>龙胆泻肝汤。</small>心热亦口苦，<small>黄连泻心汤。</small>脾热则口甜，<small>泻黄散加佩兰。</small>胃热则口臭，<small>清胃汤。</small>虚则口淡，<small>养胃进食汤。</small>肺热则口辣，<small>泻白散。</small>甚则口腥，<small>加减泻白散。</small>肾热则口咸，<small>滋肾丸。</small>胸胃热郁则口臭，<small>加减甘露饮。</small>口糜者，<small>凉膈散。</small>口疮者，<small>赴筵散掺之。</small>通治俱用龙脑鸡苏丸。唇病因火居多，凉药必兼发散。上唇属肾，下唇属脾，两腮牙关属胃。有心脾热，唇口燥裂者，<small>泻黄饮子。</small>有唇口紧小，不能开合，名茧唇者，<small>苡仁汤，外用</small>

**349**

黄柏散敷之。口症之概也。

## 鼻口症脉候

《正传》曰：左寸浮缓为伤风，鼻塞流涕，右寸浮洪为鼻衄。《回春》曰：口舌生疮，脉洪疾速，若见脉虚，中气不足。《脉诀》曰：左寸洪数，心热口苦；右寸浮数，肺热口辛。左关弦数，胆虚口苦；倘若洪实，肝热口酸。右关沉实，脾热口甘；脉数则口疮。

## 附　　方

〔风寒〕**参苏饮**　参　苏　苓　夏　陈　葛　枳　桔　草　前胡　木香

〔鼻塞〕**羌活汤**　羌　防　辛　芎　芷　地　芩　草　苍术　葱　姜　枣

〔风热〕**菊花茶调散**　见本卷头痛。

〔肺火〕**黄连清肺饮**　黄连　山栀　豆豉

〔塞甚〕**毕澄茄丸**　薄荷二钱　荆芥穗一钱　毕澄茄二分　蜜丸，含化。

〔宣郁〕**辛夷消风散**　辛夷　细辛　藁本　芎　芷　防　草　升麻　木通

〔鼻衄〕**苍耳子散**　苍耳子　辛夷　薄荷　白芷　等分为末，服二钱。

〔温散〕**川椒散**　川椒　细辛　芎　姜　桂　附　吴萸　皂角　等分醋浸，脂油熬，绵蘸塞鼻中。

〔温补〕**天真丸**　人参　精羊肉　苁蓉　山药　当归　黄芪　白术　天冬

〔鼻痔〕**星夏散**　星　夏　辛　芷　芩　连　草　苍术　神曲

〔外治〕**瓜矾散**　瓜蒂　甘遂　枯矾　草乌灰　螺壳灰　麻油调作丸，日一次塞鼻内近痔处，即化水而愈。

〔瘜肉〕 **泻白散** 见一卷火。

〔热湿〕 **胜湿汤** 见一卷湿。

〔酒皶〕 **疏风散** 荆 防 归 芍 芩 草 薄荷 蒺藜
灯草

〔赤皰〕 **荆防泻白散** 泻白散加 荆 防

〔肺风〕 **清肺饮** 见二卷咳嗽。

〔粉刺〕 **枇杷叶丸** 枇杷叶八钱 黄芩四钱 花粉二钱 甘
草一钱 酒丸。

〔肝热〕 **小柴胡汤** 见一卷温。

〔胆热〕 **龙胆泻肝汤** 见三卷诸气。

〔心热〕 **黄连泻心汤** 大黄 黄连

〔脾热〕 **泻黄散** 见一卷火。

〔胃热〕 **清胃汤** 生地四钱 升麻钱半 丹皮五钱 当归
黄连各三钱 分三服。

〔口淡〕 **养胃进食汤** 参 苓 术 朴 陈 曲 草 麦芽
苍术

〔口腥〕 **加减泻白散** 桑皮二钱 桔梗钱半 地骨皮 炙草
各一钱 黄芩 麦冬各五分 五味十五粒 知母七分 日二服。

〔肾热〕 **滋肾丸** 见一卷火。

〔热郁〕 **加减甘露饮** 参 葛 藿 术 苓 草 泽泻 木
香 滑石 寒水石 石膏

〔口糜〕 **凉膈散** 见一卷中风。

〔口疮〕 **赴筵散** 芩 连 栀 柏 姜 辛 等分。又方：
铜绿 白矾各一钱 为末，掺舌上，温醋漱之，亦名赴筵散。

〔通治〕 **龙脑鸡苏丸** 薄荷一两六钱 生地六钱 麦冬四钱
蒲黄 阿胶 木通 柴胡各二钱 甘草钱半 人参 黄芪各一钱
蜜丸。

〔唇燥〕 **泻黄饮子** 芩 芷 防 夏 升 枳 石斛各一钱
甘草五分

〔茧唇〕 **苡仁汤** 见五卷痹。

## 齿舌症论治 牙痈 骨槽风 牙疳 多骨疽附

齿为肾之标，舌乃心之苗，故齿舌多心肾见症。条而析之，上齿则胃络所经，喜寒饮而恶热饮。下齿则大肠络所贯，嚼物能动，喜热饮而恶寒饮。其为病，或痛摇宣露，疏豁枯落，不外风火虫虚。其风热痛，齿龈肿，犀角升麻汤，荆芥煎汁含漱。风冷痛，龈不肿，日渐动摇，温风散，以开笑散含漱。肠胃积热痛，龈肿腐臭，凉膈散加石膏。客寒犯脑，齿连头俱痛，羌活附子汤、细辛散。温邪上冒，痛连巅顶，玉女煎。少阳火郁，结核龈痛，羚羊角、山栀、丹皮、元参、金银花、连翘、知母。痰火注络攻痛，二陈汤加细辛、枳壳。瘀血攻龈，痛如针刺，加减甘露饮，以醋煎五灵脂含漱。齿龈有孔，虫蚀龋痛，一笑散，定痛散噙漱。龈腮俱痛，连头面肿者，实火也。升麻石膏汤。齿龈肿痛，头面不肿者，虚火也。滋阴抑火汤。齿龈黑烂，由肾虚者，安肾丸。胃火上攻，齿缝出血者，清胃散。齿龈腐烂，血出不止者，犀角地黄汤，掺人中白散。牙宣出血，丝瓜藤烧灰搽效。牙挺出一二分，常咋生地黄炒。牙日长出，妨食，名髓溢。白术煎汤效。牙痛由阳明毒热，先刺出血，后服清胃散。骨槽风名穿腮毒，生耳下及项，由小核渐大如胡桃，齿龈肿痛，牙关紧急，用鹅翎探吐风痰，内服黄连解毒汤、仙方活命饮加柴胡、桔梗、元参、黄芩。忌刀针点药。若肾元虚，牙龈宣露动摇，宜大补。六味丸，还少丹。又小儿牙疳口疮，其色通白，及为风疳蚀透。僵蚕炒黄，去毛研末，蜜调服效。齿龈突出胬肉，生地汁一杯，皂角数片，炙热淬汁内，再炙再淬，晒研服效。齿齘乃睡中上下齿相摩有声，由胃热也。齿齼由食酸也。嚼胡桃肉良。又齿龈或上腭生多骨疽，肿硬腐脱，属肾虚，肾主骨也。补中汤、肾气丸多服，其骨自出。骨脱后仍服补剂。若生他处，依法治之。此皆齿所生病也。舌病多属心，木舌由心经壅热，舌肿大塞口，不能转掉，不急治，杀人。黄连汤，清热如圣散，琥珀犀角膏。外以针刺令血出则肿消，再敷药。龙脑破毒散，又硼砂末以生姜片蘸揩效。重舌，亦由心火太盛，舌根下生，形如小舌，口不能声，饮食不入，急泻心火，青黛散掺之，内服黄连汤。外以针刺出恶血。以竹沥调黄柏末涂搽。舌菌，生舌上，如菌状，色红紫，多因气郁所致。舌症主方，掺青黛散。舌垫，舌下肿起核，舌垫方。舌出不收，片脑末掺舌上，应手而缩。产妇舌出不收，朱砂敷舌上。舌肿硬，血出如涌泉，蒲黄散。不硬但肿痛流血，凉血清脾饮、犀角地黄汤。舌肿满口，蒲黄散。舌猝肿满口，如猪脬，不治杀人。醋调釜底墨涂舌下，脱则更敷即消。舌卷囊缩，为肝绝，死。舌生苔，由邪气传里，津液结搏。邪在表，舌无苔。邪初传里，胸中之寒，与丹田热火相激，则苔生而滑，迨寒变为热，则舌苔不滑而涩，以热耗津液，滑者已干也。再热聚于胃，则苔黄；至热已极，则苔黑。黑为肾色，病传少阴。若舌淡黑，如淡墨，乃肾虚火炎，为无根之火。若生芒刺，皆由热结。用绢蘸薄荷汁揩之。舌心绛干，胃热心营受灼也；舌尖绛干，心火上炎也。大红点者，热毒乘心也；白黄碎点，当生疳也。苔如碱，胃中宿滞也；白如粉而滑，边色紫绛，温疫病初入募原也。舌无苔，而有如烟煤隐隐者，不渴肢寒，阴病也。黑而短缩，肾气竭也。黑而滑者，水来克火，为阴症。当温之。淡红无色，胃津伤也。炙甘草汤。

## 齿舌症脉候

尺脉洪大而虚，主齿动疏豁。右关洪数，主木舌、重舌。

## 附　　方

〔通治〕**齿症主方**　元参　丹皮　知母　白芍　甘草　地骨皮　山栀　黄柏　车前子　热甚加煅石膏为君，炒黑升麻为佐。有风加荆芥，虚加杞子、熟地，去山栀。穿腮毒用消肿解毒之品，加紫花地丁、甘菊，小便不利，煎剂内加六一散，甚效。

〔风热〕**犀角升麻汤**　犀角三钱　升麻钱半　羌　防各二钱二分　白芷　黄芩　白附子各六分　炙草四分

〔风冷〕**温风散** 归 芎 辛 芷 荜拨 藁本 蜂房各一钱 煎服。

〔含漱〕**开笑散** 白芷 细辛 良姜 荜拨 川椒 香附 蜂房 等分为末，水煎含漱，或擦之。

〔积热〕**凉膈散** 见一卷中风。

〔寒痛〕**羌活附子汤** 羌 防 升 芷 芪 草 麻黄 苍术 生附子 僵蚕 黄柏 有嗽加佛耳草。

〔寒痛〕**细辛散** 荆芥 细辛 白芷 川椒 荜拨 草乌 皂角 为末擦之。

〔温邪〕**玉女煎** 见一卷温。

〔痰火〕**二陈汤** 见一卷中风。

〔瘀血〕**加减甘露饮** 见本卷口鼻。

〔虫痛〕**一笑散** 川椒末 巴豆一粒 研成膏，饭丸，棉裹安蛀孔。

〔虫痛〕**定痛散** 辛 芷 椒 姜 归 地 翘 连 桔草 乌梅 苦参 漱口后咽下。

〔实火〕**升麻石膏汤** 荆 防 归 芍 翘 桔 芩 草 升麻 石膏 薄荷 灯心 热甚加大黄。

〔虚火〕**滋阴抑火汤** 归 地 荆 防 丹 草 知 柏 蒺藜 灯心

〔肾虚〕**安肾丸** 见五卷痹。

〔胃火〕**清胃散** 或作汤，见本卷口鼻。

〔腐烂〕**犀角地黄汤** 见一卷温。

〔吹掺〕**人中白散** 人中白 儿茶 黄柏 薄荷 青黛 冰片 吹走马疳，出涎口外。

〔骨槽〕**黄连解毒汤** 见一卷温。

〔风痛〕**仙方活命饮** 见五卷鹤膝风。

〔肾虚〕**六味丸** 见一卷中风。

〔肾虚〕**还少丹** 见一卷中风。

〔补中〕**补中汤** 见一卷中风。

〔多骨〕　**肾气丸**　见二卷虚损。

〔心热〕　**黄连汤**　连　栀　归　芍　地　麦　草　犀角　薄荷　水煎。

〔木舌〕　**清热如圣散**　翘　连　蒡　栀　柴　荆　桔　草　花粉　薄荷　灯心

〔热壅〕　**琥珀犀角膏**　人参　枣仁　茯神各二钱　犀角　琥珀　辰砂各一钱　冰片一分　蜜丸，麦冬汤下。

〔木舌〕　**龙脑破毒散**　盆硝四钱　蒲黄五钱　马勃三钱　僵蚕　甘草　青黛各八钱　麝香　龙脑各一钱

〔重舌〕　**青黛散**　连　柏　牙硝　朱砂　雄黄　牛黄　硼砂　冰片　研掺。

〔舌菌〕　**舌症主方**　连　栀　地　芍　丹　麦冬　翘　草　犀角　木通　灯心　兼口唇加石膏，郁痰加贝母，便秘加元明粉。

〔舌垫〕　**舌垫方**　荆　防　辛　芷　羌　独　陈　香附　灯心

〔出血〕　**蒲黄散**　螵蛸　炒蒲黄　研掺。

〔流血〕　**凉血清脾饮**　归　地　芩　芍　防　翘　草　薄荷　石菖蒲

〔津伤〕　**炙甘草汤**　见一卷中风。

## 齿 舌 脉 案

王氏　风热牙痛，用辛凉解散。荆芥、薄荷、桔梗、山栀、防风、赤芍、甘草，二服愈。

房兄　胃火牙痛。用石膏煅研，开水冲服，随手而效。

堂妹　牙痛。由情志抑郁，致患左下牙龈肿痒，日久撑出多骨，外科用推车散不效，腐孔血水淋漓。近又寒热，食减神疲，宜扶正为要。用潞参、茯苓、白术、当归、熟地、山栀、白芍俱炒，六七服效。

刘　舌根肿。自用黄连泻心，两旬后寸脉犹浮大，舌边紫泡，咽肿妨食，耳痛，乃上焦火风阻络，宜辛凉轻剂。薄荷、连翘、桔梗、山栀、钩藤、灯心、苦丁茶叶、菊叶、竹叶心，服愈。

## 喉症论治 烂喉痧附

喉以纳气而通于天，咽以纳食而通于地。会厌管乎其上以司开阖，惟其为心肺肝肾呼吸之门，饮食声音吐纳之道，关系死生，为害速矣。经云：一阴手少阴心一阳手少阳三焦结，谓之喉痹。以君相二火经脉并系咽喉。热结则肿痹，痹者闭也，闭则痰塞以死，将发先三日，胸必不利，一二日肿痛，三四日势定有形，第三日必发寒热，或头痛兼风寒者须疏散。察其二便秘结系实火者，以重剂润下，去其积热。壮实者用硝黄，弱者但滋燥润肠，虚者宜蜜煎导法。大便行，乃可清利上焦痰热。清上丸。若虚火便涩，心脉数，肾脉微，宜滋阴降火。养金汤。其症喉痹为总名，有缠喉风、乳蛾、喉癣、喉痈、喉菌、喉闭、蜒舌、喉杵等症。而缠喉风，及伤寒喉闭，症为尤险。

〔喉痹〕 肿痛闭塞，为风痰郁火热毒上攻之症。去风痰，解热毒，自愈。咽喉总络，系肺胃，急清此二经之热。牛蒡汤，外用通隘散。如恶寒，寸脉小，一时患者皆同，为天行邪气，宜先表散。其病之由来有二，一者少阳司天，三阳之气，民病喉痹。仲景用桔梗汤，依阳毒施治。一者太阴湿胜，火气内郁，民病喉痹。又太阴在泉，湿淫所胜，病喉肿喉痹。仲景用半夏甘桔汤，依阴毒施治。若不恶寒，寸脉大滑实，为阳盛阴虚，下之愈。酌用大小承气汤。其轻者可缓治，喉痹散。不可骤用寒凉，以痰实结胸，遇寒不运，渐至喘塞不治也。其气急闭塞欲死者，缓则僵蚕炒末，姜汤下，立愈。或马兰根苗捣汁，和醋含漱。急则用吹法，硼砂、胆矾末吹患处，或皂角末吹鼻喷嚏，亦开。吐法，捣皂角水灌入，或新汲水磨雄黄，灌入即吐，或鸡鹅翎蘸桐油探吐。针法，用砭针于肿处刺出血，若口噤针不能入，刺少商穴。左右皆刺二分出血，立愈。或撮顶心头发一把，力拔之，其喉自宽。又有阴虚阳浮痰结于上，脉浮大，重取或涩者，作实症治，必死。加减八味丸。喉痹连项肿，芩连消毒饮。

〔缠喉风〕　喉肿大，连项痛，喉有红丝缠紧，且麻且痒，指甲青，痰壅肢厥，由平时多怒，两日前胸不利，痰塞气促，症最急。过一日夜，目直视，齿噤喉响，灯火近口即灭，此气已离根，不治。治法：如喉痹，用金碧二丹频吹，内加牛黄，效更速。针法，手足冷，以水温之，针照海、然谷四穴，使血出如珠。若刺少商穴，出血散而不收者，不治。照海穴，在内踝下四分，软骨陷中。然谷穴，在内踝前大骨下陷中，皆肾经穴也。

〔乳蛾〕　有单双，有连珠。单轻双重，连珠尤重。多因酒色郁热而生，单蛾生会厌一边，一日痛，二日红肿，三日有形，如细白星，发寒热者凶。吹药先用碧丹五、金丹一，后用金丹二、碧丹三，内服喉症主方。俟大便行，自痊。如至三日，喉中但红肿无细白星，即是喉痈，宜辨。双乳蛾生会厌，左右两边俱有细白星，药照前用，左属心，右属肝。煎药于主方内，左加黄连、犀角。右加赤芍、柴胡。双蛾则兼用之。大便秘加枳壳、元明粉。连珠蛾，一二白星上下相连，用药照前。或外用成吹药加冰片吹之，内服三黄桔梗汤。

〔喉癣〕　为虚火上炎，肺受燥热，致咽喉生红丝如哥窑纹，如秋海棠背纹，干燥而痒，阻碍饮食，虽不丧命，不能速愈。吹用碧丹、噙化青灵膏，内服喉症主方加土贝母。须戒忧怒、酒色，忌盐酱，及一切动风助火之物，一月可愈。

〔喉痈〕　红肿而痛，别无形状，因过食辛辣炙煿厚味而发。症属胃大肠二经，重则寒热头痛。犀角地黄汤，吹用金丹一、碧丹十。四五日可愈。若鼻中出红涕，为毒攻脑，不治。

〔喉菌〕　因忧郁气滞血热，妇人多患之，状如浮萍略高，面厚色紫，生喉旁。初起吹碧丹九、金丹一，后用金丹二、碧丹三，内服喉症主方，勿间断。轻则半月，重或经月，亦须守戒忌口。

〔蜒舌喉痈〕　肥人感热性燥者，多患此。犀角地黄汤加减，吹用金丹。但须吹至舌根下两旁，时刻勿间，方能速愈。喉内吹用碧丹十、金丹一，亦须勤吹。凡舌下小舌，为蜒舌。连喉肿痛，即为喉痛，不痛者非痛。大约蝆舌兼喉痛而发，十有六七其势凶。煎药多加黄连、山栀、犀角。

〔喉闭〕　伤寒后，发为气闭不通，无形无声，难治。喉项强硬，目睛上视，故多不治。

〔喉杵〕　喉极痛肿。甘桔射干汤，外点烧盐散。

此外又有咽嗌痛。由阴虚火炎者，喉痹饮倍荆芥、元参。有喉中结块，饮食不通者，百灵丸，重者不过二丸。有悬痈喉痛，生上腭，有紫泡如豆大，用簪脚挑破，血出愈，或口疳药吹，亦可。风热上搏者，启关散。有悬痈垂长，咽中烦闷者，枯矾盐花研细，箸头点上去涎。有喉中生肉者，棉裹箸头，蘸盐揩之，日数次。有梅核梗塞咽中，咯不出，咽不下，因为七情郁结者，四七汤、噙化丸。有喉痛因于相火，用凉药不愈者，六味丸加桔梗、元参、知母、黄柏。有风火上郁，咽痛头胀项肿，当用辛凉者，滑石、连翘、杏仁、桑皮、西瓜翠衣。近世烂喉痧最重，初起憎寒壮热，咽痛渴烦，先宜解表，务令透达，或兼清散。若骤服寒凉，外邪益闭，内火益焰，咽痛愈剧，溃腐日甚矣。至丹痧透发，已无恶寒等症，则宜寒凉泄热，不宜杂进辛散煽动风火，致增肿腐，必至滴水下咽，痛如刀割。盖此症由感风火湿热时邪而发。治法：因风热者，主清透，普济消毒饮去升麻、柴胡。因湿热者，主清渗，甘桔汤加栝蒌、通草、灯心。因痰火凝结者，主消降，消气化痰丸去半夏，加贝母、淡竹茹。邪达则痧透，痧透则烂止，利膈汤、清咽太平丸选用。然症有可治不可治。其口气作臭，喉色淡黄，或深黄者，系痰火所致，皆可治；若烂至小舌，及鼻塞目闭，元气日虚，毒气深伏，色白如粉皮者，皆不可治。其愈后四肢酸痛，难于屈伸者，由火灼阴伤，络失所养，宜进滋阴，勿与痹症同治。

## 验症诀

尤氏曰：凡喉痹属痰，喉风属火，总因火郁而兼热毒，致生乳蛾等症。治法，去风豁痰，解热开郁，其症自痊。若喉症初起，寒战发后，身凉，口不破碎，又无重舌，二便俱利，不可误认热症，皆由阴气虚寒而发，其痰即精神所化，不宜去尽，先以药吹之，使咽喉通。即便服药，首剂发散和解，第二宜温补，若三四日后，再发寒战，或心痛，骨胁肋痛，半属难治。发时牙关紧急，喉舌俱痛肿，口碎而臭，或有重舌，或舌上起黄屑，发后，下午再发寒热，二便闭者，即是热症，用石膏排毒散治之。如起三四日后而寒热者，其症虽凶无害，惟症未减，牙关反不紧急，不肿胀，如无病人，不治。或舌肿满，口如胡桃，如茄子，并不治。如以箸按舌，则起白色，去箸则生红紫，此其身内之血已死。又或口有臭气，口渴气急，而多稠痰如桃胶者，一颈俱红肿者，红带紫而青带白，神气短少者，不语者，面色少神，爱坐低处者，喉症无痰者，伤寒患连珠蛾及喉痹者，小儿口疳臭烂而黑者，舌下紫筋，下通于肾，色白而肿者，皆不治。

## 附　方

〔痰热〕**清上丸**　熊胆　雄黄　薄荷　青盐　硼砂　胆矾蜜丸，压舌下化之。

〔滋阴〕**养金汤**　见二卷失音。

〔肺胃〕**牛蒡汤**　升麻　牛蒡　黄药子　元参　紫背浮萍花粉　桔梗　甘草

〔吹喉〕**通隘散**　硼砂二分　儿茶　青黛　滑石　寒水石各一分　连　柏　蒲黄　枯矾各半分　冰片二厘　研吹。

〔阳毒〕**桔梗汤**　桔梗　甘草各三钱

〔阴毒〕**半夏甘桔汤**　夏　桔　草

〔下火〕**大小承气汤**　俱见一卷温。

〔喉闭〕**喉痹散**　荆　蒡　桔　贝　草　元参　薄荷　僵蚕前胡　花粉　款冬　灯心　散亦作饮。

〔补虚〕**加减八味丸**　八味丸见一卷中风，此加五味，减附子。

〔喉痹〕**芩连消毒饮**　即普济消毒饮，见一卷疫。

〔喉痹〕**喉痹急方**　火硝五钱　硼砂钱半　薄黄一钱　冰片

儿茶各五分　珍珠一分　为末吹喉，大吐痰涎，数管即愈，并治口疳、牙疳、牙关紧闭者。

〔通治〕**十宝丹**　梅矾　薄荷　儿茶各一两　甘草五钱　乳石三钱　血竭　珍珠　琥珀各二钱　冰片三分

梅矾：取大青梅切下圆盖，去核，将矾研细入梅，覆用圆盖，以竹钉钉好，炭火煅之，去梅取矾，轻白如腻粉，味极平酸，收贮听用。此方凡喉口症皆可效。

〔喉闭〕**金锁匙**　火硝钱半　硼砂五钱　僵蚕一钱　冰片一分　雄黄二钱　研吹，再刺少商穴。

〔吹药〕**碧丹**　炼矾　牙硝各三分　百草霜　硼砂各五分　薄荷末三分　灯草灰　冰片各一分　甘草二分

炼矾法：明矾研细，倾入银罐内，小半罐，入炉，用浮炭火煨烊，以铜箸入扰，无矾块为度，即将研细饱硝投入矾内，十分之三，次将细研白硼砂投入，亦十分之三，少顷再投生矾末，逐渐投下，候矾烊尽，照前投硝硼少许，逐渐投完。待矾铺出罐口，高如馒头而止，加炭烧至矾枯干，乃用瓦片覆罐上，一时取起，将牛黄少许为末，以水五六匙，调滴矾内，将罐仍入火烘干，取罐覆净地上，七日收贮，炼矾须轻松无竖纹者佳，此即名玉丹，最贵多制，时候愈久愈妙。

煅灯草灰法：拣肥白灯草，铺桌上喷湿，将笔套用水湿管，以湿纸塞紧一头，将湿灯草捏入管内，以竹箸筑实，再以湿纸塞口，入炭火煅之，烟尽为度，取出置地上，碗盖之，去管口纸，取灰，黑成团者佳。煅时勿令笔套炮碎，碎则不堪用，不可太过，过则灰白无用，不可不及，不及则不成灰而不可用，此丹最轻，煅时又难得法，须平日多制待用可也，此即名元丹。

取百草霜：烧茅柴者佳，须近锅底者，用。若锅心及锅口边者，不用。须刮去面上一层，取中间用之，著锅者亦无用。

配药法：即碧丹，每炼矾三分，加百草霜半匙，研细。次入灯草灰一厘，研匀，如瓦灰色，再入甘草末三匙，薄荷末三分，研。再入冰片半分，研匀。入磁瓶，塞口，勿令出气。此丹须当时配合，如过五日，即不堪用。若遇阴雨，一日即无效，如欲出痰，加牙皂末少许，吹之。

喉痈及单乳蛾轻症，单用碧丹，又名青药。即效。若遇重症，须兼黄药，即金丹。

凡初起，令病者低头开口，溜出痰涎，初起用青药九分，配黄药一分，吹过五管，次用青八黄二，再次用青七黄三。如症重，青黄药兑半用，至吹五次，痰涎必不壅，然后用青三黄六，若症重甚，用黄八青二，尤效。

青药消风痰，解热毒，性尚缓，不及黄药消肿除热，开喉痹，出痰涎为效。然初起黄药不可多用，因其直走入内，与病不入也。

〔吹药〕　**金丹**　即黄药。蒲黄二分　硝九分　硼砂　冰片　薄荷叶末各一分

制硝法：马牙硝，长白厚大者，温汤蘸过棉纸挹干，仍用纸包好，放灶上明管洞内，自干白如霜。

配药法：即金丹。每牙硝一钱，蒲黄生用四分研细，次下僵蚕炙末一分，牙皂末一分半，共研极细，如淡鹅黄色，加冰片一分，研匀。此药可留久，惟冰片临时加用可耳。

金丹能消肿出痰，若遇牙叉蜓舌穿牙疔，专用此治之。如咽喉症，则兼用青药，看症轻重用之，症重者，再加牛黄。如喉痹及缠喉风，加僵蚕、牙皂，余只用牙硝、硼砂、薄荷、蒲黄、冰片即可。

喉症即重，三日前未成脓，药能消散，五日脓成穿破，必烂成窠，烂处须用口疳药，多龙骨、珍珠。

〔吹喉〕　**口疳药**　薄荷叶研细，三分　儿茶末二分半　制黄柏末一厘　龙骨末二厘　白芷末如肿痛用三四厘，如不肿痛用二厘半　生甘草末用五厘　珍珠末五厘　冰片三厘　研匀，磁瓶封固。凡遇口碎及各种口疳，皆效。

若初起，肿而热甚者，多加薄荷、冰片，取其辛凉发散也。若患不肿，热甚而痛，则以长肉药为主。

〔吹喉〕　**长肉药**　即前口疳药，多用儿茶末，龙骨末，配成紫色，此方专治喉症口碎者。若用此治走马牙疳、穿牙毒、小儿胎毒口疳，则本方加牛黄，倍珍珠。如黑烂者不治。至痧痘后口疳，非此不除，则去黄柏、龙骨，加牛黄五厘，倍珍珠末六厘。

〔通治〕　**喉症煎药主方**　牛蒡子炒研　前胡　银花　连翘　山栀　甘草　枯芩炒黑　元参　桔梗　花粉　薄荷　灯心　泉水煎。如发寒热加柴胡，头痛加石膏，胸闷加枳壳，郁热而发加赤芍、贝母，口渴加麦冬。

〔癣菌〕　**蜜调药**　薄荷叶末为君，炼矾为臣，灯草灰、川贝母为佐，百草霜、冰片、甘草末为使。先将炼矾、百草霜研和，入灯草灰，再研，后入薄荷、贝母、冰片研匀，成青灰色，用白蜜调。此方专治喉癣喉菌。时刻噙咽，内服喉症煎药主方，此方一名青灵膏。

〔连珠蛾〕　**成吹药**　硼砂一分　儿茶二分　龙骨五分　青黛一分　本药三分　追风二分　冰片三厘　再加胆矾、麝香。

附追风散方　牛膝　川乌　草乌　冰片　麝香　青黛

以上诸方，皆尤氏秘传方法，名为《尤氏喉科》，世少传本，识者珍之。

〔连珠〕　**三黄桔梗汤**　芩　连　柏　栀　蒡　芍　桔　草薄荷　元参　水煎。食后服。

〔喉痈〕　**犀角地黄汤**　见一卷温。

〔喉杆〕　**甘桔射干汤**　桔梗二钱　射干　山豆根　荆　防蒡　翘　元参各一钱二分　甘草五分　加竹叶十四片。

〔喉杆〕　**烧盐散**　取橡斗大者，实盐满壳，烧存性，以碗覆地，入麝香少许，研细点之。

〔结块〕　**百灵丸**　百草霜　蜜丸芡实大，水化服。

〔风热〕　**启关散**　牛蒡子　生甘草　水煎。

〔梅核〕　**四七汤**　陈　苓　夏　朴　槟　苏　青　枳　蔻曲　砂仁　益智　姜

〔梅核〕　**嚼化丸**　冰片　射干　钟乳粉　升麻　牙硝　黄芪

大黄　甘草　生地　蜜丸。

〔相火〕**六味丸**　见一卷中风。

〔风热〕**普济消毒饮**　见一卷疫。

〔湿热〕**甘桔汤**　见本卷头痛。

〔痰火〕**清气化痰丸**　星　夏　陈　枳　杏　蒌　芩　苓　姜汁糊丸。

〔痧烂〕**利膈汤**　银花　荆　防　芩　桔　连　栀　翘　蒡　薄荷　元参　大黄　朴硝　粉草

〔痧烂〕**清咽太平丸**　芎　防　桔　草　薄荷　犀角　柿霜　蜜丸。

〔喉痹〕**玉液上清丸**　薄荷十四两　柿霜五两　桔梗四两五钱　甘草二两五钱　川芎二两八钱　百药煎五钱　防风一两六钱　砂仁四钱五分　青黛三钱　冰片　元明粉　白硼砂各二钱　研细，蜜丸芡实大。每服一丸，嚼化不拘时候。专治风痰上壅，头目不清，咽喉肿痛，口舌生疮，服之生津液，化痰涎。昔宋神宗患喉痹，服此药一丸立愈。

〔牙疳〕**犀角丸**　犀角　粉草　朴硝各二钱　桔梗一两　赤茯　生地　连翘　牛蒡子　元参各五钱　青黛一钱　蜜丸龙眼大，每一丸，薄荷汤下。专治小儿走马牙疳。

〔吹喉〕**三仙散**　胆矾六分，半生半炒　广木香三分　熊胆三分　共研极细，用番木鳖一个，磨碎和匀，吹在患处。治喉风口噤，死在须臾，以箸开口，吹入即愈。

〔敷药〕**牙疳方**　妇人溺桶中白垢火煅一钱　铜绿三分　麝香一分五厘　各研，和匀，敷上立愈。

## 喉　脉　案

房侄　舌下地丁左畔略肿，诵读劳倦则发渴颊红，脘闷痰稠，呼吸不利，脉沉少力，或进寒凉药，腹痛食减。此素禀阴气不足，神劳则五志火动，脾气困倦，故痰气壅而成痹也。经言一阴一阳结谓之喉痹，一阴少阴君火也，一阳少阳相火也，二经之脉，夹咽循喉，火动痰升，结而不散，其源总由肾阴素虚，水不制火使然。用六味丸。熟地砂仁末拌蒸、丹皮酒炒、加参、麦、贝、膝、藕粉蜜丸。服而平。

尹氏　久患梅核，气塞如梗，妨咽不利，非火非痰，乃气郁为患。用郁金、木香、贝母、桔梗、陈皮、栝蒌皮、甘草，数服效。

## 胸痹论治

胸痹，胸中阳微不运，久则阴乘阳位而为痹结也。其症胸满喘息，短气不利，痛引心背，由胸中阳气不舒，浊阴得以上逆，而阻其升降，甚则气结咳唾，胸痛彻背。夫诸阳受气于胸中，必胸次空旷，而后清气转运，布息展舒。胸痹之脉，阳微阴弦，阳微知在上焦，阴弦则为心痛，此《金匮》、《千金》均以通阳主治也。《金匮》云：胸痹喘息，咳唾，胸背痛，短气，寸口脉沉迟，关上小紧数，栝蒌薤白白酒汤。胸痹不得卧，心痛彻背，栝蒌薤白半夏汤。胸痹气急胸满，胁下逆抢心，枳实薤白桂枝汤。胸痹气塞短气，茯苓杏甘汤、橘枳生姜汤。胸痹缓急者，薏苡附子散。心中痞，诸逆，心悬痛，桂枝姜枳汤。心痛彻背，背痛彻心，乌头赤石脂丸。《千金》治胸痹达背痛，细辛散。胸中逆气，心痛彻背，少气不食，前胡汤。胸中满，噎塞，喉燥唾沫，橘枳生姜汤。不应，治中汤。胸背闭满，上气喘急，下气汤。胸背疼痛，熨背散。大约阳微者用甘温，苓桂术甘汤。阴凝者用温通，理中汤。饮逆者用辛泄，吴茱萸汤。痞阻者用辛滑，栝蒌薤白半夏汤。喘逆者用苦降，桂枝加朴杏汤。痹久者兼通络，旋覆花汤。只在旋转上焦清阳，疏利膈间痰气，不与胸痞结胸等症混治，则得之矣。

喻嘉言曰：胸中阳气，如离照当空，旷然无外，设地气一上，则室塞有加。故知胸痹者，阳气不用，阴气上逆之候也。然有微甚不同，微者但通其不足之阳于上焦，甚者必驱其厥逆之阴于下焦。仲景通胸中之阳，以薤白、白酒，或栝蒌、半夏、桂枝、枳实、厚朴、干姜、白术、人参、甘草、茯苓、杏仁、橘皮。选用对症，三四味即成一方，不但苦寒尽屏，即清凉不入，盖以阳通阳，阴药不得预也。甚者用附子、乌头、川椒。大辛热以驱下焦之阴，而复上焦之阳，补天浴日，独出手眼。世医不知胸痹为何病，习用豆蔻、木香、诃子、三棱、神曲、麦芽等药，坐耗其胸中之阳，其识见亦相悬哉。

## 胸痹脉候

脉阳微阴弦，即胸痹痛。《金匮》寸口脉沉迟，关上小紧数，阳衰，胃以上阴寒结聚。

## 附　方

〔阳微〕**栝蒌薤白白酒汤**　栝蒌　薤白　白酒

〔不卧〕**栝蒌薤白半夏汤**　蒌　薤　酒　半夏

〔饮邪〕**枳实薤白桂枝汤**　枳　薤　桂　蒌　朴

〔虚寒〕**人参汤**　参　术　姜　草

〔利肺〕**茯苓杏甘汤**　苓　杏　草

〔疏胃〕**橘枳生姜汤**　橘　枳　姜

〔复阳〕**薏苡附子散**　薏仁　附子

〔痞逆〕**桂枝姜枳汤**　桂　姜　枳

〔温填〕**乌头赤石脂丸**　赤石脂　乌头　附子　干姜　川椒

〔温散〕**细辛散**　细辛　甘草各六钱　枳　姜　蒌　地　术各一两　桂心　茯苓各两半　酒服。

〔下气〕**前胡汤**　前胡　夏　芍　草各二钱　参　归　苓各一钱　姜三片　枣三枚　竹叶一握

〔理气〕**治中汤**　见三卷饮食。

〔下气〕**下气汤**　杏仁　槟榔　童便煎。

〔外治〕**熨背散**　乌头　桂　附　羌　辛　芎　椒　为末，绵裹，烘令暖。

〔阳虚〕**苓桂白术甘草汤**　苓　桂　术　草

〔阴凝〕**理中汤**　见一卷中风。

〔饮逆〕　**吴茱萸汤**　见三卷呕吐。

〔喘逆〕　**桂枝加朴杏汤**　桂　芍　草　朴　杏　姜　枣

〔络瘀〕　**旋覆花汤**　旋覆　葱管　新绛

## 胸痹脉案

赵　有年，胸痹食阻，由举重伤气所致。脉小弱是阳结欲闭之候，述数月前膈痛，饮糜粥辄阻，自谓膈噎已成。今作胸痹治，通其脘中欲闭之阳。参《金匮》法，栝蒌、薤白、桔梗、杏仁、橘白、丁香，用辛滑温通，胸脘俱爽，食入不拒，竟进粥饭，然病初愈，恣意粉团干饭，非高年祝噎所宜。

马　病后脉弦胸痛，金不制木，当节劳戒怒。栝蒌、橘白、白芍、茯神、杏仁、炙草、煨姜，二服愈。

糜氏　中年脘痞，食减不饥，吐沫，渐成胸痹。乃上焦气阻，腑失通降。治者以为噎膈，专用术、附、蔻、朴、燥脾破气劫津，渐致阴伤液涸，大便不通，下焦壅则上焦益加胀满，恐延关格重症矣。宜辛通苦降法。蒌仁、杏仁、郁李仁、贝母、枳壳、苏梗、郁金汁、薤白汁，五七服胸膈舒，大便润而食进。

金氏　诸阳受气于胸中，喻氏谓胸中阳气所经，如离照当空，旷然无外，设地气一上，则晦塞有加。今脘闭食胀，清阳不旋，浊气失降，午后足肿，阳益下陷矣。用升清降浊。桔梗、半夏、橘白、升麻、砂仁壳、枳壳、茯苓，加姜枣煎。服愈。

赵　脉缓胸痹，阳气不舒。用苓桂术甘汤加砂仁壳，数服效。

蒋　胸右偏痛，呼号欲绝，日夕不能卧。医初疑胃气，疏香燥破气方，不应，改用乳香、当归、延胡、灵脂，由气分兼入血分，乃益痛，更谓心痛彻背。予问曾呕吐否，曰未也。予谓痛不在心胃，乃胸痹耳。症由胸中阳微，浊阴上干。仲景治胸痹喘息短气，用栝蒌薤白白酒汤通阳豁痰，复加半夏，正合斯症，仍加橘红，一啜遂定。

## 心痛论治 心疝 心痈附

心当歧骨陷处，居胸膈下，胃脘上，心痛与胸脘痛自别也。心为君主，义不受邪，故心痛多属心包络病。若真心痛，经言旦发夕死，夕发旦死。由寒邪攻触，猝大痛，无声，面青气冷，手足青至节，急用麻黄、桂、附、干姜之属温散其寒，亦死中求活也。若五脏之邪，干心包致痛，通用必应散。经云：邪在心则心痛，喜悲，时眩仆。此包络受邪，在腑不在脏也。经云：手少阴之脉动，则病嗌干心痛，渴而欲饮。此言支脉受邪，在络不在经也。经云：厥心痛与背相控，如从后触其心，伛偻者，肾心痛也。神保丸。腹胀胸满，胃脘当心痛，上支两胁，胃心痛也。草豆蔻丸、清热解郁汤。如以锥针刺其心，心痛甚者，脾心痛也。诃子散、复元通气散。色苍苍如死状，终日不得太息，肝心痛也。金铃子散，加紫降香。卧若徒居，心痛，间动作，痛益甚，色不变，肺心痛也。七气汤加枳壳、郁金。肾厥心痛，由阴火上冲。胃厥心痛，由胃中停滞。脾厥心痛，由中焦寒逆。肝厥心痛，由火郁血分。肺厥心痛，由上焦气分不清。经之论厥心痛，以诸痛皆肝肾气逆上攻致之，但分寒热两种。寒厥心痛者，身冷汗出，手足逆，便利不渴心痛，脉沉细，术附汤。热厥心痛者，身热足厥，烦躁心痛，脉洪大，金铃子散、清郁汤。凡暴痛非热，久痛非寒，宜审。经又云：阳明有余，上归于心，滑则病心疝。生韭汁和五苓散，小茴香煎汤下。又心疝宜疝气门求治。心痛引少腹满，上下无定处，溲便难者，取足厥阴肝。心痛腹胀啬然，大便不利，取足太阴脾。心痛短气不足以息，取手太阴肺。心痛引背不得息，取足少阴肾。以上皆他腑脏之邪，干心而致痛，须加各腑脏药治之。《金匮》云：九痛丸治九种心痛。《医通》曰：九种心痛，乃久客之剧症，即肾水乘心，脚气攻心等别名也。痛久血瘀，阴邪团结，故用参、附、干姜温气散邪，加狼毒、巴霜、吴茱萸驱之，使从阴窍出。药虽峻利，而改汤为丸，取缓攻，不取急荡也。后人因分九种心痛：曰饮，恶心烦闷呕水，由停饮蓄注也。胃苓汤，甚则小胃丹。曰食：饱闷噫败卵气，由生冷食物过多也。青皮丸加砂、枳。曰寒：外受寒，宜温散；桂枝七气汤。内受寒，宜温利。术附汤加蔻、朴、枳、陈。寒久郁则成热，用山栀为热药向导，佐以生姜，多用川芎开之。虚寒宜温补，归脾汤加干姜、桂心、菖蒲。肾寒乘心痛，则心悬如饥，泄痢下重。五积散。寒客背俞，则脉血涩，注于心，相引痛。桂枝七气汤、神效丸。曰火：痛不时发，姜汁炒山栀、少加炮姜、甘草。若热郁痛，脉数，口渴便秘，清中。曰气：脉沉结或弦，胸中气壅，攻刺作痛。沉香降气散。中气虚，按之则痛定，二陈汤加炮姜，不应，理中汤。久服破气药太过，脉大无力，六君子汤加炮姜。曰血：好饮热酒，血留胃口，脉必涩或芤，饮作呃。手拈散加桔梗开提其气。虚人血瘀，四物汤加桃仁、穿山甲、桂心、降香。曰悸：心痛而烦，发热动悸，此为虚伤。辰砂妙香散、加味七气汤。曰虫：面有白斑，唇红口沫能食，翦红丸。因蛔动则呕，痛有休止，乌梅丸、妙应丸。曰疰：鬼疰心痛，昏愦妄言，或猝倒口噤，由感恶也。苏合香丸。此为九种心痛。若心痛脉微欲绝，手足逆冷者，桂心三钱煎服。猝心痛，脉洪数者，黄连三钱煎服。若脉弦数，木克土也，小建中汤。取芍药酸收，于土中泻木。如脉沉细，水侮土也，理中汤。取干姜味辛，于土中泄水。大寒客心胸，呕逆不食，气上冲痛，不可触近，金匮大建中汤。寒痛绵绵不绝，术附汤加草果、厚朴。凡按之痛减者，气虚也，参术散。按之痛甚者，气实也，栀萸丸。又有心痛发胸乳间，一名井疽，状如豆大，发如蜂窠，系心热盛，宜疏导心火，凉血饮。缓则不救。小便涩者，清心散，或凉膈散去硝黄，加白芷、天花粉、木通、瞿麦。大便秘者，内固清心散，凉膈散去硝黄，加白芷、花粉、生地。

　　丹溪曰：心胃痛须分新久，若明知身受寒，口食冷物而得，其初当与温散，如桂枝七气汤。或温利之，如九痛丸。若得之稍久则成郁，郁久必生热，热久必生火，若温散温利，即助火添邪。由是方中以山栀为热药之向导，则邪易除，正易复，痛易安。又曰：心胃痛，须用劫药，痛乃止。如仓猝散：山栀四十九枚连皮炒，大附子一个炮去皮脐，共为粗末。每三钱，水一盏，酒半盏，煎七分，入盐少许服。加川芎尤妙。能治气自腰腹间挛急疼痛，不可屈伸，痛不可忍，自汗如洗，手足冷而垂死者。又如愈痛散：五灵脂、延胡索、蓬术、良姜、当归，等分为末，每三钱，醋汤调服。治急心胃痛。

## 心 痛 脉 候

心脉微急为痛，短而数或涩，皆心痛。浮大弦长者死，沉细者生。胃脉微滑为痰饮，滑实为宿食。沉紧为冷积、沉涩为气滞。数为火，弦涩或芤为死血，忽大忽小为虫，痛甚脉必伏。心痛在寸，腹痛在关，下痛在尺。

## 附　　方

〔通治〕**必应散**　延胡　香附　艾灰　归身　砂仁　生姜

〔肾心痛〕**神保丸**　全蝎七个　巴霜十粒　木香　胡椒各二钱半　辰砂为衣，姜汤下。

〔胃心痛〕**草蔻丸**　枳壳二个　草蔻煨　白术各一两　麦芽　神曲　半夏各五钱　干姜　青　陈各二钱　炒盐五分

〔同上〕**清热解郁汤**　山栀钱半　枳　芎　香附各一钱　黄连　苍术各七分　陈皮　姜炭　炙草各五分　姜三片

〔脾心痛〕**诃子肉汤**　见四卷痢。

〔同上〕**复元通气汤**　白丑二两　炙甲片　茴香炒，各一两五钱　陈皮　延胡　炙草各一两　木香五钱　为末，每服二钱，姜汤下。

〔肝心痛〕**金铃子散**　见三卷郁。

〔肺心痛〕**七气汤**　见二卷咳嗽。

〔寒厥〕**术附汤**　术　附　草

〔热厥〕**清郁汤**　陈　夏　苓　曲　连　栀　苍术　香附各一钱　川芎六分　炮姜五分　炙草三分　姜三片

〔心疝〕**五苓散**　见一卷温。

〔通治〕**九痛丸**　附子三两　茱萸　人参　炮姜　巴霜各一

两　狼毒五钱　蜜丸桐子大，温酒下三五丸。

〔饮痛〕**胃苓汤**　见一卷中风。

〔饮痛〕**小胃丹**　芫花　甘遂　大戟　大黄　黄柏　以白术煎膏和丸。

〔食痛〕**青皮丸**　青皮　山楂　神曲　麦芽　草果

〔温散〕**桂枝七气汤**　七气汤见二卷咳嗽，此加桂　芍　参　陈　草

〔虚寒〕**归脾汤**　见二卷劳瘵。

〔肾寒〕**加减五积散**　见一卷湿。

〔血涩〕**神效散**　青　陈　枳　曲　桂　芍　草　芷　木香　麦芽　三棱　蓬术　延胡　补骨脂各七分　丁香　毕澄茄各三分　姜　枣

〔火痛〕**清中汤**　连　栀　陈　苓　夏　草　草蔻　姜

〔气痛〕**沉香降气散**　见三卷郁。

〔有痰〕**二陈汤**　见一卷中风。

〔中虚〕**理中汤**　见一卷中风。

〔补虚〕**六君子汤**　见一卷中风。

〔血痛〕**手拈散**　延胡醋炙　五灵脂醋炒　草蔻　没药　每服三钱，酒下。

〔血痛〕**四物汤**　见一卷中风。

〔悸痛〕**辰砂妙香散**　见四卷健忘。

〔悸痛〕**加味七气汤**　七气汤加　远志　炙草各五分　茯神　菖蒲各钱半　姜　枣

〔虫痛〕**蔛红丸**　莪术　三棱　雄黄　木香　槟榔　干漆　陈皮　大黄　贯仲　糊丸，米汤下。

〔蛔痛〕**乌梅丸**　见三卷呕吐。

〔蛔痛〕**妙应丸**　见三卷积聚。

〔疰痛〕**苏合香丸**　见一卷中风。

〔和胃〕**小建中汤**　见二卷衄血，去黄芪。

〔寒呕〕**大建中汤**　见三卷积聚。

〔气虚〕**参术汤** 参 术 姜 陈 草 豆蔻 砂仁 丁香 各一钱 姜三片 或加炒蚌粉二钱尤妙。

〔气实〕**栀萸丸** 山栀一两半 吴萸 香附各二钱五分 生姜 汤下。

〔心痛〕**凉血饮** 荆 芷 地 麦冬 芍 栀 翘 草 木 通 瞿麦 薄荷 花粉 车前子各八分 灯心十条 竹叶二十片

〔溺涩〕**清心散** 地 芍 麦冬 草 远志 赤苓 知母各 一钱 姜三片 枣二枚 加黄连尤妙。

〔便涩〕**凉膈散** 见一卷中风。

〔便秘〕**内固清心散** 白蔻 人参 朱砂 赤苓 雄黄 绿 豆 朴硝 甘草 皂角各一钱 冰片 麝香各一分 每服一钱。

〔心胃痛〕**仓猝散** 山栀连皮炒,四十九枚 大附子一个,炮 去皮脐为末,每三钱水一盏,酒半盏煎七分,入盐少许服,加川 芎尤妙。

〔心痛〕**愈痛散** 五灵脂 延胡 蓬术 良姜 当归 等分 为末,每二钱,醋汤调下。

〔通治〕**心头痛方** 乌梅三个 元枣三个 杏仁七个 麝香 一字 捣如泥,黄酒一杯煎,温服。

## 胃脘痛论治 胃脘痛附

胃脘当心下,主吸受饮食,若烦劳冷热,致气血痰食停瘀作 痛,或肝气犯胃,及肾寒厥逆,皆能致之。症与心痛相似,但胃 脘痛必见胃经本病,如胀满、呕逆、不食、便难、面浮、肢倦, 与心痛专在包络者自别。治法须分新久,初痛在经,久痛入络, 经主气,络主血也。初痛宜温散以行气,久痛则血络亦痹,必辛 通以和营,未可概以香燥例治也。其因胃阳衰而脘痛者,食入不 运,当辛甘理阳。香砂六君子汤加桂枝、良姜。因肝乘胃而脘痛者, 气冲胁胀,当辛酸制木。吴萸、白芍、青皮、木瓜、厚朴、延胡、金 橘。因肾寒厥逆而脘痛者,吐沫呕涎,当辛温泄浊。吴茱萸汤。 因烦劳伤气而脘痛者,得食稍缓,当甘温和中。小建中汤。因客

371

寒犯膈而猝痛者，呕逆不食，当温中散寒。大建中汤加白蔻仁。积寒致痛，绵绵不绝，无增无减，当辛热通阳。术附汤加厚朴、草蔻。火郁致痛，发则连日，脉必弦数，当苦辛泄热。姜汁炒黄连、山栀泻火为君，香附、川芎、陈皮、枳壳开郁为臣，反佐炮姜，从治为使。痰积脘痛必呕恶，清中汤加海石、南星、香附。停饮脘痛必吞酸，胃苓汤、左金丸。食滞脘痛必嗳腐，香砂枳术丸加半夏曲。气郁脘痛，必攻刺胀满，沉香降气散。伤力脘痛，必瘀血停留，郁金、归尾、桃仁、苏木，或手拈散。怒气脘痛，必呃逆胸痞，半夏泻心汤。蛔动脘痛，必有休止，安蛔丸。痛久不愈，必入血络，归须、桃仁、延胡、紫降香，或失笑散，效。若痛而肢冷，脉微欲绝，桂心煎服甚效。凡痛有虚实，按之痛止者为虚，按之痛反甚者为实。虚者，参术散。实者，栀黄丸。痛甚者脉或伏，用药不宜守补，参、芪、术、地之属。以痛则不通，通则不痛故也。若膈间肿痛，不能进食，但喜水饮，或咽肿，人迎盛而气口紧者，当作胃脘痈治。

〔胃脘痈〕由热毒攻聚胃口而发。《灵枢经》曰：中脘穴属胃，隐隐痛者，胃脘痈也。《圣济总录》曰：胃脘痈，不比肺痈之可认，苟不呕脓血，未免他误矣。其症气逆于胃，脉必沉细，或阳气为风寒所遏，不得上升，人迎必盛。人迎者，胃脉也，盛则热矣。诊得此脉，即胃脘痈之候。其人必寒热如疟，身皮甲错，咳呕脓血，若脉洪数，则脓已成，急宜排脓。如脉迟紧，乃属血瘀，急当议下，否则毒气内攻，肠胃并腐。如初起寒热如疟，咳吐脓血，射干汤。若风热固结，唇口胸动，薏苡仁汤。积热不散，清胃散、芍药汤。毒成未溃，内消沃雪汤。未溃毒盛，东垣托里散。胸乳间疼，吐脓腥臭，牡丹散。若在膈下，脓出大便，排脓汤。脓稀，太乙膏。虚者，八珍汤加黄芪、忍冬、连翘。

胃经穴人迎，在结喉两旁，动脉应手，其脉见于左手。人迎盛，则热聚胃口为痈，肺痈咳脓如米粥。胃痈但呕脓，以其结聚胃脘，从湿化也。凡舌苔经久不退，色黑垢腻，口甜气秽，即胃脘发痈之候。用凉膈散加石斛、连翘。下尽宿垢，再以保元汤加苓、橘，调理可安。

## 胃脘痛脉候

弦为痛，涩为痛。胃脉微滑为痰饮，滑实为宿食。沉紧为冷积，沉涩为气滞。数大为火，扎弦为血，忽大忽小为虫。沉小者生，实大浮长者死。

## 附　方

〔阳衰〕**香砂六君子汤**　六君子汤加木香、砂仁。

〔肝乘〕**枳壳煎**　枳壳汁五匙　乌药汁七匙　白芍汁二十匙　木香汁五匙　灯心土一钱　砂仁五分　二味煎冲诸汁服之。

〔肾厥〕**吴茱萸汤**　见三卷呕吐。

〔烦劳〕**小建中汤**　桂　芍　草　姜　饴　枣

〔客寒〕**大建中汤**　见二卷汗。

〔积寒〕**术附汤**　见五卷痉。

〔火痰〕**清中汤**　见本卷心痛。

〔饮痛〕**胃苓汤**　见一卷中风。

〔肝火〕**左金丸**　见一卷火。

〔食痛〕**香砂枳术丸**　见本卷头痛。

〔气郁〕**沉香降气散**　见三卷郁。

〔血滞〕**手拈散**　见本卷心痛。

〔痞痛〕**半夏泻心汤**　见一卷温。

〔蛔动〕**安蛔汤**　见三卷呕吐。

〔络痛〕**失笑散**　灵脂　蒲黄俱炒　等分，水酒煎。

〔虚痛〕**参术散**　参　术　草

〔实痛〕**栀萸丸**　山栀　吴萸

〔初起〕**射干汤**　射干去毛　山栀　赤茯　升麻各一钱　赤芍钱五分　白术五分　煎去渣，入地黄汁一合，煎服。

〔风热〕**薏仁汤**　薏仁　防己　赤小豆　炙草　等分。

〔积热〕**清胃散**　见二卷衄血。

〔积热〕**芍药汤**　赤芍　石膏　犀角　麦冬　木通　朴硝

373

莽茇 升麻 元参 甘草

〔毒成〕**内消沃雪汤** 归 芍 芪 翘 芷 贝 陈 乳 没 甘草节 角刺 花粉 甲片 银花各五分 水酒煎。

〔毒盛〕**东垣托里散** 银花 当归各二钱 大黄 牡蛎 花 粉 角刺 连翘 朴硝各六分 赤芍 黄芩各四分 水酒煎。

〔脓臭〕**牡丹散** 丹皮 地榆 薏仁 黄芩各钱半 赤芍 桔梗 升麻 甘草 败酱各一钱

〔已溃〕**排脓汤** 汤或作散，见二卷肺痈。

〔脓稀〕**太乙膏** 地 芍 归 芷 桂 元参 大黄各二两 麻油二斤，熬，去渣再熬，下黄丹。

〔调补〕**八珍汤** 见一卷中风。

〔呕脓〕**凉膈散** 见一卷中风。

〔调补〕**保元汤** 见一卷火。

## 胃脘痛脉案

房叔 胃脘痛，脉细涩，服香砂六君子汤去白术，加煨姜、益智。痛定后，遇劳复发，食盐炒蚕豆，时止时痛。予谓昔人以诸豆皆闭气，而蚕豆之香能开脾，盐之咸能走血，痛或时止，知必血分气滞，乃用失笑散，一服痛除。

巢氏 素有胃气，或用温胃之剂，不效，延至痛引背胁，脉短涩。予谓短为宿食，涩为气中血滞，宜疗痛无已也。用延胡、五灵脂酒炒、当归、红曲、降真香末，痛止。

史 脘痛日久，血络亦痹，理用辛通。当归须、延胡索、橘络、香附、枳壳、降香、郁金汁，服效。

张 操劳伤阳，脉迟小，胃口隐痛，绵绵不已，治用辛温理气。制半夏、良姜、金橘皮、茯苓、檀香、归须、韭子炒研，一啜痛止。

薛 痛久热郁，口干内烦，不宜香燥劫液，询得食痛缓，知病在脾之大络受伤，由忍饥得之。甘可缓痛，仿当归建中汤法。炒白芍二钱半、当归钱半、炙草一钱、豆豉炒，钱半、橘白八分、糯稻根须五钱、饴糖熬，三钱冲，数剂痛定。常时食炒粳米粥，嗣后更与调养胃阴。杏仁、麦冬、白芍、当归、蒌仁、半夏青盐炒，南枣。数服痛除。

## 胁　痛　论　治

　　肝脉布胁，胆脉循胁。肩下曰膊，膊下曰臑，臑对腋，腋下曰胠，胠下曰胁，胁后曰肋，肋下曰季肋，俗名肋梢，季肋下为腰。故胁痛皆肝胆为病，而胆附于肝。凡气血食痰风寒之滞于肝者，皆足致痛。气郁者，大怒气逆，或谋虑不遂，皆令肝火动甚。清肝汤、小龙荟丸。血瘀者，跌扑闪挫，恶血停留，按之痛甚。复元活血汤。痰痛者，痰饮流注其经，嗽则气急。控涎丹，以二陈汤下，或白芥子汤。食积者，食滞胁下，有一条扛起。消食丸。风寒者，外感之邪，留着胁下，小柴胡汤加桔梗、枳壳。左痛多留血，右痛为肝邪入肺，为气，痰食亦在右。风寒则不论左右，胁痛多实，不可轻用补肝，致令肝胀。亦有虚痛者，补肝散。怒伤者，香附汤。郁伤者，逍遥散。初痛在经，久必入络。经主气，络主血。有营络虚寒，得食痛缓者，辛温通络，甘缓补虚。当归桂枝汤。有肝阴虚者，热痛嗌干，宜凉润滋液。三才汤加柏子仁、白芍。有液虚风动者，胁气动跃，宜滋液熄风。复脉汤去桂、姜。有郁热胀痛者，宜苦辛泄降。川楝子、黄连、山栀、郁金、降香末。有因怒劳，致气血皆伤，肝络瘀痹者，宜辛温通络。旋覆花汤加归须，小茴、新绛、延胡、青葱管。有痞积攻痛者，宜辛散通瘀。桃仁、鲮鲤甲、乳香、没药、丹皮、归须、牡蛎粉、泽兰。有气逆呕涎，由胁攻胃者，用酸泄和肝。木瓜、白芍、金橘皮、枣仁、橘叶、代赭石。按《内经》治肝，不外甘缓、辛散、酸泻三法。凡胁痛，药忌刚燥，以肝为刚脏，必以柔济之，乃安也。

　　丹溪曰：肝苦急，是木气有余，急食辛以散之。用川芎、青皮醋炒。又曰，肝火盛，两胁痛，不得伸舒。先以琥珀膏贴患处，以姜汤下当归龙荟丸，最妙。咳引胁痛，宜舒肝气。用青皮、枳壳、香附、白芥子之类。两胁走痛，控涎丹。

类证治裁

《正传》曰：凡胁痛，皆肝木有余。小柴胡汤加川芎、青皮、芍药、龙胆草，甚者加青黛、麝香。凡性急多怒之人，常患腹胁痛。小柴胡汤加川芎、青皮、白芍，下龙荟丸甚效。

《入门》曰：肝热郁，则胁必痛，发寒热，胁痛似有积块，必是饮食太饱，劳力所致。当归龙荟丸。肝气实，胁痛者，烦躁不安卧，小柴胡汤加川芎、白芍、当归、青皮、龙胆草。肝气虚，胁痛者，悠悠不止，耳目瞷瞷善恐，四物汤加柴胡、青皮。

《医鉴》曰：胁痛必用青皮醋炒，煎服，末服并效。以青皮乃肝胆二经药，多怒，胁有郁积，宜此解之。若二经气血不足，当先补血，少用青皮。

## 胁痛脉候

肝脉搏坚而长，当病堕若搏，因血在胁下，令人喘逆。寸口脉弦，胁痛拘急，双弦者，两胁痛。肝脉沉之而急，浮之亦然，胁痛支满，引小腹痛，小便难，得之有所堕坠。脉沉涩，气郁胸胁痛，宜作郁治。

## 附　方

〔肝郁〕**清肝汤**　白芍钱半　当归　川芎各一钱　山栀　丹皮各四分　柴胡八分

〔肝郁〕**小龙荟丸**　龙胆草　芦荟　归　芎　栀　连　大黄　木香　麝香　粥丸，姜汤下。

〔肝瘀〕**复元活血汤**　见二卷吐血。

〔痰饮〕**控涎丹**　见二卷痰饮。

〔痰痛〕**二陈汤**　夏　陈　苓　草

〔痰痛〕**白芥子汤**　白芥子　木鳖子　没药　桂心　木香　等分为末，每一钱煎。

〔食积〕**消食丸**　楂　曲　青　陈　麦芽　莱菔子　香附　阿魏

〔肝邪〕**小柴胡汤**　见一卷温。

〔肝虚〕 **补肝散** 地 芍 归 芎 羌 防

〔怒伤〕 **香附汤** 香附 归 芍 柴胡 青皮

〔郁伤〕 **逍遥散** 见一卷火。

〔和营〕 **当归桂枝汤** 归 桂 芍 草 姜 枣

〔滋液〕 **三才汤** 天冬 熟地 人参

〔熄风〕 **复脉汤** 见一卷中风。

〔通络〕 **旋覆花汤** 旋覆 新绛 葱

〔外贴〕 **琥珀膏** 见三卷积聚。

〔肝火〕 **当归龙荟丸** 见一卷火。

〔肝虚〕 **四物汤** 地 芍 归 芎

〔右胁〕 **推气散** 片姜黄 枳壳 桂心各五钱 炙草二钱
每服三钱，姜汤调下。

〔左胁〕 **芎枳散** 川芎 枳实各五钱 炙草二钱 每服三钱，
姜汤调下。

## 胁 痛 脉 案

某氏 左胁痛，卧必偏右，咳则气急，痰带血丝，症由五志
怫抑，损伤营络。仿《内经》肝苦急，急食甘以缓之。潞参、茯
苓、甜杏仁、白芍、杞子、枣仁、川贝母俱炒、桑皮蜜炙、金橘
皮、炙草、红枣，煎服效。

沈氏 气攻肋胁左右，上入乳际，痛引胸背，子夜特甚。思
人身气血，于子丑时注肝胆，子时注胆，丑时注肝。今肝阳上升，
诸气皆逆，势必营卫失度，瘀浊不降，呕逆便艰，有自来矣，用
微苦微辛以泄降。杏仁、当归须、青皮醋炒、延胡、郁金、枳壳
炒、栝蒌、广木香汁冲，二服随定。

堂弟 右胁久痛，牵引背膊，呼吸不利，咳则痛甚，坐必体
伛，食入稍安，右脉浮弦。此操劳所伤，损动肺络，当春木旺，
痛难遽止。夫诸气膹郁，皆属于肺。然痛久则入络，姑用苦辛宣
通。老韭根、当归须、郁金、杏仁、川贝母、陈皮、佛手柑，二
服痛减。按其胁仍觉痞硬，仿咸以软坚。用旋覆花、牡蛎粉、白

芍、金橘皮、延胡、当归、降香，二服，转用甘缓理虚，以参、苓、归、芍、陈、贝、甘草，痛缓。其亲戚一医以为肝肾阴虚，用熟地滋腻，竟成单胀矣。

郭　去秋胁痛痰血，见症于肝，不足于肾，入春医用通摄奇经，未效。改用桂心、蒺藜等药平肝，不知肝为刚脏，药忌刚燥，痛宜益加矣。延至夏初，木火相乘，体羸食减，日晡寒热，咳嗽气促，口干舌腻，坐则胁背牵引刺痛，脉来弦数无神。症由情志不遂，肝胆寄居之相火，上侮肺金，以至痰红气急，日就羸怯，此以水涵木之法，急宜进商也。阿胶、麦冬、白芍、贝母各二钱、五味子五分、石斛、黑豆皮各三钱、丹皮钱半，二服寒热止，嗽痛减，食加餐矣。又令晨服燕窝汤，晚服生脉散，症有起色。

韩　右胁有块，梗起攻胸，气痹食少，宵胀引背。此肝强胃弱，升降失和，泄肝通胃可效。厚朴、枳壳、杏仁、蒌仁、青皮、旋覆花、降香末、木瓜，三服而平。

## 腹痛论治 腹中窄狭附

人身背为阳，腹为阴。中脘属太阴，小腹左右属厥阴，脐腹正中属少阴、冲任。经论寒痛十一条，热痛一条，寒热痛二条，血虚痛一条，此泛言猝痛，而腹痛赅之矣。其症有暴痛久痛，实痛虚痛，有痛在气分血分，在腑在脏，在经络之辨。凡暴痛非热，久痛非寒；虚痛喜按，实痛拒按。痛在气分者，攻注不定；在血分者，刺痛不移。痛在腑者，脉多弦滑；在脏者，脉多沉微。初痛邪在经，久痛必入络。经主气，络主血也。感寒腹痛者，气滞阳衰，喜热手按，脉沉迟，治在温中。香砂理中汤去白术。感寒呕痛者，气虚兼痰，脉弦滑，治在健运。香砂六君子汤去白术。气滞兼食者，腹中有一条扛起，利后痛减，脉沉滑，治在消导。香砂枳术汤加神曲、麦芽，或保和丸。寒气滞痛，兼胀满者，治在温通。排气饮加砂仁，去泽泻。胃虚肝乘，吐酸浊者，治在辛泄。吴茱萸汤。伤寒腹急痛，阳脉涩，阴脉弦，治在甘缓。小建中汤。太阴寒痛，自利脉沉，理中汤。厥阴寒痛，肢厥脉细，当归四逆汤。少阴寒痛，四肢沉重，咳呕下利，脉沉细，真武汤。外感兼宿食，或中暑霍乱吐泻，藿香正气散、六和汤。胸腹绞痛，上不得吐，下不得泻，名干霍乱，脉沉伏，急以烧盐汤探吐，再服藿香正气散。火郁痛，时作时止，热手按而不减，脉洪疾，清中汤，或二陈汤加栀、苍、连、芍、郁金。热厥痛，时作时止，金铃子散。七情气郁，攻冲作痛，三因七气汤、五磨饮。理气不应，脉芤涩，痛如芒刺，为血郁，手拈散。血虚腹痛，饥劳必甚，芍药甘草汤加桂、枣、当归。气血虚寒，腹痛脉微，按之温之必稍缓，大营煎、理阴煎。当脐疗痛，审系肝脾络血瘀结，失笑散加归须、桃仁、韭汁。若肾虚任脉为病，六味丸加龟板。凡痛久必入血络，非香燥可劫，治宜宣络。旋覆花汤加归须、桃仁、生鹿角。死血痛，由血络阻痹，桃仁承气汤加苏木、红花。积聚痛，由宿有癥瘕，木香槟榔丸去大黄、牵牛，加郁金。有热，阿魏丸。跌伤痛，由血瘀胁腹，复元活血汤。酒积痛，由湿热阻滞，曲糵丸。小腹满痛，由经闭血滞，玉烛散去硝黄，加延胡索、香附。思伤脾气，疗结悸痛，归脾汤去白术。怒伤肝火，痞结刺痛，柴胡疏肝散，或左金丸。虫痛时作时止，有块梗起，口吐清水，唇有红点，脉乍大乍小，理中安蛔散、乌梅丸加减。疝气痛，必引睾丸，香橘散、立效散。肠痈痛，身皮甲错，小便如淋，腹皮急，按之濡右左，足屈者大小，肠痈。牡丹皮饮、十味排脓散。中恶腹痛，霍乱吐利，苏合香丸。大抵腹痛，寒淫为多，热淫为少，以阴寒尤易阻塞阳气也。腹痛气滞者多，血滞者少，理气滞不宜动血，理血滞则必兼行气也。古谓痛则不通，通则不痛，故治痛大法，不外温散辛通，而其要则初用通腑，久必通络，尤宜审虚实而施治者矣。

〔腹中窄狭〕《医通》云：肥人乃是湿痰留滞，气不升降，当行气燥湿。越鞠丸、平胃散为主。瘦人乃是阴虚火旺，熏蒸脏腑，当降火开郁。逍遥散、左金丸为主。肥人腹中辘辘有声，须作痰治，二术二陈汤。气虚者，加人参。

## 腹 痛 脉 候

阴弦腹痛，细小紧急，皆腹痛。濡滑为痰饮，短滑为宿食。芤涩为死血，沉伏为气滞。尺脉紧，脐下痛。弦急，小腹痛，痛甚者，脉必伏。大为病久，细小而迟者易治；实大坚疾，紧数浮长者，难治。大痛而喘，人中黑者，死。阴弦或紧，宜温，沉弦滑实，可下。

## 附　　方

〔温中〕　**香砂理中汤**　理中加木香、砂仁。

〔健运〕　**香砂六君汤**　六君子汤加木香、砂仁。

〔消导〕　**香砂枳术丸**　见本卷头痛。

〔消导〕　**保和丸**　见二卷痰饮。

〔温通〕　**排气饮**　见三卷积聚。

〔辛泄〕　**吴茱萸汤**　见三卷呕吐。

〔甘缓〕　**小建中汤**　桂　芍　姜　草　枣　饴

〔厥阴〕　**当归四逆汤**　归　桂　芍　辛　草　通草　枣

〔少阴〕　**真武汤**　见二卷喘。

〔霍乱〕　**藿香正气散**　见一卷中风。

〔和解〕　**六和汤**　见一卷暑。

〔火郁〕　**清中汤**　见本卷心痛。

〔痰热〕　**二陈汤**　夏　陈　苓　草

〔热厥〕　**金铃子散**　见三卷郁。

〔气郁〕　**七气汤**　见二卷咳嗽。

〔行气〕　**五磨饮**　四磨饮见二卷哮，此去人参，加枳实、木香、白酒磨，名五磨饮。

〔血郁〕　**手拈散**　见本卷心痛。

〔和营〕　**芍药甘草汤**　芍　草　脉缓伤水，加桂枝、生姜。脉洪伤气，加黄芪、大枣。脉涩伤血，加当归。

〔血虚〕　**大营煎**　见三卷关格。

**380**

〔气血〕　**理阴煎**　见二卷咳嗽。

〔络瘀〕　**失笑散**　见本卷胃脘痛。

〔补阴〕　**六味丸**　见一卷中风。

〔宣络〕　**旋覆花汤**　旋覆　新绛　葱

〔通瘀〕　**桃仁承气汤**　见一卷疫症。

〔积聚〕　**木香槟榔丸**　见三卷积聚。

〔热积〕　**阿魏丸**　连翘　黄连各五钱　山楂　阿魏各一两
醋煮阿魏糊丸，白汤下。

〔跌伤〕　**复元活血汤**　见二卷吐血。

〔酒积〕　**曲蘖丸**　神曲　麦芽　枳实　白术

〔经闭〕　**玉烛散**　四物汤加　大黄　芒硝　甘草

〔伤脾〕　**归脾汤**　见二卷劳瘵。

〔痞结〕　**柴胡疏肝散**　见二卷劳瘵。

〔肝火〕　**左金丸**　黄连　吴萸

〔虫动〕　**理中安蛔散**　见三卷呕吐。

〔蛔厥〕　**乌梅丸**　见三卷呕吐。

〔疝痛〕　**立效散**　楂肉一两　川楝子　茴香盐水炒　枳实
茅术　香附　山栀姜汁炒　青皮醋炒，各五钱　吴萸三钱　为末，
每服五钱。

〔肠痈〕　**大黄汤**　丹皮　栝蒌各三钱　桃仁　大黄　芒硝各
二钱

〔肠痈〕　**牡丹散**　见本卷胃脘痛。

〔肠痈〕　**排脓散**　见一卷肺痈。

〔中恶〕　**苏合香丸**　见一卷中风。

〔六郁〕　**越鞠丸**　见三卷郁。

〔利湿〕　**平胃散**　术　朴　陈　草

〔降火〕　**逍遥散**　见一卷火。

〔除痰〕　**二术二陈汤**　见二卷痰饮。

## 腹痛脉案

夏氏　当脐疠痛，触寒屡发，痛来饮食都废，神色清减，脉虚弦。据述服和肝调气不应，数年前曾以鸦片烟脚为丸，服下痛止。夫鸦片能行下身经络，此症明系血络阻滞为患，况痛久入络，宜辛温以通之。若但如四七汤、四磨饮仅开气分。昔贤谓经主气，络主血，不分经络，安能应手。用当归须酒拌、延胡、小茴酒焙、新绛、桃仁研、旋覆花绢包煨，服效。

薛，寒热咳嗽，数日后小腹掣痛，疑为肠痈。诊脉浮弦，全不沉数，乃络虚气聚，非肠痈也。用杏仁、栝蒌、茴香、橘核、当归、延胡俱酒焙、木瓜，二服全瘳。

沈氏　冬寒小腹瘕聚，左胁撑痛，上攻胸背，大小便不通，胀闷欲绝，汤饮不下，兼发寒热，脉短涩，宜先导其瘀滞，古云痛则不通也。枳壳、桃仁各二钱、厚朴姜制、青皮麸炒各七分、延胡酒炒、归尾酒润，各钱半、苏梗、郁李仁各二钱、沉香磨汁三分，二服痛定，二便通调，惟左胁偶一隐痛。原方去桃仁、归尾、苏梗、延胡，加郁金、香附，沉香改木香，仍磨汁冲服。又将煎剂挫为细末，服愈。

## 肩背手臂痛论治

经曰：背者胸中之腑，背曲肩随，腑将坏矣。又曰：肺病者，喘咳逆气，肩背痛汗出。又曰：肺盛有余，则肩背痛，风寒汗出，中风，小便数而欠，气虚则肩背寒，少气不足以息，溺色变。又曰：邪在肾，则肩背痛，是肾气上逆也。盖肩背为太阳经所循，又为肺脏分域，凡太阳经及肺俞为病，固足致痛，而肾气逆攻，亦足致痛焉。故肩背痛，不可回顾，此手太阳经气郁不行，宜风药散之。防风通气散。肩背痛，脊强，腰似折，项似拔，此足太阳经气郁不行。羌活胜湿汤。如肺受风热，而肩背痛，羌活散。肺气虚而肩背寒，补中益气汤加麦冬、五味。肾气逆冲，挟脊而上攻背痛者，系督脉主病，治在少阴。宜川椒、桂枝、茯苓、附子、牛膝、远志、沉香、小茴香。亦有肝浊逆冲，从腹而上攻背痛者，系冲任主病，治在厥阴。宜干姜、川椒、桂枝、乌梅、川连、白芍、细辛、川楝肉。伤湿而肩背重痛者，当归拈痛汤。寒饮伏结，肩背冷痛者，白术附子汤。素有痰饮，流注肩背手臂作痛者，导痰汤。因于气滞者，乌药顺气散。因于血虚者，四物汤加秦艽、姜黄。因营虚络脉失养，风动筋急者，舒筋汤。阳明脉衰，肩胛筋缓不举而痛，宜调补络脉。生芪、於术、当归、防风根、姜黄、桑枝、甘杞子、橘络。督脉虚，背痛脊高突，鹿角霜、杞子、归身、杜仲、茯苓、沙苑子。劳力或坐久而致脊背痛者，补中益气汤，或八珍汤加黄芪。凡背痛，通用姜黄散，更须加防风、羌活引经。肥人喜捶而痛减者，属痰，宜除湿运痰，兼补脾气。六君子汤加木香。瘦人多由营弱卫衰，宜调气养血。圣愈汤加桂枝、白芍。手臂为手六经交会，或为风寒湿所搏，或因饮液流入，或因提挈重物，皆能致痛。因风湿者，除湿蠲痛汤加姜黄、当归、桂枝。因风热者，秦艽地黄汤。因寒湿者，五积散加减。湿痹经络者，蠲痹汤。肢节痛，臂不能举者，舒筋汤加油松节、威灵仙。骨痛筋挛，血脉凝涩者，透经解挛汤。痰饮流入四肢，肩背手臂酸痛软痹者，导痰汤加姜、炒白术、姜黄、木香。中脘停痰伏饮，脾不能运，臂战不举，脉来沉细者，指迷茯苓丸。挈重伤筋臂痛，宜和气调血，十全大补汤。血不荣筋者，四物秦艽汤加玉竹。手屈而不能伸者，病在筋，薏苡仁汤。伸而不能屈者，病在骨，白术附子汤。手肿痛连臂，蠲痹汤加桑枝。凡用薄桂，能横行手臂。片子姜黄，能引至手臂，油松节，能透入骨节。丹溪治臂痛，以二陈汤加酒炒黄芩、苍术、羌活。是风痰湿热兼治也。

## 附　方

〔散风〕**防风通气散**　羌　防　荆　栀　术　归　芍　芎　翘　薄荷各五钱　桔梗　黄芩　石膏各一两　甘草　滑石各二两每服八钱，加姜、葱，水煎。

〔除湿〕**羌活胜湿汤**　见一卷湿。

〔风热〕**羌活散** 羌 防 辛 芎 枳 菊 芩 苓 草 蔓 荆 前胡 石膏 加姜煎。

〔升提〕**补中益气汤** 见一卷中风。

〔伤湿〕**当归拈痛汤** 见一卷湿。

〔寒饮〕**术附汤** 见五卷痉。

〔痰饮〕**导痰汤** 见一卷中风。

〔气滞〕**乌药顺气散** 见一卷中风。

〔血虚〕**四物汤** 地 芍 归 芎

〔营虚〕**舒筋汤** 姜黄四两 草 羌各一两 归 术 赤芍 海桐皮各二两 每服五钱，姜水煎。

〔劳力〕**八珍汤** 见一卷中风。

〔通用〕**姜黄散** 姜黄四两 炙草 羌活 白术各一两 每服一两，水煎。

〔补脾〕**六君子汤** 见一卷中风。

〔气血〕**圣愈汤** 见二卷劳瘵。

〔风湿〕**除湿蠲痛汤** 一名除湿蠲痹汤，见五卷痹。

〔风热〕**秦艽地黄汤** 见五卷痹。

〔寒湿〕**加减五积散** 见一卷湿。

〔湿痹〕**蠲痹汤** 见五卷痹。

〔挛痛〕**透经解挛汤** 炮甲片三钱 羌 防 归 荆 草 红花 苏木 蝉蜕 天麻各七分 白芷一钱 连翘 川芎各五分 水煎。

〔停饮〕**指迷茯苓丸** 见二卷痰饮。

〔挈重〕**十全大补汤** 见一卷中风。

〔血虚〕**秦艽四物汤** 见五卷痹。

〔筋不伸〕**薏仁汤** 薏苡 归 芍 麻黄 官桂 苍术 甘 草 姜

〔痰注〕**二陈汤** 见一卷中风。

## 腰脊腿足痛论治 <small>腰酸 腰偻废 腰软 尻膝 跟附</small>

经云：腰者肾之腑。又云：太阳所至为腰痛，惟肾与膀胱相表里，故腰在经则属太阳，在脏则属肾。经言太阳腰痛者，外感六气也。经言肾经腰痛者，内伤房劳也。而又为冲任督带之要会，其所由致痛者，以肾气本虚，而风寒湿热之邪，皆可乘虚而入，即诸奇经亦多统系焉。凡腰脊酸痿，绵绵作痛，并腿足酸软者，肾虚也。遇阴雨则隐痛，或久坐觉重者，湿也。得寒则痛，喜近温暖者，寒也。得热则痛，喜近清凉者，热也。闪挫痛，或跌扑损伤者，血瘀也。肝脾伤，由忧思郁怒者，气滞也。负重致痛者，劳力也。凡此皆属标，而肾虚为本，详其治法。肾虚痛者，多由房欲，但察其既无表邪，又非湿热，或年力衰颓，或情志怫郁，或行立不支，而坐卧少可，或疲倦无力，而动劳益甚，或面色惨晦，脉候虚微，皆肾经不足也。但肾阳虚者，脉微无力，小便清利，神疲气短，宜益火之源。肾气丸、鹿茸丸。肾阴虚者，脉洪而数，虚火时炎，小便黄赤，宜壮水之主。地黄汤、大补丸。肾阴阳俱虚者，脉虚而大，宜水火平调。无比山药丸。其六气乘虚，侵犯太阳，如伤风腰痛，症必寒热，脉必浮，痛连背脊，牵引两足。小续命汤加减。伤寒腰冷如冰，脉必紧，得热则减。姜附汤加肉桂、杜仲，外用摩腰膏。伤湿，由坐卧湿地，或伤雨露，身重，脉缓，天阴更甚，腰溶溶如坐水中。宜茯苓皮、木防己、晚蚕沙、滑石、厚朴、草薢、薏苡、渗湿汤、肾着汤。湿兼风，一身尽痛，羌活胜湿汤、独活寄生汤。湿兼寒，腹痛自利，姜附汤。湿兼热，郁久化火，当归拈痛汤。风寒湿痹痛，川乌头三个，生捣为末，少加盐水，调摊帛上，贴痛处立止。热痛脉必洪数、口渴便秘，甘豆汤加续断、天麻。如阴虚火盛，当滋阴降火，滋阴八味丸。闪挫跌扑诸痛，肝脉搏坚而长，两尺实，不可俯仰，复元通气散酒调下。若血瘀痛，转动如刺，大便黑，或秘结，四物汤加红花、桃仁、穿山甲、延胡索、大黄。外用酒糟、葱白、生姜捣烂罨之，尤效。气滞腰痛，脉沉弦，或结伏，乌药顺气散，不应，八味顺气散。肝气失畅，卧觉腰痛，频欲转侧，晓起则止，柴胡舒肝散。痰注痛，脉滑或沉，痛在一块，导痰汤加香附、乌药、枳壳。伤力腰痛，大补汤下青娥丸。腰肋如带束引痛，此带脉为病，宜辛散其结，甘缓其急。用延胡、归须、桑寄生、杞子、小茴、沙苑子、或调肝散。痛久络虚，宜调补奇脉。用核桃、当归、杜仲、羊腰、鹿角、杞子、牛膝、补骨脂。老人虚人肾亏腰痛，不能转侧。宜二至丸，或立安丸。腰酸属房劳肾虚，宜峻补。青娥丸。若走精，六味丸去泽泻，加鱼鳔、沙苑子、五味子。妇女腰酸，六味丸加杜仲、续断。腰偻废，乃热邪深入，血脉久闭。桃仁承气汤、多用肉桂，少用熟附子行经。痛者可治，不痛久废者，不可治。腰软湿袭经络者，肾着汤。风袭腰背者，牛膝酒。颠踣太过者，八味丸、补髓丹。脊者，督脉及太阳经所过，项脊常热而痛者，阴虚也。六味丸加麋茸。常寒而痛者，阳虚也。八味丸加鹿茸。太阳经脊痛项强，腰似折，项似拔，羌活胜湿汤。脉浮紧为伤寒，麻黄汤。沉缓为风湿，柴胡汤加减。尻乃足少阴及督脉所经，兼属厥阴，尻痛属肾虚者，七味丸，不应，加鹿茸。肥人属湿痰，二陈汤合二妙散。腿足为足六经所至，痛有阴虚、阳虚、血虚、血寒、肾虚、风袭、寒湿、风湿、湿热之症。阴虚者体羸，足心及股胫热痛，左尺细数，或两尺数盛。虎潜丸去陈皮，加肉桂。阳虚者足浮肿无力，大便泻，右尺虚大，或两尺浮迟，脾与命火俱衰。先用补中益气汤加炮姜，再用八味丸。血虚者足不任地，行则振掉，脉细弱。六味汤加续断、鹿茸、杜仲。血寒者，筋急脉沉，喜近汤火，舒筋三圣散。肾虚风袭，则下体痿弱，骨节疼痛，尺中浮大而数。安肾汤。寒湿者，两腿隐痛，或麻顽作肿，身重，肢节痛，脉沉者，白术附子汤。脉浮涩者，除风湿羌活汤。风湿者，肿痛走注，独活寄生汤。湿热者，或上或下，或红或肿，溺赤，脉濡数。当归拈痛汤。更有腿转筋，上冲入腹，宜瓜蒌散，详脚气门。膝者筋之腑，屈伸不利，行则偻俯，筋将惫矣。其膝痛在筋，则屈不能伸而肿，多挟风热，二妙散加羌、防、升、柴。兼阴虚则热而不肿，虎潜丸。若膝胫痹弱重痛，多挟风湿，独活寄生汤。夏月湿热肿痛，当归拈痛汤。屈伸不利，活络丹。虚寒兼挟风湿作痛，虎骨四斤丸。虚热筋痿，颤掉作痛，鹿茸四斤丸。足跟痛，属肾阴虚者，胫热跟痛，六味丸加肉桂、龟板。肾阳虚者，不能久立，八味丸。挟湿者，必重着而肿，换骨丹。足心为少阴肾经涌泉穴所注，足心及踝骨热痛者，为肾虚湿著，肾着汤下六味丸。或用二至丸、立安丸。

## 附　方

〔阳虚〕**肾气丸**　见二卷虚损。

〔阴虚〕**鹿茸丸**　鹿茸烙去毛　菟丝子各一两　硫黄五钱　为末，以羊肾两对酒煮烂，去膜，研如泥，和丸，盐酒汤下。

〔阴虚〕**六味地黄汤**　见一卷中风。

〔阴虚〕**滋阴大补丸**　见五卷痿。

〔阳虚〕**无比山药丸**　熟地　萸肉　牛膝　茯神　巴戟　泽泻　赤石脂各一两　杜仲　菟丝子　山药各三两　肉苁蓉四两　蜜丸，酒下三钱。

〔气痛〕**小续命汤**　见一卷中风。

〔湿寒〕**姜附汤**　炮附子　苓　术　草　朴　苍术　杜仲　牛膝　干姜　淡姜　枣

〔外用〕**摩腰膏**　川附尖　川乌尖　南星各二钱半　朱砂　雄黄　樟脑　丁香各一钱半　干姜一钱　麝香五分　为末，蜜丸龙眼大，以姜汁化开，擦腰间。《医通》有蜀椒，无朱砂，云以膏蘸手掌，每日饱后用一丸，烘热摩腰痛处，即以帛束定，少顷热如火。

〔湿痛〕**渗湿汤**　见一卷中风。

〔湿痛〕**肾着汤**　见一卷湿。

〔湿风〕**羌活胜湿汤**　见一卷湿。

〔湿风〕**独活寄生汤**　见一卷湿。

〔湿热〕**当归拈痛汤**　见一卷湿。

〔热痛〕**甘豆汤**　黑豆二合　甘草二钱　续断二钱　天麻一钱

加姜，水煎。

〔降火〕 **滋阴八味丸** 六味丸加知、柏，各酒炒。

〔闪挫〕 **复元通气散** 见本卷心痛。

〔血瘀〕 **四物汤** 地 芍 归 芎

〔气滞〕 **乌药顺气散** 见一卷中风。

〔气滞〕 **八味顺气散** 见一卷中风。

〔肝气〕 **柴胡舒肝散** 见二卷劳瘵。

〔痰注〕 **导痰汤** 见一卷中风。

〔伤力〕 **十全大补汤** 见一卷中风。

〔伤力〕 **青娥丸** 骨脂 杜仲 等分为末，以核桃肉研膏，加炼蜜为丸，每酒下四钱。

〔和肝〕 **调肝散** 半夏一两 官桂 木瓜 归 芍 牛膝各五钱 细辛 石菖蒲 枣仁 炙草各三钱 每服四钱，加姜五片，枣二枚，水煎。

〔肾虚〕 **二至丸** 桂 附 杜仲 骨脂 鹿茸 鹿角胶 麋茸 青盐 糊丸。

〔肾虚〕 **立安丸** 牛膝 杜仲 故纸各四两 黄柏 茴香各二两 蜜丸，每服五钱，空心盐酒汤下。

〔血闭〕 **桃仁承气汤** 见一卷疫。

〔风袭〕 **牛膝酒** 羌 芎 草 地骨 五加 薏仁 牛膝各一两 海桐皮二两 生地十两 酒二斗浸。

〔补火〕 **八味丸** 见一卷中风。

〔补肾〕 **补髓丹** 即上青娥丸加鹿茸。

〔伤寒〕 **麻黄汤** 麻 桂 杏 草

〔风湿〕 **柴胡汤** 羌活钱半 苍术 柴 桂 归 芎 草各一钱 独活 红曲各五分 防风 防己各三分

〔肾虚〕 **七味丸** 见一卷中风。

〔湿痰〕 **二陈汤** 见一卷中风。

〔湿痰〕 **二妙丸** 见一卷湿。

〔热痛〕 **虎潜丸** 见一卷中风。

〔补中〕　**补中益气汤**　见一卷中风。

〔血寒〕　**舒筋三圣散**　当归　肉桂　延胡　为末，每服五钱。

〔风袭〕　**安肾汤**　骨碎补　萆薢俱炒　牛膝　桃仁　海桐皮　当归　桂心　槟榔各五分　赤芍　附子　川芎　枳壳各三分　姜枣煎。

〔寒湿〕　**术附汤**　见五卷湿。

〔风湿〕　**除湿羌活汤**　见一卷中风。

〔脚气〕　**瓜蒌散**　见五卷脚气，即木萸汤。

〔湿热〕　**活络丹**　见五卷痹。

〔风湿〕　**虎骨四斤丸**　见五卷痿。

〔虚热〕　**鹿茸四斤丸**　虎骨四斤丸去附子、虎骨，加鹿茸二具　菟丝子　熟地　杜仲

〔挟湿〕　**换骨丹**　见五卷鹤膝风。

## 腰足痛脉案

孙　中年，肾阳虚，腰痛溶溶如坐水中，形色苍，不胜刚燥，用温养少阴，兼理奇脉。杞子、补骨脂、核桃肉、当归、牛膝酒蒸、续断、杜仲炒、沙苑子炒、酒浸服，效。

耿　腹痛旧恙，行走劳倦辄发，今由少腹痛引腰，卧则少缓，脉来虚软，少神，乃冲督经病。用小茴香、沙苑子、补骨脂、降香末、杜仲姜汁炒、核桃肉、鹿角霜，三服痛除。

巢氏　中年经断，两尺芤弱，下元先亏，腰膝酸痛，宜温补下焦，必月事来乃望体安。杞子、熟地俱炒、牛膝酒蒸、当归、沙苑子、菟丝饼、茯苓、核桃肉，十数服而如常。

魏氏　秋间崩漏数次，胫膝宵热，曾用摄补而安。今经止数月，腰痛由季胁控引少腹，辄疑瘀动将崩。诊脉左寸动，胎也，非瘀也。痛引季胁，必带脉虚为病，按冲任二脉循腹胁，夹脐旁，皆络于带，而带脉之病，实太阴所主，故《素问》言邪客太阴之络，令人腰痛引小腹控䏚，不可以养息。而王叔和谓带脉为

病，左右绕脐，腰脊痛也。宜治带脉以固胎元。如所服参、芪、地、术呆补，不能入奇经，安望有效。沙苑子、杞子、小茴香、归须、续断、杜仲、桑寄生、补骨脂、糯稻根须，数服痛止，又用膏方而胎固。

吉氏　有年，久嗽痰红，头眩脘闷，咳则腰痛若折，少腹筋掣痛注，右腿艰于起坐，卧必偏左，脉左沉弦，右沉弱，症属肝肾亏损。但先从气分调补，勿用血药滞腻。沙苑子、橘核、当归俱酒炒、杜仲盐水拌、茯苓、砂仁壳、川贝母、蒌霜、甜杏仁炒、白芍炒、核桃肉，三服痛止嗽稀。更订膏方，用血燕根、猪脊髓、桑寄生、杞子、核桃肉、制首乌、玉竹、潞参、当归、茯神、湘莲子、鹿角胶收膏，每用膏六钱，开水和服，痊愈。

族兄　小腹右偏痛，直注大股正面、侧面而下至膝盖止，因行走劳顿，寒热痛发，必是小腹先受寒袭于腿经，故痛而发寒热也。宜温通，勿使成痹，但在高年，不宜过剂。橘核酒炒、木香、木瓜、归须、牛膝、小茴香、桑寄生、生姜、葱白，再服微汗，而痛如失。

## 身痛论治

一身尽痛，凡伤寒、伤暑、伤湿、霍乱、阴毒，及一切寒湿、湿热、内伤、寒热、气血经脉不和诸症，皆有之。如伤寒发热，身痛拘急，脉浮紧。麻黄汤，或九味羌活汤。汗后身仍痛，脉沉迟。桂枝加人参汤。中暑伤气，自汗身痛，神倦脉虚。清暑益气汤。中湿身痛，身重不能转侧，脉细缓。在表，除湿汤。里，五苓散。霍乱吐泻身痛，口渴溺少，脉伏。五苓散。阴毒身痛如被杖，面青咽痛，脉沉细而疾。升麻鳖甲汤。寒湿相搏，但头汗出，背强身痛，脉沉涩。甘草附子汤。风湿相搏，一身尽痛，脉虚浮而涩。除湿蠲痹汤。湿热相搏，遍身烦痛，脉滑而疾。当归拈痛汤。内伤劳倦，兼风湿身痛，补中益气汤加羌活、防风。寒热身痛，胸胁不舒，肝血虚而火郁，加味逍遥散。浑身走注作痛，或经脉牵引，但行气活血。三痹汤。凡肢节痹痛属火，身体沉重属湿，拘急属寒，肿属湿，游走不定属风，痛在一处，如冰冷属痰，下体痛而溺少，宜分利。五苓散。下体肿痛，脉浮，自汗恶风，宜泄湿，兼实表。防风黄芪汤。尤宜察其兼症而审治之。

## 身 痛 脉 候

伤寒六脉俱紧，为太阳表症。身如被杖，脉沉紧，为阴毒。发汗后，脉弦迟，身痛，为气血不和。一身关节尽痛，而脉沉弦，为中湿。肢体重痛，微肿，汗出恶风，关节不利，不可转侧，脉缓为风湿。遍身痛，脉弦小，或滑大，为气血虚损。

## 附 方

〔伤寒〕 **麻黄汤** 麻 桂 杏 草

〔伤寒〕 **羌活汤** 见五卷破伤风。

〔伤寒〕 **桂枝加人参汤** 桂枝 芍药 甘草 生姜 大枣 人参

〔中暑〕 **清暑益气汤** 见一卷暑。

〔中湿〕 **除湿汤** 见一卷中风。

〔霍乱〕 **五苓散** 见一卷温。

〔阴毒〕 **升麻鳖甲汤** 升麻 鳖甲 当归 甘草 川椒 雄黄

〔寒湿〕 **甘草附子汤** 草 附 芍药

〔风湿〕 **除湿蠲痹汤** 见五卷痹。

〔湿热〕 **当归拈痛汤** 见一卷湿。

〔内伤〕 **补中益气汤** 见一卷中风。

〔肝火〕 **加味逍遥散** 见一卷火。

〔走注〕 **三痹汤** 见五卷痹。

〔泄湿〕 **防己黄芪汤** 见一卷湿。

# 卷之七

清·丹阳林珮琴羲桐　编著

# 肠 鸣 论 治

肠虚则鸣，寒气相搏，或火激其水，肠亦鸣。经曰：中气不足，肠为之苦鸣。宜六君子汤加炙芪，或补中益气汤。又曰：脾虚则腹满肠鸣，飧泄食不化。香砂六君子汤加神曲。又曰：肠中雷鸣，上冲胸，邪在大肠。半夏泻心汤。又曰：土郁之发，肠鸣而为数后。平胃散加茯苓、半夏、木香。又曰：热淫所胜，病腹中肠鸣，气上冲胸。葶苈木香散。如脏寒有水，理中汤加桂、苓、车前。胃寒泄泻，智半汤。下气暂止复鸣，益中汤。火激动其水，二陈汤加芩、连、山栀。

## 附　　方

〔气虚〕　**六君子汤**　见一卷中风。

〔升举〕　**补中益气汤**　见一卷中风。

〔飧泄〕　**香砂六君子汤**　六君子汤加木香、砂仁。

〔胸痞〕　**半夏泻心汤**　见一卷温。

〔土郁〕　**平胃散**　术　朴　陈　草

〔热淫〕　**葶苈木香散**　二苓　术　泽　桂　为五苓散，再加葶苈　木香　木通　滑石　甘草

〔脏寒〕　**理中汤**　参　术　姜　草

〔泄泻〕　**智半汤**　益智仁　半夏各五分　苍术四钱　防风二钱　术　芍　苓各一钱　加姜煎。

〔下气〕　**益中汤**　参　术　苓　连　姜　枳　草

〔动痰〕　**二陈汤**　陈　夏　苓　草

# 大小肠痈论治

小肠在脐之左，关元穴属小肠。患痈则左腿不能伸。大肠在脐之右，天枢穴属大肠。患痈则右腿不能伸。部位虽分，为病相似，治亦略同。故《金匮》、《千金》概名肠痈也。其症小腹痞肿，按之痛，小便数似淋，发热，时自汗出，复恶寒，身皮甲

错，腹皮急如肿状，脉迟紧者脓未成，可下之，桃仁承气汤。脉洪数者脓已成，大黄牡丹汤。脓从疮出，或有出脐者。惟大便下脓血者自愈。按小便数似淋，或小便出脓血者，为小肠痈。大便出脓血者，为大肠痈。脓从脐中出者，为盘肠痈，多不治。此症总因湿毒瘀血，结滞肠内而成。其始发热恶寒，小腹满痛，反侧不便，或腿缩难伸，即肠痈确候。其腹皮急，按之濡，不烦渴者，属阴寒。牡丹散、内托十宣散。其小腹痞坚，按之痛而烦热者，属结热。大黄牡丹汤。或脉迟紧，则脓尚未成，急解毒，通肠饮，或大黄煎。若脉滑数，则脓已成，宜排脓，太乙膏、排脓散。如脉洪数，小腹胀痛，不食溺涩，为脓壅滞，宜疏通，薏苡仁汤排之。有瘀血，小腹硬痛，四物延胡汤。若腹濡痛，时下脓，由元气虚，宜排脓药中兼补益，丹皮散。或溃后痛甚，淋脓不止，由气血大亏，须峻补，参芪地黄汤。凡患肠痈者不可惊，惊则肠断而死。坐卧转侧宜徐缓，饮食不宜过饱，庶可保生。

## 肠痈脉候

肠痈之脉滑而数，滑则为实，数则为热；滑则为营，数则为卫；卫数下降，营滑上升；营卫相干，血为败浊。《脉经》关内逢芤肠里痈。《脉诀》

## 附　方

〔未脓〕**桃仁承气汤**　见一卷疫。

〔脓成〕**大黄牡丹汤**　大黄　芒硝各一钱半　栝蒌　丹皮桃仁各二钱半　一方有冬瓜仁。服下有脓即出，无即下血。

〔寒症〕**牡丹皮散**　参　芪　苓　丹　薏　芷　归　芎　天麻　桃仁各一钱　官桂　甘草各五分　木香三分

〔寒症〕**内托十宣散**　参　芪　归　芎　防　芷　桔　朴桂　草　为末调，以酒下三钱。

〔未成〕**通肠饮**　忍冬藤　归尾　角刺　花粉　乳　没　芷

薏　草　或用黄占、矾为丸。

〔未成〕 **大黄煎** 大黄　朴硝各一钱　丹皮　白芥子　桃仁各二钱　下后，　以参芪补托。

〔已成〕 **太乙膏** 见六卷胃脘痛。

〔溃后〕 **排脓散** 芪 归 防 芷 蒌 翘 草 银花 甲片各一钱

〔脓滞〕 **薏苡仁汤** 薏苡　蒌仁各三钱　丹皮　桃仁各三钱

〔血瘀〕 **四物延胡汤** 当归　延胡各一钱　芎　芍　生地各五分　桃仁　红花　牛膝各七分　水煎。

〔峻补〕 **参芪地黄汤** 参　芪　苓　地　丹　萸肉　山药姜　枣

## 肠痈脉案

李氏　寒热脉数，少腹左偏痛引内腘，数日一更衣，左足不伸，此小肠痈也。盖小肠火腑，由气血壅滞经隧，发为痈毒。宜先彻其在里瘀热，则痛势缓而痈内消。用大黄三钱、硝石一钱、归尾钱半、赤芍二钱、桃仁一钱。数服痛减，次用乳香、甘草节、金银花、连翘、当归、木瓜、薏米、牛膝、数服而消。

## 疝 气 论 治

疝气者，小腹坠痛，控引睾丸，见症于肝，而原于任脉。故经谓：任脉为病，男子内结七疝，女子带下瘕聚。任起中极之下，上毛际，循腹里，上关元，故疝为任病。瘕聚即妇人之疝也。经言七疝：冲、狐、厥、癞、瘕、㿉、癃也。经云：从少腹上冲心而痛，不得前后，为冲疝。言气上冲心，二便不通，能上而不能下。木香散。又云：肝所生病，为狐疝。言卧则入腹，立则入囊。仲景用蜘蛛散，后人用二香丸。又云：黄脉土脉之至也，大而虚，积气在腹中，有厥气，名曰厥疝。言脾受肝克，气逆上升。《宝鉴》当归四逆汤、苦楝散。又云：三阳为病发寒热，其传为癞疝。言小肠膀胱之邪，传为癫疝，囊丸肿大如栲栳，顽痹不仁。三层茴香丸、荔枝散。又云：脾传之肾，病名疝瘕。少腹冤热而痛，出白。言脾失运化，而传于所胜，则瘕聚成形，痛出白淫。乌头栀子汤加橘核、桃仁、吴萸。又云：足阳明之筋病㿗疝，腹筋急。又云：肝脉滑甚为㿗疝，言肝木乘胃，或至溃脓下血。荔枝橘核汤、橘核散。又云：肾脉滑甚为㿗癃。又云：厥阴之阴盛，脉胀不通，为㿗癃疝。言内里脓血，外小便闭。加味通心散。此《内经》所谓七疝也。《金匮》论疝者主寒。至巢氏分厥厥逆心痛、癥气积如臂、寒食冷腹痛、气乍满乍减、盘脐旁作痛、腑脐下有积、狼腹痛引阴大便难七疝。张子和非之，别列寒、水、筋、血、气、狐、癃七种。谓诸疝不离乎肝，以肝脉络阴器故也。其曰：寒疝囊冷如石，阴茎不举，《宝鉴》当归四逆汤。水疝囊如水晶，湿痒出水，加味五苓散去术，或肾气丸。筋疝茎痛筋急，或挺纵不收，龙胆泻肝汤。血疝状如黄瓜，在小腹两旁，复元通气散。气疝上连肾，下及囊，因怒气胀，气疝饮。狐疝、癃疝，治同前。丹溪云：自《素问》而下，皆以疝为经络有寒，收引则痛，不知始由湿热壅遏在经，又感外寒，湿热被郁，不得疏散，故痛。盖醉饱则火起于胃，房劳则火起于肾，大怒则火起于肝，大劳则火起于筋，火郁湿生，浊液凝聚，进入血隧，流于厥阴。肝性急速，为寒所束，宜其痛矣。宜枳实、桃仁、山栀、吴萸、山楂、生姜。若湿胜成癃疝，加荔枝核。痛甚，加盐炒大茴香。痛处可按，加桂。士材论寒则多痛，热则多纵，湿则肿坠，虚亦肿坠。在血分者不移，在气分者多动，皆足补前人所未备。今按疝症初起，必由虚寒劳力致之，积久腑络阻痹，遂聚湿热。用药不离辛泄苦降，以肝司疏泄也。其触寒骤痛，兼犯生冷，用荔香散。若火注阴分而为热痛，必有热症热脉，或便闭渴烦，宜大分清饮。若食积疝痛，近脐必有块梗起，立效散。瘀血疝痛，在腹必有形不移，金铃子散加桃仁、五灵脂。因怒动肝胁胀，必坠入腹，宜木香、青皮、山栀、香附、归须、青葱管。举重伤力气虚，必下穿囊，举元煎加法。火腑留邪，内行苦泄，胃苓汤加枳壳、山栀、黄柏。肾囊流湿，外用汤熏，以蛇床子、川椒、熟矾煎汤熏洗，再用灶心土炒热，加川椒、小茴末拌匀，绢袋盛，安肾囊下，冷则易之。气聚络虚，理须疏导，宜延胡、山甲、木香、归须、小茴、芦巴、橘核等。胃虚浊逆，法在温通，宜干姜、吴萸、茯苓、木通、草豆蔻。房劳疝发，温摄下元，宜杞子、沙苑子、菟丝子、茯苓、鹿角胶、苁蓉、当归。筋结疝癥，治同木肾，宜穿山甲、全蝎、木瓜、萆薢、茯苓、归尾、乳香、白芷、酒糊丸，盐汤下。少腹偏坠，散结为先，香橘散加穿山甲，或穿山甲、茴香研末。酒调下。阴丸肿大，逐湿可效，荔枝核十枚，煅研，火酒调如糊服，效。别有小肠气，名曰气㿗。痛引腰脐，天台乌药散。膀胱气，名曰水㿗。不得小便，加味五苓散。又如奔豚响疝，是气水冲突下焦。丹溪用理中汤去术，加桂心、茯苓。或一捏金散。或木通、川楝各一钱，茴香五分。飞盐酒调服。丹溪云：桂能泄奔豚，茯苓能伐肾邪，苦白术则助土克水，燥肾闭气，故宜去之。凡癞儿疝，睾丸偏肿。由啼哭动伤阴器。导气汤，或用全蝎一钱、核桃肉一两。蜜丸弹子大，日一丸。大约疝气上攻者，宜吴萸、桂心、枳壳、茴香、茯苓等。下坠者，宜川楝子、香附、橘核、木香、葫芦巴等。按之大痛者为实，宜楂肉、延胡、青皮、枳实、桃仁、牛膝等。不痛者为虚，宜参、苓、归、杞、韭子、核桃等。痛处寒者必寒积，宜川乌、胡椒、官桂、沉香、小茴、乳香等。痛处热者必湿热，宜山栀、川楝、木通、茯苓、橘核、苍术、厚朴、黄柏等。茎缩者宗筋受寒，宜虎潜丸去知、柏。或鹿茸、沙苑子、苁蓉、补骨脂、韭子等。肾疝者客邪在肾，酒煮当归丸。卵大小上下不常者，属气分，聚香饮去肉桂。囊肿胀坚顽不移者，属血分，橘核丸，若结硬者加朴硝。盖疝之上攻者冲病，下注者任病，偏坠者小肠病，闭癃者膀胱病，卵㿗出白者肾病，余则筋急囊肿，瘕聚浊逆，肝胃病为多。日久沉痼虚滑，正气陷，邪气留，行立穿囊，顽不知痛。下焦路远，药力难到，遂成宿疴，迄乎无子。丹溪云：不痛断房事及厚味，不可治，信夫。

## 疝气脉候

心脉搏滑急为心疝，肺脉沉搏为肺疝，肾脉肝脉大急沉，皆为疝。肝脉滑甚为癥疝，心脉微滑为心疝，肾脉滑甚为癃癥，脉急者曰疝瘕，小腹痛。《内经》疝瘕积聚，脉弦急者生，虚弦小者死。《脉经》寸口脉弦而紧，弦紧相搏，则为寒疝。《正传》脉弦急搏皆疝。弦数宜清热，弦紧宜温经，兼浮宜汗，兼实宜下。弦细为寒湿，弦濡为湿热。《医通》

# 附　　方

〔冲疝〕**木香散**　木香　陈皮　良姜　诃子　干姜　枳实各一钱半　草豆蔻　黑牵牛　川芎各一钱　水煎。

〔狐疝〕**蜘蛛散**　蜘蛛十四枚，微炒　桂心五分　为末，每服一钱，白汤下。

〔狐疝〕**二香丸**　木香　香附各三两　楂肉二两　三棱　蓬莪术醋炒　姜黄　南星各一两　黄连炒　吴萸　橘核　桃仁　山栀各五钱　姜汁糊丸。

〔厥疝〕**宝鉴当归四逆汤**　归尾七分　附子　官桂　茴香　柴胡各五分　白芍四分　延胡　川楝子　茯苓各三分　泽泻二分　水煎。

〔厥疝〕**苦楝散**　木香　川楝子巴豆拌炒，去巴豆　茴香盐炒等分为末，每服二钱，酒调下。

〔厥疝〕**蟠葱散**　苍术　甘草各一钱　三棱　莪术　茯苓　青皮各七分　丁香　砂仁　槟榔各五分　延胡　肉桂　干姜各三分　共为末，加葱白一茎煎。

〔癩疝〕**三层茴香丸**　大茴香盐拌炒　川楝子去核炒　沙参　木香各一两　为末，水煮米糊丸桐子大。每服三钱，空心盐汤下，日三服，服完接服第二层，此名第一层。第二层前方加荜拨一两　槟榔五钱　丸法如前，再不愈，接服第三层。第三层即前二方加入茯苓四两　川附一两　丸法如前。此方虽数十年之久，阴囊肿大如升如斗，甚者大如栲栳，服之皆可除根。

〔癩疝〕**荔枝散**　荔枝核十四枚，烧灰　沉香　大茴香炒　木香　青盐　食盐各一两　川楝子　小茴香各二钱　为末。每服三钱，酒调下。

〔癫疝〕 **蠲痛丸** 延胡一两 川楝肉 茴香各五钱 白丑头末 当归 良姜 青皮 木香 乌药各二钱半 全蝎七个 姜汁糊丸，烧棉灰调酒送下。

〔㿗疝〕 **乌头栀子汤** 川乌头炮 栀子炒，各三钱 水二钟煎服。

〔㿉疝〕 **荔枝橘核汤** 荔枝 橘核 桃仁 山楂 延胡 苓 术 枳 草

〔㿉疝〕 **橘核丸** 见三卷肝。

〔㿉癫〕 **加味通心散** 瞿麦 木通 苓 栀 翘 枳 草 川楝 归尾 桃仁 山楂 等分为末，灯芯煎。

〔水疝〕 **加味五苓散** 猪苓 茯苓 白术各一两 泽泻八钱 茴香四钱 肉桂钱半 为末。每服四钱，加盐八分，水煎，日三服。

〔水疝〕 **肾气丸** 见二卷虚损。

〔筋疝〕 **龙胆泻肝汤** 见三卷诸气。

〔血疝〕 **复元通气散** 见六卷心痛。

〔气疝〕 **气疝饮** 黄连二钱，用吴茱萸煎水浸炒 人参 白术各一钱 白芍 陈皮各七分 甘草三分 姜三片

〔热疝〕 **大分清饮** 见四卷泄泻。

〔食积〕 **立效散** 见六卷腹痛。

〔瘀血〕 **金铃子散** 见三卷郁。

〔气虚〕 **举元煎** 见三卷饮食。

〔湿热〕 **胃苓汤** 见一卷中风。

〔偏坠〕 **香橘散** 见六卷腹痛。

〔小肠气〕 **天台乌药散** 川楝子十个，巴豆同炒 乌药 木香 茴香 良姜 青皮各五钱 槟榔三钱 为末，每服一钱，酒下。

〔奔豚〕 **理中汤** 见一卷中风。

〔奔豚〕 **一捏金** 延胡 川楝肉 全蝎 茴香 等分研末，

每服二钱，酒下。

〔儿癫〕**导气汤** 见三卷积聚。

〔茎缩〕**虎潜丸** 见一卷中风。

〔肾疝〕**酒煮当归丸** 当归 附子炮 茴香各一两 川楝子酒煮，去皮核，五钱 上四味，以酒三升，煮酒尽，焙干，入丁香木香各三钱 延胡一两 全蝎十四个 为末，酒糊丸，酒下。

〔气分〕**聚香饮** 乳香 沉香 檀香 藿香 木香 丁香各八分 姜黄 乌药 桔梗 肉桂 甘草 延胡各四分 姜三片枣二枚

〔久疝〕**香楝散** 石菖蒲 青木香 荔枝核 川楝肉 萆薢每末二钱，入麝香少许，茴香盐炒研末，同热酒冲调服。

## 疝气脉案

李 疝病不离乎肝。然经谓任脉为病，男子内结七疝，女子带下瘕聚，皆奇经主之。宿病不理，奇脉病结不解，今触寒辄发，动气有声，痛引睾丸。宜导滞通络，仿茴香丸。小茴、橘核、葫芦巴、延胡俱酒炒、当归、鹿角胶，和丸，酒下效。

王 由吞酸传为少腹偏坠，囊肿丸痛。夫酸为肝郁，气注下为疝，皆湿热之邪。经云：邪客于足厥阴之络，令人卒疝暴痛，以肝脉络阴器也。子和治疝，用金铃子散，泄肝导逆，与此颇符。用吴茱萸、川楝子、橘核、茯苓、青皮、延胡、青葱管、木通，数服而安。

赵 疝发自下，冲上猝痛，下引睾丸，此七疝中冲疝也。经言督脉生病，从少腹上冲心，而痛不得前后为冲疝。用山栀、川楝子去核酒炒、荔枝核、橘核、延胡俱酒焙、当归、赤苓、降香。夫暴疝多寒，久疝多热，异热疏滞，肿痛自已。

王 腹左偏坠，睾丸肿痛，寝息略定，乃举重劳力所致。盖肝脉络阴器，络虚努挣，气穿入囊，延久则成筋疝。古人治疝，必用辛香流动之品。以肝得疏泄，其痛乃缓，服药兼宜节劳。香附盐制、升麻、小茴香、橘核、延胡酒焙、丝瓜筋、薏米，长流水煎二服愈。

吕　因劳偏坠，脉软弱，少年宿痼，补以升之。潞参三钱、鹿角霜、炙黄芪、当归、杜仲、熟地、杞子焙，各二钱、升麻六分、橘核酒炒、续断各钱半、姜、枣煎。十服效。

## 淋 浊 论 治

肾有两窍，一溺窍，一精窍。淋出溺窍，病在肝脾；浊出精窍，病在心肾。同门异路，分别宜详。《内经》论淋，由于脾湿郁热，《病源》谓肾虚则小便数，膀胱热则水下涩，数而且涩则淋沥引痛。凡小肠有气，则小便胀；小肠有血，则小便涩；小肠有热，则小便痛。症有五：石淋、劳淋、血淋、气淋、膏淋也。石淋系膀胱蓄热，溺则茎中急痛，频下沙石，如汤瓶久受煎熬，底结白碱也。宜清其积热，涤去沙石，水道自利。神效琥珀散、如圣散。石淋初起，宜石膏、滑石、琥珀、木通，或加味葵子散。盖重则为石，轻则为沙。二神散。劳淋有二，因思虑烦忧，负重远行，劳于脾者，补中汤加车前、泽泻。专因思虑者，归脾汤。因强力入房，劳于肾者，生地黄丸加麦冬、五味子。老人精衰入房，溺涩腹胀，牵引谷道者，肾气丸。血淋热甚搏血，失其常道，以心主血，与小肠为表里，血渗胞中，与溲俱下，须辨血瘀、血虚、血热、血冷。如小腹坚，茎痛，脉沉弦而数者，为血瘀。鸡苏散，或四物汤加牛膝、丹皮、木通。脉虚弱者为血虚，六味丸加侧柏叶、车前子、白芍、八珍汤，送益元散。如血色鲜红，脉数有力，心与小肠实热也。大分清饮加生地、黄芩、龙胆草。如血色黯淡，面枯白，尺脉沉迟者，肾与膀胱虚冷。肾气汤。血淋小肠热甚者，牛膝、山栀、生地、犀角、藕节、车前子。血虚热者，生地三两，黄芩、阿胶各五钱，柏叶少许。血淋茎中痛，淡秋石宜之，或服薏苡根汁，或日用黄茧丝煮汤服。气淋气化不及州都，胞中气胀，少腹满痛，溺有余沥，沉香散、瞿麦汤。如气虚，八珍汤倍茯苓，加杜仲、牛膝。气虚下陷，补中汤。膏淋便有脂腻如膏，浮于溺面，此肾虚不能约制脂液而下流也。海金沙散、鹿角霜丸、菟丝子丸、大沉香丸。膏淋溺不痛者，须固精，六味合聚精丸。有热淋茎中痛者，导赤散加滑石、灯芯。茎不痛而痒者，八味丸去附子。溺艰涩如淋，不作痛，为虚，六味加鹿茸、肉苁蓉。老人气虚成淋，补中益气汤。又有寒客下焦，水道不快，先寒战而后溲便，由冷气与正气争，则寒战成淋，正气胜，则战解得便，是为冷淋。肾气丸、肉苁蓉丸。有过服金石，入房太甚，败精瘀隧而成淋者，海金沙散。有湿痰渗注而成淋者，渗湿汤。有淋而小腹胀甚者，滑利通阳，韭白汁、小茴、桂枝、归尾、两头尖、牛膝。妇人产后成诸淋者，白茅汤，不论石、膏淋皆治。以上淋症治法。此外有风寒湿客于胞中，气不能化，胞满而水道不通，按之内痛而涩者，为胞痹，肾着汤、肾沥汤。亦溺窍病也。至赤白浊，由心动于欲，肾伤于色，强忍不泄，败精流溢窍端，时有秽物，如疮之脓，如眼之眵。淋沥不断，由精败而腐居多，亦有湿热流注而成者，须分便浊精浊。浊在便者，色白如泔，乃湿热内蕴，由过食肥甘辛热炙煿所致。苓术二陈煎，或徙薪饮。浊在精者，相火妄动，或逆精使然，至精溺并出。牛膝、赤苓、黄柏、远志、细生甘草。或血不及变精，乃为赤浊。远志丸、加味清心饮。当分精瘀精滑，精瘀者先理其离宫腐浊，古方用虎杖散。继与补肾。六味丸。精滑者乃用固摄，秘元煎、菟丝煎。浊久而滑，则任督脉必伤，须升固奇经。青囊斑龙丸，或鹿茸、龟甲、杞子、核桃、杜仲、补骨脂、沙苑子、茯神。大法，夹寒者脉迟，草薢分清饮、内补鹿茸丸。夹热者脉数，清心莲子饮、二苓清利饮。湿痰流注者，苍术二陈汤。心经伏暑者，四苓散加香薷、麦冬、人参、石莲，或导赤散。小便如常，少顷澄浊在底，或如米泔色者，草薢分清饮。稠粘如胶，茎中涩痛者，肾气汤去桂、附。积想心动，烦扰伤精者，加味清心饮、瑞莲丸。肾虚气下陷者，补中汤。以上浊症治法。此外有溺血症，其原由于肾虚。无比山药丸去巴戟、苁蓉，加阿胶、丹皮、麦冬、赤芍。非如血淋因乎湿热，但以痛不痛为辨，痛为血淋，不痛为溺血也。有白淫症，经言思想无穷，所愿不得，意淫于外，入房太甚，发为筋痿，及为白淫，宜降心火。半苓丸、清心莲子饮。又精伤白浊，小便推出髓条，痛不可忍者，乃由房事失节。宜使出髓条方。凡此皆精窍病也。

〔诸淋〕　皆肾虚膀胱生热，故小水涩而不利也。治法初起，宜清解结热，疏利水道，通用五淋散加藕汁。不用补涩。淋而渴属上焦气分，宜淡渗轻药，如茯苓、通草、灯心、瞿麦、泽泻、琥珀、车前子之类。清肺气以滋水之上源。淋而不渴，属下焦血分，宜味厚阴品，如知柏滋肾丸。滋肾阴以泄水之下流。如肺燥不能生水者，生脉散加减。心火及小肠热者，导赤散。肺脾积热，移于膀胱者，黄芩清肺饮。肾水亏，小便赤涩者，加减一阴煎。沙淋膀胱涩痛者，牛膝汤加秋石。劳淋脾肾不足者，朝用补中益气汤，夕用六味丸。血淋茎中热痛者，淡秋石泡汤。溺涩不痛者，一味琥珀末，薄荷、灯芯汤调服。气淋脐下妨闷，木香、沉香、枳壳、甘草梢、滑石、木通。膏淋乃精溺并出，精塞溺隧，故小便涩痛。初用海金沙散、加茯苓。若不痛，须摄固其精，勿与通利。宜鹿角霜、菟丝子、莲须、山药、芡实。后以六味丸，合聚精丸调补。冷淋寒客胞中，欲溺先发寒栗。肾气丸加鹿胶、沉香。热淋溺赤如血而少，时烦渴者，导赤散。伏暑成淋，六一散。虚者，生脉散。因怒致淋，宜青皮、山栀、沉香、木通等。因思虑成淋，归脾汤。暑月汗多津液不降，参泽汤。妊妇病淋，葵子汤。

〔赤白浊〕　茎中热痛，如火灼刀割，溺浊或赤或白。赤伤血分，白伤气分也。赤浊有溺赤，有血赤，其纯见鲜血，当从溺血条治。法见前论。若溺色黄赤，固多火症，然必赤而痛涩，兼见火脉，方可清利。若劳倦伤中气，酒色伤肾阴，溺短欠而无痛涩等症，则系水亏液涸，不可清利，经所谓中气不足，溲溺为之变，但滋补下元，气化则水自清。加减六味丸、鹿茸地黄丸。白浊有浊在溺者，白如泔浆，此湿热内生。有浊在精者，由相火妄动，精离其位，不能闭藏，与溺并出，或移热膀胱，溺孔涩痛，皆白浊之因于热也。久之则有脾气下陷，土不制湿，而水道不清者，有相火已杀，心肾不交，精滑不固，而遗浊不止者．皆白浊之因于虚也。热者当辨心肾而清之，虚者常求脾肾而固之举之。

〔溺浊〕 如泔，为胃中湿热下流。二陈汤加萆薢、黄柏、泽泻、姜汁。精浊如膏，乃精溺并出，涩痛甚者，先清火，抽薪饮。久则涩痛去，精浊未止，宜固摄，固阴煎、元菟丹。胃中湿热浊痰，下渗膀胱，为溺浊，与肾无干。若牵腻如膏，心动即遗，或溺后遗出，皆精病，与浊无干。肥人多白浊，系湿痰，二术二陈汤。瘦人多赤浊，系肝火，龙胆泻肝汤。心虚遗浊者，金锁玉关丸。脾虚下陷者，补中益气汤。心脾两虚者，菟丝煎。虚寒带浊者，五味丸。淋沥湿浊者，威喜丸。浊久足膝痿弱，漩脚澄下如糊者，六味丸加萆薢、麦冬。茎中大痛，溺赤，脉滑数，宜清热利水，生地、麦冬、山栀、知母，加六一散。肾虚淫火易动，精滑粘腻如膏，九龙丹收摄之。若忍精不泄而成白浊者，四苓散。丹方治白浊，杞子钱半，菟丝子、车前子、韭子各一钱，莲子廿粒、共入猪尿脬内煮，加葱酒啜汁，并食猪脬莲子，连服二三次效。赤浊者，猪苓汤，并加麝香、杜牛膝，以通瘀腐之在隧窍者。有溺时结块，阻窍作痛，块中蓄水泡者，必醉酒使内，酒湿乘虚袭入精窍也。治同上。

## 淋症脉候

少阴脉数，妇人则阴中生疮，男子则气淋。盛大而实者生，虚小而涩者死。

## 浊症脉候

赤白浊，脉大而涩，按之无力，或微细，或沉紧而涩，为虚，动滑为实。尺脉虚浮急疾者，皆难治，迟者易痊。

## 附　方

〔石淋〕 **神圣琥珀散** 琥珀　桂心　滑石　大黄　腻粉　磁石　木通　木香　冬葵子　灯芯汤下。

〔石淋〕 **如圣散** 马蔺花　白茅根　甜葶苈　车前子　麦冬　檀香　连翘　各等分，渴加黄芩。

〔石淋〕　**加味葵子散**　葵子三两　茯苓　滑石各一两　芒硝半两　生草　肉桂各二钱半　为散。服方寸匕。

〔沙淋〕　**二神散**　海金沙七钱五分　滑石五钱　为末，每二钱，入蜜少许，以木通、麦冬、车前子煎汤下。

〔补中〕　**补中益气汤**　见一卷中风。

〔补脾〕　**归脾丸**　见二卷劳瘵。

〔劳淋〕　**生地黄丸**　生地　黄芪各一两半　防风　鹿茸　茯神　远志　栝蒌仁　黄芩各一两　人参一两二钱五分　当归五钱　赤芍　蒲黄　戎盐各七钱五分　炙甘草七钱　车前子　滑石各二两　蜜丸。

〔劳淋〕　**肾气丸**　见二卷虚损。

〔血淋〕　**鸡苏散**　鸡苏　木通各二两　生地　滑石各三两　每服五钱，竹叶煎服。

〔血淋〕　**四物汤**　地　芍　归　芎

〔血淋〕　**六味丸**　见一卷中风。

〔血淋〕　**八珍汤**　见一卷中风。

〔血淋〕　**益元散**　六一散加辰砂。

〔血淋〕　**大分清饮**　见四卷泄泻。

〔溺血〕　**琥珀散**　琥珀末二钱　车前根叶　灯芯　薄荷　等分为末。

〔血淋〕　**柿蒂汤**　黄柏　黄连　生地　丹皮　白芍　侧柏叶　木通　茯苓　泽泻

〔气淋〕　**沉香散**　沉香　石苇去毛　滑石　当归　瞿麦各五钱　赤芍　冬葵子　白术各七钱半　炙草二钱半　王不留行五钱　为末，每服二钱，大麦心汤下。

〔气淋〕　**瞿麦汤**　瞿麦穗　木通　大黄　黄连　桔梗　当归　延胡　枳壳　羌活　肉桂　射干　大腹皮　牵牛

〔膏淋〕　**海金沙散**　金沙　滑石各一两　甘草二钱半　每服二钱，灯芯汤下。

〔膏淋〕　**鹿角霜丸**　鹿角霜　茯苓　秋石　等分糊丸。每服二钱。

〔膏淋〕**菟丝子丸** 菟丝子酒蒸 桑螵蛸炙，各五钱 泽泻二钱半 蜜丸，米饮下。

〔膏淋〕**大沉香散** 沉香 陈皮 黄芪各七钱半 瞿麦三两 榆白皮 韭子炒 滑石各一两 黄芩 炙草各五钱 为末，每服二钱，米饮下。

〔固精〕**聚精丸** 黄鱼鳔胶一斤，切碎蛤粉炒 沙苑蒺藜八两，马乳浸隔汤煮一柱香 捣丸。

〔冷淋〕**肉苁蓉丸** 苁蓉酒蒸焙 熟地 山药 石斛 牛膝 官桂 槟榔各五钱 附子 黄芪各一两 黄连七钱半 细辛 甘草各二钱 蜜丸，盐酒下二钱。

〔心火〕**导赤散** 见一卷温。

〔热淋〕**八味丸** 见一卷中风。

〔湿热〕**渗湿汤** 见一卷中风。

〔产淋〕**白茅汤** 白茅根五钱 瞿麦 茯苓各一钱半 冬葵子 人参各一钱二分半 蒲黄 桃胶 滑石各七分 甘草五分 紫贝煅二个 江鱼牙煅四个 分二帖，加生姜三片，灯心二十茎，煎服。

〔胞痹〕**肾着汤** 见一卷湿。

〔胞痹〕**肾沥汤** 麦冬 五加皮 犀角各钱半 赤芍 桔梗 桑螵蛸 木通 杜仲各一钱

〔湿浊〕**苓术二陈煎** 猪苓 茯苓 泽泻各一钱半 白术 半夏各二钱 陈皮一钱 炙草八分

〔热浊〕**徙薪饮** 陈皮八分 黄芩二钱 麦冬 白芍 黄柏 茯苓 丹皮各一钱半

〔赤浊〕**远志丸** 远志八两 茯神 益智子各二两 研末酒煮，面糊丸、枣汤下。

〔赤浊〕**加味清心饮** 茯苓 石莲各钱半 益智 麦冬 人参 远志 石菖蒲 白术 泽泻 甘草 车前子各一钱 灯心二十茎煎服。有热加薄荷。

〔精瘕〕 **虎杖散** 虎杖三两 古方用虎杖草汁，今世不识，代以杜牛膝，加麝香一分，炖服。

〔精滑〕 **秘元煎** 见四卷三消。

〔心脾〕 **菟丝煎** 人参 山药各二钱 当归 枣仁 茯苓各钱半 菟丝子四钱 远志四分 炙草一钱 鹿角霜二钱

〔任督〕 **青囊斑龙丸** 鹿角胶 鹿角霜 熟地 菟丝子 柏子仁 茯苓 补骨脂 等分为末，酒化胶杵丸。

〔挟寒〕 **萆薢分清饮** 益智仁 萆薢 石菖蒲 乌药各一钱 加盐一捻煎眼。

〔挟寒〕 **内补鹿茸丸** 鹿茸 刺蒺藜 沙苑蒺藜 肉苁蓉 菟丝子 蛇床子 桑螵蛸 肉桂 阳起石 炙黄芪 制附子 紫菀 蜜丸。

〔心火〕 **清心莲子饮** 见一卷火。

〔茎痛〕 **二苓清利饮** 二苓 二冬 地 草 芩 柏 牡蛎 泽泻 车前子。

〔湿痰〕 **苍术二陈煎** 二陈汤加苍术。

〔暑浊〕 **四苓散** 见一卷温。

〔思伤〕 **瑞莲丸** 茯苓 石莲炒 生龙骨 天冬 麦冬 柏子仁 紫石英煅研 远志 当归 枣仁 龙齿各一两 乳香半两 为末，蜜丸。

〔溺血〕 **无比山药丸** 见六卷腰痛。

〔白淫〕 **半苓丸** 半夏 茯苓

〔髓条〕 **便出髓条方** 枣仁 参 苓 术 茴香 补骨脂 益智仁 牡蛎 等分，盐酒糊丸，米汤下。

〔热淋〕 **五淋散** 茵陈 竹叶各一钱 木通 滑石 甘草各一钱半 山栀 赤芍 赤茯各二钱

〔血分〕 **知柏滋肾丸** 见一卷火。

〔肺燥〕 **生脉散** 见一卷暑。

〔肺热〕 **黄芩清肺饮** 见一卷火。

〔肾亏〕 **一阴煎** 见二卷咳嗽。

**409**

〔沙淋〕 **牛膝汤** 杜牛膝 水煎加麝香

〔淋渴〕 **参泽汤** 四苓散加人参，或再加甘草。

〔妊淋〕 **葵子汤** 冬葵子 桑白皮 木通 赤苓 瞿麦各一钱 黄芩 白芍 枳实 车前子各五分 姜五片

〔补摄〕 **加减六味丸** 地苓 丹 黄 山药 莲须 芡实 菟丝子各二两 龙骨 牡蛎 泽泻各一两 五味子五钱 蜜丸。

〔补摄〕 **鹿茸地黄丸** 熟地五两 山萸酒炒 山药炒，各三两 鹿茸一具，酥炙 龙骨煅，一两半 蜜丸。

〔渗湿〕 **二陈汤** 苓 夏 陈 草。

〔清火〕 **抽薪饮** 见四卷痫症。

〔固精〕 **固阴煎** 见二卷脱症。

〔摄肾〕 **元菟丹** 菟丝子十两，酒炒 五味七两，酒浸 茯苓 莲肉各三两 为末，另研山药末六两，酒煮糊丸，米饮下。

〔湿痰〕 **二术二陈汤** 见二卷痰饮。

〔肝火〕 **龙胆泻肝汤** 见三卷诸气。

〔心虚〕 **金锁玉关丸** 芡实 莲子 莲须 藕节 茯苓 茯神 山药 等分为末，金樱子熬膏杵丸。

〔虚寒〕 **五子丸** 菟丝子 韭菜子 益智子 茴香炒 蛇床子去皮炒 等分为末，酒糊丸。

〔浊湿〕 **威喜丸** 茯苓 猪苓 黄蜡

〔清热〕 **六一散** 见一卷温症。

〔摄肾〕 **九龙丹** 见二卷虚损。

〔赤浊〕 **猪苓汤** 猪苓 茯苓 阿胶 滑石 泽泻。

〔治浊〕 **丹方** 杞子钱半 菟丝子 韭菜子各一钱 车前子五分 莲子二十粒 入猪尿脬内煮，加葱酒啜汁，并食猪脬莲子。连服二三次效。

## 淋浊脉案

丁 血淋溺痛，左寸脉洪数，此心移热于小肠，搏于血脉，入于胞中，与溲俱下。因瘀热迫注溺窍，并茎中亦痛也。当先清利火腑，用导赤散加赤苓、丹皮、麦冬、归尾、灯心、木通。一剂淋痛减，后用生地、茯苓、归身、丹参、远志、丹皮、侧柏叶、鲜藕。数服寻愈。

周　游幕县署。淋症失调，晡后寒热如疟。医误以为阴虚，杂进补涩，病益剧。又进散剂，疑不敢服。涕泣求诊，脉虚软而浮。用补中汤数服，寒热止，淋亦渐瘳，后用六味丸加减而愈。

王二　给役书馆，夜私出。初便浊，秘不言。后乃不便自遗，瘦怯不任起立，常如欲溺状，或前欲溺而后亦不禁。此浊久气虚下陷也。或以泻热之剂与服，病益剧。予用升举法，佐以利湿。升麻、茯苓、猪苓、白术、半夏、炙草、莲须、莲子。仿治浊固本丸意，滑泄自止。

贡　淋症愈而忽发，色苍形瘦，食减便溏，咽干膝痛，脉沉濡，左寸稍大。是心热移于小肠，而与湿相搏。参萆薢分清饮。赤苓、生薏米各三钱、生白术、泽泻各八分、石斛、麦冬各二钱、防己、甘草各一钱、萆薢、通草各钱半、滑石飞三分。数服淋愈，但脉来沉小，食少足酸。乃脾阳肾阴素亏，宜兼调为治。熟地、杞子、益智仁煨、茯神、甘草炙、薏米、山药、莲子俱炒、归身。同研末，加粳米屑调服，日二次，食进而足亦健步。

岳　劳淋是膀胱气分病。近日大便秘结，食顷必胀，足胫冷，诊脉弦而迟。乃阴结胃气，不主下行，而膀胱之转输不利，乃为淋也。治宜温通，勿进止涩。川附、生术、缩砂壳、陈皮白、韭子、蒌仁、苏子俱炒研、茯苓、海金沙。四服逆气平，胀秘良已，脉亦和。去川附、蒌仁，加牛膝蒸、莲子服愈。

江　溺前涩痛，茎端宿有瘀腐。向服瞿麦汤痛减，导火下行故也。然脉来洪实搏指，不特膀胱瘀热未尽，抑且心肾根源未清，故痛减淋不减也。宜收心节欲，勿扰肾脏，戒酒薄味，静养可安。茯苓、生地、石斛、萆薢、莲须、甘草梢、灯心、泽泻。数服而效。

王　便浊而数，且痛，午后寒热不时，头眩神倦，脉弱，自秋延春，兼溺血点。乃劳力伤阴，阴火迫注膀胱。先用分利法，导赤散加赤苓、莲须、归尾、赤芍、丹皮、栀子、灯草。二服眩痛止，去木通、竹叶，改熟地、归身，又加萆薢，三服诸症俱瘳。又令服六味丸愈。

族某　劳淋，初用分清饮，涩痛已减。后服单方，通利太过，反致溺后精沥，腰足酸软，畏冷，左脉虚涩少神，肾气不摄，乃成虚滑，摄固为宜。沙苑子、菟丝子、杞子、莲子、破故纸、熟地砂仁末炒、杜仲。数服而效，后加鹿胶、潞参、归身、茯苓、山药、乃固。

眭　劳力伤阴，脉右弦左大，腹痛溺涩出粉，此为沙淋。海金沙六分、杜牛膝一钱、当归尾八分、薏仁三钱、灯心八分、赤苓二钱、小茴香盐水炒八分。数服涩痛止，去前三味，加杞子、沙苑子、益智子俱炒、钗斛、怀牛膝酒蒸，数服甚适。此温通之剂，能节劳则淋可不发。

族某　膏淋溺面浮油，有时便中推出髓条，此积劳损伤肾阴所致。宿恙经年，近又兼病阴疽，真元日惫，饮食无味，益肾必先补脾。潞参、茯神、山药、生白术、薏仁、杜仲、芡实、莲子俱炒、何首乌、沙苑子，十数服痊愈。

陈　色苍体长，木火之质，阴分易亏。五旬外纳宠，急图嗣续，月前因浊成淋，溺数而欠，著枕仍然遗泄，延至血水滴沥而痛，是为血淋。精室既伤，心火犹炽，诊两尺左弦右数，宜腰膝痿软，足心如烙也。夫不痛为溺血，痛为血淋。虽肾虚挟火，然导赤分清，如方凿圆枘，五苓八正，亦抱薪救焚。急用生料六味作汤，可济燃眉。熟地六钱、生地三钱、怀山药炒二钱半、茯苓三钱、丹皮、泽泻各一钱、生莲子不去心、一两、莲子须、麦冬各二钱、五味子五分。数服痛止淋减，汤丸兼进而安。

# 遗 泄 论 治

凡脏腑之精，悉输于肾，而恒扰于火，火动则肾之封藏不固。心为君火，肝肾为相火，君火一动，相火随之，而梦泄焉。其交则心之神，肝之魂，所幻而接也。经曰：恐惧不解则伤精，时自下。又曰：厥气客于阴器，则梦接内。然有有梦而泄者，有无梦而自遗者。昔人谓梦而后泄者，相火之强为害；不梦自遗者，心肾之伤为多。且谓五脏有见症，宜兼治，终不如有梦治心，无梦治肾，为简要也。乃详求所因，则有心阳暗炽，肾阴内灼者，宜凉心摄肾。补心丹加减。有肾精素亏，相火易动者，宜厚味填精。熟地、鱼鳔、杞子、羊肾、猪脊髓、青盐、五味子之类。介类潜阳，龟甲、牡蛎、淡菜之类。佐以养阴固摄。山药、莲子、芡实、菟丝子、桑螵蛸之类。有龙相交炽，阴精走泄者，宜峻补真阴，承制相火。三才封髓丹、滋肾丸、大补阴丸。有用心过度，心不摄肾者，宜交心肾。远志丸、佐灵砂丹。有思虑积劳，郁损脾气者，宜舒养脾营。归脾汤。亦有脾虚下陷者，宜补中益气汤。有肾虚不固者，五倍子二两、茯苓四两，丸服效。有积想不遂者，宜安神固气，解郁疏肝。妙香散吞玉华白丹。有精关久滑不梦而泄者，宜固摄止脱。桑螵蛸散、金锁玉关丸。有房劳过度，下元虚惫，寐则阳陷而精遗不禁者，宜升固八脉之气。固精丸，或六味汤加鹿茸、菟丝、五味、龙齿、苁蓉。有壮年久旷，精满而溢者，宜清火安神。生地、知母、黄柏、菖蒲、远志、茯神、莲子。有阴虚不摄，湿热下注而遗者，宜泄热导湿。萆薢、黄连、黄柏、茯苓、泽泻、薏苡，或秘精丸。有因醇酒厚味，酿成脾胃湿热，留伏阴中，而为梦泄者，宜清痰火。二陈汤加二术、升、柴。有因经络热注，夜则脊心热而遗者，猪苓丸、清心饮。亦有鬼魅相感者，其状不欲见人，独言笑，时悲泣，脉乍大乍小，或绵绵不知度数，颜色不变，乃其候也。宜苏合香丸服之效。此其所因不同，为遗为泄亦异，皆当分别施治。大约阳虚者急补气，鹿茸大补汤。阴虚者急益精，大补阴丸、大造丸。阳强者急泻火而已，宜补阴泻火汤，滋阴降火汤。

## 遗 泄 脉 候

遗精白浊：当验于尺，结芤动紧，二症之的。《脉诀》

## 附　方

〔凉心〕　**天王补心丹**　见一卷火。

〔滋肾〕　**三才封髓丹**　天冬　熟地各二两　人参一两　黄柏三两　砂仁一两半　炙草七钱半　面糊丸。苁蓉酒煎送下。

〔泻火〕　**滋肾丸**　见一卷火。

〔泻火〕　**大补阴丸**　见一卷火。

〔安心〕　**远志丸**　见四卷痫。

〔镇坠〕　**灵砂丹**　见二卷喘。

〔养脾〕　**归脾汤**　见二卷劳瘵。

〔升提〕　**补中益气汤**　见一卷中风。

〔安神〕　**妙香散**　见二卷衄。

〔固气〕　**玉华白丹**　钟乳粉一两　阳起石煅　白石脂煅，各五钱　左牡蛎煅七钱　糯米粉糊丸。

〔摄肾〕　**桑螵蛸散**　人参　茯神　远志　菖蒲　桑螵蛸　龙骨　龟板　当归

〔闭精〕　**金锁玉关丸**　见本卷淋浊。

〔镇固〕　**固精丸**　牡蛎　菟丝子　韭子　龙骨　五味　桑螵蛸　白石脂　茯苓

〔补肾〕　**六味丸**　见一卷中风。

〔导湿〕　**秘精丸**　白术　山药　茯苓　茯神　莲子各二两　芡实四两　莲须　牡蛎各一两五钱　黄柏五钱　车前子三两　共研末，金樱膏丸。气虚者加人参一两。

〔补气〕　**十补丸**　芪　术各二两　茯苓　山药各一两半　参　归　白芍　远志各一两　熟地三两　山萸　杜仲　续断　枣仁各二两　五味　龙骨　牡蛎各七钱五分　金樱膏为丸。

〔化痰〕　**二陈汤**　苓　夏　陈　草　姜

〔痰迷〕**猪苓丸**　半夏　猪苓

〔精滑〕**清心饮**　参　归　地　草　连　茯神　枣仁　远志　莲子

〔鬼魅〕**苏合香丸**　见一卷中风。

〔阳虚〕**鹿茸大补汤**　苁蓉　牡仲各一钱　参　术　桂　附　芍　夏　五味各七分　归　地　芪　苓　鹿茸各五分　甘草三分

〔滋阴〕**大造丸**　紫河车蒸捣，一具　生地四两　龟板　天冬　杜仲　黄柏各两半　牛膝　麦冬　归身各一两二钱　五味五钱　米糊丸。

〔阳强〕**补阴泻火汤**　地　芍　归　芎　术　草　知母　天冬　黄柏

〔泻火〕**滋阴降火汤**　四物汤加　知母　黄柏　元参

## 遗 泄 脉 案

某　无梦而遗，劳心辄泄，乃心肾失交症。用茯神丸参六味。人参、熟地、茯神、远志、当归、山药、莲须、枣仁、五味、龙骨、莲实。糊丸服。数料痊愈。

吉　己巳同会试前数日，同寓约观梨园，座中遗泄如注。归寓后寒热咳嗽吐痰，此阴虚兼外感也。令服补中汤，寒热退，但脉虚而沉细欲绝，断为肾损难治。粗毕场事，神愈疲乏，劳热喘促，痰嗽食减，乃脾肺虚而气不归源也。必用人参乃定。彼吝费，一友赠高丽参二钱，予谓代用效减，自须全投，书人参营汤去熟地与桂，加茯神、山药、莲实。彼又将高丽参二钱分作四眼。予晒之，服后喘热减，饮食颇加。又两眼，改用潞参，而效更减矣。

族某　梦泄。宿疴腰痛，新兼脘痛，脉弦细。此伤精候也。妙香散去黄芪、麝、辰砂，加砂仁、马料豆炒，服效。

吕　少年未室，每十日一梦泄。积久疲乏，面少神采，素服滋阴敛涩等药，不效。改服镇心安神等剂，亦不效。予谓肝肾脉虚，非相火为害，但精关久滑，气少固摄耳。询之，果有时无梦亦泄，遂重用参、芪，佐以五味、茯神、山药、莲子、菟丝、芡实、杞子俱炒。滑泄竟止。更用丸剂，加鱼鳔炒研而固。

幼侄　宵读神劳即梦泄，夜热易饥，左关脉搏按。丹溪云：主闭藏者肾，司疏泄者肝，二脏皆有相火。而其系上属于心，心君火也，感物而动，君火动则相火随之，虽不交会，精亦暗流矣。又隐庵谓：肾之阴虚则精不藏，肝之阳强则气不固，故梦而精脱也。先用六味汤加减，熟地、山药、茯神、丹皮、远志、潞参、麦冬、芡实、莲心、石斛。数服而效，后加龙骨、白芍、五味，炼蜜为丸，服愈。此补肝肾参养心之剂。君火安则神魂敛而龙雷不扰矣。

刘　试场受惊，心惕精走于下。延为怔忡悸恐，心君虚不主令，相代其权，乃至有梦无梦皆遗，腰膝酸软乏力。诊左寸沉数，左关尺沉细如丝，右尺微弦。此心营损极，神不摄精。宜补养心神，固纳肾真。经言：怵惕思虑则伤神，神伤则恐惧流淫不止。又云：恐惧不解则伤精，精伤则骨酸痿厥，精时自下。大抵怵惕伤心，恐惧伤肾，心肾失交，精关不固。必精生神，神摄精，乃能却病。且情志之病，尤在静养善调，勿希速效。潞参、熟地、茯神各三钱、龙骨、山药各二钱、枣仁、远志、当归各钱半、金樱子一钱、五味子、柏子仁各六分、莲子十粒。二服甚适。诊左寸绵绵不绝，惟尺泽空，精腑少藏耳。若滋填精室，旬日内漏卮勿泄，尺脉可起。又夜半易饥便滑，前方去当归、柏子仁、熟地、山药焙用，加鱼鳔三钱、菟丝饼二钱。十服神安精固，惟骨节时酸，胁肉时瞤，坐卧恍惚，如在波浪中。此病后神未复元，虚阳浮越也。宜招集散亡，封固管钥，更用潜阳填髓丸：熟地八两、湖莲、芡实俱炒、线胶、淡菜、茯神、山药各四两、五味一两、龟板、远志、麦冬朱砂拌炒，各二两、猪脊髓熬，为丸。又经云：精不足补之以味。午用猪心肾海参煨食，晨用牛乳同糯米煮食，调理数月渐安。

## 阳痿论治　丸冷　茎缩　茎纵　强中　下疳附

男子二八而精通，八八而精绝。阳密则固，精旺则强，伤于内则不起。故阳之痿，多由色欲竭精，或思虑劳神，或恐惧伤肾，或先天禀弱，或后天食少。亦有湿热下注，宗筋弛纵，而致阳痿者。盖前阴为肝脉督脉之所经，经云：足厥阴之脉，入毛际，过阴器，抵少腹。又督脉起少腹以下骨中央，入系女子廷孔，循阴器。男子循茎下至篡。又为宗筋之所会。景岳云：阴阳总宗筋之会，会于气街，而阳明为之长。此宗筋为气血之孔道，而阳明实气血之化源，阳明衰则宗筋不振。故见症多肝肾主病云，伤色欲者须辨水衰火衰。水衰真阴亏乏，归肾丸、还少丹、地黄汤。火衰精气虚寒，右归丸、八味丸，甚者加人参、鹿茸，或加肉苁蓉、杞子。若火衰不甚，斲丧太过，补骨脂丸。伤思虑者，心脾郁结，阳事不举，归脾汤、妙香散。郁伤少阳，生气日索，加味逍遥散。伤恐惧者，胆虚精却，大补元煎加枣仁、鹿角胶。先天精弱者，房后神疲，固阴煎、秘元煎。胃虚食少者，水谷不充，精髓失旺，脾肾双补丸、七福饮、玉母桃。其湿热伤及肝肾，致宗筋弛纵，为阳痿者，如筋角近火则软，得寒则坚，宜滋阴八味丸，或龙胆泻肝汤。经谓：肾欲坚，急食苦以坚之也。然必脉症果系湿热，方用苦坚淡渗。若肝肾虚热，仍宜养肝滋肾，地黄汤加龟板、元参、天麦冬、五味子。又有心肾失交，梦泄致痿，远志丸加熟地、枣仁、白芍。劳伤筋骨，阳道痿弱，无比山药丸、大造固真丹。肾虚无子，精冷精滑，七宝美髯丹。通治阳事不起，如赞化血余丹、鹿茸地黄丸、三子丸、青娥丸等。此治法大概也。若夫元阳既伤，真精必损，必兼血肉温润之品缓调之，如斑龙丸、聚精丸、二至百补丸之类。纯用刚热燥涩之剂，恐有偏胜之害，其审而裁之可耳。

〔丸冷〕　阴痿弱而两丸冷，阴汗如水，溺有余沥，此肝经有湿。柴胡胜湿汤。肾脉强大，右尺尤盛，此相火盛而反痿。滋肾丸、地黄丸。有阴茎内缩，乃肝之筋受寒。四逆汤加参、桂。阴纵不收，肝之筋伤热。小柴胡汤加酒炒黄柏。又强中症，茎举不衰，精流不止，或由肝火太强，或由金石性发，宜泻火解毒。用知母、石膏、元参、生地、大豆、甘草等。夏子益奇疾方，治玉茎长硬不痿，精自出，捏之脆，痒如针刺，用补骨脂、家韭子各一两，研末。

每服三钱，水煎，日三次。玉茎溃烂，谓之下疳，先用米泔水温洗，用炉甘石、乳香、血竭、黄连各一钱，轻粉五分，冰片一分。研末搽，立效。

# 附　方

〔滋阴〕**归肾丸**　熟地八两　山药炒　萸肉　茯苓　当归　杞子　杜仲盐水炒　菟丝子酒浸炒，各四两　蜜丸

〔益阴〕**还少丹**　见一卷中风。

〔滋阴〕**六味丸**　见一卷中风。

〔益火〕**右归丸**　见二卷虚损。

〔益肾〕**八味丸**　见一卷中风。

〔通补〕**补骨脂丸**　补骨脂炒香　菟丝子酒蒸，各四两　核桃肉一两　沉香钱半　蜜丸盐汤下。

〔心脾〕**归脾丸**　见二卷劳瘵。

〔调郁〕**妙香散**　见二卷衄。

〔畅肝〕**加味逍遥散**　见一卷火。

〔填精〕**大补元煎**　见一卷中风。

〔摄肾〕**固阴煎**　见二卷脱。

〔摄肾〕**秘元煎**　见四卷三消。

〔脾肾〕**脾肾双补丸**　人参　莲子　山药　山萸　五味　菟丝子　巴戟　砂仁　橘红　肉蔻　车前　补骨脂　蜜丸。忌羊肉。

〔双补〕**七福饮**　见三卷郁。

〔扶脾〕**玉母桃**　冬白术泔浸炒　熟地酒蒸杵　何首乌九蒸　巴戟肉甘草汁浸炒　杞子　等分蜜丸。

〔滋阴〕**滋阴八味丸**　六味丸加知柏，俱盐水炒，各三两。

〔泄热〕**龙胆泻肝汤**　见三卷诸气。

〔安心〕**远志丸**　见四卷痫。

〔补肾〕**无比山药丸**　见六卷腰痛。

〔益精〕**大造固真丹**　补骨脂　杞子各六两　山药　菟丝子

各四两　核桃肉　黄肉各三两　巴戟　苁蓉　人参　鹿茸各二两
五味子　小茴香各一两半　熟地十二两　於术六两　紫河车一具
蜜丸。酒下。

　　〔补阳〕　**七宝美髯丹**　赤白何首乌各一斤，黑豆拌蒸　茯苓乳
蒸　牛膝酒蒸　当归　杞子酒浸　菟丝子酒浸，各半斤　故纸芝麻
拌炒，四两　蜜丸盐汤下。

　　〔通治〕　**赞化血余丹**　血余煅八两　熟地八两　杞子　当归
鹿角胶　菟丝子　杜仲　巴戟　小茴香　茯苓　苁蓉　核桃肉
何首乌各四两　人参随宜。

　　〔填精〕　**鹿茸地黄丸**　见本卷淋浊。

　　〔通治〕　**三子丸**　蛇床　五味　菟丝　蜜丸。

　　〔补火〕　**青娥丸**　见六卷腰痛。

　　〔督脉〕　**斑龙丹**　见本卷淋浊。

　　〔益精〕　**聚精丸**　见本卷淋浊。

　　〔填精〕　**斑龙二至百补丸**　鹿角胶　黄精　杞子　熟地　菟
丝饼　金樱子　天冬　麦冬　牛膝　楮实　龙眼肉　以上熬成
膏，加炼蜜，调入后药末：鹿角霜　参　芪　苓　地　黄　味
芡实　山药　知母　共十味为末，和前膏杵丸。

　　〔驱湿〕　**柴胡胜湿汤**　升　柴　羌　苓　泽　草　黄柏　龙
胆草　归尾　麻黄根　防己　五味子　水煎。

　　〔湿热〕　**滋肾丸**　见一卷火。

　　〔阴缩〕　**四逆汤**　见一卷暑。

　　〔和解〕　**小柴胡汤**　见一卷温。

## 蓄 血 论 治

　　凡跌仆伤损，及努力负重，忿怒气逆，皆使瘀血停蓄；其症
寒热发黄，胸胁小腹满痛，手不可近。宜分上中下治之。如吐衄
停瘀、属上部，必漱水不欲咽，犀角地黄汤。血结胸膈，属中部，
必燥渴谵语，桃仁承气汤。少腹硬满，大便黑，属下部，必发狂
善忘，抵当汤、代抵当汤。三焦蓄血，必狂躁便实，生地黄汤。蓄

血初起，胸腹痛，香壳散。从高坠下，恶血留停，腹胁痛不可忍，复元活血汤。努伤血滞，沉香降气散。胸前血瘀，生韭汁和童便服。夹血如见祟状，当归活血汤。身寒热发黄，脉弦细而伏，《千金》用大黄、芒硝、归尾、桃仁、人参、桂心，为末。酒服二方寸匕。蓄血下黑如漆，最危，必神脉不变，方可治。瘀血燥结，玉烛散。头面身体发黄，以绢包生姜渣擦之，自退。

## 附　方

〔上部〕**犀角地黄汤**　见一卷温。或加　当归　桔梗　陈皮甘草　藕汁　红花

〔中部〕**桃仁承气汤**　见一卷疫。

〔下部〕**抵当汤**　水蛭三十个，熬　虻虫三十个炒　桃仁二十个　大黄酒浸，三两

〔下部〕**代抵当汤**　见二卷血。

〔三焦〕**生地黄汤**　生地汁一升　干漆炒，五钱　生藕汁半升蓝叶一握　虻虫二十个　水蛭十个　大黄一两　桃仁五钱　水煎。分二服。

〔胸痛〕**香壳散**　香附炒，三钱　枳壳炒，二钱　青皮　陈皮乌药　赤芍　蓬术醋炒，各一钱　归尾三钱　红花五分　炙草二分生草三分研末，每服四钱。

〔腹胁〕**复元活血汤**　见二卷血。

〔怒伤〕**沉香降气散**　见三卷郁。

〔见祟〕**当归活血汤**　归　芍　地　姜　桂　苓　枳　柴草　桃仁　红花

〔燥结〕**玉烛散**　见六卷腹痛。

## 溺　血　论　治

溺血与血淋异，痛为血淋，出精窍；不痛为溺血，出溺窍。痛属火盛，不痛属虚。然经云：胞移热于膀胱，则癃溺血。膀胱者胞之室。惟房欲损肾，热注膀胱，肾与膀胱相表里。故血随溺出，

亦火所迫也。其脉洪数，法当滋化源。六味饮加生牛膝。如肺肾阴虚，口干腰酸，六味丸合生脉散。小肠火盛，血渗膀胱，导赤散。肝火脉洪，不能藏血，龙胆草汤加法。胆火溺血，头痛眩晕，当归饮。溺血日久，肾液虚涸，六味阿胶饮。阴虚火炎，一切溺血血淋，保阴煎。小溲自利，后沥血点，痛如血淋，小蓟饮子。小水不利，赤浊淋闭，大分清饮。通治溺血，益母草捣汁一升，服效。槐花炒、郁金煨各一两，研。每用三钱，豆豉煎汤下效。治血淋，琥珀研细，以灯心、薄荷煎汤下二钱。脾虚不能摄血，久而滑脱，妙香散去桔梗、麝，加煅龙骨、益智仁。

## 附　方

　　〔化源〕　**六味汤**　见一卷中风。

　　〔阴虚〕　**生脉散**　见一卷暑。

　　〔小肠〕　**导赤散**　见一卷温。

　　〔肝火〕　**龙胆草汤**　一味龙胆草煎服。

　　〔胆火〕　**当归饮**　当归　羚羊角　赤芍各二钱　生地　刺蓟叶各一钱

　　〔液涸〕　**六味阿胶饮**　六味汤加阿胶、童便。

　　〔虚火〕　**保阴煎**　见五卷痉。

　　〔血淋〕　**小蓟饮子**　蓟　栀　归各一钱　地　藕节各钱半　滑石　蒲黄炒，各钱二分　通草　甘草　竹叶各八分

　　〔淋闭〕　**大分清饮**　见四卷泄泻。

　　〔脾虚〕　**妙香散**　见二卷衄。

## 便血论治　肠风 脏毒附

　　便血与痢血异，便血宿疾，痢血新邪，兼有脓杂。与肠风脏毒尤别。便血火淫，肠风风淫，脏毒湿热淫，兼积毒。便血由肠胃火伤，阴络血与便下，治分血之远近虚实新久，不可概行凉血涩血。《金匮》以先便后血为远血，黄土汤。先血后便为近血，赤小豆当归汤。其血色鲜稠为实热迫注，多醇酒厚味酿成，约营煎、地榆

丸。色稀淡为脾胃虚寒，归芍异功散加炮姜。色瘀晦为阳衰不摄。因中寒食冷，气滞血凝必腹痛呕泻，附子理中汤倍炮姜。思伤心脾，气不统血，或年衰病久，归脾汤。惟初起血中伏火，用桂圆肉、包鸦胆子肉十枚，匀两包，四五服效。若未止，用刘寄奴五钱，松萝茶一钱，乌梅肉一枚，煎服效。久而气陷血脱，补中益气汤。血滑不止，举元煎下玉关丸。若面色萎黄，下元虚惫，加味六君子汤，下断红丸，或十全大补汤去茯苓，加防风。其结阴便血，脉必虚涩，系厥阴肝血内结，阳失统运，渗入肠间。诸家谓阴寒内结，非也。遵《医通》补中益气汤，倍黄芪，加炮姜。宿有血症，因感湿热，血下紫黑，乃湿毒肠澼。升阳益胃汤。凡便血及肠风服药不效，山楂子散。大便燥结，肛头血出，熟地一两蒸食。

〔肠风〕　血清色鲜，远射四散如筛，风性疏也，经言：久风入中，则为肠风飧泄。加减四物汤加秦艽，虚者人参胃风汤。肠风夹湿，下如豆汁，或瘀紫，升阳除湿防风汤，有热加黄连、当归、甘草。若湿热内蕴，下血腹满，槐花散。初起血热，槐花饮。久则兼夹寒湿，厚朴丸。血滑不止，惜红煎。脾脉浮缓，土虚风湿交乘，加味六君子汤、十全大补汤。肠风兼泻，米豆散。

〔脏毒〕　血浊而色暗，系湿热蕴毒，轻者猪脏丸，重者脏连丸。酒毒酿湿热下血，聚金丸。若肛门血射如线，或点滴不止，为痔血，秦艽白术丸去皂角、枳实、泽泻。加槐花、生地黄蜜丸。痔与痢血，另详本门。

## 附　方

〔远血〕　**黄土汤**　术　附　地　芩　草　阿胶各钱半　灶心土如鸡子大一枚，打碎，水煎澄清，再煎诸药。

〔近血〕　**赤小豆当归汤**　赤小豆二升，浸出芽晒干。当归三两研末。调服方寸匕，日三次。

〔热迫〕　**约营煎**　生地　赤芍　黄芩　地榆　续断　甘草　槐花　荆芥等分　乌梅二个　水煎。

〔血痢〕　**地榆丸**　见四卷痢症。

〔脾虚〕　**归芍异功散**　参　苓　术　草　陈　归　芍

〔心脾〕　**归脾汤**　见二卷劳瘵。

〔气陷〕　**补中益气汤**　见一卷中风。

〔气陷〕　**举元煎**　见三卷饮食，如兼滑脱，加乌梅、文蛤。

〔血滑〕　**玉关丸**　白面四两，炒　枯矾　文蛤各二两，醋炒　五味炒　诃子各一两，炒　研末，熟汤和丸。

〔脾虚〕　**加味六君汤**　六君汤见一卷中风，再加黄芪、柴胡。

〔下虚〕　**断红丸**　侧柏叶　续断各三钱　鹿茸一具　阿胶为丸。

〔虚惫〕　**十全大补汤**　见一卷中风。

〔肠澼〕　**升阳益胃汤**　炙芪钱半　参　草各一钱　术　归　陈　黄芩　神曲炒，各五分　升麻　柴胡各三分　姜　枣煎。

〔去瘀〕　**山楂子散**　楂肉炒研　艾汤调下。血鲜者加山栀、槐花。

〔肠风〕　**加减四物汤**　地　归　芎　侧柏叶各八分　枳　荆　草　槐花各四分　地榆　条芩　防风各六分　乌梅二个　姜三片

〔胃风〕　**胃风汤**　见四卷泄泻。

〔夹湿〕　**升阳除湿防风汤**　防风二钱　苍术泔浸蒸　白术饭蒸　苓　芍各一钱　姜一片

〔湿热〕　**槐花散**　槐花二钱　苍术　厚朴　陈皮　当归　枳壳各一钱　乌梅肉　炙草各五分

〔血热〕　**槐花饮**　生地三钱　当归二钱　侧柏叶炒　荆芥炒　槐花炒　川芎　枳壳各一钱　炙草五分　如血不止，加升麻、阿胶。

〔寒湿〕　**厚朴丸**　厚朴　生姜各四两，同炒　术　曲　麦芽各炒一两　研末，米糊丸。

〔血滑〕　**惜红煎**　术　草　荆　芍　五味　山药　地榆　续断　乌梅　水煎。

〔止泄〕　**米豆散**　马料豆炒　籼米　陈仓米　粟米　锅焦俱

炒研　白糖调服四钱。

〔脏毒〕**猪脏丸**　用猪脏二尺，洗净，入槐花二两，扎紧蒸，捣，焙干研，糊丸。

〔脏毒〕**脏连丸**　黄连一两，酒炒研　槐花二两，炒研　陈仓米三合入猪脏内蒸，杵丸。

〔酒毒〕**聚金丸**　黄芩　防风各二两　黄连四两，半生酒炒研末、醋糊丸，米饮下。

〔痔血〕**秦艽白术丸**　秦艽　白术　归尾　桃仁各一两　枳实　皂角子烧存性　泽泻各五钱　地榆二钱　面糊丸。

## 便血脉案

夏　便红，遇劳辄甚，初服苦参子俗名鸦胆子，以龙眼肉裹，开水送下十粒效。后屡试不验，予按东垣论脾为生化之源，心统诸经之血，思虑烦劳，致心脾不司统摄。宜用归脾丸或暂服加味归脾汤，其血自止，如言而瘥。汤丸内俱去焦白术。

幼侄　鼻衄便红，寒热无汗，食减神疲，脉大而数。此脾肺气虚，阴火乘络，致血从清浊道横溢而出。用补中益气汤去升麻，加山栀、白芍。一服，五更大热，比晓微汗身凉。次日寒热除，脉顿敛，三服而病已。

服侄　壮岁，便后沥血色鲜，乃肠胃远血，症属肠风。用升降法，荆芥、当归俱醋炒、白芍、槐米俱酒炒、黑山栀、生地、甘草炙黑、侧柏叶。三服愈。

张　辛苦佣作，日夜便血数次，由冬入夏未止。阴络已伤，渐至食减无味，神色惨悴，脉来沉细而数，势必寒热，延成损怯。勉用摄血，佐以益脾，以脾统血也。仿驻车丸，去黄连。阿胶水化、炮姜、当归土炒、白芍、熟地、甘草俱炒黑、莲子炒、红枣、南烛子、茯神。三服红痢减，寒热亦止，口中和。据述，腹不痛，但里急，必连便二次，此属气虚不摄。专用潞参、炙芪、茯苓、山药、地榆酒炒、赤石脂，便血遂止。

何　童年便血，面黄瘦，能食。此脾气郁而生火也，用清理湿热。山栀、赤苓、生白芍、生薏仁、石斛、当归、柿饼炭、陈皮、地榆，数服效。

　　朱　春正痢血，一载未痊。阴络大伤，秋间三疟历冬，曾用常山劫剂未效。面浮足肿，食减神疲，懔寒宵热，脉虚近数。阴伤及阳，延成损怯矣。今痢纯红，日夜十数次。即培阳摄阴，尚恐不及。乃阅所服方，仍用制军辈，屡次通里，是欲竭其漏卮乎？毋怪愈治愈剧也。用潞参、茯苓、山药、白术炒、白芍、甘草炙黑、荆芥醋炒黑、乌梅、阿胶煨。一服血减，明日不甚怯寒矣。又加减十数剂，疟痢渐瘳。

## 二便不通论治

　　肾主五液，开窍于二阴。至前后不通，气机闭窒，胀满不食，气逆喘急，危候也。揆病所由，有因三焦热结者，宜黄连、黄芩、山栀、郁金、枳实、海金沙、槟榔。有因三焦湿滞者，宜薏苡、通草、厚朴、茯苓、广皮、泽泻、大腹皮。有因湿热阻气者，宜石膏、滑石、知母、莱菔子、郁李仁、车前子、木通。有痰隔中脘，气痹上焦者，二陈汤加木通探吐。有肺气不降者，麦冬、杏仁、通草、枳壳、知母、赤茯。有胃实燥结者，小承气汤、大分清饮，或凉隔散。有小肠气痹者，小温中丸。有火腑热结者，有厥阴热秘者，火腑用更衣丸，厥阴用龙荟丸。有腑阳不行者，玉壶丹、半硫丸，热药多秘，惟硫黄性缓而通。玉壶丹、半硫丸，皆取通阳之义。有血液枯燥者，通幽汤。有气虚血热者。人参固本丸。有阴囊肿胀，热蕴便闭者，三白散。按经云：女子督脉入系廷孔，男子循茎下至篡，所生病不得前后。据此则二便不通，又宜通奇络。如桂心、川楝子、小茴、香附、当归、五灵脂、桃仁、麻仁等。热蕴腹胀，或用田螺加盐，和壳捣碎，帛系脐下一寸三分，前后皆通。有因膀胱溺满。支撑回肠，阻大便者，五苓散加木通、车前。溺行便自出，亦有先通大便，水道自利者。圆机活法，在乎审症而施治焉。

　　〔大便不通〕有实秘、虚秘、热秘、冷秘、风秘、气秘。有阳结、阴结。仲景云：脉浮数，能食不大便，为阳结。脉沉迟、不能食，身重，大便反硬为阴结。东垣云：实秘、热秘，即阳结也，宜散。虚秘、冷秘，即阴结也，宜温。气燥，以杏仁、枳实行之。血燥，以桃仁、大黄通之。风燥，以麻仁、大黄利之。气涩不通，以郁李仁、皂角子润之。气壅便秘，以参、归、麻仁、大黄开之。叶氏治肠痹，必开降肺胃。如杏仁、栝蒌、冬葵子、枇杷叶、郁金汁、紫菀以降肺。半夏、花粉、竹茹、橘红、枳实汁、姜汁以和胃。即丹溪开上窍以通下窍之微旨也。今即其症分别言之，由胃实者，善饮食，小水赤，七宣丸。由胃虚者，不能食，小便清利，厚朴汤。由热秘者，面赤，脉实数，胀闷欲得冷，四顺清凉饮、润肠丸。由冷秘者，面白，脉沉迟，欲得热，正气散加官桂、枳壳吞半硫丸，或木香顺气散。由风秘者，风搏肺脏，传入大肠，润肠丸加防风、皂角，或去大黄，加煨阿胶。妇人风秘，大麻仁丸。由气秘者，气不升降，谷气不行，善噫，苏子降气汤加枳壳。由肺气不通降，失于传送者，杏、蒌、枳、桔、栀、豉、郁金、橘白。由三焦不和，胸膈痞满者，搜风顺气丸加栝蒌、广皮。由大肠实者，腹满便硬，麻仁丸。由肾虚液少便燥者，六味汤去茯苓，加苁蓉、白蜜。由血热便难者，当归润燥汤。由风热郁滞者，疏风润肠丸。由血燥兼气秘者，润麻丸。由血虚秘结者，益血润肠丸。由津液枯涸者，苁蓉丸、五仁丸。由幽门不通者，通幽汤。由素有风病而便秘者，皂角丸。由病后气血未复，及老人津液衰少，产后去血多者，八珍汤、倍当归、加苁蓉、苏子、杏仁、阿胶、黑芝麻。由久病气虚下陷，致便难者，补中益气汤，加杏仁、苏梗。老人阳虚风秘者，半硫丸。老人气秘，橘杏丸、二仁丸。老人血秘，苏麻粥、三仁粥。又有脾约症，伤寒阳明症，自汗出小便数，津液内竭，其脾为约。用脾约丸。攻荡为治，然亦滋其阴血为稳，宜当归润燥汤主之。如阴寒秘结，当用温药，须略加清润以去结秘。若病本虚寒，标现躁热，亦宜于通阳药中，稍佐苦寒以去躁热，躁止勿加。如阴躁刻欲就冷，两尺虚，或沉细迟，勿用寒剂，理中汤冷服。或不效，用外导法。蜜煎入盐五分，皂角烧灰研五分，和捻尖，热纳肛中。冷秘者，蜜煎中加草乌头末，和捻如上。热秘者，猪胆汁导之。又有求通努力，虚气迫注肛门，里急后重，气逆呕恶，不堪通利，不堪升提，宜人参、枳壳、当归、陈香橼。或用川芎、当归煎汤。入溺桶，乘热坐熏之，亦效。风秘发寒热，生何首乌两许煎，加蜜服。或用固本丸熬膏服。失血后，烦渴便结，一味生地黄汁煎服。血液燥结，熟地蒸热，每服五钱效。若轻用硝黄利药，则秘愈甚。

〔小便不通〕 经云：膀胱者，州都之官，津液藏焉，气化则能出矣。三焦者决渎之官，水道出焉。是知膀胱主藏溺，必待三焦气化，乃能出水也。详列所由，有肺燥不能生水者，用清润法，生脉散加沙参、茯苓、桑皮、车前。有气闭不能通调水道以下输者，用探吐法，以沉香、木香、陈皮、枳壳、小茴、木通，煎汤探吐。有气虚下陷，升降不利者，用升举法，补中益气汤。孕妇胎重压胞，小水闭者，用补中汤探吐。气升则水降，如滴水之器，开其上则下自通矣。有火郁小肠，溺短而痛者，用清降法，导赤散加滑石。有湿壅三焦，致闭癃者，用分清法，通草、滑石、芦根、薏苡、茯苓、车前。有暑湿泄泻，气不化水者，用化气法，五苓散。有湿胜而渴，小水不利者，用分利法，四苓散。有湿热闭阻经府气分，致便不通者，用宣通法，石膏、杏仁、厚朴、防己、大腹皮、海金沙、合六一散。由肾水燥热，致不利者，用滋清法，知母、黄柏、黄芩、泽泻、通草。有阳亢阴衰，孤阳不化者，用补阴抑阳法，化阴煎。若火不甚亢，但由水亏者，用补水法，大剂六味汤。经言无阳则阴无以生，无阴则阳无以化。热在下焦而不渴，服淡渗药，腹胀不通益甚者，滋肾丸。其阴阳大亏，气不化者，肾气汤。溺闭转筋，喘急欲死者，八味丸料大剂煎服，缓则不及。其血结而致闭者，牛膝汤。痰盛而致闭者，导痰汤。火闭者，七正散。气虚溺不利者，独参汤，少加广皮效。通治小水不通法，用独囊蒜头数枚，栀子三枚，盐少许，烂捣，摊纸贴脐上，良久即通。或用食盐半斤，炒热，布包熨之。诸药不效者，用白菊花根捣烂，以生白酒冲和。取酒汁温服神效。又法：用活田螺一个，连壳捣如泥，入麝香细研末少许，置脐上，以蛤蜊合之，以帛扎定，效。

## 大便不通脉候

脾脉沉数，下连于尺，为阳结。尺脉沉细虚迟，为阴结。右尺脉浮，为风结。

## 附　　方

〔痰气〕**二陈汤**　见一卷中风。

〔胃实〕**小承气汤**　见一卷温。

〔热结〕**大分清饮**　见四卷泄泻。

〔火盛〕**凉膈散**　见一卷中风。

〔气痹〕**小温中丸**　见三卷肿胀。

〔火府〕**更衣丸**　朱砂五钱　芦荟七钱　各研，酒和丸。每服一钱二分。

〔厥阴〕**龙荟丸**　见一卷火。

〔通阳〕**玉壶丹**　硫黄八两　配麻油八两。微火熬，以桑条搅，候溶尽，即倾入水。去油面再溶，倾入豆腐内煮，糯米粉为丸。

〔通阳〕**半硫丸**　制半夏　硫黄　等分，蒸饼姜汁和丸。治老人虚秘、冷秘。

〔液燥〕**通幽汤**　见一卷燥。

〔虚热〕**人参固本丸**　见一卷中风。

〔囊肿〕**三白散**　白牵牛头末，一两　桑白皮　白术　木通　陈皮各二钱半　研末，姜汤下一钱。

〔利溺〕**五苓散**　见一卷温。

〔胃实〕**七宣丸**　大黄　木香　槟榔　诃子皮　桃仁　研末，蜜丸。

〔胃虚〕**厚朴汤**　朴　陈　术　草　枳实　半夏曲　姜　枣

〔热秘〕**四顺清凉饮**　见一卷火。

〔热秘〕**润肠丸**　麻仁　羌活　大黄　归尾　桃仁　蜜丸，

加防风、皂角，名疏风润肠丸。

〔冷秘〕 **正气散** 见一卷中风。

〔冷秘〕 **木香顺气散** 木香 草蔻 益智 苍术各三分 厚朴四分 陈皮 青皮 半夏 吴萸 升麻 柴胡各五分 茯苓八分

〔风秘〕 **大麻仁丸** 麻仁 熟大黄各三钱 木香 枳壳 槟榔各五钱 蜜丸。

〔气秘〕 **苏子降气汤** 见二卷失音。

〔气秘〕 **搜风顺气丸** 大黄 麻仁 郁李仁 山药 山萸 车前 牛膝 菟丝 防风 独活 槟榔 枳壳 蜜丸。

〔实秘〕 **麻仁丸** 见一卷燥。

〔液虚〕 **六味丸** 见一卷中风。

〔血秘〕 **润燥汤** 见一卷燥。

〔气血〕 **润麻丸** 麻仁 桃仁 生地 当归 枳壳各一两 蜜丸。

〔血虚〕 **益血润肠丸** 归 地 荆 枳 麻仁 杏仁 苁蓉 苏子 蜜丸。

〔津少〕 **苁蓉丸** 苁蓉二两 沉香一两 麻仁汁糊丸，米饮下。

〔津枯〕 **五仁丸** 桃仁 杏仁各一两 柏子仁五钱 郁李仁 松子仁各三钱三分 橘红四钱 蜜丸。

〔风秘〕 **皂角丸** 羌 防 杏 枳 陈 芷 桑皮 槟榔 麻仁 牙皂 蜜丸。

〔气血〕 **八珍丸** 见一卷中风。

〔气虚〕 **补中益气汤** 见一卷中风。

〔气秘〕 **橘杏丸** 橘皮 杏仁 等分，蜜丸。

〔气秘〕 **三仁丸** 杏仁 麻仁 枳壳 诃子肉 等分，蜜丸。

〔血秘〕 **苏麻粥** 苏子 麻仁水浸研汁 和粳米煮粥。

〔血秘〕 **三仁粥** 桃仁 松子仁 郁李仁 捣汁和粳米煮粥。

〔伤寒〕**脾约丸** 酒蒸大黄 枳实 厚朴 赤芍 麻仁 杏仁 蜜丸。

〔虚寒〕**理中丸** 见一卷中风。

〔清润〕**生脉散** 见一卷暑。

〔清降〕**导赤散** 见一卷温。

〔分利〕**四苓散** 见一卷暑。

〔宣通〕**六一散** 见一卷温。

〔阳亢〕**化阴煎** 二地 牛膝 猪苓 泽泻 黄柏 知母 绿豆 龙胆草 车前 水煎。

〔阴阳〕**滋肾丸** 见一卷火。

〔气化〕**肾气丸** 见二卷虚损。

〔喘急〕**八味丸** 见一卷中风。

〔血结〕**牛膝汤** 牛膝 桃仁 当归 黄芩 水煎。

〔痰盛〕**导痰汤** 见一卷中风。

〔火闭〕**七正散** 车前 赤苓 山栀 木通 胆草 甘草梢 萹蓄 竹叶 灯心

## 大便不通脉案

朱 八旬，公车抵都，途次委顿，浃旬，苦不得便。脉洪大，右尺虚。予谓大肠主液，此阳明液干，热秘象也。宜润肠丸。因高年血液燥热，仿东垣润燥汤。用生熟地黄、麻仁、桃仁、当归、红花、蜜冲服，效。

房兄 病后便秘脉虚，于润补剂中参升降法。潞参、熟地黄、当归、升麻、杏仁，服愈。熟地可加倍两许用。

石氏 老年风秘，兼痔血肿痛，脉洪而虚。用滋燥养营汤，加荆芥醋炒、地榆酒炒、胡麻、升麻、苁蓉蒸，炼蜜为丸，服效。滋燥养营汤见燥症。

李氏 腑失传送，胁痛脘胀便艰，皆气机阻塞为患。宜先导其腑气。用杏仁、苏梗、厚朴、郁金、橘白、郁李仁、当归，四服痛胀止。兼令服牛乳，便亦通润。后左胁钻痛，得汤浴则止，乃肝气滞由脏及腑。用麸皮炒熨，兼用延胡酒炒、白芍炒、当归、金橘皮煎汤，降香、木香俱磨汁服而平。

族妇　大便旬余一行，或劝服大黄，艰秘益甚，两尺沉大，此清气陷下也。用补中益气汤去柴胡、白术，加桃杏二仁，数服而复常。

## 小便不通脉案

邓氏　阴虚阳博谓之崩，崩久成漏，冲任经虚可知。据述五月间因悲思血下成块以后，红白相间，至仲冬后淋沥未止，服药不效。近又少腹重坠，两㭞掣痛如束，小便至夜点滴不通，或以为气粗窒痛。用茜草、归须、桃仁等通络。不应，又以为血虚滑脱。用蒲黄、石脂、石英等镇摄。淋痛更剧，脉沉弦。予谓此症乃漏久而膀胱气陷也，通络则漏厄益渗，镇摄则胞门益坠。法宜温而升之，固以摄之，于理为近。用升麻六分、菟丝饼、赤苓各三钱、延胡、当归俱醋炒，各二钱、阿胶、棕灰各一钱半、茴香、补骨脂俱酒炒，各一钱、沙苑子二钱，一服得溺而掣痛止，数服淋漏俱除。

## 闭癃遗溺论治 胞痹附

闭者，小便不通。癃者，小便不利。遗溺者，小便不禁。虽膀胱见症，实肝与督脉三焦主病也。经云：膀胱之胞薄以濡，得酸则踡缩，约而不通，水道不行。又云：膀胱不利为癃，不约为遗溺，此但主膀胱言之也。夫膀胱仅主藏溺。主出溺者，三焦之气化耳。故经云：三焦下腧，并太阳正脉，入络膀胱，约下焦，实则闭癃，虚则遗溺。又云：肝脉过阴器，其病闭癃。又云：女子督脉入系廷孔，男子循茎下至篡。病不得前后，此闭癃遗溺，所由兼责诸经也。分言之，闭癃为实，遗溺为虚。闭为暴病，癃为久病。闭则点滴难通，全资气化，或疏通利窍，或用丹溪吐法，以升提其气。诸溺闭治法，已见小便不通论中。此特详溺癃治法。癃为滴沥不爽，惟滋养真阴，清热化气，升提非所宜矣。仲景云：阴虚则小便难。经曰：阳入阴分，则膀胱热而小便难。东垣云：小便不通，皆邪热为病。治分在气在血。以渴与不渴辨之，渴而不利，或黄或涩，热在上焦气分也。宜清肺气而滋水源，黄芩清肺饮。闭而不渴，热在下焦血分也。宜润肾燥以导其流，滋肾丸。若服淡渗之味，则阳无以化，而阴愈闭窒矣。其阴虚血热，渴而涩痛淋沥者，导赤散，切忌用五苓。或大便水泻，小便涩少，五苓散渗泄之。若湿热传于下焦，水道不利，益元散清利之。若气机闭塞，升降不通，二陈汤去半夏，加木通、滑石、升麻以提之。若右寸数大，肺燥不能生水，是气化不及州都。生脉散去五味，加紫菀、车前子、茯苓。左寸数大，心火盛，移热于小肠，天冬、麦冬、犀角、黄连、赤茯、白芍。或肾火衰，水不能化，金匮肾气丸。或元气下陷，宜升清降浊，补中益气汤加木通、车前。或血瘀下焦，小便闭涩，代抵当汤。此治闭癃大概也。若遗溺一症，有睡中自遗者，有气不摄而频数不禁者，有气脱于上，则下焦不约，而遗失不知者，睡中自遗，幼稚多有，俟其气壮乃固，或调补心肾自愈。寇氏桑螵蛸散。惟水泉不止，膀胱不藏，多是年衰气弱，以气为水母，水不能蓄，由气不固摄也。宜参、芪、归、术、益智、五味、补骨脂、升麻。甚至气脱而遗失不知，惟类中风症，及大病后有之。宜独参汤。大抵遗溺失禁，由肺肾膀胱气虚。肺虚，补中益气汤加五味、牡蛎。肾虚，菟丝子散。膀胱虚，固脬丸。夹寒，家韭子丸。夹热，白薇散。滑脱，秘元丹、牡蛎丸。命火衰，右归饮、巩堤丸。治水必先治气，治肾必先治肺，惟巩堤丸一方，凡心脾肺肾之属皆宜。有因恐惧辄遗者，此心气不足，下及肝肾而然，宜归脾汤或五君子煎。下元亏损，固精丸。睡中自遗，多属下元虚冷，宜螵蛸丸。然遗失不知，必交通心肾，寇氏桑螵蛸散。小儿自遗多属热，沈氏闷泉丸。间或因寒，闷泉丸去山栀，加山萸、补骨脂。老人不禁，多虚寒，大菟丝子丸加减。间亦有热，草薢分清饮。节斋谓：老人溺频数者，由膀胱血少，阳火偏旺。宜滋肾中真阴，补膀胱津液。六味丸加麦冬、五味。戴氏云：老人溺多者，由下元虚寒，肾不摄水，以致渗泄，宜八味丸、生料鹿茸丸。其滴沥不禁者，为真阳不固，宜固脬散，若不效，加减桑螵蛸散。昼甚为阳虚，补中益气汤。夜甚为阴虚，八味丸。脬气不足，溺频昼甚者，缩泉丸。夜间溺多者，八味丸加五味。溺频而少为热，宜渗之，四苓散加滑石、甘草。频数久而益甚者，属脾虚气弱，补中益气汤加五味、山药。若溺涩得补益甚者，为膀胱热结，宜山栀、茯苓、木通、滑石、甘草、竹叶、灯芯。溺涩而茎中痛者，属肝肾湿热，龙胆泻肝汤。溺后余沥，属肾气虚，茯菟丸加覆盆子、益智仁。咳而遗溺，属膀胱急，茯苓甘草汤。不应，五苓散可效。妊妇溺出不知，或由脬热，加味逍遥散。或由脾肺气虚，补中益气汤。或由肝肾阴虚，六味丸。产后小便不禁，或脬损，固脬丸、八珍汤，补脬饮加参、术或猪羊脬煎。俟饥时大剂饮之，令气血骤长，迟则难效。产育不顺，致伤膀胱，或收生不谨，损破尿脬，皆能致小水失禁也。或由膀胱气虚，加味补中汤。此治遗溺大概也。

〔胞痹〕胞居膀胱之中，受气化以藏溺出溺者也。经曰：胞移热于膀胱，盖膀胱内别有胞，得气化而为溺以出也。若气痹不通，必由膏粱积热于上，作强伤精于下，湿热乘虚，结于胞中，故痹也。经曰：胞痹者，小腹膀胱，按之内痛。若沃以汤，涩于小便，上为清涕。盖以膀胱既虚，不能上吸肺气，肺气不清，不能下通水道，所以痹塞不利。得热汤之助，则小便涩涩微通，其气循经蒸发，肺乃暂开，清涕亦得上泄矣。条其治法：由膀胱伤湿，致痹而溺涩者，肾着汤加萆薢。由实热致痹而溺痛者，葵子丸。由湿热致痹而溺不利者，肾沥汤。由虚寒致痹而溺闭者，巴戟丸。其艰涩如淋不痛者，非胞病，属肾阴虚，六味丸加肉苁蓉、鹿茸。其老人精气已衰，犹不绝欲，小便涩痛，少腹胀闭，牵引谷道者，肾气丸。昼苦溺涩，夜则遗溺者，属肾气大亏，地黄饮子。其膀胱气坠，溺道不爽者，补中益气汤。石顽有治胞痹案数则，医者忽之，今特标为论焉。

## 附　　方

〔气分〕**黄芩清肺饮**　见一卷火。

〔血分〕　**滋肾丸**　见一卷火。

〔淋痛〕　**导赤散**　见一卷温。

〔化气〕　**五苓散**　见一卷温。

〔湿热〕　**益元散**　见一卷温。

〔痰气〕　**二陈汤**　见一卷中风。

〔肺燥〕　**生脉散**　见一卷暑。

〔肾虚〕　**肾气丸**　见二卷虚损。

〔升清〕　**补中益气汤**　见一卷中风。

〔瘀闭〕　**代抵当汤**　见二卷血。

〔遗溺〕　**寇氏桑螵蛸散**　见本卷遗泄。

〔肾虚〕　**菟丝子散**　菟丝子　五味　苁蓉　杜仲　牡蛎　鸡肫皮炒　研末，服二钱。

〔膀胱〕　**固脬丸**　茴香三两　附子五钱　戎盐一钱　桑螵蛸炙，五钱　制菟丝子三两　酒糊丸。

〔夹寒〕　**家韭子丸**　家韭子炒，六两　鹿茸酥炙，四两　苁蓉　牛膝　熟地　当归各二两　菟丝子　巴戟肉各两半　杜仲　石斛　桂心　干姜各一两　为末，酒糊丸。

〔夹热〕　**白薇散**　白薇　白蔹　白芍　等分

〔滑脱〕　**秘元丹**　龙骨煅，三两　灵砂二两　砂仁一两　诃子肉炮，十个　为末，糯米粥丸。空心酒下三十丸。

〔火衰〕　**右归饮**　见二二卷虚损。

〔火衰〕　**巩堤丸**　熟地　菟丝子酒煮　白术各二两　五味　益智仁　补骨脂各酒炒　附子　茯苓　韭子炒，各一两　为末，山药糊丸，加人参尤妙。

〔心脾〕　**归脾丸**　见二卷劳瘵。

〔肝肾〕　**五君子煎**　参　苓　术　草　炮姜

〔精虚〕　**固精丸**　见本卷遗泄。

〔虚冷〕　**螵蛸丸**　桑螵蛸炙，三十个　鹿茸酥炙　炙黄芪各三两　煅牡蛎　赤石脂　人参各二两　为末，山药糊丸，盐汤下。

〔儿遗〕　**沈氏闷泉丸**　益智仁　茯苓　白术　白蔹　黑山栀

白芍　水煎。此沈芊绿先生自制方，自云用之颇效。

〔老人〕　**大菟丝子丸**　桂　附　菟丝子　鹿茸　石龙芮各一两　地黄　牛膝　茯苓　杜仲　苁蓉　巴戟　茴香　沉香　续断　故纸各三两　桑螵蛸　覆盆子　五味子各五钱　蜜丸。

〔湿热〕　**萆薢分清饮**　见本卷淋浊。

〔水火〕　**六味丸**　**八味丸**　俱见一卷中风。

〔溺多〕　**鹿茸丸**　鹿茸酥炙　椒红炒　桂心　附子　牡蛎　补骨脂　石斛　苁蓉　鸡肫胵炙　沉香各一两　桑螵蛸四钱　为末，酒糊丸，酒下。

〔失禁〕　**固脬汤**　桑螵蛸酒炒，二钱　黄芪酒炒，五钱　沙苑子　萸肉各三钱　当归酒炒　茯神　益母子各二钱　生白芍钱半　升麻五分　羊脬一个，煎汤代水，再煎。此沈芊绿先生《尊生全书》自制产后胞损失禁方，与固脬丸各别。

〔昼频〕　**缩泉丸**　乌药　益智仁煨　等分为末，酒煮山药糊丸，盐汤下。尤治小儿遗尿。

〔渗热〕　**四苓散**　见一卷暑。

〔涩痛〕　**龙胆泻肝汤**　见三卷诸气。

〔余沥〕　**茯菟丸**　制菟丝子五两　茯苓三两　石莲肉二两为末，酒糊丸。盐汤或米汤下三五十丸。

〔咳遗〕　**茯苓甘草汤**　茯苓　桂枝各二两　甘草一两　生姜三两

〔妊妇〕　**加味逍遥散**　见一卷火。

〔产后〕　**八珍汤**　见一卷中风。

〔产妇〕　**补脬饮**　生黄丝绢一尺剪碎　白牡丹根皮　白及各一两为末，水煮必绢烂如饧。空心服，不得作声，作声即不效。

〔湿痹〕　**肾着汤**　见一卷湿。

〔热痹〕　**葵子丸**　冬葵子　赤茯　猪苓　枳实　瞿麦　滑石　木通　黄芩　甘草　车前子各一钱　姜五片

〔湿热〕　**肾沥汤**　见本卷淋浊。

〔虚痹〕　**巴戟丸**　巴戟一两半　桑螵蛸　远志　生地　山药

附子　川断　苁蓉各一两　杜仲　石斛　鹿茸　龙骨　菟丝子
五味子　山萸　官桂各三钱　蜜丸。

〔肾亏〕**地黄饮子**　见一卷中风。

## 癃遗脉案

族女　产后嗽热，小水失禁，脉虚数无力。由真元不固，临产艰难，损伤胞脉所致。宜摄固真元，佐以甘温退热。用潞参、茯神、杞子、黄芪、白芍、五味子、川贝、石斛、牡蛎煅研、桑螵蛸炙、炙草。五服嗽热减，加远志、熟地、菟丝饼，十服前症渐瘥。

族姑　衰年病后失调，遗溺不禁，两尺濡弱。症由膀胱血虚，溺孔不能约制水液。用归身、白芍、杞子、沙苑子、覆盆子、杜仲炒、核桃肉、红枣、熟地炒。煎服效，后用补中益气汤而固。

## 转胞交肠论治

水液自小肠泌入膀胱，胞受气化，变溺以出，胞盖居膀胱中，主藏溺泄溺者也。东垣曰：膀胱虽为津液之腑，至受盛津液，则又有胞居膀胱之中。故经曰：胞移热于膀胱。若忍溺入房，或溺急疾走，水逆气迫，则胞系屈戾，名曰转胞。其症脐下急痛，小水不通，与寻常溺闭自异。《直指》曰：此症孕妇多有，或忍溺入房，使小肠气逆而不通，大肠气与之俱滞，外水不得入膀胱，内水不得出膀胱，淋沥急数，大便亦里急频并，因而腹胀。治用凉药疏利小肠，仍与通泄大肠，胞即归正，小水自流。丹溪曰：妊妇转胞，疏通无效，因思胞为胎压，展在一边，胞系了戾不通尔。胎若举起，悬在中央，胞系得舒，小水自行。宜升举其气，补中益气汤。或再以渣煎服探吐，或令孕妇卧榻上，将榻倒竖起，则胎不压而溺自通。若临盆之际，胎压膀胱小便不通者，以手指托起其胎，小水自出。丹溪治一妇患此，诊之两手似涩，重取则弦。此得之忧患，涩为血少气多，弦为有饮，以参术饮空心服。以指探吐，少顷又与一服，凡与八服而安，后历试皆验。或用参术汤。强忍房事，致胞转而闭者，非沉香不治。老人转胞，困笃欲死，六味汤，倍泽泻。少年溺涩，蒲黄散、滑石散。惊忧暴怒，气乘膀胱，致胞转溺闭，葱白汤。交肠症，由大小肠失于传送，致清浊混淆也。或因病后，因嗜酒，大便前出，小便后出。丹溪治一妇嗜酒，常痛饮，忽糟粕出前窍，溲尿出后窍，六脉沉涩，用四物汤加海金沙、木香、槟榔、桃仁、木通，服愈。《回春》曰：一妇病愈后，前阴出屎，先服五苓散二剂，又用补中益气汤而愈。则此症惟妇人有之耳。

## 附　方

〔气虚〕**补中益气汤**　见一卷中风。

〔妊妇〕**参术饮**　参　术　陈　草　夏　地　芍　归　芎　姜　枣　服后探吐。

〔妊妇〕**参术汤**　参　术　陈　草　夏　芍　归　服后探吐。

〔老人〕**六味地黄汤**　见一卷中风。

〔通治〕**蒲黄散**　蒲黄　滑石　等分为末。服三钱，鸡蛋清调下。

〔清利〕**滑石散**　寒水石二两　滑石　血余炭　车前子　木通各一两　冬葵子一合

〔惊忧〕**葱白汤**　陈皮三两　冬葵子一两　葱白三茎　水五升，煎三升，分三服。

〔补血〕**四物汤**　地　芍　归　芎

〔通利〕**五苓散**　见一卷温。

### 脱肛论治　肛头痒痛附

脱肛，元气陷下症也，惟气虚不能禁固。故凡产后，及久痢，用力多，老人病衰，幼儿气血不足，多有之。大剂补中益气汤，升麻用醋炒。《入门》曰：肺主魄门，肺热则肛门闭，肺寒则肛门脱，必温补肺气，前汤加诃子、樗根皮。以肺与大肠相表里也。如脾胃虚寒，泻痢而滑脱者，胃关煎加乌梅、五味。脾虚下陷而脱者，补中益气汤。肝肾阴虚而下陷者，补阴益气煎。虚中夹火，或热赤肿痛，补中益气汤加芩、连、槐花之属。产后脱肛，六物煎加升麻，或殿胞煎加人参。仍用温汤洗而收之。有湿热下坠，疼痛脱肛者，抽薪饮，或大分清饮。肠风下血脱肛者，人参胃风汤。便秘努挣致脱者，人参固本丸加槐角。兼痔而痛者，四物汤加槐花、黄连、升麻。外煎洗法。寒者，以荆芥、胡葱煎洗，以伏龙肝、鳖头骨灰、百药煎研末，油调敷。热者，以朴硝、白矾汤洗，以黄柏面、牡蛎粉掺搭。焮赤肿痛，以田螺去靥，入冰片，化水搽之。小儿脱肛，鳖头炙灰涂之。肛头痒，朴硝煎汤熏洗。

《内经》曰：下者举之。徐之才曰：涩可去脱。治脱肛之法也。古人多用参、芪、归、术、川芎、甘草、升麻之类以升之补之，或兼用乌梅、五味之属以固之涩之。外仍用熏洗收涩之药，则无不愈矣。

〔肛头痒痛〕　风湿火兼病也，大肠受湿，流注肛头，则作痒，秦艽羌活汤。得风与湿热，则生虫而痒，神应黑玉丹、萹蓄汤，外以苦楝根煎汤洗。若虫蚀其肛，则上唇有疮，化䗪丸。大肠有火，则肛门作痛，七圣丸、秦艽白术丸。甚或便燥，肠头努出，下血，当归郁李仁汤。

丹溪曰：凡醉饱入房，忍泄前阴之气，归于大肠，木乘火势，而侮燥金，故火就燥也，大便必秘。其疾甚者，必以苦寒泻火，以辛温和血，润燥疏风止痛，是其治也。宜秦艽白术丸、宽肠丸、当归郁李仁汤。

## 附　方

〔通治〕　**补中益气汤**　见一卷中风。
〔升提〕　**举元煎**　见三卷饮食。
〔通治〕　**参术芎归汤**　参　术　芎　归　芪　草　芍　苓　山药　升麻

〔虚寒〕**胃关煎** 熟地三钱 山药 扁豆 白术各二钱 黑姜 炙草各一钱 吴萸五分

〔阴虚〕**补阴益气煎** 参 草 陈 柴各一钱 熟地三钱 山药 当归各二钱 升麻五分

〔产脱〕**六物煎** 熟地钱半 白芍 当归 人参各一钱 川芎 升麻各五分 炙草八分

〔产脱〕**殿胞煎** 当归五钱 芎 桂 苓 草各一钱

〔湿热〕**抽薪饮** 见四卷痈。

〔湿热〕**大分清饮** 见四卷泄泻。

〔肠风〕**胃风汤** 见四卷泄泻。

〔努脱〕**人参固本丸** 见一卷中风。

〔痔脱〕**四物汤** 地 芍 归 芎

〔血热〕**凉血清肠散** 地 归 芍各钱半 芩 连 荆 防 芎 草 升麻 香附各五分

〔血虚〕**秦艽四物汤** 四物汤加 秦艽 丹 防 柴 柏

〔湿痒〕**秦艽羌活汤** 羌活钱半 秦艽 黄芪各一钱 防风七分 升麻 麻黄 柴胡 甘草各五分 红花 细辛各三分

〔虫痒〕**神应黑玉丹** 猬皮四两 猪悬蹄廿五个 牛角鰓三两 血余 败棕各二两，炙 槐角一两半 苦楝根皮一两二钱 雷丸 脂麻各一两 乳香 麝香各一钱 酒糊丸。

〔下虫〕**萹蓄汤** 萹蓄一握水煎。

〔虫蚀〕**化䗪丸** 桃仁 槐子 陈艾各三钱 红枣肉杵丸。

〔火痛〕**七圣散** 郁李仁一两半 羌活一两 大黄制，八钱 桂心 槟榔 木香 川芎各五钱 蜜丸，白汤下。

〔肛痛〕**秦艽白术丸** 见本卷便血。

〔下血〕**当归郁李仁汤** 郁李仁 皂角仁各一钱 槐花米七分 秦艽 麻仁 当归尾 生地 苍术各五分 大黄制三分

〔热秘〕**宽肠丸** 黄连 枳壳 等分，糊丸。米饮下五十丸。

## 痔漏论治 耳痔 鼻痔 脑漏 偷粪鼠疮
### 跨马痈附

凡泽旁突起高阜为峙，窍中突出息肉为痔。故有眼痔、鼻痔、牙痔等名。至肛边肿痛发疮，经谓：醉饱入房，筋脉横解，肠澼为痔。又督脉生病，癃痔。言精气脱泄，阴火流注篡间，两阴之交。多患痔疾。然阴虚生热，或服饵辛毒，如椒酒及固精等药。盖川椒烧酒，最能发痔。或用热药，固精不泄，毒气流注，势必至穿漏矣。大肠燥秘，及忧恐气结，奔走劳动，致疮孔生管流脓，斯成漏矣。痔有七：肛外发露肉珠，状如鼠奶，曰牡痔。即外痔。肛内肿突，脓溃即散，曰牝痔。肛边痛痒，颗颗发瘰，更衣辄出清血，曰脉痔。肠内结核，痛而登厕肛脱，曰肠痔。因便血注不止，曰血痔。忧思恐怒，立见肿痛，大便艰难，曰气痔。皆内痔。饮酒发动，疮痛流血，曰酒痔。其形有鸡冠、莲花、樱桃、胡桃、鸡心、鼠奶之状。久而生虫，便前血射一缕为痔瘘。瘘即漏也，经云：陷脉为瘘。近旁穿穴，中生脆管，流脓不止，即为漏。有串臀者，有串肠者，有串阴者，有秽从疮口出者，漏卮不塞，精血日枯，渐成损怯难治。宜戒酒色，节劳茹淡，滋填精血。如鱼鳔、熟地、龟胶、鹿胶、猪脊髓之类。立斋论治痔焮痛便秘，宜清热凉血，润燥疏风。治漏宜养元气，补阴精。大便秘，宜润燥养血。红坠作痛，宜泻火除湿。作痒宜祛风胜湿。肿痛溺涩，宜泻肝导湿。若疝与痔兼患，六味地黄丸、补中益气汤，并服。按痔初起，肠头肿成块者，大肠湿热也，渗而清之。如生地、槐米、黄芩、甲片、归尾、茯苓、枳壳、泽泻等。作痛者，肺大肠风热也，宣而散之。如荆芥、元参、当归、杏仁、乳香、木香、枳壳、银花等。大便秘结者，脾肾燥火也。清以润之。滋燥养营汤去防风，加麻仁、白蜜等。溃脓者，热胜血也，凉以和之。秦艽白术汤去术，加生地、槐角等。痛兼血者，阴虚有火也，滋而养之。四物汤加阿胶、黄芩、乌梅、地榆等。痔血漏脓，久不止者，元气不固也，升而摄之。补中益气汤芪术用生，去柴胡，或暂用樗皮散。血痔诸药不应，黑以止之。石煤、槐花、空心乌梅汤下，神效。气痔内因七情者调其郁。归脾汤芪术用生，加枳壳、广皮。酒痔多因湿热酿火者，解其毒。芩连四物汤，槐角丸加金银花、甘草。不拘痔漏肠红，通用梅连丸。以止其血。不论痔瘘虫痔，通用水银枣子膏。以绝其虫。肿痛用洗痔法，以鱼腥草、苦楝根、马齿苋、朴硝煎汤熏洗。洗翻花痔，以荆芥、防风、朴硝、煎洗，次以木鳖子、郁金等分，加冰片研细，水调敷。点痔法：以蜗牛胶、熊胆胶、或用田螺水等。缩痔法：用大鳖头火煅研细，搽效。枯痔法：以鳔胶一味，炒研为末，日用一钱，沙糖调服。久自枯落。敷痔法：用蚕茧纳男子指甲填满，外用童发缠裹。烧存性，蜜水调敷。经云：陷脉为瘘音漏，留连肉腠。言寒气陷入血中而生疮漏。因疮穿脓溃不已，初则淡红微肿，或小核，久则上面槁白，内已黑腐，淫虫恶臭生焉。故治漏先须透脓，用追毒丸，再用闭管丸。如漏之四边有硬肉突起，闭管丸中加蚕茧二十个，炒末，和入药内。此方治遍身诸漏皆效。治穿肠漏，用水安息香搽之，十日全消。水安息香，出波斯国，以椰子盛香，形似膏药稀粘，黄黑色。着手其香透爪甲者为真。治漏退管，用猥皮丸。去管兼能生肌，用圣祖御赐方，及明太祖亲验方。倘管退漏眼未平，宜生肌膏。大抵漏疮孔中，必有恶秽之物，先用洗药，以露蜂房、白芷、苦参煎汤熏洗，日三次。嗣用透管，管退，嗣用生肌。近日专门治漏，用韭叶弯刀，披开其孔，量漏之浅深，捻入线药烂管。续用生肌散敷平疮口，待愈。愈后仍须滋填精血，兼戒房劳奔走，及辛热动风诸发物。每见不守禁忌，创愈复溃，或转成怯症者有之，亟当慎也。

〔耳痔〕　耳中生如羊奶。内服栀子清肝汤。外点硇砂一钱，轻粉、雄黄各三钱，冰片五厘，水调和，点之效。

〔鼻痔〕　鼻中生出息肉。用甜瓜蒂、甘遂炒各四钱，枯矾五分，共研细，净松香五分为衣，香油调为丸。每用一丸，入鼻内点痔。日一次，即化臭水而愈。

〔脑痔〕　脑中时流臭涕。用辛夷二钱，羌活、独活、防风、藁本、细辛各五分，蕲艾一两，将药末掺艾内，卷作条，点火熏鼻，即愈。或用黄荆树叶，搓塞鼻中，效。

〔偷粪鼠疮〕 生近肛门，溃脓后极易穿漏。肿痛时，用屋上干猫屎、金鱼同捣烂，敷患处立消。或用猫头骨炙灰研，同酒服，亦效。

〔跨马痈〕 一名悬痈。生肛门前阴根后交界处，初起如松子大，渐如莲子，后如桃李。用甘草梢四两，水煎服，即愈。外用生大黄三钱，熟石膏一两，紫金锭一块，同捣碎，水调敷，立止痛。若肝经湿热，用龙胆泻肝汤。已成脓者，用生黄芪、人参、川芎、当归各一钱，白芷、官桂、甘草、防风各五分，一服痛止，再服内溃，十服肉便生。

## 痔 漏 脉 候

脉弦绝涩者，难治；滑大柔和者，易治。

## 附 方

〔晚服〕 **六味丸** 见一卷中风。

〔朝服〕 **补中益气汤** 见一卷中风。

〔清火〕 **滋燥养营汤** 见一卷燥。

〔通治〕 **秦艽白术汤** 见本卷便血。

〔凉血〕 **四物汤** 见一卷中风。再加黄芩、黄连，名芩连四物汤。

〔涩血〕 **樗皮散** 臭椿皮微炒 石榴皮 黄连 地榆 阿胶各一两 艾叶三钱，炒 为末，粥饮下二钱。

〔调郁〕 **归脾汤** 见二卷痨瘵。

〔止红〕 **梅连丸** 川连一两，酒浸研末 百草霜一两 乌梅即用浸川连酒杵蒸一两 共捣为丸，桐子大。每空心服四五十丸，三日服效，十日即愈。

〔杀虫〕 **水银枣子膏** 水银一两 红枣肉二两 共研，不见星为度，捻如枣核，薄绵裹纳肛中，明日虫出。

〔点痔〕 **蜗牛膏** 蜗牛一个 冰片 麝香各少许 同研烂，以磁器盛，次早以汁敷患处。

〔定痛〕 **熊胆膏** 熊胆五分 梅片一分 二味研细，以井花水调，鸡翅扫痔上。

〔定痛〕 **田螺水** 以大田螺将针挑开厣盖，入冰片、白蜜少许在内，少顷螺即化水，鸡翎蘸水拂之，定痛而愈。

〔透脓〕 **追毒丸** 胡黄连姜汁炒，一两　刺猬皮炙切，炒黄为末，二两　麝香二分　为细末，以软饭为丸如麻子大。每空心服一钱，酒下。

〔闭口〕 **闭管丸** 胡黄连浮末，一两　甲片麻油内煮黄　石决明煅　槐花炒，各五钱　为末，炼蜜丸麻子大。每服一钱，空心米饮下。早晚日服二次，漏深者服四十日愈。

〔退管〕 **猬皮丸** 刺猬皮大者一张，新瓦上炙脆为末　象牙一两，研末　青黛三钱　槐米一两五钱　陈细茶五钱　绿豆粉一两饭丸，每服三钱，金银花汤下。

〔解毒〕 **御赐方** 夏枯草八两　甘草节　连翘各四两　为末，金银花一斤煎浓汁泛丸，如龙眼大。每早晨盐汤下三钱，初起者半料愈，年久者一料愈。此圣祖御赐浙江提督陈山凯方也。

〔凉血生肌〕 **太祖亲验方** 犀角屑　象牙屑　乳香　没药各一两　明矾　黄蜡各五钱　铜器熔化黄蜡，入药末为丸。以连翘、金银花浸酒煮半日服丸，每服二十一丸。此明太祖验方也。

〔长肉〕 **生肌膏** 鸡蛋黄去白，熬出油三钱　轻粉研细，一钱乳香　血竭　龙骨研细，各五分　入油内和匀，日以鸡翎涂患孔内，外盖膏药，半月可以完口。

〔退管〕 **透管方** 麻油四两安锅内，以鸡子四个，女发一握，盖上面，慢火煎至油干，其发亦化。空心陈酒下鸡蛋，以醉为度，管自出。

〔通治〕 **槐角丸** 槐角炒　黄芩　地榆　当归　防风　枳壳炒　各等分为末，酒糊丸桐子大。每服六十丸，空心米饮下，极效。或加乌梅亦妙。

## 痔漏脉案

某　痔血延久不痊，便后血色鲜紫，虽似肠胃远血，然恐肠尽肛头旧损所渗，沿便之一线而来，尾闾不禁，沧海易枯，无怪面色萎悴也。治用凉以润之，黑以止之，固以摄之。槐米炒、柿饼煅、乌梅蒸烂、侧柏叶捣汁、地榆炒、百草霜、熟地杵膏，加炼蜜丸，服效。

王　气虚下陷，痔坠肿痛，兼脱肛脓血，用补中益气汤加槐米、茯苓，外用牡蛎粉、黄柏面安纸上，承以布托肛入，数次效。

某　便燥出血，痔核肿痛。参东垣润燥通幽二汤，用熟地、生地、桃仁、麻仁、红花、当归酒润、杏仁、甘草、枳壳，蜜丸。此入血分润燥结，服效。

## 诸　虫　论　治

气化之生虫也，木朽为蠹，草腐为萤，日气蒸雨变生螟螣。脏腑之生虫也，肥甘不节，生冷失宜，中脘气虚，湿热不运，诸虿乃生，如发症、龟瘕、痞虫、尸疰、狐惑、应声之类。其候心嘈腹痛，面色萎黄，沉默嗜眠，食减羸瘦，唇有红白点，呕多青绿涎，或专嗜生米、茶叶、泥螺、瓦灰之类。此在小儿为多，其痛时作时止，其脉忽大忽小，其腹有气梗起往来，痛定便能食者是。古分五脏虫形，如心之虫曰蛔，脾之虫曰寸白，肾之虫如刀截丝缕，肝之虫如烂杏，肺之虫如蚕。诸虫皆能杀人，惟肺虫蚀肺，令人痒咳，至咯血声嘶，最为难治。又有三虫，长虫、赤虫、蛲虫。惟蛲虫最能病人，治之必于月初，虫头向上，空腹先饮肉汁，令其闻香，聚而求食，以迂仙丹下之。虫下净，乃啜粥止之。虫性喜甜，得甘则动，得苦则止，得酸则软，得辛则伏。如乌梅丸，连、柏之苦，梅、醋之酸，椒、姜之辣。古法治伤寒蛔厥，理中汤加川椒五粒、槟榔五分。脏寒吐蛔，及胃腑咳呕长虫出，乌梅丸。胃虚蛔上入膈，理中安蛔丸。诸虫攻胸急痛，扫虫煎。虫啮心痛，贯心则死，芜荑散。虫痛口流清涎，以乌梅、川椒、姜煎服。腹有虫积，万应丸去干漆。虫痛腹热，化虫。虫痛肢冷，集效丸。虫积坚久，胀痛黄瘦，猎虫丸。一切虫积，追虫丸。元气实者，木香槟榔丸。虚寒虫动，呕泻成痞，温脏丸。脾疳虫积，肚大肌消，龈腐生疮，六味肥儿丸。虫积嗜生米泥炭等物，为虫疳，以使君子、榧子、槟榔、南星研细，沙糖水调服。虫血积久，成膈呕涎，秦川翦红丸。肺嗽有虫，骨蒸成瘵，百部膏。尸痃传染，獭肝丸、鳗鱼汤。消渴虫耗阴液，苦楝根白皮一握切焙，加麝香少许，水煎服，则虫下渴止。杀寸白虫，榧子四十九枚，沙糖水煮。每上旬平日，空心服七枚，七日尽，虫化水。腹生鳖瘕，白马溺饮之，鳖化水。呕吐虾虫，铜绿煎汤饮之，遂绝。口发言，腹应声，捣蓝汁饮，或服雷丸汤。狐惑症，状类伤寒，起卧不安，四肢沉重，虫食其脏，上唇生疮，为惑。必声哑，宜桃仁汤，或甘草泻心汤。虫蚀其肛，下唇生疮，为狐。必咽干，宜苦参汤洗，以雄黄锐散纳谷道中。谷道微痒，粪后蛆虫，宜调补脾胃。四君归脾温脏等汤。或化蟨丸，外用楝根白皮煎汤洗之。大肠虫出，行坐不得，用鹤虱灰五钱，水调服，自愈。小肠湿热，溺窍虫出，导赤散加使君子、草薢、黄柏。妇人阴蚀虫痒，用蛇床子煎汤洗，拭干，内掺桃仁、雄黄等细末。浑身虱出，血肉俱坏，饮盐醋汤，半月即安。阴毛生虱，虱有八脚，生肉中，出毛孔。肝肾阴亏，内服六味地黄丸，外以白果肉擦之。筋肉化虫，如蟹走皮肤内作声，急用雄黄雷丸各一两，为末，掺猪肉上，炙熟，食尽自愈。凡治虫势骤急者，行攻逐，如大黄、黑丑、干漆、槟榔、三棱、莪术等。虫去则调其脾胃，势缓者用制伏，如川连、胡连、乌梅、苦参、苦楝、川椒、芜荑、鹤虱等。脾弱者兼运脾，胃滞者兼消滞。脾胃气强，虫乃不生，尤宜审脏气之虚实而治之，毋专恃攻下为也。

## 诸虫脉候

乍大乍小者虫脉。巢氏曰：腹痛脉当沉弱，若反洪大者，蛔虫也。凡虫痛时作时止，或大痛不可忍，面色或青或黄或白，而唇则红。

## 附　方

〔攻下〕**遇仙丹** 牵牛 槟榔 大黄 三棱 蓬莪术 木香 共研末，用皂角子研碎煎浓汤，去渣煮，面糊为丸。以茶清下四十丸。

〔脏寒〕　**乌梅丸**　见三卷呕吐。

〔蛔厥〕　**理中汤**　见一卷中风。

〔胃虚〕　**安蛔散**　见三卷呕吐。

〔攻胸〕　**扫虫煎**　青皮　小茴　槟榔　榧子肉　乌药　吴茱萸　乌梅　雄黄　朱砂　前七味，煎好去渣，入后二味再煎，搅匀，徐徐服之。

〔贯心〕　**芜荑散**　见三卷积聚。

〔虫积〕　**万应丸**　三棱　莪术　陈皮　麦芽　使君子　神曲　雷丸　干漆　槟榔　木香　芜荑　鹤虱　胡黄连　砂仁　为末，米醋糊丸，绿豆大。姜汤下。

〔腹热〕　**化虫丸**　鹤虱胡粉炒　苦楝根不出土者炒　槟榔各一两　芜荑　使君子各五钱　枯矾一钱　为末水丸。米饮下。

〔虫厥〕　**集效丸**　大黄炒一两五钱　鹤虱　槟榔　诃子皮　木香　芜荑　干姜　制附子各七钱五分　蜜丸。乌梅汤下，妇人醋汤下。

〔虫积〕　**猎虫丸**　芜荑　雷丸　桃仁　干漆炒　雄黄　锡灰　皂角烧　槟榔　轻粉　使君子　榧子肉　为末，汤浸蒸饼杵丸绿豆大。每服六七分。

〔虫积〕　**追虫丸**　黑丑取头末　槟榔各八钱　雷丸醋炒　南木香各二钱　为末。用茵陈二两　大皂角　苦楝根白皮各一两　共煎浓汁为丸，如绿豆大。壮人服四钱，弱人小儿服钱半。于五更时以沙糖水吞下，去恶毒虫积二三次，以粥补之。

〔攻下〕　**木香槟榔丸**　槟榔　木香　鹤虱炒　贯仲　锡灰　干漆炒　使君子　轻粉　雷丸　巴仁　为末，面糊丸麻子大。每服二十丸。

〔虚寒〕　**温脏丸**　参　术　归　芍　苓　川椒炒　榧子肉　使君子　槟榔　炮姜　吴萸泡　为末，神曲糊丸。白汤下，或加附子。

〔脾疳〕　**六味肥儿丸**　黄连　陈皮　川楝子炒　神曲　麦芽

炒　芜荑　为末，糊丸麻子大。每服二十丸，米饮下。

〔虫膈〕**秦川翦红丸**　雄黄另研　木香各五分　槟榔　三棱煨　莪术煨　贯仲去毛　干漆炒烟尽　陈皮各一两　大黄一两五钱为末，面糊丸。每服五十丸。

〔肺虫〕**百部膏**　取百部肥实者酒浸竹刀刮去心皮同款冬百合　沙参　麦冬　五味　紫菀　贝母　杏仁　白蜜等熬膏，杀虫治嗽。

〔尸虫〕**獭肝丸**　獭肝一具，阴干为末。水服二钱，日三次，治鬼疰传尸。

〔传尸〕**鳗鱼汤**　鳗鱼淡食，治虚损骨蒸，劳瘵尸虫。

〔应声〕**雷丸汤**　雷丸一味煎。

〔狐惑〕**桃仁汤**　桃仁去皮尖，炒　槐花米各三钱　生艾五钱大枣十枚　水煎。

〔狐惑〕**甘草泻心汤**　见三卷痞满。

〔外治〕**雄黄锐散**　见四卷痢。

〔调郁〕**归脾丸**　见二卷劳瘵。

〔虫蚀〕**化䗱丸**　见本卷脱肛。

〔湿热〕**导赤散**　见一卷温。

〔补肾〕**六味丸**　见一卷中风。

## 虫　脉　案

周　自幼粪后下小白虫如蛆，肛内微痒。中年时发时止，此得之肠虚受风，宿病再为湿热迫注，遂至化䗱，延久未愈。忆友人亦于童年患此，服攻逐杀虫之剂罔效。后有人令服人乳数月，虫绝，知徒商逐虫无济也。因疏温脏丸，用四君子汤加归、芍、薏、莲、川椒、榧实、使君子俱煨、炮姜、槟榔为末，神曲糊丸。空心白汤下，辄效。

# 卷之八

清·丹阳林珮琴羲桐　编著

# 调 经 论 治

妇科首重孕育，孕育先在调经。《素问》曰：女子二七天癸至，任脉通，太冲脉盛，月事以时下。言天一之真精至，月信亦通，乃能孕子。谓之月事者，女子属阴，其血如潮，应月之盈亏，有常期者也，故谓之经。倘一愆期，则失其常度，而诸病生焉。夫任主胞胎，冲为血海，二脉流通，脏腑之血，皆汇注于此。冲任皆奇经，而血之生化由脾胃。若七情内损，六淫外侵，兼之饮食劳倦，致脾胃日亏，化源日薄，冲任日衰，神色日夺，所重尤在调肝。盖妇女善郁，木失条畅，枝叶萎悴，肝不藏血，经之所由不调也。然不调之中，有先期，有后期，有错乱，有痛经，有倒经，有居经，有淋沥不断，有枯闭不通。经不准，必不受孕，然参前数日受孕者有之。当经行，食禁生冷，药忌寒凉，以血得寒则凝涩不行，不慎禁忌，则腹痛瘕泄，亦致不调。且血随气行，经不调多由于气，丹溪谓：经来成块者，气之凝也；将行作痛者，气之滞也；行后作痛者，气血虚也。先期而来者血热，后期乃至者血虚，亦无不由气也。错经妄行者，气之乱也；色淡者，虚而夹水也；紫者气之热，黑者热甚也；乍少乍多，淋沥不断者，气不摄血也。故调经必兼气药。更若脏损经闭，则由悲伤肺，忧伤心，思伤脾，怒伤肝，房劳伤肾。肺伤则气陷血脱，心伤则惊悸盗汗，脾伤则食减肌瘦，肝伤则发焦筋痿，肾伤则淋带骨蒸，甚至嗽热泄泻，冲任亏败，源涸流竭。如《素问》云：二阳之病发心脾，有不得隐曲，其在女子为不月。夫心主血，脾统血，思虑过度，所愿不遂，郁而成损，则先经闭而后干嗽，累月经年，遂成干血劳瘵，治难措手矣。古谓经前勿补，经后勿泻，此为经期腹痛者言之。其实调经之要，务令血气和平，自然经准受孕。如阳太过则先期，原因有火，然虚而生火，仍当养营摄血。亦有无火而先期，或补中气，或固肾关，不宜过用寒凉也。阴不及则后期，本属血虚，然有血热而燥瘀者，宜清补。亦有血逆而留滞者，宜疏利，毋庸预执温补也。其阴阳乖乱，错经妄行，或由火邪搏营，迟早互见，或由经气舛逆，口鼻上冲，务审其虚实寒热而调之。至于经期前后腹痛，虚实悬殊，经未行而先痛者，血为气滞，经通则痛自除。经已行而犹痛者，冲脉本虚，血去则痛益甚。滞者理其气，温而行之；虚者培其营，峻以填之。设淋沥不止，必固以摄之。亦有腹愈痛经愈多，至痛欲死者，系火搏于血，治宜行血，如芎、归等。敛血，如芩、芍等。理脾，如苓、术等。以益母破气中之血，以延胡破血中之气，以香附开其郁，虚者加人参。理脾则血有统，破结则火痛悉除。故调经莫如八珍汤加益母、延胡。其经闭不行，肥人多痰塞，导痰汤加川芎、川连。瘦人多郁火，四物汤加丹皮、山栀、泽兰。因脾胃亏而食少者，旺其运纳之权。归芍异功散。因肝肾亏而骨蒸者，壮其营阴之本。地黄汤去萸、泽，加龟板、五味子。因思虑郁损心脾者，归脾丸、小营煎。因劳嗽咳伤肺气者，劫劳散、紫菀汤。或温养下焦，熟地、沙苑子、杜仲、龙眼、芡实、鹿角胶。或宜通奇脉，杞子、牛膝、当归、泽兰、茯神、香附。若枯闭日久，轻用破血通经，则愈枯其枯矣。又有经后发热倦怠，两目如帛蔽不明，此脾肾精华不能上注于目也。朝用补中益气汤，夕用地黄丸加杞子。至于七七数尽，当断不断，或因气血有余，若已断复来者，即为崩漏。宜固摄冲脉，大补元煎加续断、阿胶、海螵蛸、菟丝。年高经或大行，腹痛不止者危。

## 经 闭 论 治

洁古曰：经言月事不来者，胞脉闭也。胞脉属于心，络于胞中，今气上迫肺，心气不得下通，故月事不来。先服降心火之剂，如芩连四物汤、三和汤去硝黄。后服局方五补丸。后以卫生汤治脾养血也。李氏论经闭有二：曰血滞血枯。如经行时余血一点未净，或外感风寒，内伤生冷，七情郁结，为痰为瘀，凝窒经络，为血滞。或经尽后，劳伤冲任，咳嗽骨蒸，火逼水涸，为血枯。血滞经闭，如当归散、元归散以破瘀，加味导痰汤以涤痰，滞去则经通。若血枯经闭，多主伤肝。《素问》云：有病胸胁支满，妨于食，病至则先闻腥臊臭，出清液，先唾血，四肢清，目眩，时时前后血，病名血枯。此得之年少时有所大脱血，若醉入房中，气竭肝伤，故月事衰少不来也。治以四乌鲗骨、一芦茹，二物并合之，丸以雀卵，大如小豆，日干。以五丸为后饭，饮以鲍鱼汁。利肠中及伤肝也。盖胸胁支满，肝病也。妨食，肝病传脾也，故闻腥臊臭。出清液，肝病肺乘也。故唾血，四肢清，目眩，肝血伤矣。芦茹即茜根，能散血。后饭，先药也。鲍鱼汁利肠垢，和肝伤，取臭秽以佐乌鲗骨辟宿瘀也。有因饮食劳倦，损伤脾胃者，节斋云：只宜补养脾胃。白术为君，茯苓、芍药为臣，佐以黄芪、甘草、陈皮、麦芽、川芎、当归、柴胡。脾能生血，经自行矣。有因思郁致损心血者，寇宗奭云：童男室女，积想在心，思虑过度，男则神色消散，女则月水先闭。盖忧愁思虑，多伤心脾，故神衰食减。火炎烁金，肺金燥，肾水绝，木气失荣，四肢干痿，五脏传遍，死矣。能改易心志，用药扶持，宜柏子仁丸、泽兰汤。益阴制火，忌青蒿、虻虫等凉血行血。凡经闭因血滞者，多凝瘀积痰，牛膝散、导痰汤。若胃热消渴，津液燥竭，玉烛散。若思郁成损，归脾汤。潮热骨蒸，加味逍遥散加熟地、龟板。室女经行复闭，羸热成劳，肝脉弦出寸口上鱼际者，急与婚配。宜加味小柴胡汤。若干嗽，地黄汤去丹、泽。加甜杏仁、五味、白芍、贝母。妇人经少渐闭，五心烦热，肌削脉数，乃阴虚阳乘，当养血益阴。人参固本丸。下利而经断者，利止经自来，若脉微涩，虽经止二三月不行，亦非胎，养血经自行也。

〔经早〕　先期至者主血热。加味四物汤添鲜藕、红枣。立斋分肝经血燥者，加味逍遥散。脾经郁滞者，归脾汤。肝经怒火者，加味小柴胡汤。血分有热者，加味四物汤。劳役动火者，补中益气汤。景岳分血赤脓紫，脉洪多火而经早者，清化饮。微火阴虚，内热动血者，保阴煎。脉证无火，心脾不摄，经亦早者，小营煎、七福饮，加杜仲、五味子。若一月二三至者，乃气血败乱。当调其寒热虚实，不得以经早血热概之。大约血热者，腹多不痛，其来必多。固经丸加生地黄、芍药。

〔经迟〕后期至者主血虚。加味五珍汤。立斋分脾经血虚者，人参养营汤。肝经血少者，地黄汤。气血俱弱者，八珍汤。景岳分血淡不鲜，脉微迟无火而后期者，大营煎。亦有阴火内烁，血本热而仍后期者，乃水亏血少，加味四物汤、地黄丸。过期作痛者，气血两虚，八珍汤加木香。肥人过期色淡为痰。二陈汤加芎、归、贝母。大约血虚者，腹多空痛，脉大无力或濡细。八物汤加香附。

〔经乱〕迟早无定，乍前乍后，多因心肺虚损，滋血汤。或因受惊，气乱经亦乱者，茯神、枣仁、柏子仁、麦冬、下归附丸。或气盛于血，不受孕者，抑气散。景岳分三阴亏，兼阳虚者，大营煎去牛膝。忧思损心脾者，归脾汤、七福饮。食少脾不健运，宜温燥者，理中汤、六君子汤。脾虚不摄，为淋漏者，保元汤加杜仲、芡实、牡蛎。肝虚不藏，多惊惕者，补肝散去独活、木瓜，加茯神。情志不遂，肝脾气结，经期乱者，逍遥饮。

〔经痛〕有经前身痛拘急者，散其风，越痛散加秦艽。有经前腹痛畏冷者，温其寒。调经饮加姜、桂、茴香。气滞者，行其滞，加味乌药汤。血瘀者逐其瘀，通瘀煎。气血疙结者，理其络，失笑散。癥瘕痞胀者，调其气血，交加地黄丸。虚寒急痛者，温其里，五物煎。痛在经后者，补其虚，八珍汤加香、砂。一切心腹攻筑，胁肋刺痛，月水失调者，和其肝，元胡索散加枳壳。经滞脐腹，痛不可忍者，导其壅，琥珀散，从《本事方》改订，并治产后恶露不快，血上抢心，迷闷不醒，气绝欲死。《金匮》云：妇人腹中痛，当归芍药汤主之。此补中泻木。又云：妇人腹痛，小建中汤主之。此亦补脾伐肝之意。

〔经色〕凡经以色红为正，其紫者风也，四物汤加荆、防、白芷。黑者热甚也，四物汤加芩、连。紫黑兼腹痛者，气血并也，四乌汤加蓬术、川连。不痛者，但加川连。淡白者，虚而兼带也，芎归汤加参、芪、术、芍。赤白兼脐腹冷痛者，虚寒也，伏龙肝汤。如米泔水，如屋漏水，或带黄，混浊模糊者，湿痰也，六君子汤加苍术、香附。如豆汁者，热也，四物汤加丹参、丹皮。成块成片者，血随气凝，或风冷乘之也，通瘀煎去泽泻。风入胞门，忽崩鲜血，一味防风丸、旋覆花汤下。

〔倒经〕　经期气逆，直犯清道而为吐衄，折其逆势而调之。用山栀、丹皮、生地、丹参、白芍、苏子、郁金、童便。或用四物汤和韭汁、童便服。因怒火伤肝致逆者，龙胆、丹皮、青皮、黄芩、白芍、山栀。因心气不足，衄血面黄者，茯苓补心汤。

〔居经〕　三月一行为居经，俗名按季。或由脉微，气血俱虚。或由寸口脉微而涩，少阴脉微而迟。或由阳脉浮大，阴脉反弱。又一岁一行者为避年，此因禀受不齐，勿与经闭同治。

〔淋沥不止〕　症多气不摄血，止经汤加参、芪。子宫虚寒淋沥，胶艾四物汤。血分有热不断，蒲黄散。

〔乍多乍少〕　经水过多，当归饮。过多淋沥，胶艾四物汤，或保元汤。经水涩少，四物加葵花汤。

## 调 经 脉 候

尺脉滑，血气实，妇人经脉不利。少阴脉弱而微，微则少血。寸口脉浮而弱，浮则为虚，弱则无血。脉来状如琴弦，苦少腹痛，主月水不利，孔窍生疮。肝脉沉，主月水不利，腰腹痛。尺脉来而断续者，月水不利，当患小腹引痛，气滞上攻胸臆。肾脉微涩，为不月。

## 附　　方

〔气血〕　**八珍汤**　见一卷中风。
〔痰阻〕　**导痰汤**　见一卷中风。
〔补血〕　**四物汤**　见一卷中风。
〔补脾〕　**归芍异功散**　异功散见中风，此加归、芍各二钱。

〔补肾〕　**六味地黄汤**　见一卷中风。

〔心脾〕　**归脾汤**　见二卷劳瘵。

〔心脾〕　**小营煎**　归　地各二钱半　白芍　杞子　山药各二钱　炙草一钱　茯神　枣仁各二钱

〔劳嗽〕　**劫劳散**　见二卷咳嗽。

〔咳伤〕　**紫菀汤**　见二卷肺痈。

〔升补〕　**补中益气汤**　见一卷中风。

〔固摄〕　**大补元煎**　见一卷中风。

〔降火〕　**芩连四物汤**　四物汤加芩、连。

〔心火〕　**三和汤**　地　芍　归　芎　芩　栀　翘　草　大黄　朴硝　薄荷　等分，水煎。

〔气血〕　**五补丸**　参　地　芩　牛膝　地骨皮　等分，蜜丸，酒下。

〔气血〕　**卫生汤**　归　芍各二两　黄芪三两　炙草一两　每服半两，水煎。

〔破瘀〕　**当归散**　归　芍　刘寄奴　枳壳　延胡　没药　等分为末。酒下二钱。

〔破瘀〕　**元归散**　元胡索　当归　每服三钱，加姜煎。

〔通补〕　**柏子仁丸**　柏子仁　牛膝　卷柏各五钱　泽兰叶　续断各一两　熟地三两，酒煮杵成膏　蜜丸。

〔通补〕　**泽兰汤**　泽兰叶三两　归　芍各一两　甘草五钱　每服五钱，水煎。

〔通瘀〕　**牛膝散**　牛膝一两　归　芍　桂　丹　桃仁　延胡　木香各七钱五分　为末。每服三钱，酒调。

〔泻热〕　**玉烛散**　见六卷腹痛。

〔肝燥〕　**加味逍遥散**　见一卷火。

〔肝怒〕　**加味小柴胡汤**　小柴胡汤见一卷温，此加麦冬、生地各二钱。

〔益阴〕　**固本丸**　见一卷中风。

〔血热〕　**加味四物汤**　四物汤加　丹　栀　柴

〔火热〕　**清化饮**　地　芍　丹　芩　苓　麦各二钱　石斛一钱　如小水赤热，怒火动血，加黑山栀。夜热，加地骨皮。

〔内热〕　**保阴煎**　见五卷痉。

〔心脾〕　**七福饮**　见三卷郁。

〔经多〕　**固经丸**　黄药　白芍各三两　黄芩二两　炙龟板四两　樗根皮　便制香附各一两半　酒糊丸桐子大。每服五七十丸，白汤下。

〔气血〕　**加味八珍汤**　八珍汤加　柴胡　黄芪各五分　香附丹皮各八分

〔血虚〕　**养营汤**　见二养劳瘵。

〔经迟〕　**大营煎**　见三卷关格。

〔痰阻〕　**二陈汤**　见一卷中风。

〔虚痛〕　**八物汤**　地　芍　归　芎　延胡　苦楝各一钱　木香　槟榔各五分

〔经乱〕　**滋血汤**　参　芪　苓　山药各一钱　芎　芍　地各八分

〔气乱〕　**归附丸**　当归四两　香附八两童便浸透晒干，再加酒醋盐姜汁制　为末，醋糊丸。空心，砂仁汤下三钱。血虚加熟地，寒加桂、附。

〔气盛〕　**抑气散**　香附四两　陈皮一两　茯神　甘草各五钱　为末。开水下二钱。

〔脾虚〕　**理中汤**　见一卷中风。

〔补脾〕　**六君子汤**　见一卷中风。

〔脾虚〕　**保元汤**　见一卷火。

〔肝虚〕　**补肝散**　地　术各一两　枣仁　独活各四两　归　芎　芪　味　山药　山萸　木瓜各五钱　为末。每服五钱，加枣煎。

〔情志〕　**逍遥饮**　熟地三钱　当归　枣仁各二钱　茯神　白芍各钱半　陈皮八分　远志五分　炙草一钱　气虚加人参。

〔风痛〕　**越痛散**　虎骨　归　芍　术　苓　草　防　芷　续

断　藁本各三钱　附子八分　每服五钱，水煎。

〔寒痛〕　**调经饮**　当归　牛膝各三钱　制香附二钱　茯苓　青皮各钱半　山楂炒二钱　水煎。胀闷加厚朴、砂仁。气滞加乌药。

〔行滞〕　**加味乌药汤**　乌药　砂仁　木香　元胡索各一两　香附二两　炙草一两半　为末。每服七钱，姜三片，水煎。

〔逐瘀〕　**通瘀煎**　见五卷厥症。

〔理络〕　**失笑散**　见六卷胃脘疼。

〔气血〕　**交加地黄丸**　生地一斤，捣汁浸生姜渣　生姜一斤，捣汁浸生地渣　香附八两　人参一两五钱　桃仁二两　延胡索　当归　川芎　白芍　没药　木香各一两五钱　糊丸。

〔温里〕　**五物煎**　熟地　当归各二钱　白芍钱半　川芎　肉桂各一钱

〔和肝〕　**延胡索散**　延胡索　归　芍　乳　没　蒲黄　桂心各一钱　为末。每服三钱，温酒下。

〔导壅〕　**琥珀散**　三棱　莪术　赤芍　刘寄奴　丹皮　熟地　当归　官桂　延胡索　乌药　前五味，用乌豆一升，姜半斤切，醋焙干，入后药研。每服二钱，温酒下。一方有琥珀。

〔腹痛〕　**当归芍药汤**　当归　白芍　川芎　茯苓　泽泻各一钱

〔腹痛〕　**小建中汤**　见一卷伤风。

〔紫黑〕　**四乌汤**　四物汤加　乌药　香附　甘草

〔经淡〕　**芎归汤**　川芎　当归

〔腹痛〕　**伏龙肝汤**　见四卷痢症。

〔风袭〕　**一味防风汤**　防风　研，醋丸。每服二钱半，葱白汤下。

〔通络〕　**旋覆花汤**　见二卷痰饮。

〔衄血〕　**茯苓补心汤**　茯苓六钱　桂枝三钱　甘草二钱　紫石英一两　麦冬　人参各五钱　大枣四枚　赤小豆一合　水煎，日三服。

〔淋沥〕**止经汤** 四物汤各一钱 白术 黄芩 阿胶 蒲黄
柏叶盐水炒，各七分 香附一钱 砂仁 甘草各五分 姜三片
水煎。

〔淋沥〕**胶艾四物汤** 熟地 白芍各一钱 当归 艾叶各七
分半 阿胶 川芎 甘草各五分 水煎。

〔血热〕**蒲黄散** 黄芩五分 当归 柏叶 蒲黄各四分 生
姜 艾叶各一分 生地二钱四分 伏龙肝一钱二分 研末，水煎服。

〔经多〕**当归饮** 地 芍 归 芎 黄芩 白术 如久不止
成血崩者，加 阿胶 山栀 地榆 荆芥 甘草 水煎服。

〔经少〕**四物加葵花汤** 地 芍 归 芎 红葵花各二钱
一方加红花、血见愁。

## 调 经 脉 案

李氏 月事兼旬再至，小腹痛胀，面黄食减，手足心热，
口微渴，脉虚促。此脾肝肾阴亏损症也，延成劳热则难治。暂
用阿胶四物汤：潞参、熟地砂仁末炒，各三钱、当归、白芍酒炒，
各二钱、川芎八分、阿胶水煨二钱、麦冬、山栀、续断俱炒，各钱
半、香附童便炒，二钱。四服诸症俱减。改用八珍汤去白术，仍
加阿胶、麦冬，脉较和，食较进。后专用潞参五钱、龙眼肉二
钱 煎服，味甘生液。又用归脾丸加白芍、香附常服，经
始调。

殷氏 年少脉匀，主无病，尺中虚，必月信后期，溺后白
淫，非不孕之体。据述经前不痛，但迟，后色淡，平时白带耳。
治宜补气以培营之源，摄下以固肾之滑。用秘元煎：人参、茯
苓、白术、炙草、枣仁、山药、芡实，加当归、白芍、杜仲、何
首乌，服之可孕。

沈氏 按月倒经，血出鼻口。此由肝火上迫，不循常道。宜
抑肝火，导归冲任，可使下行，此即搏跃过颡之理。拟四物汤去
川芎，其当归用醋制，加生熟山栀各二钱、丹皮二钱、黄芩、枳
壳各钱二分、降香、甘草各一钱、郁金五分。每月经前服四剂，后

得转逆为顺。

肖氏 经前腹痛，经后淋沥，胀满食减，脉虚小。系冲任血滞，而主治宜在脾。用香附姜制、砂仁、茯苓、白术、炙草、当归、白芍桂木炒、木香、延胡酒炒、杜仲姜汁炒、续断，神曲糊丸。姜汤下，一料宿疴愈而获孕。

徐氏 积年痛经，属血中气滞。用调经饮：当归、牛膝、制香附、茯苓、山楂肉、加乌药、小茴香。痛止后，因夹虚迟早不调，用芎归六君子汤加益母膏、白芍、香附、红枣而经调。

李氏妾 年二十以来天癸未通，其夫惧不能孕育。予谓此禀受阴气不足也，但多服六味地黄丸，阴气充经脉自行，后生数子。

陈氏 性偏不育，脉沉涩，气急痰闷，经闭三载。当先调畅肝郁，三因七气汤：半、朴、苓、苏，加当归、香附、郁金、合欢、玫瑰二花煎。随用平调肝肾。甘杞子、沙苑子、补骨脂、牛膝、当归、制首乌、益母霜，意取温行，不十服经行矣。

吴氏 结缡数载，经闭年余。入夏气泄，脉微弦少力，肌削神疲。平昔胃纳不多，而冲脉隶于阳明，谓之血海。因阳明生化不足，故月事不以时下也，症成下损，并无瘀阻，切忌通经，治先调补胃阴以生液。潞参三钱、山药炒、茯神、枣仁、白芍、当归、杞子俱炒，各二钱、五味焙五分、麦冬一钱、湘莲、南枣各十枚。十服，食味颇甘，精神较爽，前剂去麦、味，参入泽兰。汤用潞参、山药、茯神各三钱、熟地炒，一钱、白芍、当归各二钱、泽兰、甘草各一钱、牛膝酒蒸，六分、益母膏三钱冲，服甚适，所虑节交夏至。症必变重耳。

## 崩漏论治

崩者血暴下成块，如山冢崒崩。漏者经绵延不止，如漏卮难塞。《素问》曰：阴虚阳搏谓之崩。又曰：阴络伤则血内溢，盖血行络中，汇于冲脉。冲为血海。非阳盛搏阴，致损内络则不至横决而下。且心主血，脾统血，肝藏血，凡忧思怒劳，激动五志之火，皆能损络，使冲任任主胞胎失守，致经血暴注，久而不止，谓之崩中。《良方》亦谓妇人崩中，由脏腑虚，冲任亦虚，不能约制其经血，或阳搏阴，热伤冲任，血得热则流溢，甚至昏仆。其脉疾小为顺，洪大为逆。大法当调补脾胃。《济阴纲目》曰：崩漏属气虚，不能约制，则宜补气，其为热乘者，则凉血。不当混言调补脾胃，尝析而言之，有脏腑及冲任阳虚者，有脏腑及冲任阴虚者，有阴虚兼阳亢者，有初损脏腑，久崩久漏，屡伤冲任，以致络虚不能摄血者。概言调脾胃，尚未切中窾要。昔东垣治崩，亦言大补脾胃，升降气血，以气血为脾胃所生，且冲脉隶在阳明耳。经既明言络伤血溢，得不堤防约束，为之弥缝其隙乎。如阿胶、鸡血藤膏、赤石脂、紫石英等。惟血中有滞气，脐腹隐痛者，不宜骤用固涩，变成肿胀，须参经旨，通因通用。用益母、香附、泽兰、白芍、延胡索、海螵蛸、归尾等。和其气而血自调。按《产宝》分阴崩阳崩，受热而赤，谓之阳崩；受冷而白，谓之阴崩。赤属血热，白属气虚。然崩中日久，则为白带，如此直须补摄。用杜仲、续断、芡实、牡蛎、沙苑子、菟丝子等。勿令延至髓枯精竭。宜人参、熟地黄、杞子、茯神、鹿胶、五味、苁蓉、当归等。药用大剂，填塞下元。

东垣论气陷血脱，法当升举。

立斋论崩之患，或因脾虚不能摄血，或因肝火迫血妄行；或暴怒伤肝，血热沸腾；或脾经郁火，血不归经；或悲伤心包，血乃下脱。治法，脾经亏损者，六君子汤加芎、归、柴胡。脾气虚陷者，补中益气汤加酒炒白芍。肝经有火者，四物汤加柴胡、山栀、丹皮。怒火伤肝者，小柴胡汤加山栀、丹、芍。肝经风热者，加味逍遥散。思郁伤脾者，归脾汤加山栀。悲伤心包者，四君子汤加柴、栀、升麻。故先哲论下血，须用四君子汤收功，所谓血脱益气也。凡大脱血后，急用独参汤。其发热咳嗽脉数，乃元气虚弱假热之象。尤当加用人参之类调补脾元。以无形之气，生有形之血，所谓阴从阳长也。若脉虚大，察其有胃气，受补则可救，不可误投寒凉，复伤生气。其治因怒血崩，面青黄或赤，为肝木制脾土。以小柴胡汤合四物汤。治肝脾郁火，血崩乳肿胁痛，逍遥散加酒炒龙胆、山栀。再用归脾汤加山栀、贝母。治崩症，身热头晕，食少吐痰，用八味丸而愈。后因劳役复发，脉洪大，按之微弱，此无根之火，内虚寒，外假热，用十全大补汤一剂渐减。又服八味丸愈。其崩久脾胃虚寒，肢冷腹痛，先用附子理中汤，再用归脾汤、补中益气汤愈。过服寒凉，腹闷烦躁，脉洪而虚，急用八珍汤加炮姜。以温补之，缓则不救。

元礼论崩中，或清或浊，或纯下瘀血，甚则头目昏晕，四肢厥冷，并宜胶艾汤、咽震灵丹，佐以三灰散，或以童便煎理中汤。血崩腹痛，人疑恶血未净，及见血色瘀晦，愈信恶血，不敢止截，岂知经血出络，一停即成黯色，未必尽为瘀热，又焉知瘀之不为虚冷乎！且瘀而腹痛，血行则痛止。崩而腹痛，血住则痛止。宜芎归汤加熟附、干姜各五分。止其血而痛自止。武叔卿以此非崩久气脱者不可用。

《千金》治崩淋带下，用小牛角䚡散。若积冷崩中，去血不止，腰背痛，四肢重，虚极者，大牛角䚡散。《本经》云：牛角䚡下瘀血闭血。女人带下血崩，燔之酒服。寇宗奭疏云：烧灰，主妇人血崩便血血利。虚人以独参汤，保元汤送下。崩中去血不断，用角䚡鹿茸散。崩中赤白，或如豆汁，伏龙肝汤。

《医通》治崩漏过多，补泻不应者，用牛角䚡煅存性，酒服二三钱。虚寒血色稀淡者，牛角䚡同鹿茸煅服，尤妙。崩漏经年不止者，用莲房五枚烧存性，香附二两炒黑，为细末。空心陈酒下二钱。风入胞门，忽下鲜血者，一味防风丸、旋覆花汤下。崩漏初起，不问虚实，荆芥四物汤。肝经虚热，奇效四物汤。因怒动血，养血平肝散。劳心过度，柏子仁汤。漏下伤胎，胶艾四物汤。脾虚恶食，当归芍药汤。血脱气陷，益胃升阳汤。赤白崩带，艾附汤。虚寒崩漏不止，丁香胶艾汤。崩漏渐成虚羸，鹿茸散。崩中诸药不愈，牡蛎丸。年高而崩者，法在不治。凡崩症，多用醋炒荆芥、升麻，醋能收敛故也。

五灰、十灰诸散，药用煅炒者，红见黑则止也。红为火象，黑为水色。血症多兼黑药，水能遏火之义。或用鹿茸丸。

景岳治血热妄行，保阴煎，或加减一阴煎。火盛迫血，徙薪饮加续断、丹参。脾肾虚寒，兼呕兼溏泻而畏寒，理阴煎，或理中汤。脾肾阴气不固，固阴煎，或秘元煎。阳虚脱陷，四维散。血脱气竭，独参汤，或当归补血汤。血滑不禁，龙骨散加人参。血臭脉滑者多火，宜从清凉。血腥清寒，脉细者多虚，必须温补。

景岳又云：血崩来如潮涌，明是热势妄行，然又不可用寒治。盖寒则血凝，而热郁于内，治宜清补，兼为升提，血自循经，经自摄血，而又不可骤止也。宜地黄、阿胶、白芍、麦冬、桑耳灰、木耳灰之属。久则多虚寒，又宜温补脾胃。

《女科纂要》云：崩宜理气、降火、升提。漏宜养气补火，或兼制火。凡崩漏不可多用寒凉，致伤脾胃，不能摄血归源，是速其危也。

## 崩漏脉候

漏下赤白不止，脉小虚滑者生，数盛者死。漏下赤白，日下血数升许，脉急疾者死，迟者生。尺脉急而弦大，风邪入少阴经。女子漏下赤白，脉浮者死。凡五脏俱虚，五色杂下，谓之五崩：肺虚色白如涕，心虚色赤如绛，脾虚色黄如烂瓜，肝虚色青如蓝，肾虚色黑如肝血。

## 附　方

〔脾虚〕**六君子汤**　见一卷中风。

〔气虚〕**补中益气汤**　见一卷中风。

〔血虚〕**四物汤**　见一卷中风。

〔怒火〕**小柴胡汤**　见一卷温。

〔血热〕**加味逍遥散**　见一卷火。

〔思郁〕**归脾汤**　见二卷劳瘵。

〔益气〕**四君子汤**　见一卷中风。

〔补火〕**八味丸** 见一卷中风。

〔虚寒〕**十全大补汤** 见一卷中风。

〔虚寒〕**附子理中汤** 见一卷中风。

〔烦躁〕**八珍汤** 见一卷中风。

〔崩中〕**胶艾四物汤** 见本卷调经。

〔肢厥〕**震灵丹** 禹余粮 赤石脂 紫石英 代赭石各四两 入净锅中，盐泥封固，煅研。入乳香 没药 辰砂各一两 五灵脂二两 米糊丸。

〔止涩〕**三灰散** 棕灰 绢灰 血余炭

〔厥冷〕**理中汤** 见一卷中风。

〔补血〕**芎归散** 川芎 当归

〔寒崩〕**小牛角䚡散** 牛角䚡一枚烧赤 鹿茸 禹余粮 当归 干姜 续断各二两 阿胶三两 乌鲗骨 龙骨各一两 赤小豆六合 为末，温酒调服方寸匕。

〔积冷〕**大牛角䚡散** 牛角䚡 干姜 当归 续断 龙骨 禹余粮 生地 桑耳 白术 赤石脂 矾石 人参 附子 蒲黄 防风

〔不止〕**角䚡鹿茸散** 牛角䚡 鹿茸 当归 续断 阿胶 甘草 地榆 丹参 地黄 川芎 赤石脂 龟甲 柏子仁

〔呕痛〕**伏龙肝汤** 见四卷痢。

〔鲜血〕**旋覆花汤** 见二卷痰饮。

〔初崩〕**荆芥四物汤** 即四物汤加荆芥、条芩、香附各一钱，水煎。一方加地榆，一方并加阿胶、艾叶。

〔虚热〕**奇效四物汤** 四物汤加阿胶，名妇宝丹。此再加艾叶、黄芩炒各一钱。

〔因怒〕**养血平肝汤** 归 芍 香附各二钱 青 柴 芎 地各八分 甘草五分

〔劳心〕**柏子仁汤** 柏子仁 香附 川芎 鹿茸酒蒸焙 茯神 当归各钱半 续断二钱 阿胶 远志各一钱 炙草五分 加姜煎。

〔脾虚〕 **当归芍药汤** 黄芪钱半 白术 苍术 当归 白芍各一钱 陈皮 熟地各五分 生地 炙草各三分 柴胡二分 水煎。

〔脱血〕 **升阳益胃汤** 见七卷便血。

〔崩带〕 **艾附汤** 艾叶 制香附

〔漏水〕 **丁香胶艾汤** 当归钱二分 芍 地各三分 川芎 丁香各四分 艾叶一钱 阿胶六分 水煎。

〔虚脱〕 **鹿茸散** 鹿茸酥炙，一两 龙骨 鳖甲酥炙 熟地 白芍 白石脂 乌鲗骨炙黄 续断各二两 苁蓉一两

〔虚脱〕 **鹿茸丸** 鹿茸燎去毛，酥炙 赤石脂 禹余粮各一两 当归 地黄 续断各二两 附子 艾叶 柏叶各五钱 为末酒糊丸。

〔固涩〕 **牡蛎丸** 牡蛎火煅，研细，醋调丸。再煅红研细、用醋调艾末熬成膏，和丸桐子大。每服五十丸。

〔固涩〕 **五灰散** 莲蓬壳 黄绢 血余 百草霜 棕皮俱烧灰 山栀 蒲黄俱炒 黑墨 血竭 为细末调服，或炼蜜为丸。米饮下五十丸。

〔固涩〕 **十灰散** 黄绢 马尾 藕节 艾叶 赤松皮 蒲黄 莲蓬壳 油发 棕榈 绵花俱烧灰 研细，醋煮，米汁为丸。

〔血热〕 **保阴煎** 见五卷痉。

〔血热〕 **加减一阴煎** 见四卷怔忡。

〔火盛〕 **徙薪饮** 见七卷淋浊。

〔脾肾〕 **理阴煎** 见二卷咳嗽。

〔滑泄〕 **固阴煎** 见二卷脱。

〔不固〕 **秘元煎** 见四卷三消。

〔阳虚〕 **四维散** 见三卷饮食。

〔气虚〕 **独参汤** 人参一味煎。

〔气血〕 **当归补血汤** 黄芪炙一两 当归酒洗二钱 水煎服。

〔血滑〕 **龙骨散** 龙骨煅 当归 制香附各一两 棕毛灰五钱 为细末。每服四钱，空心米汤下。

# 崩漏脉案

杭氏　崩漏日久，近添腹痛。医疑孀居气悒失调，用失笑散破血中气滞，加阿胶、归、芍熄风和营。究竟腹痛未止，淋沥益加，血如豆汁。晡时神倦火升，阴络既伤，奇脉不固，虚阳易炎，左部虚不受按，右部浮大少力。治宜固摄冲任，兼镇虚阳。赤石脂二钱、五味五分、龙骨煅、丹皮各钱二分、杜仲盐水炒、熟地砂仁蒸、白芍、山药俱炒、各二钱、钗石斛、茯神各三钱、莲子十五粒、鸡血藤膏二钱，四服淋痛已止。去石脂、龙骨，加杞子焙、一钱五分、龟甲心炙，三钱，虚火亦除。冲任为奇经，崩久不止，必固奇经之药，鸡血藤膏用以引入阴络也。

邹氏　五旬外暴崩成块，晕绝而苏，脉虚芤。此虚风扰动阴络也。用阿胶三钱水煨服，血止。仍用熟地、茯神、白芍、荆芥醋炒黑、续断、杞子、甘草炙黑、乌梅，取甘酸化阴熄风之旨，寻愈。

贡氏　小水闭涩，服导赤散加归尾、赤芍、赤苓、牛膝，得利。尺脉犹坚搏，知必经闭血瘀为患，逾旬寒热腹痛，暴崩紫黑成块，继而鲜红如注，后则淡红如水，或红白相间，淋沥匝月不止，头晕脘痞，粥饮不入，神惫肢冷，脉细欲绝。此阳衰不能摄阴，滑而将脱也。急用四维散加半夏、砂仁、茯神，脉症乃定，后用大补汤而安。

吴氏　胎漏半产已匝月，崩带未止。用补气摄血之剂，犹淋沥不断，延至怔忡不安，腰腿酸痛，《脉诀》所谓崩中日久为白带漏下多时骨髓枯也。急须摄固奇经，仿徐之才涩以止脱意，用金锁匙丹。龙骨煅研、牡蛎醋煅研、茯神、远志炒、赤石脂研、杞子酒焙加杜仲、枣仁俱炒、乌梅，一服漏止，怔忡亦减。又加减前方而安。

王氏　七七之期，经断半载，忽又崩淋不已，虽血海亏虚，但宜续、杜摄血，兼艾、附调气足矣。医辄以棕灰、黑蒲黄止涩，乃至小腹胀满硬痛拒按，头疼脘痞，热渴心烦，小水短涩，脉左弦右数，此络瘀阻痹攻痛。宜主理瘀，佐通络，乃奇经治法，非失笑散决津煎之比。五灵脂、郁金汁各八分、牛膝、栝蒌、橘络各钱半、延胡、桃仁、赤芍、木通各一钱、当归须、降香末各二钱，三服瘀行腹软。但口干微渴，头仍不清，必由液虚风动。改用阿胶、甘菊炒、麦冬、石斛、荆芥醋炒、枣仁、茯神、白芍、莲子、龙眼肉，血止，诸症亦退。又下白带，为气虚陷。用党参、玉竹、茯苓、续断、杜仲盐水炒、生地炭、芡实、杞子俱焙，三服痊愈。

　　许氏　中年血脱，延为带浊，必冲任脉虚。夫冲为血海，任主担受，而冲脉隶于阳明，阳明先衰，胃纳不旺，致血海不固，担任失司，此淋漏根由也。近则食后脘腹不爽，或暖腐宵胀，必由脾肾阳虚。治法摄阴先在益阳，以崇生气，以纳谷味。且脉来左右缓弱，温通为宜。制附子三分、益智仁煨八分、沙苑子、白芍、归身、制半夏各二钱、破故纸、杞子俱焙、乌鲗骨醋炙、续断酒炒、各一钱半、胡桃肉二枚、煨姜三钱，三服漏止食进，去附子、故纸、半夏，加芡实、杜仲、菟丝子俱炒，又数服乃固。

　　包氏　经闭疑胎，血下每谓胎漏，忽然崩注，杂下脂膜甚多，身热头晕，面赤心烦，咳呕绿沫。上咳则下漏，呕作晕频，汤饮不纳，急用煨姜汁止呕，咳逆定，神渐苏。脉虚小而数，沉候如无，两尺空空，显非胎象。良由起居不时，生冷失节，气血阻滞，一时暴下阴虚，阳失依附，变化内风，眩冒呕逆，如风翔浪翻，当知阴虚阳搏，崩漏乃成。血海空乏，虚阳升逆，乃气不摄血之咎，况阴从阳长，宜宗立斋、景岳两先生治法，敛阳以摄阴。用洋参焙、茯神、白芍炒，各三钱、炮姜一钱、五味五分、制半夏、焦白术、甘草炙黑、续断、杜仲盐水炒各二钱，二服漏止热退。稍恶寒，阳气尚虚，前剂加制川附五分，遂愈。

　　谢氏　天癸当断之年屡患崩漏，近兼利血白带，头震耳鸣，项麻面赤。症由任带两亏，火升风煽，致心神浮越，怔悸不安。治以镇阳摄阴，务使阳下交阴，阴上恋阳，震麻暂已。再血海存贮，阴络不伤，下元重振，专在静摄。勿以操持扰动厥阳，则宵

类证治裁

瘀汗泄渐安矣。熟地、山药、五味焙、杞子焙、龟板、龙骨、阿胶、牡蛎煅研、杜仲盐水炒、龙眼肉，数服甚适。去龙骨、牡蛎、杜仲，加羚羊角、丹皮、白芍、茯神、莲子、芡实、续断等熬膏，即用阿胶收，小麦煎汤和服。渐愈。

王氏　崩漏成带，至小溲如泔如涕，髀骨痛，腰膝痠。从未饵药，势必沥枯髓液，延成不治。近又春温气泄，身热食少，口渴颊红，液涸阳升，脉右弦左弱，急摄阴固下。熟地炒、阿胶烊、石斛各二钱、洋参三钱、麦冬、茯神、赤石脂各钱半、白芍、杜仲青盐炒、甘杞子、续断各三钱，加莲、枣煎。数服症渐减，去石脂再服。又去阿胶，加芡实、山药俱炒，各三钱，又数十服得效。

魏氏　经阻暴崩，疑为胎漏，按脉无孕象，乃聚瘀日久致患，曾经调治得安。今暑湿令行，头晕呕恶，晡后骨蒸，瘀不成痹，忽又暴崩，脉虚疾。症属内因，必由阳明脉亏，木火乘侮，是以贯膈犯巅，震及血海，血海一空，则骨骱生热。治宜和阳安胃，佐以镇络。嫩桑叶、甘菊炒、天麻、白芍、钗斛、枣仁、茯神、牡蛎煅研、海螵蛸醋炙、橘红、半夏曲炒、续断，数服诸症悉平。惟左关尺尢弱，乃肝肾阴伤。用熟地、黄肉、山药、白芍俱炒、茯苓、杜仲盐水炒、海螵蛸、鳖甲俱炙、阿胶烊，数十服得痊。又接服鸡血藤膏而经固。

# 胎前论治

妇人受孕，则月事不行，诊其脉，足少阴肾脉动甚者，妊子也。经云：阴搏阳别，谓之有子。王注：阴谓尺中，搏谓独搏于指，与寸脉俱别，则为孕。故胎脉微滑，若经候三月不行，欲验之，用探胎饮，腹中微动者，胎也，否则是经滞。《金匮》云：妊娠下血，腹中痛，为胞阻，胶艾汤主之。腹中疞痛，此木邪克土，当归芍药汤主之。呕吐不止，此为恶阻，参姜半夏汤主之。常服易产，当归散主之。徐之才曰：受孕一月，名胎胚，足厥阴肝脉养之。二月名胎膏，足少阳胆脉养之。三月名始胞，手少阴心脉养之。四月形体成，手少阳三焦脉养之。五月男女分，足太阴脾脉养之。六月筋骨具，足阳明胃脉养之。七月毛发生，手太阴肺脉养之。八月脏腑具，手阳明大肠脉养之。九月谷气入胃，足少阴肾脉养之。十月足太阳膀胱脉养之。脏腑齐通，纳天地气于丹田，俟时而生。亦有未及期而产，或过期而产者。凡怀孕则血留气聚，脉多滑数。其殒胎多在三月，是血热。故胎前症治，率以清热凉血为主，盖胎得凉则安。其有外邪，则邪去胎自安。若妊妇禀弱脉微，症属虚寒，法当温补者，又当别论也。

《女科纂要》云：产前当补脾清热养血，如《金匮》当归散之类。盖补脾则中气固，而无半产胎动之虞。清热则火不妄动，而无胎漏烦淋之患。养血则胎有所资，而无坐草艰难之苦。至八九月，仍加顺气之剂，俾气顺而骨自开，血足而胎自滑。

〔恶阻〕 受孕二三月间，冲任上壅，气不下行，呕吐痰水，头重目眩，懒动嗜卧，恶食喜酸，或偏嗜一物，间作寒热，为阻病。《千金》用半夏茯苓汤，及茯苓丸。今人以半夏动胎鲜用，通用白术汤、二香散、竹茹汤、人参丁香散、缩砂散，然半夏实未动胎也。脾虚食少者，六君子汤。胃虚多痰者，橘皮汤。饮食停滞者，香砂汤加神曲，谷芽。胀满不安者，小和中饮，或香壳散。肝气致逆者，解肝煎。气滞兼痰者，七气汤。中寒吐逆者，温胃饮。

〔胎漏〕 妊娠血下，冲任经虚，不能约制也。通治安胎当归汤。络虚者，胶艾四物汤。气虚者，四君子汤去茯苓，加人参、阿胶、枣。漏血腹痛者，钩藤汤。漏血发热者，加味逍遥散。入房致损者，八珍汤加胶、艾。亦有妊后按月经至而胎不损者，系阴血有余，不必强止，但与凉血。胎漏黄浆，或如豆汁，炙芪六两，糯米五合，煎汤分四服。或苎根二两，芪五两，水酒煎服。若肝脾湿热，升阳除湿汤。肝脾郁结，加味归脾汤。肝经风热，防风黄芩丸。妊娠溺血，胎漏血自入门出，尿血血自溺门出。热乘血分，渗入胞中，续断汤。兼痛，导赤散。怒动肝火，小柴胡汤加山栀。膀胱血热，四物汤加山栀、发灰。因暑渴烦，益元散。稍虚者，胶艾四物汤。症久，用龙骨一钱，蒲黄末五钱，酒调服。

〔胎动〕 此胎气热，动而不安也。通治安胎散加减。风热伤络失安者，钩藤汤。胎气逆上喘急者，紫苏饮加桑皮、杏仁。饮酒房室损动者，四君子汤、十圣散。触损胞宫者，血下腰痛，胶艾汤立安。有微热去艾叶、甘草，加续断、葱白。若负重跌坠，凝瘀作痛，用黑糖熬膏，入红酒，童便调服，嚼连皮胡桃肉。痛即止。如未止，必血下胎伤。益母地黄汤，安胎饮加减。若因母病致胎不安，但治母病，胎自安。暴下水，胎必堕，急用补气安胎药救之。凡胎漏胎动皆下血，而胎动有腹痛，胎漏无腹痛。故胎动宜行气，胎漏宜清热。

〔胎不长〕 胎之长养，全赖母气。其精血虽由肝肾，输运专恃乎脾。脾衰食减者，异功散加砂仁。心脾不足者，归脾汤加减。元气不足者，大剂保元汤。增助母气，则儿受荫，自无干萎之患。若气虚兼衰者，八珍汤。

〔胎大〕 孕至七八月胎大，宜布束之则腰健，内服达生散。如膏粱安逸，身肥胎大，须防难产。宜瘦胎饮，或枳壳散。

〔胎堕〕 胎动不安，势必下堕。多由妊母衰病，或触损颠仆所致。然堕在三五七单月居多，且前次三月堕，后次至期必堕，乘其虚也，须早服养气血，护胎元之剂。加减八珍汤，添续断、陈皮、杜仲、砂仁。盖气虚则提摄不固，血虚则灌溉不周。胎元饮加减，或泰山磐石散。孕后最忌腰痛，胞系于肾，而腰为肾府，腰痛则防堕。千金保孕丸。必察所伤之由，予培其损，若待临期，则无及矣。

〔半产〕 俗名小产。由冲任气虚，不能摄养，或因闪动，及热病温疟之类，其险甚于大产。凡孕未足月，痛而欲产。八珍汤去茯苓、熟地，加阿胶、艾叶、炙甘草、黄芪。若胎下血不止，用参、芪、术、草、胶、艾、归、杜等。虚热，加炮姜、五味子。寒热腹痛，手按益痛者，宜散瘀，芎、归、延胡、桃仁、香附、丹皮、泽兰、童便选用。按之痛缓为血虚，宜温补，八珍汤去芍，加炮姜。痛而呕泻为胃虚，六君子汤加炮姜。去血多发热，圣愈汤。汗不止，保元汤。发热烦躁，筋惕肉瞤，十全大补汤。大渴面赤，脉洪而虚，当归补血汤。身热面赤，脉沉而微，四君子汤加姜、附。东垣曰：正产及半产，漏下昏冒不省，瞑目无知。由心血暴亡，心神失养，包络火升，故令昏冒。火胜其肺，故令目瞑。不可用寒凉泻火之药，盖瞑目之病，悉属阴。即如伤寒郁冒，得汗乃解，必补而升举之，如补中益气汤加麦冬、五味，或大剂独参汤尤妥。助其阳，则目张而神苏矣。

〔子烦〕 烦出于肺，躁出于肾。妊娠心惊胆怯，终日烦闷，系心肺虚热。竹叶汤。夏令心火乘肺，胎动心烦，宜生脉散，或麦冬汤。心肺壅热，犀角散。肝火致烦，加味逍遥散。肺胃燥热，竹茹汤。肾亏火躁，加味地黄汤。烦躁口干，知母丸。

〔子悬〕 胎气凑上，胸膈满闷，必素多郁闷，痰气壅塞，致胎气乘郁火升自心下。急以童便灌之，次以紫苏饮四五服。若胎上逼，心烦闷，脉浮滑者，葱白二七茎，煮汁饮，胎立安。胎上冲心，烦痛欲死者，当归汤，痛立止。

〔子肿〕 因土不制水，小便闭涩，致面目肢体浮肿。然有水气，有胎气。其胎中夹水，水血相搏，浸渍肌肉令肿者，为水气。立斋云：胸腹急胀，胁肋不分，溺闭者，千金鲤鱼汤。脾虚者，佐以四君子汤。水溢肢体，面目虚浮者，全生白术散、六君子汤。脾虚湿热，下部肿者，补中益气汤加半夏、茯苓。饮食失节呕泻者，六君子汤加神曲、砂仁、炮姜。若胎至七八月，胫膝渐肿，足趾出黄水者，为胎气，非水也，至分娩方消。宜天仙藤散。郑虚庵云：身半以上肿者发汗，身以下肿者利小便，上下俱肿者，汗利分消其湿。

〔子嗽〕 妊娠咳嗽，胸膈不利者，百合散。风邪伤肺者，香苏散。寒邪伤肺者，小建中汤。火邪伤肺者，紫菀汤。肺胃气虚者，异功散。脾肺气虚者，六君子汤加当归。

〔子喑〕 岐伯曰：人有重身，九月而喑，此胞络脉绝也。胞络脉系于肾，少阴脉贯肾，系舌本，当十月复。石顽曰：不语者，多痰蔽心窍，浓煎生脉散，服地黄丸。助肺肾之气以养胎，若与通声开发之药，则误矣。

〔子痫〕 妊娠受风，痰涌发搐，口噤身强，冒昧不醒，须臾自苏，此阴火鼓动其痰。宜清热化痰理气，仍以安胎为主。勿过用风药。血虚胆火，加味逍遥散加羌活、羚羊角、枣仁、钩藤，豆淋酒煎服。肝胆风热，钩藤汤。气逆痰滞，紫苏饮。脾郁痰滞，二陈汤加竹沥、姜汁。中风口噤，目吊，角弓反张，羚羊角散。

〔子晕〕　此症属气与痰，虚阳上升，则痰动，古谓无痰不作眩晕也。目昏发厥，用紫苏饮去葱、姜，加炒甘菊、羚羊角。若口噤不能言，用白术三钱，荆芥穗二钱，黑豆三合炒，淋酒煎服。得汗即愈。

〔子淋〕　此小肠膀胱虚热，虚则不能制水，热则不能通利，故溺频涩而成淋。本事安营散。然胞系于肾，若肾经虚，移热于膀胱，溺数而痛，宜生料六味丸加麦冬、五味子、桂心、车前。膀胱阳虚，阴无以化，肾气丸。肺气虚而频数短少，生脉散加山药、泽泻。小肠热而赤涩，导赤散。肺虚膀胱热而气化不行，生脉合导赤散。肺经蕴热，黄芩清肺饮。肝经湿热，加味逍遥散。头眩溺不利，葵子茯苓汤。

〔遗溺〕　妊妇遗溺不知，胎满故也，千金白薇散。立斋以胞中有热，加味逍遥散。脾肺气虚，补中益气汤加益智仁。肝肾虚热，六味丸。

〔转胞〕　胎逼及脬，压在一边，脬系转捩，脐下急痛，溺数或闭也。若举起其胎，如补中益气汤。服后探吐以提其气，溺自出矣。丹溪用参术饮，服后探吐，八次而效。

〔伤风〕　头重鼻塞，发热恶风，香苏散去香附，加葱、豉。热服，取微汗。若咳嗽多痰，加桔梗，或紫苏饮加葱、豉。《本草》：葱能通阳安胎，豆豉能解肌取汗。

〔伤寒〕　身背拘急，发热恶寒，《千金》用葱白十茎，生姜二两，水煎。热服取汗，或葱豉汤。汗出即安。或量加薄荷、山栀。若妊妇热病，亦用葱豉，加薄荷、山栀等。忌用发表诸药。若温热时行，邪气内犯，热毒迫胎，并宜千金石膏大青汤。

〔孕疟〕　寒热有时，感六淫食滞之邪而发热，邪甚则损胎，故以安胎为主。初起头痛喜呕，胸满胁痛而寒热者，小柴胡汤主之。寒多热少者，人参养胃汤。寒少热多者，清脾饮去半夏。寒呕多痰者，二陈汤，或柴陈煎去黄芩。脾虚食减者，六君子汤，不应，补中益气汤。久疟正气衰，或间二日发者，必扶正。如异功散加当归、砂仁、鳖甲、首乌、山药、大枣、姜煎服。尝见胎前阴疟不愈，产后延成蓐损者，多矣。

〔孕痢〕《张氏医通》曰：孕痢有三禁五审：一禁荡涤肠胃，使胎气下坠；二禁渗利膀胱，使阴液脱亡；三禁兜涩滞气，使后重转加。故治先调气，以陈皮、煨木香、厚朴之属。开通壅滞，则后重除矣。一审饮食之进不进，清理积滞，加栀、连、砂、枳、曲、半等。则饮食进矣；二审溲之通不通，升清降浊，补中加茯苓之类。则水道通矣；三审腹之痛不痛，红痢急痛者为火，宜芩、连、栀、芍等，白痢虚痛者为寒，宜丁香、肉果、煨姜等；四审后之重不重，初痢后重，宜开通其滞，即香、朴、陈、枳等。久痢后重，宜升举其阳，举元煎。五审身之热不热，加人迎浮数，先用和营透表，宜当归、紫苏、薄荷、白芍、生姜等。疏解后，再行清理。若初起未发热，痢久卫虚，因感冒而发热者，左三部必浮缓，须理中汤加桂枝表里合治。若痢久身热，脉来渐小，或虚大少力。此真阴内亡，虚阳外露。平人或可辛温峻补以敛之，妊娠又难轻用桂、附。惟借参、术、姜、黄、胶、艾之属。大剂煎服，庶可挽回。五审既明，三禁勿犯，再察其积之稠不稠，色之鲜不鲜。倘粘稠如糊，暂与清理。若汁沫如水，色晦如尘，急须温理其气。故凡沫之清稀不稠，色之瘀晦不鲜者，皆系虚寒，急投参、苓、姜、艾或可保全。尝治妊娠腹胀后重，白痢粘稠，用厚朴汤去干姜。妊娠腹痛食少，白沫清稀，用甘草干姜汤，或理中汤。腹胀后重，痢兼赤白，朴姜参甘半夏汤。能食后重，血痢稠粘，用芩芍汤送香连丸。少腹重痛痢血，或鲜或瘀，用连理汤合千金三物胶艾汤。发热后重，阴虚血痢，用驻车丸。热毒内攻，噤口不食，腹胀后重，脓血稠粘，用白头翁汤加甘草、阿胶。脓血清稀，久痢胎动，用千金胶艾榴皮汤。疟痢气虚，胎坠溺数，用补中益气汤。以上皆孕痢。方内并加砂仁以调气，乌梅以调血，未尝不随手辄效也。

〔伤暑〕 妊娠感暑，烦渴闷乱，黄连香薷饮、十味香薷饮。热甚而渴，香薷饮加麦冬、五味子、石膏、黄芩、知母、花粉之属。

〔诸痛〕 胎前头痛，川芎茶调散。宿有偏正头风，前散加甘菊花。心气痛，火龙散。心痛闷绝，产宝丸。胃脘痛，养胃汤。胁痛，解肝煎去半夏。背痛气滞，紫苏饮。腹痛因寒因食，并正气散。腰痛，通气散。肾虚腰痛，大补元煎。小腹痛，络虚为风寒所袭，紫苏饮加姜。寒气滞痛，香附、小茴等，温而散之。腰腹痛，胎不安，当归阿胶甘草葱白汤。胎动血下，腰腹急痛，苎根汤。

〔孕痈〕 小腹近下肿痛，皮薄光亮者，痈也。千金托里散。若急痛烦闷，胎气上冲，面青汗冷，血下不止者，不治。

〔乳泣〕 未产，乳汁先下，名乳泣。生子多不育。

〔腹啼〕 儿在腹中啼哭者，因妊娠登高举臂，儿口脱出脐带，以此致啼。若令妊妇曲腰就地，如拾物状，或令扫地，脐带血管，仍入儿口，即止。亦有胎热不安致啼者，浓煎黄连汁，常呷之，即止。又妊妇腹内钟鸣，用空房下鼠穴中土一块，令妊妇口噙之，即止。

〔鬼胎〕 鬼胎，脉多沉细弦涩，大小不调。或由经行饮冷，血蓄冲任而成者，或由停痰蓄水与络中瘀积互结而成。皆内因之病，实非外感之邪。其腹虽渐大，亦且微动，究与其胎各别。治以理气行血为主。加莪术、苏木、牛膝、南星、桃仁、桂心、麝等味。虚人用十全大补汤，缓图收效，不可峻用川乌、巴豆厉剂，急迫取咎。尝见孕过期，产出水胎异形，其后必费调理。

〔胎死〕 产母舌青，腹中冷而重坠，是胎死矣。宜速用脱花煎。后察虚实调补，若舌与爪甲俱青，腹胀气喘，口中臭秽者危。速令稳婆以手法下之。古法，用童便调朴硝五钱。或平胃散，水酒煎，调朴硝。虚寒，用理中汤，倍人参，调朴硝。冬月胎死，腹觉冷，用香桂散加乌头，或黑神散、黑龙丹。恶血上逆，呕搐昏晕，用童便乘热灌之。唇青吐沫不治。凡面赤舌青，母活子死。面青舌赤，母死子存。面舌俱青，母子两亡。

〔过期不产〕 因气虚者补气，因血漏者培血，气血不足者，益其气血。若过期脉沉细者，非胎也。亦有胎已萎，而在腹不腐。服补剂以和其气血，而自下者。

## 胎前脉候

妇人经停二三月，脉微滑而数，尺中按之不绝者妊脉。凡妊脉宜滑利数实，不涩、不弦、不伏。大忌迟涩浮缓。辨男女脉法，左大为男，右大为女。然多素禀偏大者，惟寸口滑实为男，尺中滑实为女。又如两寸俱滑实为双男，两尺俱滑实为二女。左寸右尺俱实，为一男一女，此最验者。《医通》，妊脉初时寸微小，呼吸五至，三月而尺数也。脉滑疾，重以手按之散者，胎三月。脉重手按之不散，但疾不滑者，五月也。《脉经》 若脉沉细，按之冰冷，或两尺乍大乍小，乍有乍无，鬼胎也。脉急如风雨，少停复来如初者，夜叉胎也。寸微关滑尺带数，流利往来并雀啄，小儿之脉已见形，数月怀妊犹未觉。《脉诀》 欲产之脉必离经，其来大小不匀停，或如雀啄屋漏应，腰痛腹痛眼生花，产在须臾却非病。

## 附　方

〔验胎〕 **探胎饮** 川芎为末，空心，煎艾汤调下。腹动者胎也，脐下动者瘕也，不动者血凝也。

〔胞阻〕 **胶艾四物汤** 见本卷调经。

〔腹痛〕 **当归芍药汤** 见本卷调经。

〔恶阻〕 **参姜半夏汤** 参　姜　半夏

〔通治〕 **当归饮** 见本卷调经。

〔恶阻〕 **半夏茯苓汤** 半夏　陈皮　砂仁各一钱　茯苓二钱　炙草五分　乌梅二个　姜　枣　水煎。经谓：无阴则呕，用乌梅以敛阴也。

〔恶阻〕 **茯苓丸** 赤苓五钱　人参　桂心　干姜各一钱　半夏　陈皮各一两　白术　炙草　枳壳　葛根各五钱　炼蜜为丸。

〔恶阻〕 **白术汤** 炒白术一两　人参五钱　丁香二钱半　甘草

一钱　每服二钱，加生姜水煎。治胃虚吐水十余日水浆不得下者。

〔恶阻〕**二香散**　香附一两　藿香叶　甘草各二钱　为末，每服二钱，开水调下。

〔呕胀〕**竹茹汤**　参　橘　麦　术各一两　厚朴　赤苓各五钱　甘草二钱半　为末，每服五钱，加姜五片、竹茹五钱，水煎。

〔胃寒〕**人参丁香散**　人参五钱　丁香　藿香各二钱半　每服五钱。

〔气逆〕**缩砂散**　砂仁研二钱　姜汁调米饮下。

〔脾虚〕**六君子汤**　见一卷中风。

〔胃虚〕**橘皮汤**　橘皮　竹茹　人参　白术各二钱　厚朴钱半　姜一钱

〔停滞〕**香砂汤**　木香　砂仁

〔食滞〕**小和中饮**　山楂　扁豆各二钱　陈皮　茯苓　厚朴各钱半　炙草五分　姜三片

〔胀满〕**香壳散**　香附　枳壳俱炒　每服二钱，白汤调下

〔肝气〕**解肝煎**　见三卷诸气。

〔痰气〕**七气汤**　见二卷咳嗽。

〔中寒〕**温胃饮**　见一卷中风。

〔胎漏〕**安胎当归汤**　归　芎　人参　阿胶各一两　艾叶一把　大枣十二枚

〔气虚〕**四君子汤**　参　苓　术　草

〔胎动〕**钩藤汤**　钩藤　当归　茯神　人参　桔梗　桑寄生各一钱。

〔发热〕**加味逍遥散**　见一卷火。

〔伤损〕**八珍汤**　见一卷中风。

〔除湿〕**升阳除湿汤**　见一卷湿。

〔肝脾〕**加味归脾汤**　归脾汤见二卷劳瘵，此再加山栀、柴胡。

〔风热〕**防风黄芩汤**　防风　条芩　酒糊丸，酒下三五十

丸。或防风一味，白汤调下。

〔尿血〕 **续断汤** 当归 生地各一两 续断 白芍①各五钱 每服二钱，葱白汤调下。

〔渗热〕 **导赤散** 见一卷温。

〔肝火〕 **小柴胡汤** 见一卷温。

〔血热〕 **四物汤** 地 芍 归 芎

〔暑渴〕 **益元散** 见一卷温。

〔胎动〕 **安胎散** 地 芍 归 芎各一钱 阿胶 艾叶 芪 草 地榆各一钱 加姜、枣，水煎。

〔气喘〕 **紫苏饮** 苏叶一钱 大腹皮 归 芍 芎 陈各一钱 参 草各五分 加姜、葱白，水煎。

〔安胎〕 **十圣散** 地 芍 归 芎各一钱 参 芪 术 砂仁各五分 续断 甘草各八分

〔胎损〕 **益母地黄汤** 生地 益母各二钱 归 芪各一钱

〔补脾〕 **异功散** 见一卷中风。

〔气虚〕 **保元汤** 见一卷火。

〔胎损〕 **安胎饮** 芩 苏 术 归各一钱 芎 芍各八分 陈皮 香附 砂仁 大腹皮 炙草各六分

〔胎大〕 **达生散** 大腹皮三钱 参 术 归 芍 陈 苏各一钱 砂仁 枳壳各五分 炙草二钱 水煎。

〔胎肥〕 **瘦胎饮** 血余钱半 归 芍 芎 枳 草 木香各一钱 乳香另研，五分 为细末，白汤调下。

〔胎大〕 **枳壳散** 枳壳麸炒，四两 炙草二两 为末，白汤调下。

〔固胎〕 **胎元饮** 参 归 芍 杜仲各二钱 熟地三钱 白术钱五分 陈 草各一钱 水煎。气虚加黄芪，虚寒加炮姜。

〔固胎〕 **泰山磐石散** 参 芪 归 芩 续断各一钱 芎 地芍各八分 白术二钱 炙草 砂仁各五分 糯米二撮

①白芍：咸丰十年重刊本，光绪十年研经堂家藏重刊本均作"黄芩"。

〔保孕〕**千金保孕丸** 杜仲四两,糯米炒断丝 续断二两,酒洗 以山药粉糊丸桐子大。每服八九十丸,空心米饮下。忌酒醋。

〔发热〕**圣愈汤** 见二卷劳瘵。

〔发热〕**十全大补汤** 见一卷中风。

〔补血〕**当归补血汤** 见本卷崩漏。

〔补中〕**补中益气汤** 见一卷中风。

〔子烦〕**竹叶汤** 茯苓 麦冬 防风 黄芩各二钱 竹叶十片 水煎。一方有人参、山栀,无黄芩。张石顽加人参一钱,粳米一合。

〔烦躁〕**生脉散** 见一卷暑。

〔火乘〕**麦冬汤** 见一卷暑。

〔心烦〕**犀角散** 犀角尖磨汁 地骨 条芩 麦冬 甘草各五分 赤苓二钱 入竹沥一合,温服。

〔躁热〕**竹茹汤** 淡竹茹一两 水煎。

〔肾躁〕**加减地黄汤** 生地 山药 丹皮 黄肉 茯苓 杜仲 续断 五味 阿胶 水煎。

〔烦躁〕**知母丸** 知母炒二两 为末,枣肉丸弹子大。每一丸,人参汤下。

〔子悬〕**当归汤** 人参 当归各二钱 阿胶 炙草各一钱 加连须葱白,水煎。

〔水肿〕**千金鲤鱼汤** 苓 术各五钱 归 芍各三钱 陈皮二钱 分两服,以鲤鱼一个去鳞、肠,水煮熟,取鲤鱼汁盏许,加姜同煎,温服四五次。

〔子肿〕**全生白术散** 白术一钱 姜皮 陈皮 茯苓皮 大腹皮各五分 为末,米饮下。

〔子气〕**天仙藤散** 天仙藤即青木香藤微炒 香附 乌药 陈皮 炙草 苏叶 木瓜 生姜 等分,水煎。

〔子嗽〕**百合散** 百合 紫菀 麦冬 桔梗 桑皮各一两 甘草五钱 竹茹一团 为末,每服八钱,入蜜煎服。

〔风嗽〕**香苏散** 香附 紫苏各三钱 陈皮一钱 甘草七分 姜 葱 煎服。咳加杏仁、桑皮。伤风自汗加桂枝。

〔寒嗽〕**小建中汤** 见一卷伤风。

〔火嗽〕**紫菀汤** 紫菀 天冬各一钱 桔梗 炙草 桑皮 杏仁各三分 竹茹一分 和蜜，温服。

〔化痰〕**二陈汤** 见一卷中风。

〔子痫〕**羚羊角散** 见五卷厥。

〔子淋〕**本事安营散** 人参 细辛 当归 甘草 灯草 木通 滑石 麦冬 为末。每服二钱，麦冬汤下。

〔阴虚〕**六味丸** 见一卷中风。

〔阳虚〕**肾气丸** 见二卷虚损。

〔溺涩〕**导赤散** 见一卷温。

〔肺热〕**黄芩清肺饮** 见一卷火。

〔利溺〕**葵子茯苓汤** 冬葵子五两五钱 白茯苓二钱 为末。每服三钱，米汤下。

〔遗溺〕**千金白薇散** 白薇 白芍 等分为末，酒眼方寸匕。

〔转胞〕**参术饮** 见七卷转胞。

〔热病〕**葱豉汤** 见一卷温。

〔温热〕**千金石膏大青汤** 石膏八钱 大青 黄芩各三钱 前胡 知母 栀子仁各四钱 葱白四条 水煎温服。

〔孕疟〕**养胃汤** 见三卷脾胃。

〔孕疟〕**清脾饮** 见四卷阴疟。

〔痰疟〕**柴陈煎** 小柴胡汤合二陈汤。

〔升阳〕**举元煎** 见三卷饮食。

〔久痢〕**理中汤** 见一卷中风。

〔痢胀〕**厚朴汤** 见七卷二便不通。

〔白痢〕**甘草干姜汤** 甘草四两 干姜二两

〔赤白〕**朴姜参甘半夏汤** 朴 姜 参 草 夏 姜 枣

〔热痢〕**芩芍汤** 芩 芍 草

〔后重〕 **香连丸** 见四卷痢。

〔血痢〕 **连理汤** 见一卷暑。

〔血痢〕 **三物胶艾汤** 阿胶 艾叶 石榴皮 等分，水煎。

〔阴虚〕 **驻车丸** 见四卷痢。

〔热痢〕 **白头翁汤** 见四卷痢。

〔久痢〕 **千金胶艾榴皮汤** 即三物胶艾汤。

〔中暑〕 **黄连香薷饮** 见一卷中风。

〔伤暑〕 **十味香薷饮** 五物香薷饮加 木瓜 参 芪 陈 术

〔伤暑〕 **五物香薷饮** 见一卷中风。

〔头痛〕 **川芎茶调散** 见一卷伤风。

〔心气〕 **火龙散** 川楝子 茴香各炒三钱 艾叶盐炒钱半 水煎。

〔心痛〕 **产宝丸** 芎 归 苓 朴各一两 分二服。

〔寒食〕 **正气散** 见一卷中风。

〔腰痛〕 **通气散** 故纸瓦上炒香研末。先嚼核桃肉一个，温酒调故纸末三钱。

〔肾虚〕 **大补元煎** 见一卷中风。

〔血下〕 **苎根汤** 生地 苎根各二两 归 芍 草 阿胶各一两 分三服，水煎。

〔孕痛〕 **千金托里散** 参 芪 草 芎 归 桂 防 芷 桔 芍 天冬 连翘 忍冬 生姜

〔胎死〕 **脱花煎** 当归七钱 川芎 牛膝各二钱 车前子钱半 桂心 红花各一钱 水煎。如胎死不下，加朴硝三钱。

〔胎死〕 **平胃散** 见一卷中风。

〔腹冷〕 **香桂散** 麝香五分 桂心二钱 酒下。

〔腹冷〕 **黑神散** 见二卷血。

〔产难〕 **黑龙丹** 五灵脂 当归 生地 川芎 良姜各二两 以上入砂罐内，盐泥封固，煅红研细。入百草霜三钱 乳香 硫黄 琥珀 花蕊石煅，各研三钱 共和糊丸弹子大。临服，煅红，入姜汁浸服，酒下。

## 胎前脉案

石氏　洒淅恶寒，呕吐，绝谷汤饮不下者，四旬余，奄奄沉困，身冷而阳垂绝。诊之脉伏，沉候似无，予断为胎，其家疑未信。予谓此恶阻之重者，胎无疑也。夫胞宫血聚，气不下行，必至浊阴上犯，阻塞阳和，呕逆厥冷，非姜附无以通阳泄浊。其翁惧热药胎堕，予曰：经云有故无殒，保无忧也。先与热姜汁，继和以米汁，呕吐止。进附子理中汤加制半夏，二剂身温，嗣用异功散加砂仁、煨姜，五服而安，至期产一女。

郑氏　寒热咳痰，食减经阻，医谓损怯，进补剂。中满呕哕，恶闻食气，烦晕善惊。更医以为肝风，用和营镇惊。延及神色困惫，时或晕绝，举家惶惑，请临诊一决。予曰：此胎脉，右尺已动滑，勿药可也。经云：阴搏阳别，谓之有子。言阴搏于下，阳别于上，气血调和，即胎脉也。《脉诀》云：尺内不止真胎妇，尺脉绵绵不绝为胎结。无已，姑用益阴和阳，白芍、柏子仁、茯神、甘菊炒、枣仁、炙草、小麦、桑叶、南枣。四服渐安，后生一子。

某氏　经闭成块，疑为瘀，腹痛猝崩。医云：瘀滞未净，用攻消药，淋胀日甚。予谓：瘀血既行，理无作胀。诊脉阳虚而阴搏，知妊娠血漏。用七味阿胶散，加白芍、木香、杜仲、续断，血止胀消，后果孕产。此安胎止漏，兼畅脾摄血，胀痛自除。盖妊娠下血，名曰胎漏，多由闪挫损伤胞络致之。若转用攻伐再动新血，益加虚痛作胀，直至堕胎方悔耳。

魏氏　经止两月，腹痛胀，食减夜热。医谓经闭，用通利药，血下不止。更医见同，用牛膝、红花、炮姜、枳壳，漏益甚，腹加痛胀，头晕腰疼，烦热不寐。予诊之，觉尺脉搏指，两寸独别，胎脉也。但热久攻伐药多，恐损动胎元，且致胞系不固耳。用香附童便制、白芍炒行气和血以除痛胀，蒲黄炒黑、荆芥醋制止血而除晕，杜仲酒炒、阿胶水化、熟地炒固肾以摄下，茯神、麦冬、枣仁炒安神以止烦。一服症减而思食，胎如指堕，前方去白芍、阿胶、蒲黄、麦冬，加楂肉、当归醋炒、炙草、莲子，数服乃安。

谢氏 孕逾三月，男女分形，病者漫谓血癥，治者误行攻伐，致血下注胎堕，身热汗烦，眩晕不寐。索方乃桃仁、牛膝、莪术、红花等剂，明晨更加生楂肉。予见骇甚，询之，则曰胎堕，未便告知。婉云：瘀血已行耳，医尚未知所下男胎也，因叹庸手杀人，殊堪发指。急以参、芪、茯神，固摄元气，佐以炙草、荆芥醋炒、阿胶烊、麦冬、五味、牡蛎醋煅、龙眼肉、红枣，数服汗收血止。

汤氏 孕四月，胎漏鲜红，系伤胞络。辄用芩芍苎根汤，转致腹痛泄泻。据脉候虚缓，本非火迫络伤致漏，宜温补弥隙自安。仿胶艾汤，海螵蛸、阿胶、杜仲、茯苓、杞子、艾绒、续断、炙草、砂仁。数服而安。

眭氏 孕五月屡堕，翁商之，予谓孕逢五月，足太阴脉养胎，想脾血素亏耳。若获孕，先二三月预服固摄之剂。用胎元饮，参、苓、术、草、地、芍、归、陈、杜仲、续断、砂仁、菟丝、芡实、姜、枣，水煎，每月服五七剂。胎遂固，生一子，仅绵一线，后竟不孕。

薛氏 孕六月，因劳便红，头微眩，此肠风宿恙，因热伤阴分而成。用白芍、地榆俱酒炒、当归、荆芥俱醋炒、山栀炒、茯神、炙草、阿胶酒化、侧柏叶捣，水煎，三服而瘳。

侄女 孕七月，久泄泻，肛坠足肿，吐咳，腹微痛，晡寒热如疟，脉弦，右尺滑大。此中气下陷，土衰木乘。以补中益气汤减归、芪，加砂仁、制半夏、茯苓、煨姜，数服痛坠寒热俱减。因其肠胃久滑，不戒荤茹，泄泻仍作。加谷芽炒、茴香、炮姜等味而安。

鄞氏 孕七月余，与夫口角，为面杖所伤。左胁大痛，下部如裂，胎气上逼，撑拒欲死。服妇科药，入咽格格不下，喘吼待毙而已。诊之脉洪数无伦，体如烙，面如赭，察其唇舌未变青紫，知胎未损，慰之曰：幸母子俱无恙也。用牛膝、苏梗、栝蒌、红花各二钱、归尾、枳壳各钱半、降香锉三钱、丹皮一钱。煎服喘止痛定热退，进粥碗许，随用顺气安胎之剂而平。

族女　孕八月，因劳吐红，鲜紫成盆。火升则呛咳，颧赤少寐，口不知味。服童便、阿胶不止，诊脉左寸关大，两尺俱伏，此君相之火逼伤阳络，必得火降呛咳平，红自止。用生地、山栀、连翘、白芍、杏仁、贝母、百合、茯神、甘草、莲子、灯芯、阿胶烊，三服咳稀血止安寐矣。后用熟地、当归、白芍、杜仲盐水炒、杞子焙以实下元，尺脉亦起。

吕氏　将产腹痛血下，脉短滑，左虚芤。予谓：脉未离经，决非正产。右关短滑，系食滞，腹痛见红由触损，但须行气补血。用红米曲、陈皮、楂肉，利气消滞，以当归、白芍，和血定痛，逾两旬乃产。

某氏　过期不产，按月经行，事所或有。今述孕已两载，兼见乳汁腹大不产，计欲攻堕，然细诊却非产脉，须知漏卮不塞，孕何由成。且万无攻坠之理，虽属怪症，应以常法主治，惟明理者知之。方用熟地、潞参、当归、白芍、白术、炙草、杜仲、杞子、续断、砂仁、广皮、莲、枣，此以气摄血之剂，多服则漏止胎长，接服二十剂，又逾八九月而产。

## 临 产 治 要

临产将护，良方条列备已。陈自明编《妇人良方》，薛立斋附订《医按》。兹并考《纲目》、《医通》诸家，张石顽老人著《医通》，武之望编《济阴纲目》。周颋作《产宝》。张介宾《景岳全书》。撮举其要。凡孕至八九月，服达生散数剂则易产，至临月胞浆未破，而血先下者，或是伤胎，尚非正产。宜大剂保元汤加当归、阿胶。如胎气上逆，急服热童便，或用紫苏饮。若正产时，气血动荡，脉必滑疾异常。如脉尚安和，腹虽痛而未紧，犹试痛也，必腹连腰阵痛益紧，儿欲转身顺产，自然胞破水下，如瓜熟蒂落。不用催生太早，只须产前补血降气，用滑胎煎。继则活血行气，用保生无忧散。亦有胎衣不固，或用力太早，随触而破，至胞浆下而仍不产，恐其水涸路涩，儿难转身。但服八珍汤，或大剂五物汤加葵子、枳壳。助其气血，则胎滑易产。若持久力乏，用独参汤补接元气，虽逾数日旬日而产者有之。男胎向内，女胎向外，皆首居上，足居下，临产时必倒转顺出，须再三缓缓扶掖走动，使得旋转，否则，有横逆之患。丹溪云：催生只用佛手散，最稳而效。或合济生汤亦佳。更有儿头正抵产户，而交骨不开，此阴气虚。用加味芎归汤，不应，加人参、童便。若坐产艰难，用兔脑丸、如圣散、如意散。其儿手先出为横生，足先出为倒产，由产母用力太早，当令仰卧，以盐少许，擦儿手足心，以中指摸其肩，攀正之。候其身正，方可用力。更有儿头偏注左右腿者，为偏产，由母力逼致之，亦令仰卧，轻轻以手推上扶正。用力送下。若儿头已正，不能即产，因脐带绊其肩者，为碍产。亦令仰卧，推儿向上，以指按儿肩，去其绊。若儿未出，产母肠先出者，为盘肠生，待儿并胎衣下后，用香油抹手，徐徐送入。或用醋和水，噀产母面，每噀一缩，三噀尽收。其蓖麻子研涂顶心，肠可吸入法，殊不效验。然后半坐，以软布抵之。内服举元煎。若胎死腹中，须验产母舌青黑，爪青紫，口沫，腹阴寒而气秽，急用平胃散加朴硝。若胎死久干着背者，葵子阿胶滑之。胎衣不下，先用软帛系住脐带，乃断儿脐带，勿令血入衣中。胀而难下，内服回生丹，或牛膝汤。可下。如久不下，血入衣中，上冲心胸，喘急痛胀，急宜逐瘀，用牛膝散，或失笑散，温酒调服，胎衣立下。景岳云：胞在腹中，形如荷叶，上仰则聚血，而胀凝难出，当令稳婆以指攀其上口，令恶露倾泻，则腹空胞自落矣。如气虚腹不胀痛，只宜无忧散，或黑豆二合炒透，烧红铁秤锤淬酒，将豆淋酒，化益母丹二丸。既产，阴气虚，产门不闭，或阴火下流，阴挺突出，其气血虚而不闭者，十全大补汤加五味子。补而敛之。其忧思伤脾热痛者，加味归脾汤。肿而焮痛者，逍遥散加丹皮、山栀、荆芥。暴怒伤肝动火者，龙胆泻肝汤。元气虚，子宫不收，补中益气汤加桂心，醋炒白芍。补而举之。产时气随血去，忽头眩眼黑，神昏口噤，其症有二，一为气脱，一为血晕。气脱者，面白眼闭，口开手冷，脉细欲绝，速用人参一二两，浓煎徐灌。但得下咽即苏，稍迟则无救矣。血晕者，临产元气已损，恶露乘虚上攻，头晕眼花，心胸闷绝，速用热童便，灌服清魂散。如下血多而晕，神昏烦乱者，芎归汤加人参三五钱，泽兰叶一握煎，童便半盏和服。补而兼散之。下血少而上抢心者，童便煎失笑散，加郁金汁。痰壅气粗者，二陈汤加姜汁，并用烧红秤锤，以醋沃之，使产母嗅其气，则晕可止。若狂乱失志，为败血冲心，多死。花蕊石散，或夺命散。呕恶腹满，为恶露冲胃，平胃散加姜、桂。面赤呕逆，为气血冲肺，人参苏木煎。其恶露不行，腹痛拒按，用桃仁、归尾、延胡、赤芍等逐瘀。恶露不止，淋沥太多，血热者，保阴煎。络伤者，固阴煎。肝脾气虚者，补中汤。气血虚，色淡者，十全大补汤。怒火伤肝者，加味四物汤。儿枕作痛，用生熟山楂肉，沙糖煎服。或用延胡散。腹痛连腰，按之痛缓为虚，宜当归、香附、炙草、杜仲、小茴香等。或用当归建中汤。此皆临产成法，撮举之，为因心化裁者鉴焉。

## 论　血　晕

产后血晕，因阴血暴虚，孤阳上冒，忽然头旋眼黑，昏闷不醒，急用清魂散，或以童便热服。然有血下过多而晕者，有血下少而晕者，晕虽同，治法则异。如血下多而晕，神昏烦乱而已，治宜补血清心。如生地、白芍、当归、茯苓、麦冬、阿胶、人参、龙齿、枣仁等。渴烦汗热。加乌梅、山栀、丹参、浮小麦等。烦热，去当归，加童便。血下少而晕，乃恶露不下，上抢心，心下满急，神昏口噤，治宜行血破瘀，加生楂肉、桃仁、牛膝、桂心、归尾、苏木，合失笑散。或用四味散、黑神散、鹿角散、郁金散。若痰火上壅，用导痰汤加朱砂安神丸。清降治之。有一产妇暴死，但胸微热，陆旸诊之曰：血闷也。以红花煮沸入木桶，寝妇于上熏之，汤冷加之，遂指动而苏。

### 论产后诸禁

一、禁卧。恐气未定，遽卧则恶血上升也。二、禁酒。恐助火升动其阳，致眩晕也。三、禁浴。恐水湿沁窍，致喘满肿重也。四、禁寒。恐血气凝滞，腹痛吐泻诸变丛生也。五、禁汗。

恐风药性升，开泄伤阳也。六、禁下。恐肠腑津液伤也。七、禁利小便。恐伤肾气蛰藏也。八、禁寒凉药。恐伤胃，或滋瘀痛也。白芍、地黄、黄芩等皆慎用。九、禁交合早。恐百脉开张，头眩少腹急满也。十、禁起早作劳，不避风寒，不谨食忌，致滋疾也。

## 临产脉候

胎前脉宜实，胎后脉宜虚。产后寸口脉洪疾不调者死，沉微附骨不绝者生。沉微而滑者生，实大弦急者死。胎前脉当洪数，产后仍洪数者死。胎前脉细小，产后脉洪大者，多死。

## 附　方

〔顺胎〕**达生散**　大腹皮三钱　人参　陈皮　紫苏各五分归身　白术各一钱　白芍钱半　炙草二钱　葱五条　黄杨叶梢七个水煎。

〔伤胎〕**保元汤**　见一卷火。

〔上逆〕**紫苏饮**　见本卷胎前。

〔降气〕**滑胎煎**　归　地各三钱　山药　杜仲各二钱　川芎枳壳各七分

〔催生〕**保产无忧散**　归　芎　芍　枳　草　木香各一钱半水煎，再入乳香研。血余烧存性，研，各五分，和匀服。

〔助气血〕**八珍汤**　见一卷中风。

〔催生〕**五物汤**　四物汤加肉桂。

〔催生〕**三合济生汤**　当归三钱　川芎　枳壳各二钱　制香附　大腹皮各钱半　苏叶八分　甘草七分　水煎，待腰痛腹痛时服之，立产。

〔开骨〕**加味芎归汤**　当归一两　川芎五钱　败龟板一个，酥炙　妇人头发一握，烧灰　每服一两，水煎。

〔产难〕**兔脑丸**　兔脑研如膏，一个　乳香二钱半　母丁香一钱　麝香一字　共研细，以兔脑髓和丸芡实大，阴干，每服一丸，温水下。

〔产难〕 **如圣散** 紫苏 当归 等分，每服三五钱。

〔产难〕 **如意散** 人参 乳香各一钱 辰砂五分 为末，临产时用鸡蛋清一个调药末，再用姜汁调服。

〔催生〕 **佛手散** 当归三两 川芎四钱 研末，分四服，加酒半杯和服。

〔固血〕 **如神散** 百草霜 白芷 各等分，每服二钱，以童便米醋和，加沸汤调服。治横生逆产，血得黑则止，能固血，免血涸也。

〔产难〕 **立应散** 当归 车前子 冬葵子 白芷各三钱 牛膝 大腹皮 枳壳 川芎各二钱 白芍一钱 水煎。治横生逆产。

〔盘肠〕 **举元煎** 见三卷饮食。

〔胎死〕 **平胃散** 见一卷中风。

〔滑胎〕 **葵子阿胶汤** 葵子一升 阿胶二两 水煎。

〔胎衣不下〕 **回生丹** 苏木三两，水煮去渣 红花三两，酒煮去渣 黑豆三升，水煮去豆 大黄一斤 为末煮，熬成膏，次下上三汁，再熬。 人参 白术 青皮 木瓜各三钱 当归 川芎 延胡 香附 苍术 蒲黄 赤茯 桃仁 熟地各一两 牛膝 三棱 山萸 五灵脂 地榆 甘草 楂肉 陈皮 白芍各五钱 良姜四钱 乌药二两半 木香 没药 乳香各一钱 共为细末，用前膏杵丸弹子大，金箔为衣，随症酌用，每一丸，白汤下。

〔同上〕 **牛膝汤** 牛膝 瞿麦各四两 归尾 通草各六两 滑石八两 葵子五两 分五六服，水煎。一方有桂心。

〔逐瘀〕 **牛膝散** 牛膝 川芎 朴硝 蒲黄各七钱五分 当归一两半 桂心五钱 为末，每服五钱，加姜三片，生地五钱，水煎服。

〔消瘀〕 **失笑散** 见六卷胃脘痛。

〔峻补〕 **十全大补汤** 见一卷中风。

〔脾伤〕 **加味归脾汤** 见本卷胎前。

〔肿痛〕 **逍遥散** 见一卷火。

〔火伤〕 **龙胆泻肝汤** 见三卷诸气。

〔升提〕 **补中益气汤** 见一卷中风。

〔昏晕〕 **清魂散** 泽兰 人参各二钱半 川芎八分 荆芥穗醋炒，二钱 甘草一钱 童便一杯和服。

〔痰晕〕 **二陈汤** 见一卷中风。

〔冲心〕 **花蕊石散** 见二卷血。

〔冲心〕 **夺命散** 血竭 没药 等分，研细，每服二钱，白汤下。

〔冲肺〕 **参苏煎** 人参 苏木各一两

〔血热〕 **保阴煎** 见五卷痉。

〔络伤〕 **固阴煎** 见二卷脱。

〔怒火〕 **加味四物汤** 四物汤 香附炒 五灵脂炒，另研。各一钱 水煎。痛甚加桃仁四分。

〔腹痛〕 **延胡索散** 见本卷调经。

〔腹痛〕 **当归建中汤** 见一卷伤风。

〔血晕〕 **四味散** 当归 延胡 血竭 没药 童便煎。

〔血晕〕 **黑神散** 见二卷血。

〔行血〕 **鹿角散** 鹿角炙灰 童便 酒调下。

〔行血〕 **郁金散** 郁金烧研，二钱 醋调下。

〔痰火〕 **导痰汤** 见一卷中风。

〔痰火〕 **朱砂安神丸** 见二卷汗。

# 产 后 论 治

　　新产营血大损，阴倏亏于下，阳易冒于上。其甚者，气脱血晕，迟则不救，稍轻则头汗目眩为郁冒。风入筋急为发痉，阴虚阳浮为发热，火炎灼金为喘嗽气促，为虚烦不眠，为惊悸盗汗，而蓐劳成焉，皆阴虚阳亢之咎征也。《金匮》论新产三症，一血虚多汗出，善中风，故病痉；二亡血复汗，寒多，故病郁冒；三亡津液，胃燥，故大便难。《心典》云：血虚汗出，筋脉失养，风入而益其痉，此筋病也。亡阴血虚，阳气遂厥，而寒复郁之，则头眩而目瞀，此神病也。胃藏津液，以渗灌诸阳，亡津液胃燥，则大肠失润而大便难，此液病也。三症不同，其亡血伤津则一，故用药忌辛热再劫其阴。即有外因，亦忌风药升举其阳，致汗脱血晕而毙。

产后阴伤，下焦必损，而奇经多丽于下，冲任督带，皆失所司，最多厥逆上攻，腰脊腹痛，红白自下等症。香岩先生案中，于冲脉为病，每用紫石英镇逆。任脉为病，用龟板静摄。督脉为病，用鹿角胶、鹿茸温煦。带脉为病，用当归宣补。阳维为病，苦寒热，用当归桂枝汤和营。阴维为病，苦心痛，用生化汤加肉桂温寒。此产后症所当审而用之。

诊新产先问腹之痛否，以验恶露有无。如小腹胀痛者，恶露未净也，郁金、桃仁、牛膝、延胡之属行之。手摸脐腹成块者，儿枕未消也，失笑散，或楂肉、砂糖之属消导之。腹痛喜热手按者，虚寒气滞也，砂仁、木香、香附、小茴、当归、姜、枣温而通之。再询头身痛否，及曾否寒热，有汗无汗，以辨外因内因。如外感头痛，脉必浮，芎、芷、防、芥、甘菊、蔓荆辛散之。血虚头痛，脉近数，四物汤、白芍用酒炒主之。产后感冒，不可轻汗，如头痛发热脉浮，伤风也，香苏饮加芎、归、姜、葱轻解之。身痛拘急，恶寒脉紧，寒邪也，芎苏饮加生姜温散之。初起头晕发热，即烦渴，脉右大，温热症也，葱豉汤微汗之。若脉迟身痛，营分虚也，当归建中汤和之。汗出身痛者，营卫俱虚也，归芪建中汤两和之。自汗属阳虚，汗多亡阳，轻则参、芪、地、芍、五味、小麦之属补而敛之。重则芪附汤固其阳。盗汗属阴虚，汗本阴液，六味汤加麦冬、五味、牡蛎固其阴。产后头汗晕厥，阳上冒也，生地、阿胶、龙骨、牡蛎、茯神、枣仁、乌梅、白芍、小麦养阴以镇阳。产后恶寒，阳不足也，寸脉微，补中益气汤加姜、枣发越之。产后发热，阴不足也，尺部弦，六味汤加肉桂收摄之。阴阳相乘，憎寒发热，八珍十全诸汤调补之。其恶露未净者，大调经散消补之。若血去多，不时发热，孤阳无所依附也，四物汤益其阴。必以炮姜苦温，收其浮越。其肌灼面赤，渴饮脉虚大者，当归补血汤。以无形之气，生有形之血也。寒热咳嗽，肌羸色悴者，蓐劳也，母鸡汤、猪腰汤，或用参、芪、苓、草、五味、山药、枣仁、当归、白芍、莲子以扶脾。其脏寒腹痛者，下焦虚也，归姜羊肉汤温养之。白带多，腰脊痛者，督脉空也，鹿角胶、杞子、杜仲、沙苑子、菟丝饼、芡实等填补之。蓐劳寒热，食减泄泻者，损及脾阳也，异功散加砂仁、莲子、山药、益智、肉果、诃子温摄之。吐逆泄泻，肢寒者，胃阳虚也，附子理中汤、温胃饮急温之。呕痞痰多者，脾气滞也，香砂六君子汤健运之。外感咳嗽，声重鼻塞者，腠理疏也，杏、桔、苏、前、生姜先散之，再用异功散去白术，加生黄芪以实之。内伤嗽，脾肺气虚有痰者，六君子汤加蜜炙桑皮主之。火炎灼金呛嗽者，六味去萸、泽，加麦冬、五味主之。干咳无痰，火郁于肺也，甘桔汤加玉竹、贝母、杏仁、百合开润之。产后血脱气喘，为孤阳绝阴，危候也，贞元饮主之。吸气促，自汗肢冷，虚阳欲脱也，参附汤急救之。若风寒外邪入肺，而喘急者，必气粗嗽痰，与吸促气短不侔，以金水六君煎主之。或去熟地，加杏、桔、苏，疏痰利气。若败血冲肺致喘者，人参苏木煎、夺命散主之。产后腹满闷，呕吐，脘间有败血者，抵圣汤宜之。伤饮食者，和中饮消导之。脾气虚寒者，六君子汤加炮姜、木香温补之。胃虚气逆者，橘红半夏汤加蒌、杏苦降之。肝木侮土者，六君子汤加升、柴疏畅之。胃虚呃逆，危症也，理中汤加丁香。古法用丁香散，如不应，急加参、附。迟则难救。其因寒者，丁香柿蒂散。因痰者，橘皮竹茹汤。产后身面浮肿者，气虚水湿不行也，须辨表里。如因浴早，水渍入窍，身重肌浮者，湿肿也，羌、防、芎、苏、当归、防己汗之。因水谷聚湿，小便不爽者，水肿也，苓、夏、泽兰、车前、木通利之。如四肢浮胁腿刺痛者，败血流入经络也，小调经散，或牛膝、山甲、归尾、琥珀、红花、苏木等消其瘀。如气不化水，肿胀溺涩者，肾阳虚也，肾气汤去丹、萸，以化气而利水。产后因惊发狂者，血虚神不守舍也，加味八珍汤主之。败血干心，狂言见鬼者，心包受邪也，茯苓散、琥珀散加菖蒲汁镇理之。惊悸恍惚者心神不安也，归脾汤补之。产后不语者，或因败血，上闭心胞，以清魂散加牛黄、丹众、苏木理之。因痰涎上干心窍，用温胆汤加菖蒲汁豁之。因心肾气虚，不能上通于舌，用七珍散补而开之。产后汗多必发痓，牙关紧急，口噤肢搐者，血虚风劲也，十全大补汤加制附子峻补之。若攻风则死，然古法用小续命汤，及大豆紫汤、独活汤最效。朱奉议云：无汗恶寒为刚痓，小续命汤主之。有汗不恶寒为柔痓，上汤去麻黄，加葛根。产后汗出头晕，欲成痓厥者，肝阴虚，风阳动也，阿胶、生地黄、茯神、小麦、牡蛎粉、枣仁以生液。产后类中风，口眼㖞斜，腰背反折者，血虚兼风火痰也，芎归汤加荆芥穗，炒黑豆淋酒煎服，以行血祛风，或川芎散清理痰火。凡筋脉夹寒则急，夹湿则纵。血虚风火入络，则状类中风，产后若作真中风用小续命等汤治，则误矣。类中痿废不起，气血亏，筋缓弛也，宜滋阴大补丸以壮养肝肾。瘛疭者，筋脉拘急为瘛，弛纵为疭。产后脱血，风火炽而筋失荣养也，八珍汤加丹皮、钩藤以生阴而退阳。如不应，用四君、芎、归，加丹皮、钩藤以补脾土。如左脉弦，血虚火灼也，加味逍遥散，六味丸以清肝火，滋阴血。古法用愈风汤、交加散效。产后麻瞀，气血虚而夹痰也，右半身麻而晕，经脉空而痰饮袭入也，六君子汤加归、芪、肉桂。左半身麻而晕，营血亏而风火袭入也，十全大补汤。产后颤振，气血虚而生风也，急用十全大补汤。手足拘挛制动者，风客经络也，舒筋汤主之。夹风热，加味逍遥散。如虚寒，十全大补汤。产后鼻衄及口鼻黑气，胃绝肺败也。如血虚滞，用参苏煎加制附子。如虚火上炎舌黑，犀角地黄汤。瘀血逆升鼻衄，益母丸，童便化服。经验方用绯线一条，并产妇顶心发二条，紧系中指节，即止。产后泄泻，脾土虚寒也，六君子汤加炮姜温摄之。脾肾虚寒，补中汤合四神丸升摄之。命门火弱，以八味丸补其母。若伤食泻，六君子汤加楂肉、神曲、谷芽消运之。完谷不化，阳火虚也，理中合四神丸。泻白沫如肠垢，元气陷也，补中汤加桂、苓、炮姜升举之。滑泄不止，参香散收涩之。产后痢疾，青白属寒，紫赤属热，寒热相搏，赤白杂下。寒热生冷，伤肠胃也，虚寒腹痛，理中汤加木香、白芍主之。胃虚呕痢，六君子汤调补之。热痢后重，白头翁汤加甘草、阿胶清理之。赤白杂下，腹绞痛，救急散去熟地调之。久痢后重，补中益气汤升举之。泻痢脉濡缓，胃湿也，汤药愈滋其湿。宜参苓白术散加肉豆蔻、煎姜枣汤，调服。久泻久痢，肉蔻理中丸温摄之。疟邪由感犯风暑，日发间日发者，小柴胡汤减黄芩，补中益气汤去黄芪选用。风加紫苏、薄荷，暑加香薷、厚朴。若产前阴疟，延及产后，归芪建中汤加参、术、首乌和其阴阳。寒多加黄芪。热重加鳖甲。产后暑热伤阴，状如疟发，治法忌表散劫液，以鳖甲、乌梅、枣仁、麦冬、地黄、石斛等，甘酸生津以退热。且产后吸受时邪，尤宜审治。如暑伤肺气，必呕闷，以川贝母、杏仁、通草、栝蒌、郁金肃降之。燥伤肺津，必咳渴，以花粉、天冬、杏仁、玉竹、百合、贝母、蜜润之。热陷心营，必昏谵少寐，以竹叶、麦冬、犀角、生地、连翘、菖蒲汁凉沁之。湿阻三焦，必头胀舌白不渴，胸满身痛，溺少便溏，以茯苓皮、半夏、桂枝、厚朴、栝蒌、滑石上下分清之。风温犯上焦，必灼热头蒙，脘痞昏睡，以山栀、豆豉、栝蒌、桑叶、贝母、羚羊角辛凉以宣通，微苦以清降。湿温化热阻气，必头重身热痛，咽痛胫冷，以元参、银花、杏仁、栝蒌、石斛、薏苡、滑石甘淡微苦轻解之。寒暄失正，痰饮上干，必胁痛背冷，咳逆不得卧，或肠中漉漉有声，兼溺短足肿，以桂枝、半夏、干姜、薏苡、五味子、茯苓、白芍、甘草辛酸淡渗泄之。产后霍乱吐泻停食者，藿香正气散主之。虚寒者，理中汤温之。吐泻逆冷者，附子散，来复丹温通之。产后虚烦气短者，竹叶汤清补之。产后积聚风冷，与气血相搏而成也。积为阴在脏，聚为阳在腑，痛有常处，四神散；痛无定处，芍药汤选用。血瘕气血壅结，因气病而成血病也，痛无定处，失笑散加行气药，后必扶正。归脾汤。大便闭结，津液涸也，四物加桃杏仁润之，或五仁丸、苏麻粥皆效。小便淋涩，膀胱虚热也，六味汤，或四物加茯苓、甘草梢补而分利之。溃溺频数者，气虚不能约制也，补中汤加益智仁、覆盆子、黄肉，佐以桑螵蛸散升而摄之。小水不禁，脬损也，桑螵蛸龙骨散摄之。手伤脬破者，归芪汤加黄丝绢、猪羊脬固补之。气虚，补中汤加益智仁。肾虚，六味丸去丹、泻。小便血，热乘血虚，渗入脬中也，发灰、滑石、甘草止之。大便血，郁结伤脾也。加味归脾汤。若因思虑伤心者，炒香散。膏粱积热者，加味清胃散。醇酒湿毒者，葛花解酲汤。怒动肝火者，加味小柴胡汤。大肠风热者，四物汤加侧柏、槐花。大肠血热者，四物汤加芩、连、槐花。肠胃虚弱者，六君子汤加升麻、柴胡。元气下陷者，补中汤加茯苓、半夏。气血虚者，八珍汤加升、柴。产后诸淋，虚则频数，肺虚，补中益气汤。肾虚，六味丸。热则涩痛，滑石散。血淋，加味四物汤。产后带下，下元虚滑也，金锁匙丹，或芩术菀丝丸。产后经行太早者，乳必少。年壮不自乳者，不在此例。脾虚不能摄血，补中益气汤。心脾不能统血，加味归脾汤。肝火迫血妄行，加味逍遥散。气血兼虚，八珍汤。小便出粪，大小肠交也。先用六君子汤，再用五苓散。产后阴脱，努力所伤也，以当归人参汤升之，外用五倍子末固之。生肠不收，虚而滑也，内服芎、归、参、芪、升麻等。外用香油润肠，绢托之。或以灯草搐鼻取嚏，立上。产门不闭，阴气失敛也，十全大补汤峻补之。肿热燉痛，肝经虚热注也，加味逍遥散。若因忧怒，肝脾郁伤也，加味归脾汤。因暴怒，肝火血伤也，龙胆泻肝汤。有产后产户下一物如手帕，丹溪云：是肝痿，以参、芪、归、术、升麻升举之。有产后水道中出肉线一条，长三四尺，动之则痛绝。先服失笑散，次以带皮姜二斤研烂，入清油二斤，煎油干为度。用绢兜起肉线，屈曲于水道边，以姜渣薰，冷则熨之，乃缩上。再服失笑散，芎归汤，如肉线断者，不治。诸凡产后症不一端，而危莫危于血晕、气喘、呃逆、风痉。难莫难于蓐劳、虚嗽、泄泻、积聚。所尤要者，产后下焦阴虚，为伤其肝肾也。而冲任督带，多隶肝肾，用药宜温养固摄，切勿重虚其虚，致成下损，不能复元。前所条列，大约根据《良方》薛按，粗举梗概，其治法不尽于此云。

## 产 后 脉 候

新产之脉，缓滑吉，实大弦急者死。沉小吉，坚牢凶。寸口涩疾不调死，沉细附骨不绝生。

# 附 方

〔寒热〕 **当归桂枝汤** 见一卷伤风。

〔通治〕 **生化汤** 当归三钱 川芎 炮姜 炙草各一钱 桃仁十三粒 水煎。

〔块痛〕 **失笑散** 见六卷胃脘痛。

〔和血〕 **四物汤** 见一卷中风。

〔伤风〕 **香苏饮** 见本卷胎前。

〔伤寒〕 **芎苏饮** 见二卷咳嗽。

〔温热〕 **葱豉汤** 见一卷温。

〔营卫〕 **当归建中汤** 见一卷伤风。

〔营卫〕 **归芪建中汤** 见二卷咳嗽,再加四物、参、附、桂、苁蓉,为十四味建中汤。

〔固阳〕 **芪附汤** 芪一两 附五钱 名芪附汤。参一两 附五钱名参附汤。

〔补阴〕 **六味汤** 见一卷中风。

〔补中〕 **补中益气汤** 见一卷中风。

〔调补〕 **八珍汤** 见一卷中风。

〔调补〕 **十全大补汤** 见一卷中风。

〔恶露〕 **大调经散** 见三卷肿胀。

〔补血〕 **当归补血汤** 见本卷崩漏。

〔蓐劳〕 **母鸡汤** 黄雌鸡一只 归 地 芪 术 桂心各三钱 先以水七钟煮鸡,煮鸡汁至三钟,每用汁一钟煮药。每服四钱,日服三次。

〔蓐劳〕 **猪腰汤** 猪腰一对 归 芍各酒炒,一两 先将归芍煮,去渣,将腰子切如骰子大,同晚米一合,香豉一钱,加葱、椒、盐煮食。

〔虚赢〕 **补虚汤** 参 术各一钱 芪 陈 芎 草各五分 姜三片 热轻加茯苓,热甚加炮姜。

〔虚痛〕 **归姜羊肉汤** 羊肉一斤 当归五两 生姜六两 黄

芪四两　先以水煮羊肉取汁，下后三味，分四服，煮食。有恶露，加桂心三两。

〔补脾〕**异功散**　见一卷中风。

〔补阳〕**附子理中汤**　见一卷中风。

〔吐泻〕**温胃饮**　见一卷中风。

〔呕痞〕**香砂六君子汤**　见三卷呕吐。

〔火郁〕**甘桔汤**　甘草二两　桔梗一两　失音加诃子，声不出加半夏，嗽加杏仁、贝母，呕加半夏、生姜，吐血加紫菀。肺痿加阿胶，少气加人参。

〔喘急〕**贞元饮**　熟地八钱　当归　炙草各三钱　水煎。呕加姜，寒加桂。

〔风喘〕**金水六君煎**　见二卷咳嗽。

〔冲肺〕**人参苏木煎**　见本卷临产。

〔血晕〕**夺命散**　见本卷临产。

〔满呕〕**抵圣汤**　参　草　陈　夏　芍　泽兰　每服四钱，加姜五片，水煎。

〔伤食〕**和中饮**　陈　枳各一钱　楂肉　麦芽各二钱　厚朴　砂仁各八分　痰加半夏，呕加煨姜。

〔虚逆〕**橘红半夏汤**　橘红一两　半夏　炙草各五钱　藿香三两　加姜五片，水煎。

〔呃逆〕**丁香散**　见三卷呃。

〔寒呃〕**丁香柿蒂散**　见三卷呃。

〔痰呃〕**橘皮竹茹汤**　见三卷呕吐。

〔经络〕**小调经散**　见三卷肿胀。

〔阳虚〕**肾气汤**　见二卷虚损。

〔发狂〕**加味八珍汤**　八珍汤加茯神、远志各二钱，水煎。

〔狂悖〕**茯苓散**　苓　参各一钱　芪　芍　牛膝　琥珀　龙齿各七钱半　生地一两　桂心二钱　每服三钱。

〔惊狂〕**琥珀散**　辰砂另研　没药　琥珀　当归并研末　等分，每服二钱，白汤下，日二次。

**495**

〔心脾〕**归脾汤** 见二卷劳瘵。

〔不语〕**清魂散** 见本卷临产。

〔惊涩〕**温胆汤** 见一卷温。

〔不语〕**七珍散** 参 地 芎 菖蒲各一两 细辛一钱 防风 辰砂各五钱 薄荷煎汤下，每服一钱。

〔中风〕**小续命汤** 见一卷中风。

〔风虚〕**大豆紫汤** 独活一两半，酒浸煎三沸，另炒大豆半升，令焦，以酒沃之，去渣。每服炒豆二合许，得少汗则愈。

〔祛风〕**独活汤** 独活一斤 桂心二两 秦艽五两 以酒渍三日饮之。

〔活血〕**芎归汤** 芎 归

〔拘急〕**川芎散** 芎 羌 枣仁 白芍 羚羊角各四两 桑白皮一两半 防风一两二钱 每服一两二钱。水煎服，日三次。

〔痿废〕**滋阴大补丸** 见五卷痿。

〔脾胃〕**四君子汤** 参 苓 术 草

〔肝热〕**加味逍遥散** 见一卷火。

〔祛风〕**愈风丹** 荆芥穗焙研，三钱 黑豆淬酒服。治风晕。

〔瘛疭〕**交加散** 见本卷调经。

〔风痉〕**当归散** 归 荆 等分为末。每用二钱，水酒各半煎。治产后风痉，牙关紧急，口吐涎沫，手足瘛疭，下咽即效。

〔拘挛〕**舒筋汤** 羌活 姜黄 炙草各二钱 海桐皮 归 芍 术各一钱 木瓜二钱 水煎去渣，磨沉香汁冲服。

〔舌黑〕**犀角地黄汤** 见一卷温。

〔鼻衄〕**益母丸** 参 术 苓 草 芎 芍 桂 丹 益母

〔泄泻〕**四神丸** 见三卷饮食。

〔滑泻〕**参香散** 人参 木香各二钱 肉蔻煨 茯苓 扁豆各四钱 陈皮 罂粟壳醋炒，各一两 为末。每服一钱七分，米饮下。

〔热利〕 **白头翁加甘草阿胶汤** 白头翁 炙草 阿胶各一钱 黄连 黄柏 秦皮各三钱 分二服。

〔下利〕 **救急散** 地 芍 归 草 阿胶 艾叶 炮姜

〔调理〕 **参苓白术散** 见三卷脾胃。

〔虚滑〕 **肉蔻理中丸** 理中丸加肉蔻七钱，蜜丸。

〔虚滑〕 **加味四君子汤** 四君子汤加 黄芪 粟壳

〔痢渴〕 **必效方** 麦冬 乌梅

〔痢渴〕 **七味白术散** 四君子汤加 藿香 木香 干葛各一钱

〔疟疾〕 **小柴胡汤** 见一卷温。

〔吐泻〕 **藿香正气散** 见一卷中见。

〔逆冷〕 **附子散** 参 术 归 桂 附 陈 草 吴黄 丁香各五钱 为末。每服二钱，米汤下。

〔痞膈〕 **来复丹** 见三卷呕吐。

〔虚烦〕 **竹叶汤** 竹叶 麦冬 小麦各二两 甘草一两 生姜二两 大枣十二枚 虚悸加参，少气加糯米五合。

〔积聚〕 **四神散** 归 芎 芍 姜 每服二钱，酒下。

〔积热〕 **芍药汤** 芍 苓 芩 水煎。

〔血瘕〕 **血竭散** 归 芍 桂心 血竭 蒲黄各两半 延胡一两 为末。每服二钱，酒下。

〔便燥〕 **五仁丸** 见七卷二便不通。

〔通燥〕 **苏麻粥** 见七卷二便不通。

〔便闭〕 **通气散** 陈 苏 枳 木通 等分为末，服四钱立通。

〔溺频〕 **螵蛸丸** 见七卷闭癃。

〔遗溺〕 **益智仁散** 益智 覆盆子 茯神 远志 龙骨 五味 等分为末。每服四钱，米饮下。

〔缩溺〕 **桑螵蛸龙骨散** 螵蛸五钱 龙骨一两 研末，每服二钱，米饮下。

〔胕损〕 **归芪汤** 归 芪 芍 参 术 陈 草

〔脬伤〕 **固脬散** 黄丝绢三尺 黄蜡五钱 蜜二两 白茅根 马屁勃 水煎。不可作声。

〔脬伤〕 **补脬饮** 见七卷胞痹。

〔便血〕 **加味归脾汤** 见本卷胎前。

〔心伤〕 **妙香散** 见二卷衄。

〔积热〕 **加味清胃散** 清胃散见二卷衄，此加犀角 甘草 连翘

〔酒伤〕 **葛花解醒汤** 见一卷湿。

〔肝火〕 **加味小柴胡汤** 小柴胡汤见一卷温，此加归 芍 山栀 胆草

〔热淋〕 **滑石散** 滑石一两三钱半 通草 车前子 葵子各 一两 为末，浆水调服方寸匕。

〔血淋〕 **加味四物汤** 生地 川芎 白芍 当归 杜牛膝 木通各一钱 桃仁五个 滑石一钱半 木香五分 水煎。

〔带多〕 **金锁匙丹** 茯苓 茯神各二两 远志 龙骨各三两 牡蛎粉四两 酒糊丸，盐酒下四十丸。

〔精滑〕 **苓术菟丝丸** 茯苓 白术 莲子各四两 五味二两 山药 杜仲各三两 菟丝子十两 炙草一两 蜜丸。

〔利湿〕 **五苓散** 见一卷温。

〔阴脱〕 **当归人参汤** 参 芪 归 芍各二钱 升麻五分 水煎。外用五倍子泡汤洗，又敷之。

〔肝火〕 **龙胆泻肝汤** 见三卷诸气。

〔去瘀〕 **金黄散** 延胡 蒲黄各一钱 桂心二分 酒调服，治恶血上冲。

〔块痛〕 **延胡散** 延胡 桂心 当归 酒调服，治恶血上冲。

## 产 后 脉 案

包氏 严寒坐蓐，肠出不收，身热面赤。思被冷无温，肠必干涩难上，如蓖麻子捣涂发顶，法必不验。即冷水噀面，亦虑滋

病。令煎芎归汤入净桶，着人扶坐桶上，以旧绢托肠，乘热熏之。肠得热气，自润而升，且托且送，待其将尽，趁手托入。如法而收，再服补剂热退。

陈氏　产数日，浮肿身重，不能转侧，不食不语，脉虚缓。当由产后浴早，水湿乘虚袭入子宫，下部先肿，渐至通体重着，殆伤湿之见症也。开发腠理，逐去湿邪。宜羌活渗湿汤加陈皮、半夏、防己、茯苓皮。一啜湿从汗解，身可转侧，浮肿渐退。再为健脾利湿，饮食亦进。以妇体素肥，气郁生涎，时或昏冒，用温胆汤调理而痊。

某氏　露产冒暑，烦热汗出，直视不语，脉软数。医谓恶露未行，治宜逐瘀。予曰：直视者足太阳经血虚，筋急牵引直上也。不语者暑先入心，手少阴脉系舌本，络舌旁，邪入营分，舌系缩也。烦热则易郁冒，汗多亦虑液亡，失治必变昏痉危痾。用生脉散加生地、当归、石斛、连翘、丹皮、木瓜、甘草、藕汁冲服。诸症退能言，又加减前方，数十服得安。

张氏　中年产育，旬日外鲜红下注，自汗身热，此阴虚阳无所附也。用十全大补汤去桂，加炮姜、小麦煎汤，二服汗收血止。是症血去则亡阴，汗多则亡阳，产后危症也。

徐氏　产后夜热烦渴，脉促数。因决其胎必下，当夜遂产，恶露甚少，逾日鲜血暴注，晕绝。用潞参、茯神、熟地、炮姜、荆芥醋炒、山栀、甘草俱炒黑、石斛、阿胶、神苏血止。

杨氏　产后鲜血，足膝热，乳少，脉芤，宜摄固下元，兼升举中气。桑螵蛸炙研、熟地、杞子、杜仲盐水炒、黄芪蜜炙、升麻。二服血止。去桑螵蛸，加生黄芪、甘草、当归、红枣，而乳倍常。

李氏　产后郁冒，昏睡不语，虑其痉厥。用鲜石菖蒲根汁热服，渐次苏醒能言。询所苦，但云目暗咽塞，心系下引，遂闷绝不知人，此为风火痰阻窍也。因用桔梗、荆芥、甘菊炒、连翘、贝母、茯神、山栀、菖蒲汁冲，二服而安。

张氏　官署坐蓐，辄动乡思，经旬宵热如烙，脉虚疾，插簪银簪，一夕色黑，以纸拭去，明晨如漆，骇极。予云：此产后血虚火炎，汗泽所蒸耳。宜滋阴退热。以熟地、白芍、丹皮、当归、丹参、石斛、茯神、杞子、甘草，四服热退，簪色不变矣。去丹皮、丹参，加枣仁、山药、莲子，蜜丸服，愈。此前取甘凉除热，后取酸涩安神。

吴氏　蓐损不复，寒热往来，自汗，咳呕吐沫，心悸耳鸣，脉虚数。经言：阳维为病苦寒热。阳失维护，奇脉已损，况中宫小镇，致咳呕悸眩，肝阳升逆，面色忽青忽赤，延为难治。惟大便未溏，肾关未撤，尚堪借箸。拟晨服黄芪建中汤，去姜，加参、苓、山药、橘白，卫外扶中。晚服熟地、杞子俱炒、牡蛎醋煅、枣仁、白芍、茯神、五味、莲子、小麦煎服，摄阴敛阳。症减，背时凛寒，晨服方中再加鹿角胶，外以白胡椒末掺布膏药贴背脊第三椎至第七节，仍照前分早晚各服五七剂乃安。

巢氏　初春小产，寒热头痛烦呕，汗后复热，血下如豆汁，篡间糜损，脉右洪大，左沉数。此温邪化热，乘虚袭入下焦也。以豆豉、山栀、蒌仁、鲜生地、石斛、知母、麦冬、丹参、阿胶，血稀热减。去知母、阿胶，加丹皮、竹叶心、元参，汗透身凉而脉和。

邹氏　冬寒当产，艰难损动元气，嗣以月内便泄。交春寒热往来，痰嗽汗泄，晡时火升，颊红唇燥，食入呕满，小腹痛坠，泻利稀白无度，支离委顿。所服丸剂，一味混补，不顾滋腻，岂胃弱火衰，食已不化，小腹重坠，气更下陷，尚堪滑腻增泻，浸至蓐劳莫挽矣。急用温中运脾，痛利可减，呕满可除。炮姜、小茴、益智仁、茯苓、白术、半夏曲、谷芽俱炒、橘白，数剂利止，寒热减，食亦知味。去炮姜、小茴、谷芽、半夏曲、白术、橘白等，加砂仁、熟地炭、潞参、五味、丹皮、山药、莲子、钗斛，虚阳渐退，并去益智、茯苓，加甜杏仁、茯神、白芍、百合，嗽止调理而康。

# 乳症论治

乳症多主肝胃心脾，以乳头属肝经，乳房属胃经，而心脾郁结，多见乳核、乳岩诸症。乳痈焮肿色红，属阳，类由热毒，妇女有之，脓溃易愈。乳岩结核色白，属阴，类由凝痰，男妇皆有，惟孀孤为多，一溃难治。且患乳有儿吮乳易愈，无儿吮乳难痊。其沥核等，日久转囊穿破，洞见肺腑，损极不复，难以挽回。而乳岩尤为根坚难削，有历数年而后痛，历十数年而后溃者，痛已救迟，溃即不治。须多服归脾、养荣诸汤。切忌攻坚解毒，致伤元气，以速其亡。

乳汁为气血所化，而源出于胃，实水谷精华也。惟冲脉隶于胃，故升而为乳，降而为经。新产三日后，发寒热，名蒸乳。宜逍遥散去术。少妇初产，乳胀不得通畅，宜清利。连翘金贝煎。若产多乳少，由气血不足，宜滋补。异功散加归、芍、杞子、熟地、蒌仁。仍以羹臛引之。产后乳自出，属胃气虚，宜固补，七福饮加黄芪、五味子以摄之。乳多胀痛而溢者，以温帛熨而散之。小儿吮乳，鼻风吹入，令乳房壅结肿痛名外吹，不急治，多成乳痈。内服栝蒌散，外以南星末敷之。甚则连翘金贝煎。孕妇胎热，寒热乳肿，名内吹，用橘叶散治之。新产儿未能吮乳，余乳停蓄滋胀，发热内渴，肿硬结痛，名妒乳。宜挤去宿乳，或吮通之。以贝母、栝蒌、甘草节、木通煎服。倘儿或不育，产母蒸乳寒热胀痛，宜断乳法，以炒麦芽一两煎服消之。有气血颇壮，乳汁不即下者，通草猪蹄汤、通草散，或秘传涌泉散行之。痰气阻闭经络，乳汁不下，肥人为多，神效瓜蒌散疏降之。或以丝瓜络连子烧存性，酒下三钱，盖被取汗，即通。其气血虚亏，乳汁不下，玉露散，或八珍汤加黄芪、麦冬调补之。因肺胃虚寒，乳汁不下，千金钟乳汤温养之。

妇女胆胃二经热毒，壅遏气血，乳肿焮痛，名乳痈。初起寒热肿痛，肉色焮赤，宜凉血疏邪。四物汤加柴胡、山栀、丹皮、贝母、瓜蒌、甘草。乳房结核，肿痛色赤，宜疏肝清胃。内服牛蒡子汤，外用活鲤鱼，连头骨捣烂，以香腊糟一团研匀。敷上即消。气血凝滞，结核不散，连翘饮子。肝失条畅，乳痈结核，寒热肿溃，清肝解郁汤。心脾郁伤，乳痈发热，结核腐溃，归脾汤，芪、术、草生用。乳疬肿痛，用大贝母、白芷、乳香、没药、当归身，每服四钱，白酒下。乳疬溃烂，用两头尖雄鼠粪，土楝子经霜者佳，露蜂房各三钱，俱煅存性，研末，分三服酒下。间两日一服。痛止脓敛，如脓成不溃，或脓水清稀，用托里消毒散。溃久不敛，用桑根木芝，或菌，烧灰，和梅片末掺之，即愈。

乳内结小核一粒如豆，不红不痛，内热体倦，月事不调，名乳岩。急早调治，若年久渐大，肿坚如石，时作抽痛，数年溃腐，如巉岩深洞，血水淋沥者，不治。溃后大如覆碗，不痛而痒极者，内生蛆虫也。症因忧思郁结，亏损肝脾气血而成。初起小核，用生蟹壳爪数十枚，砂锅内焙，研末酒下，再用归、陈、枳、贝、翘、姜、白芷、甘草节，煎服数十剂，勿间，可消。蟹爪灰与煎剂间服，曾经验过。若未消，内服益气养荣汤，外以木香饼熨之。阴虚晡热，加味逍遥散去焦术，加熟地。寒热抽痛，归脾汤。元气削弱，大剂人参煎服可消。若用攻坚解毒，必致溃败不救。凡溃后，最忌乳没等药。

产后两乳伸长，细如鸡肠，垂过小腹，痛难刻忍，名乳悬，此怪症也，偶亦有之。急用芎、归各一斤，切片，只取四两，水煎服。令产妇伏桌上，下置火炉，将余片芎、归入炉漫烧，以口鼻及乳吸烟令上，如药尽未收，如前法煎服熏吸，便可缩上。否则用蓖麻子三粒，研涂发顶心。少顷便去之，即收。

## 附　方

〔思郁〕**归脾汤**　见二卷劳瘵。

〔虚损〕**益气养荣汤**　参　苓　陈　贝　芪　地　芍　归　芎　香附各一钱　甘草　桔梗各五分　生白术二钱　姜　水煎。

〔蒸乳〕**逍遥散**　见一卷火。

〔清利〕**连翘金贝煎**　金银花　土贝母　蒲公英　夏枯草各三钱　红藤七钱　连翘五钱　花粉三钱　酒煎。

〔补脾〕**异功散**　见一卷中风。

〔补中〕**七福饮**　见三卷郁。

〔外吹〕**栝蒌散**　栝蒌　乳香　酒煎。

〔内吹〕**橘叶散**　柴　芩　青　陈　芎　栀　翘　石膏各一钱　橘叶二十张

〔通乳〕**通草猪蹄汤**　通草一两　同猪蹄煮汁服。

〔通利〕**通草散**　柴　桔　瞿麦　花粉各一钱　通草七分　青皮　芍　翘　芷　草　木通各五分　水煎。

〔通乳〕**涌泉散**　王不留行　白丁香　漏芦　花粉　僵蚕　甲片　为末。每服四钱，用猪悬蹄煮汁调下。此方与薛按涌泉散不同。

〔疏降〕**神效栝蒌散**　栝蒌一个，研　生甘草　当归各五钱　乳香　没药各一钱　酒煎服，良久再服。治一切痈疽，消肿溃脓。

〔通补〕**玉露散**　参　苓　芎　芷　归　芍　桔各一钱　甘草五分　水煎。

〔补虚〕**八珍汤**　见一卷中风。

〔温养〕**千金钟乳汤**　石钟乳四钱　甘草二钱　漏芦二钱　通草　栝蒌根各半两　水煎。一方有桂心。

〔凉血〕**四物汤**　见一卷中风。

〔肝胃〕**牛蒡子汤**　陈皮　牛蒡　山栀　金银花　甘草　栝蒌　黄芩　花粉　连翘　角刺　柴胡　青皮　水煎，和酒服。

〔结核〕**连翘饮子**　连翘　川芎　栝蒌　角刺　橘叶　青皮　甘草节　桃仁各一钱　水煎。

〔和肝〕**清肝解郁汤**　四物合二陈，再加　青　贝　苏　桔　栀　远志　木通　香附　姜　煎。

〔脓清〕**托里消毒散**　参　芪　苓　术　芎　归　芍各一钱　银花　白芷各七分　甘草五分　煎。

〔肿痛〕**木香饼子**　木香五钱　生地一两　杵膏和匀作饼，另患处大小贴之，以熨斗熨之。

〔补托〕**托里散**　参　芪各一钱　生术　熟地　归　芍　苓

陈各八分　水煎。

## 乳症脉案

某氏　孀居，右乳溃脓，已穿六孔，左乳核坚抽痛，寒热食少，脉弦数。审为肝脾郁结，气血亏损，为疏济生归脾汤。其戚属云：前服归脾反痛奈何？因检前方，芪、术皆炒用。予谓：此致痛之由也。但生用自效，彼疡医不谙药性生熟耳。三服寒热止，食进。前汤加栝蒌、贝母、白芍、陈皮，五服右疮平，左核俱软，以前药为丸服而消。

许氏　产后乳头红肿焮痛，用鲜天门冬捣汁，和酒蒸，热服，以渣敷患处，两三次愈。

何氏　乳房结核，症属阴寒。用鹿角尖磨水，酒冲服效。

吴氏　暑月左乳焮肿成脓，寒热往来，脉右小数，左弦长。症由肝郁生火。仿清肝解郁汤，内用当归、白芍、大贝、栝蒌、天冬、乳香、丹皮、山栀、甘草、银花。外用内消散加减，甲片、乳香、没药、归尾、角刺、生大黄、黄芩，蜜调敷。左乳头溃，根盘漫肿，右乳又硬，急用内托带消法。生黄芪、天冬、栝蒌、香附、归身、白芍、贝母、桔梗、陈皮、甘草，一服痛定。左疮孔脓稠，右肿稍软。又数服数敷，根盘消散，疮口用生肌散得平。

张氏　产后妬乳，去冬溃未即敛，今春近旁肿痛。夫乳头属厥阴，乳房属阳明。今患在乳头，不致转囊，但溃后药忌乳、没消肿，宜托消兼用。旋覆花、香附生、大贝、黄芪生、栝蒌、广皮、郁金、甘草节、当归，二服痛止肿软。四服溃敛。

何氏　左乳结核，经六七载，溃后深洞如碗，是名乳岩。由脾肝郁结，气血失畅。结核渐大，溃则巉岩深陷可畏。一僧犹用乳、没破耗气血。不知年衰茹素，日夕抽痛，脓水清稀，营卫日亏，毒奚由化，恐三伏难延矣。峻补气血，托里滋液。患口虽难遽敛，尚冀痛势略定，迁延岁月耳。八珍汤去炒术，加生芪、五味、麦冬、大贝，数服脓稠痛缓。入夏延秋，患内作痒者肉腐蛆生。以乌梅肉腊雪水浸，雄黄末，鸡羽蘸抹。其弟妇张氏，并系早孀，亦患乳核，廿余年未溃，坚大如胡桃，劳则抽痛，脉来沉缓。症属郁损心脾，用归脾汤加香附汁、炒熟地、牡蛎粉、大贝、忍冬藤，数十服而核渐软。

## 热入血室论治

凡诊妇人，先问经候。妇人病热，值经水来，邪随血去，其病自愈。若邪踞半表半里，经水适来适断，血舍空虚，热邪陷入，昼静夜剧，寒热如疟，烦渴耳聋，谵语见鬼，此为热入血室，小柴胡汤加牛地黄主之。凡经行后似疟谵语，便是热入血室。盖血为邪迫，上入肝经，肝受邪，则谵语见鬼。邪入胆经，则血结于胸，手触之辄痛，非药所及，故当刺期门穴。屈乳头向下尽处骨间是。仲景云：妇人中风，恶寒发热，经水适来，得之七八日，热除脉迟身凉，胸满如结胸状者，刺期门。若昼则明了，暮则谵语，治无犯胃气及上二焦。《活人》以小柴胡汤主之。邪入血分，故发狂，且谵语属阳明胃经者居多，故戒犯胃气。阳明病，下血谵语，此为热入血室，随其实泻之，犀角地黄汤加丹参、木通，或加味四物汤。汗出愈。如寒热有时，经来适断，昼明了，暮谵语。医用刚剂，遂胸膈不利，涎潮上涌，喘急昏冒。当先化其痰，后除其热。用一呷散，再用小柴胡汤加生地黄。如寒热谵语，胸胁满，如结胸状，此邪与血结。用陶氏小柴胡汤，去参、枣，加生地、栝蒌、桃仁、丹皮、山楂肉。若少阳本经，血结自甚，必少腹急痛，小柴胡汤去参、甘、枣，加延胡、当归尾、桃仁。若热入血室，谵语如狂，血逆心包，胸中满痛，为血结胸，用桂枝红花汤加海蛤、桃仁。若寒热如疟，经水适来，狂言见鬼，或胁下硬，脾阳虚者，干姜柴胡汤。若热入血室，谵语发狂，不省人事者，牛黄膏。按此症必寒热谵语，总宜小柴胡汤加减。其结胸少腹满痛，或小陷胸汤加丹参、赤芍、陈皮、枳壳，或桃仁承气汤，玉烛散。选而用之。

# 附　方

〔和解〕　**小柴胡汤**　见一卷温。

〔泻热〕　**犀角地黄汤**　见一卷温。

〔凉血〕　**加味四物汤**　四物汤加　丹　栀　柴　龙胆草

〔化痰〕　**一呷散**　蒌　贝　芩　连　丹　栀　柴　草

〔散瘀〕　**陶氏小柴胡汤**　柴　芩　夏　草　地　丹　桃仁　楂肉　或加犀角、栝蒌。

〔血结〕　**桂枝红花汤**　桂　芍　草　丹　红花　或加海蛤、桃仁。方出王海藏。

〔燥脾〕　**干姜柴胡汤**　柴胡四两　花粉　桂枝各一两半　牡蛎粉　干姜　炙草各一两　每服五钱，温服取汗。

〔谵狂〕　**牛黄膏**　牛黄二钱半　朱砂　郁金　丹皮各三钱　脑子　甘草各一钱　为末。蜜丸桐子大，每服一丸。

〔胸痞〕　**小陷胸汤**　见三卷痞满。

〔攻瘀〕　**桃仁承气汤**　见一卷疫。

〔去瘀〕　**玉烛散**　见六卷腹痛。

〔血结〕　**海蛤散**　海蛤　滑石　甘草各五钱　芒硝一两　为末。每服二钱，用鸡蛋清调下。

## 热入血室脉案

丁氏　秋间寒热似疟，入暮谵语潮热，少腹满，此为热入血室。用小柴胡汤去参、姜、枣，加丹皮、赤芍、生地、楂肉生、归尾，三五剂瘳。

危氏　夏初时疫，恰值经断，血海亏虚，壮热陷里，口燥汗多，夜烦不寐。用清化饮加山栀、泽兰、藕汁，清理血分而愈。

胡氏　冬温化热，月信适来，邪热搏血，医用清解。外不甚热，而脐腹胀痛，小水赤涩。用导赤散加红花、桃仁、延胡、车前子，再剂愈。

睦妇　伤寒发热咳呕，右胁刺痛，邪在少阳未解，忽经行，少腹烦懑。医不知热陷血海，且有无犯胃气及中上焦之戒。犹用杏、蒌、谷芽等味，烦懑益剧。仿陶氏加减小柴胡汤，去参、枣，加生地、丹皮、赤芍、郁金、山栀、枳壳，数服而病霍然。

韦氏　温热症烦渴昏谵，脉虚促不受按，此必病中经行也。询之，则初病旬日内再至矣。以泽兰、赤芍、生地、麦冬、山栀、赤茯、连翘、石菖蒲汁、藕汁冲服，先清血分热邪，昏谵已减。后去泽兰、赤芍，加白芍、当归、炙草、红枣，酸甘和血得安。

## 痃癖癥瘕诸积论治

《大全良方》分痃癖、癥瘕、八瘕、癥痞、食癥，血癥、血瘀凡七门，多妇科下部症。而名目纷沓，症状相近，反遗肠覃、石瘕，今统叙而条分之，以类相从，不淆亦不眩矣。痃者近脐左右，各有一条筋起急痛，因气而成，如弦状，名曰痃。癖者僻在两肋间，有时而痛，名曰癖。疝瘕者，小腹气聚成块，或上逆，或下坠也。八瘕者黄瘕、青瘕、燥瘕、血瘕、脂瘕、狐瘕、蛇瘕、龟瘕，皆胎产经行，气血不调之所生也。癥者积坚不可推移，痞者气壅不得宣畅。既有食癥、血癥，不应复出癥条，宜改痰痞为优。伤食成积，坚而难移，名食癥。瘀血成块，坚而难移，名血癥。若腹中血瘀，则留滞不行，未至成块者也。别有石瘕生胞中，肠覃生肠外，详载《内经》，亦癥癖之类，并为条列症治于后。

〔痃癖〕　二症皆阴阳不和，冷气搏结经络，血气作楚，痃近脐左右，两条筋起急痛，大如臂，小如指，癖隐两肋，冷则痛发，宜葱白散，再服乌鸡丸。若胁腹胀痛，肝脾失和，木香顺气散去苍术，加郁金、延胡。

〔疝瘕〕　小腹有块，或时动移，因损伤胞门，宜八珍汤，加疏气药。血虚受寒，宜宽胀汤加归、芍。气虚下坠，补中益气汤。血瘀气逆，当归散。

〔石瘕〕　生胞中，由寒客子门，子门闭塞，恶血当泻不泻，瘕以留止，日益大，状如孕，坚如石，月事不下。见晛丸加减，或以坐导药下之。

〔八瘕〕 皆生于左胞宫，右子户，多由经行交合，小腹满急，经血瘀阻，因成瘕聚。如怀孕，甚则溺涩，痛苦如淋，令人无子。一、黄瘕。经行不利，左胁气结，阴中刺痛，淋露黄汁。用坐导皂荚散。二、青瘕。新产浴早风袭，瘕聚左右胁，崩中不禁，下青汁。用坐导戎盐散。三、燥瘕。经行胃热，心烦汗多，大便艰涩，瘕聚如杯。加味四物汤。四、血瘕。经行劳动感寒，留络不去，腰腹急痛。宜血瘕方，或调经散。五、脂瘕。新产交合早胞伤，子户失禁，精血杂下如膏。宜坐导脂瘕方。六、狐瘕。经行受惊，心志恍惚，邪入于阴，月闭溺难。宜狐瘕方。七、蛇瘕。经后阴未复，食饮误中蚛毒，成形长而疗痛。宜蛇瘕方。八、龟瘕。经行浴水，水精与邪气袭入子户，形如小拌，少腹切痛。宜龟瘕方此照《巢氏病源》，删节爽净，简要有体。

〔痰痞〕 涎沫凝结为痰，气道壅滞为痞。中脘痰气不利，砂枳二陈汤。痰结胸满，顺气导痰汤。心下痞，发热而呕，半夏泻心汤。心下积冷如覆杯，按之有水声，热手熨之如冰，脉沉迟，三圣散吐之，次服白术调中汤。

〔食癥〕 脾胃先弱，饮食失调，生冷不化，日渐成块。治先主疏导，而佐以和中。大和中饮，或消食丸。若气壅血滞形寒者，乌药散。脾气虚，血不行者，芎归四君子汤。脾气郁，血不行者，归脾汤。肝脾血燥不行者，加味逍遥散。

〔血癥〕 经水不调，结而成块，脐下冷痛，五物煎。情志郁损，气血乖违，加味归脾汤。恚怒伤肝，加味逍遥散。产后恶露，失笑散。血积胀满，当归活血汤。肝脾虚损，芎归六君子汤。凡癥块有形，皆正虚邪实，宜扶正除邪，毋轻议攻伐也。薛云：此症多因七情亏损五脏，如脾统血，肝藏血，故郁伤脾，怒伤肝者，多患胁腹作痛，正肝脾经症也，宜养正则积自除。

〔血瘀〕 经水不行，或产后恶露未净，得寒则涩为瘀，久而不消则为癥。腹痛畏手按者，内有血瘀。通瘀煎加桃仁、延胡、牛膝。怒伤肝者，胁腹胀痛，化肝煎。郁伤脾者，食减刺痛，归脾汤。

〔肠覃〕　寒气客肠外，与卫气搏，癖而内着，瘜肉乃生。大如鸡卵，渐如怀子，按之则坚，推之则移，月事以时下，是气病血未病也。二陈汤加香附。若坚久作痛，宜晞露丸。

统按前症，宜辨新久，有形无形，或痛不痛，动不动，在气在血，在胸胁，在少腹，在冲任，在肠外，在胞宫。新者易治，久者难治。痛犹通连气血，不痛则另结窠囊。瘕者假也，无形而聚亦能散。癥者征也，成形而坚不可移。成形者，或由食积为食癥，由血结为血癥。无形者，但在气分，气滞则聚而见形，气行则散而无迹。痃癖与痛俱现，不痛则隐，痰气居多。疝瘕气结，石瘕血结，八瘕阻于胞宫，肠覃生于肠外，月事不异。又气血痰沫所成，痰痞各分寒热，且痰有物而痞无形。其狐瘕、蛇瘕、鳖瘕，异气所感，或饮食误中，留聚脏腹，假血而成。与宿血之自内而凝为癥为瘀者不同。古法败梳治虱瘕，铜屑治龙瘕，曲柏治米瘕，石灰治酒瘕，理可类推矣。血瘕、血癥、血瘀，血同而新久分。且血必随气，气行则血行，故治血先理气。又必察其正气衰旺，若正气已虚，必先补正，乃可除邪，或兼外治法助之。阿魏膏、琥珀膏、三圣膏。古方治死血食积痰饮，成块在胁，用化积丸。治气血郁结，食积胀痛，用开郁正元散。气血兼治，寒热互施，治血积月水不调，用当归丸。血瘀痛不可忍，用琥珀散。余如血竭散、牡丹散。俱主热，桃仁煎、三棱煎并主攻。乃寒则温之，结则散之，坚则削之也。其峻厉猛剂，如硝石丸、硇砂丸、巴豆丸、干漆散。或不得已用之，恐伤元气，后成不救，宜仿立斋、景岳治法为稳。

《准绳》以癥瘕并属血病。《纲目》谓：癥瘕积聚，并起于气，以瘕属血病者，气聚而后血凝也。

立斋治一妇，内热作渴，腹瘕如鸡卵，渐大四寸许，经水三月一至。凡瘕聚癥块，在子宫则不孕，在冲任则不月。肢体消瘦，脉洪而虚，左关尤甚，此肝脾郁结症也。外贴阿魏膏，午前用补中益气汤，午后用加味归脾汤。肝火稍退，脾土稍健，用六味丸、归脾丸间服。又日用芦荟丸二服，空心以逍遥散下。日晡以归脾汤下。调理年余而愈。又治一妇，腹块上攻作痛，吞酸痞闷，面色青黄，此肝脾气滞症也、六君子汤加芎、归、柴、连、木香、吴萸各少许，二服。又以归脾汤，送下芦荟丸。三月余，肝脾和，诸症退。以调中益气汤加茯苓、牡丹皮而经调。

　　景岳论瘀血成形，初成形则根盘未固。痛在脐腹者，五物煎、决津煎。如病气形气俱实，腹胀痛甚者，通瘀煎、元胡当归散。稍久而坚者消磨之，三棱煎、万病丸。形气强壮，瘀滞不行，腹胀痛甚者，下之，桃仁承气汤，或穿山甲散。然须详慎，其气壅瘕聚，为胀为痛者，排气饮、木香顺气散。如血中之气滞，为瘀为痛者，通瘀煎、调经饮。疝瘕气聚者，荔香散。肝气逆而为聚者，解肝煎。三焦壅滞，气道不利，中满肿胀者，廓清饮。

　　李氏曰：治癥瘕者，调其气，破其血，消其食，豁其痰，衰其大半而止，不可峻攻，以伤元气，且扶脾胃，待其自化。愈后，用大小乌鸡丸、八珍汤、交加散、交加地黄丸调之。若用攻击，胃气先伤，或待块消尽，而后补养，迟不及矣。

## 癥 瘕 脉 候

　　妇人积聚疝瘕，脉弦急者生，虚弱者死。少阴脉浮而紧，紧则疝瘕，腹中痛，半产而堕伤，浮则亡血，恶寒绝产。

## 附　　方

　　〔除冷积〕**葱白散** 地 芍 归 芎 参 苓 姜 桂 朴 枳 木香 茴香 青皮 麦芽 神曲 苦楝子 三棱 莪术 等分为末。每服三钱，加连须葱白、食盐煎。

　　〔补虚〕**乌鸡煎丸** 参 芪 丹 术 乌药 蛇床子各一两 桂心 附子 川乌 红花各三钱 苍术一两半 白芍 莪术 陈皮 延胡 木香 肉蔻 熟地 琥珀 草果各五钱 研细，以乌雄鸡一只，去肚肠毛翅，将上药末纳鸡腹中，用磁瓶入好酒一斗，同煮，去骨，焙干为末，炼蜜和丸桐子大。每服三十丸，当归汤下。

〔胁胀〕**木香顺气散** 木香 香附 槟榔 青 陈 砂 枳朴 苍术各一钱 炙草五分

〔气血〕**八珍汤** 见一卷中风。

〔阴疝〕**宽胀汤** 槟榔 官桂 木香 沉香 大腹皮 青皮各一钱 香附 小茴各钱半 水煎，加食盐七分。

〔补中〕**补中益气汤** 见一卷中风。

〔血瘀〕**当归散** 见本卷调经。

〔石瘕〕**见晛丸** 见三卷积聚。

〔黄瘕〕**皂荚散** 皂角一两，炙去皮子 川椒一两，炒去汗细辛一两半 捣末囊盛，大如指，长二寸，纳阴中，恶水毕出，以温汤洗之。

〔青瘕〕**戎盐散** 戎盐一升 皂角五钱，炙去皮子 细辛一两同上坐导。

〔燥瘕〕**加味四物汤** 四物汤加 延胡 桃仁 砂仁 红花香附 莪术 水煎。

〔血瘕〕**血瘕方** 干姜 乌贼骨炙，各一两 桃仁去皮尖，一两 研末。酒服方寸匕，日二服。

〔血瘕〕**调经散** 或作饮，见本卷调经。

〔脂瘕〕**脂瘕方** 皂荚七钱半 川椒 细辛 矾石 五味干姜各五钱 坐导法同前。

〔狐瘕〕**狐瘕方** 取新死鼠一枚，以新絮裹之，包以黄泥，煅研为末。以桂心末二钱半调匀，酒服方寸匕。

〔蛇瘕〕**蛇瘕方** 大黄 黄芩 芒硝各五钱 炙草三钱 乌贼骨二枚 皂角炙，一两半 水煎，芒硝后下服，十日后再服，瘕即下。

〔龟瘕〕**龟瘕方** 大黄 干姜 附子 桂心 细辛 白术蟅虫 王䖟 侧子 研末。酒服方寸匕，日三服。

〔痰气〕**砂枳二陈汤** 砂仁 枳壳 加二陈汤。

〔痰结〕**顺气导痰汤** 导痰汤见一卷中风，此加木香、厚朴。

〔痞呕〕**半夏泻心汤** 见一卷温。

〔吐积〕**三圣散** 见一卷中风。

〔痰痞〕**白术调中汤** 白术 茯苓 泽泻 橘红各五钱 甘草一两 干姜 官桂 砂仁 藿香各二钱半 为末。白汤化蜜服。

〔食癥〕**大和中饮** 见三卷饮食。

〔食癥〕**消食丸** 楂肉 神曲 麦芽 莱菔子 青皮 陈皮 香附各二两 阿魏醋浸，研，一两 为末。以汤泡蒸饼为丸，姜汤下。

〔寒滞〕**乌药散** 乌药 莪术 桂心 当归 木香 桃仁 青皮等分为末。每服二钱，热酒下。

〔脾虚〕**芎归四君子汤** 芎 归 加四君子汤。

〔脾虚〕**归脾汤** 见二卷劳瘵。

〔血燥〕**加味逍遥散** 见一卷火。

〔血癥〕**五物煎** 四物汤加桂心。

〔气血〕**加味归脾汤** 见本卷胎前。

〔产后〕**失笑散** 见六卷胃脘痛。

〔血癥〕**当归活血汤** 赤芍 归尾 生地各一钱半 桃仁 红花 香附各一钱 川芎 丹皮 延胡 莪术各八分 三棱 青皮各七分

〔虚损〕**芎归六君子汤** 六君子汤加芎、归。

〔血瘀〕**通瘀煎** 见五卷厥。

〔怒伤〕**化肝煎** 见二卷血。

〔痰气〕**二陈汤** 见一卷中风。

〔肠覃〕**晞露丸** 莪术 三棱各酒浸一两，巴豆三十个切，炒上二味，去巴豆 干漆炒烟尽 川乌各五钱 硇砂四钱 青皮 雄黄另研 茴香盐炒 甲片炮，各三钱 轻粉一钱，另研 麝香五分 研细，姜汁糊丸。每服二十丸。

〔外治〕**阿魏膏** 见三卷积聚。

〔外治〕 **琥珀膏** 见三卷积聚。

〔外治〕 **三圣膏** 见三卷积聚。

〔通治〕 **化积丸** 黄连一两半，以吴萸、益智各炒一半，去萸、智 莱菔子 香附 山楂各一两 川芎 山栀 三棱煨 神曲 桃仁各五钱 研末，蒸饼为丸。

〔通治〕 **开郁正元散** 白术 陈皮 香附 山楂 青皮 海粉 桔梗 茯苓 砂仁 延胡 神曲 麦芽 甘草 等分为末。每服一两，生姜水煎。

〔血积〕 **当归丸** 当归 赤芍 川芎 熟地 三棱 莪术各五钱 神曲 百草霜各二钱半 为末，酒糊丸桐子大。每服六七十丸， 开水下。

〔血瘀〕 **琥珀散** 琥珀 乳香 没药各五钱 每服二钱，水酒各半煎，入地黄自然汁二合再熬，去渣，入温酒和服。

〔血瘕〕 **血竭散** 见本卷产后。

〔血块〕 **牡丹散** 牡丹 当归 延胡 桂心各一两 赤芍 牛膝 莪术各三两 三棱一两半 为末。每服三钱，水酒各半煎。

〔癥痞〕 **桃仁煎** 桃仁一两 诃子皮 白术 赤芍 当归各七钱半 三棱 莪术各炒五钱 陈皮去白，三两 鳖甲醋炙，一两半 为末。每服二钱，水煎，加姜，热服。

〔癥积〕 **三棱丸** 莪术醋浸炒 三棱各三两 青皮 麦芽 半夏 各一两 为末，醋糊丸桐子大。每服四十九，醋汤下。

〔峻攻〕 **硝石丸** 硝石三两 大黄四两 人参 甘草各二钱 为末，醋和。米饮下，三日一服。

〔峻攻〕 **硇砂丸** 木香 沉香 巴豆各一两 青皮二两 铜青五钱 硇砂一钱 先将青皮同巴豆炒紫色，去巴豆，为末，再和药蒸饼为丸。

〔峻攻〕 **巴豆丸** 巴豆 硇砂 大黄 灵脂 桃仁 木香 蜜丸，醋下。

〔峻攻〕 **干漆散** 干漆 木香 芫花 赤芍 桂心 当归 琥珀 川芎各五钱 大黄二两 牛膝七钱 桃仁一两 麝香二钱半

每末一钱，酒下。

〔补阴〕　**六味丸**　见一卷中风。

〔腹痕〕　**芦荟丸**　见三卷积聚。

〔调补〕　**调中益气汤**　见三卷脾胃。

〔脐腹〕　**决津煎**　归　地　泽　桂　牛膝　乌药

〔消磨〕　**三棱煎**　即三棱丸。

〔坚久〕　**万病丸**　干漆　牛膝　等分为末，用生地汁升许，熬膏和药，杵丸桐子大。每服二十丸，酒下。

〔瘀滞〕　**桃仁承气汤**　见一卷疫。

〔瘀滞〕　**穿山甲散**　甲片　鳖甲　赤芍　大黄　干漆　桂心各一两　川芎　芫花　归尾各五钱　麝香一钱　温酒下一钱。

〔胀痛〕　**排气饮**　见三卷积聚。

〔疝瘕〕　**荔香散**　或作荔枝散，见七卷疝。

〔肿胀〕　**廓清饮**　见三卷肿胀。

〔调补〕　**乌鸡丸**　乌骨鸡一只，男雄女雌，去毛去秽，留内金，洗肠留肠　乌鲗骨童便浸炒，四两　茹芦一两　以三味入鸡腹内，用陈酒、童便各三碗，水数碗，砂锅中煮，捣烂焙干，骨用酥炙，共为细末，山药末调糊为丸桐子大。每服五七十丸，百劳水下。此方治妇人倒经，男子咳嗽吐血，《医通》名巽顺丸。

〔调补〕　**乌鸡丸**　乌骨鸡一只，男雌女雄，制法同上　北五味一两　熟地四两　二味入鸡腹，用陈酒、童便于砂锅中煮，又以黄芪　於术各三两　茯苓　归身　白芍各二两　预为末，同鸡肉捣烂焙干，骨用酥炙，共研入下项药：人参三两　丹皮二两　川芎一两　和前药，以山药末六两糊丸桐子大。人参汤下三钱。骨蒸加鳖甲、柴胡、地骨，经闭加肉桂，崩漏加阿胶，倒经加麦冬，痞闷加香附、沉香，带下加草薢、香附、蕲艾。此方最善调经，或蓐劳带下崩淋等症。

〔气血〕　**交加散**　生地一斤，捣汁炒姜渣　生姜十二两，捣汁炒地黄渣　白芍　延胡　当归　蒲黄　桂心各二两　没药　红花各五钱　研末为丸。每服四钱，酒下。

〔气血〕　**交加地黄丸**　见本卷调经。

## 带 下 论 治

　　带下系湿热浊气流注于带脉，连绵而下，故名带下，妇女多有之。赤带属热，因血虚而多火。白带属湿，因气虚而多痰。亦有五色兼下者，多六淫七情所伤。滑泄不止，则腰膝酸，宜调脾肾，或用升提，或用摄固。又当分白带、白浊、白淫三项。白带者，流出稠粘清冷，此出于胞宫，精之余也。白浊者，胃中浊气，渗自膀胱，水之浊也。白淫者，溺后滑精，流出无多，此房后男精不能摄也。按景岳云：带症之因有六。一心旌摇，心火不静而带下者，当先清火。朱砂安神丸、清心莲子饮。如无邪火，但心虚带下者，秘元煎、人参丸。一欲事过度，滑泄不固者，秘元煎、固精丸、锁精丸。一人事不畅，精道逆而为带浊者，初宜威喜丸，久宜固阴煎。一湿热下流而为带浊，脉必滑数，烦渴多热。保阴煎、加味逍遥散。若热甚兼淋而赤者，龙胆泻肝汤。一元气虚而带下者，寿脾煎、七福饮、十全大补汤。若阳气虚寒，脉见微涩，腹痛清冷带白者，家韭子丸。如脾肾气虚下陷者，补中汤，或归脾汤。其淫浊初起而见热涩者，大分清饮。初起无火，但见淋涩者，小分清饮或五苓散。如肝经怒火下流者，加味逍遥散，甚者龙胆泻肝汤。如服寒凉太过，致下焦不固者，草薢分清饮。如元气虚寒下陷者，补中汤。如脾湿下流者，六君子汤、归脾汤。如久而不愈，虚滑下陷者，秘元煎、苓术菟丝煎。凡带下肥人多湿痰，越鞠丸加滑石、海石、蛤粉、茯苓、半夏、椿皮为丸。瘦人多热痰，大补丸加滑石、败龟板、椿皮。又产后去血多，白带淋沥者，卫生汤。其久而不止，脉弱无力者，固真丸、玉关丸、参芪汤、克应丸，或秘真丹。皆可选用。

## 带 下 脉 候

　　凡带下崩中，脉多浮动。脉虚而迟者轻，数而实者重。

类证治裁

# 附 方

〔安神〕 **朱砂安神丸** 见二卷汗。

〔清火〕 **清心莲子饮** 见一卷火。

〔固精〕 **秘元煎** 见四卷三消。

〔安心〕 **人参丸** 人参 茯苓 茯神 远志 枣仁 益智 牡蛎粉各五钱 朱砂二钱半 研末，以黑枣肉丸。

〔收摄〕 **固精丸** 见七卷溃泄。

〔固肾〕 **锁精丸** 故纸 青盐 茯苓 五味 研末，酒糊丸，盐汤下。

〔淡渗〕 **威喜丸** 见七卷淋浊。

〔摄肾〕 **固阴煎** 见二卷脱。

〔滋阴〕 **保阴煎** 见五卷痉。

〔和肝〕 **加味逍遥散** 见一卷火。

〔泻火〕 **龙胆泻肝汤** 见三卷诸气。

〔温脾〕 **寿脾煎** 参 术 归 草 山药 枣仁 炮姜 远志 莲子

〔扶元〕 **七福饮** 见三卷郁。

〔大补〕 **十全大补汤** 见一卷中风。

〔补阳〕 **家韭子丸** 见七卷闭癃。

〔补中〕 **补中益气汤** 见一卷中风。

〔益脾〕 **归脾汤** 见二卷劳瘵。

〔利湿〕 **大分清饮** 见四卷泄泻。

〔渗湿〕 **小分清饮** 见一卷湿。

〔通腑〕 **五苓散** 见一卷温。

〔温理〕 **萆薢分清饮** 见七卷淋浊。

〔理脾〕 **六君子汤** 见一卷中风。

〔脾肾〕 **苓术菟丝煎** 苓 术 莲子各四两 五味 山药 杜仲各三两 菟丝饼十两 炙草五钱 山药粉糊丸。

〔舒郁〕 **越鞠丸** 见三卷诸气。

〔泻热〕**大补丸**　见一卷火。

〔产淋〕**卫生汤**　芪　归　芍各三钱　甘草一钱

〔温涩〕**固真丸**　白石脂　柴胡　黄柏　白芍　当归　龙骨　炮姜　研末糊丸。

〔止脱〕**玉关丸**　白面四两，炒　枯矾　文蛤醋炒　诃子半生半炒，各二两　五味一两　研末为丸。

〔调补〕**参芪汤**　熟地钱半　参　苓　归　芍　鹿角胶各一钱　地骨　车前子　术　草　芎各五分　加枣煎。

〔补涩〕**克应丸**　地　芍各二两　归　芎　丹　苓　赤石脂　龙骨　牡蛎　艾叶各一两　醋糊丸。

〔温涩〕**秘真丹**　菟丝子　韭子　破故纸　杜仲俱炒　炮姜各一两　龙骨　牡蛎俱煅　山萸　赤石脂各五钱　远志　覆盆子　巴戟　杞子　山药各七钱　柏子仁一两　鹿角胶一两半　黄柏盐酒炒，七钱半　金樱子焙，二两　研末。蜜丸桐子大，淡盐汤下。

## 带 下 脉 案

　　徐氏　血崩后继以溺血，溺血后继以白带，淋沥不已。冲任虚滑，治在固摄下元，培养奇脉。阿胶、牡蛎、茯神、杞子、菟丝子、白芍、杜仲、续断、熟地俱炒，蜜丸数服而固。赤带属热兼火，白带属湿兼痰，带久不止，须补脾肾兼升提。此症由崩漏而成淋带。《脉诀》所谓崩中日久为白带，漏下干时骨髓枯也。夫肝肾内损，自必渐及奇经，至带脉不司束固，任脉不司担承，非用摄纳。冲为血海，虚滑曷止。李先知所谓下焦有病人难会，须用余粮、赤石脂，亦镇固之旨。

　　侄女　中年崩漏久愈，近忽身麻心悸，自汗肤冷，带多肢颤。阅所服方，数用阿胶、熟地，遂致食入呕满，大便频滑。不知症属阳虚气陷，胶、地滋滑，大与病情凿枘不入。拟方用半夏曲炒、於术生、牡蛎煅、鹿角霜、潞参、茯苓、枣仁、砂仁、小麦。四服诸症悉减，去半夏曲，加杜仲、芡实、莲子、白芍、山药俱炒用，又数服得安。

徐氏　脉沉小数，体羸久嗽，损象已成，惊蛰后重加喘嗽，带下如注。医用补涩太过，致小溲短少，小腹满闷，是病上加病，法在通摄兼用。潞参、茯苓、灯心、湖莲、薏米、杞子、杜仲、沙苑子俱生用、山药炒、橘红、五味，数服诸症平，带止食加。但饥则嗽频，劳则体热，知由中气馁怯。去灯心、薏米、杜仲、沙苑子，加黄芪炙、甘草、饴糖、贝母、百合，数服而起。

何氏　五旬外寒从背起，督脉阳虚，带下经旬，肾真失固，多奇经主病。脉象两尺虚涩，右关滑，左寸强，系操劳扰动心阳，中脘停痰，时闷时热，烦嘈干呕，恍惚失寐。先用温胆汤去枳实，加茯神、栀子炒、一服能寐。子后便泻，怯冷有年，阳分素亏，急须温摄，鹿角霜、杞子炭、茯神、杜仲炒、砂仁、潞参、龙眼肉、莲子炒、一啜寒止。三剂诸症全瘳。

## 前阴诸疾论治

肝脉抵少腹，环阴器。督脉起少腹以下骨中央，女子入系廷孔，循阴器。凡妇科前阴诸症，不外肝督二经主病。然有阴肿、阴痒、阴冷、阴挺、阴蚀等类，为条列而分治之。

〔阴肿〕玉门燉肿，并两拘俱痛，憎寒发热，小水涩少，肝经湿热也，龙胆泻肝汤渗而清之。阴肿急痛，寒热往来，肝火血虚也，加味逍遥散凉而调之。风热客于阴经，燉发肿痛，小水淋沥，积热闭结也，元参、荆芥、藁本、甘草梢，加入大分清饮宣以泄之。阴肿下坠，气血虚陷也，补中益气汤举而补之。但肿痛者，加味四物汤凉而和之。肿痛而玉门不闭者，夹虚也，逍遥散、或十全大补汤和而补之。湿痒出水，兼痛者，忧思过也，归脾汤加丹、芍、柴、栀调畅之。腐溃者，内服逍遥散，外以黄柏面、海螵蛸末掺之。如因产伤阴户而肿者，不必治肿，但调气血，肿自退。产后受风而肿者，芎归汤加羌、防、荆芥等，煎汤洗之。阴肿如石，痛不可忍，二便不利，用枳实、陈皮各四两，炒香研末，乘热以绢包，从上身熨至下部，并阴肿处频频熨之，冷则互换。气行自愈。又阴肿以海螵蛸散外敷。

〔阴痒〕　阴中痒，多由肝经湿热，化生䘌虫，微则痒，甚则痛，或脓水淋沥，治宜清肝火。加味逍遥散、龙胆泻肝汤。如小腹胀痛，晡发寒热者，加味小柴胡汤。怒伤肝脾，胸闷阴痒者，加味归脾汤。瘦人阴虚燥痒者，六味丸三钱，合滋肾丸一钱，外用蛇床子、川椒煎汤熏洗。日三次。痒甚必有虫，以甘蔗渣烧灰，入冰片擦之，或以猪肝煮熟，纳阴中，引虫出。一妇患此，诸药不效，因食黍稷米饭粥而愈。

〔阴冷〕　妇人阴冷，由风冷客于子脏。宜五加皮酒。其肥盛而阴冷者，多湿痰下流。二术二陈汤加羌活、防风。立斋谓：阴冷属肝经湿热，外乘风冷。若小便涩滞，小腹㿉痛，宜龙胆泻肝汤。内伤寒热，经候不调，宜加味逍遥散。寒热体倦，饮食少思，加味四君子汤。郁怒发热，少寐懒食，加味归脾汤。下元虚冷，腹痛便溏，八味丸。阴冷，用温中坐药。蛇床子研末，白粉少许，和匀，如枣大，绵裹纳阴中。自热，或以蛇床子五钱，吴茱萸三钱，加麝少许，为末蜜丸，以绵裹纳之。

〔阴挺〕　妇人阴中挺出数寸，如菌如芝。因损伤胞络，或临产用力所致，以升补元气为主。补中益气汤。若肝经湿热，小水涩滞，龙胆泻肝汤。阴虚滑脱，固阴煎、秘元煎。肝脾气郁，归脾汤。服药不效，用一捻金丸。妇人瘕聚，阴中突出如茄子，与男疝同，亦名㿉疝，卧则上升，立则下坠，多因气虚，劳力举重。宜大补元煎。

〔阴蚀〕　阴中生疮如小蛆，名曰䘌，痛痒如虫行，脓水淋沥。乃七情郁火，伤损肝脾，致湿热下注。其外症突出蛇头，或如鸡冠，肿痛湿痒，溃烂出水。其内症，口干内热，经候不调，饮食无味，体倦发热，胸膈不利，小腹痞胀，赤白带下。其治法，肿痛者，加味四物汤。湿痒者，加味归脾汤。淋涩者，龙胆泻肝汤。溃腐者，加味逍遥散。肿闷脱坠者，补中益气汤加山栀、丹皮。佐以外治法。《肘后方》：杏仁、雄黄、白矾各五钱，麝香二分，为末傅入。

〔交接出血〕　女人交接辄出血作痛，多由阴气薄弱，肾元不

类证治裁

固，或阴分有火而然。如肝肾阴虚不摄者，固阴煎。阴分有火者，保阴煎。心脾不摄者，归脾汤。《千金方》用桂心、伏龙肝各五钱，为末酒下。交接违理出血，用乱发、青布，烧灰敷之，立止。或以赤石脂末掺之，或以五倍子末掺之。一妇交接出血，辄面黄如蜡，终身不育。

〔伤丈夫头痛〕　强弱相凌，四肢沉重，头痛昏晕，局方来复丹。立斋用补中益气汤、六味丸以滋化源。《集验方》：用生地八两，白芍五两，甘草三两，香豉一升，葱白四两，生姜二两，水七升，煮取二升，分三服。忌房事。

〔小户嫁痛〕　内用甘草、生姜、白芍各五分，桂心二分，煎服。外用甘草、小麦煎汤洗，效。或以海螵蛸、烧为末，酒调服。

## 前阴症脉候

少阴脉滑而数者，阴中生疮。少阴脉弦者，白肠必挺核。《脉经》

## 附　方

〔泄热〕　**龙胆泻肝汤**　见三卷诸气。

〔除蒸〕　**加味逍遥散**　见一卷火。

〔泄湿〕　**大分清饮**　见四卷泄泻。

〔升补〕　**补中益气汤**　见一卷中风。

〔凉血〕　**加味四物汤**　见本卷调经。

〔补虚〕　**十全大补汤**　见一卷中风。

〔调补〕　**归脾汤**　见二卷劳瘵。

〔和血〕　**芎归汤**　芎　归　芷　草　龙胆草　煎汤熏洗。

〔敷药〕　**海螵蛸散**　海螵蛸　人中白　等分为末，先以百草汤煎洗，再以此药掺之，如干以麻油调，或加冰片敷之，治阴肿痒及下疳皆效。

〔和解〕　**加味小柴胡汤**　见本卷产后。

〔滋阴〕　**加味归脾汤**　见本卷胎前。

520

〔滋阴〕　**六味丸**　见一卷中风。

〔降火〕　**滋肾丸**　见一卷火。

〔散寒〕　**五加皮酒**　五加皮　干姜　丹参　蛇床子　熟地
杜仲各三两　杞子—两　钟乳粉四两　以酒十五斤浸，温服。

〔燥痰〕　**二术二陈汤**　见二卷痰饮。

〔补脾〕　**加味四君子汤**　参　苓　术　草　芪　扁豆各一钱
加姜、枣、煎。

〔温补〕　**八味丸**　见一卷中风。

〔止脱〕　**固阴煎**　见二卷脱。

〔摄阴〕　**秘元煎**　见四卷三消。

〔暖肝〕　**一捻金**　见七卷疝气。

〔补元〕　**大补元煎**　见一卷中风。

〔清火〕　**保阴煎**　见五卷痉。

〔通利〕　**来复丹**　一名养正丹，见三卷呕吐。

## 前 阴 脉 案

夏氏　暑月孕后，小水赤涩，子户痒甚，日晡寒热。此由胞
宫虚，感受湿热也。内用龙胆泻肝汤，加赤苓、灯心煎服。外用
蛇床子、川椒、白矾，煎汤熏洗。再用杏仁、雄黄、朝脑研末，
掺入户内愈。

姜氏　孕六月，湿袭子户，小水淋沥作痒，用茅术生、五加
皮、苦参、当归、蛇床子、川椒，煎汤熏洗，内服导赤散加滑
石，愈。

王氏　产后气虚阴脱，两尺空。用补中汤去柴胡，加菟丝
子、杜仲、芡实，外用龙骨、牡蛎俱研细　托之。

孔氏　阴挺时流脓水，脉虚涩。内服补阴益气煎加白芍，外
用川芎、当归、白芷、熟矾、银花、甘草，煎汤熏洗，拭干，用
五倍子研末掺之。

唐氏　数年经闭，阴疮内溃，晡热食减，头眩口干，肢痛便
燥，身面俱发丹毒红晕。据述为伊夫疳毒所染，内服加味四物

汤，添金银花、甘草、嫩桑枝。外用忍冬藤、鱼腥草、甘草、苦参，煎汤熏洗，拭干，用海螵蛸、人中白、冰片，名螵蛸散掺之。数次热痛减，红晕消，改加味逍遥散去术，加生熟地黄、麦冬等服，又用青黛、黄柏研面、山栀、薄荷俱研、麻油调搽。

## 诸 疮 论 治

经云：诸痛痒疮，皆属于心。疮者痈疽之总名。凡红肿焮热称痈，痈发六腑，为阳。白陷硬痛称疽，疽生五脏，为阴。痈发速而疽起迟，疽根深而痈毒浅。总因气血凝结，经络阻滞而成。疖则痈毒之小焉者也。古云：阴滞于阳则发痈，阳滞于阴则发疽。脉浮洪滑数为阳，沉小涩迟为阴。亦有似阳不甚焮赤，似阴不甚木硬，漫肿微痛，此为半阴半阳症。凡寒热肿痛，如风邪内作，无头无根；时毒漫肿，无头有根；气血交搏，有头有根。血与气壅则成肿，血为毒胜则成脓，毒为寒凝则平陷，络为痰滞则结核。肿高而软者，发于血脉；陷下而坚者，发于筋骨；平漫色黯者，发于骨髓。宜分气血虚实，毒势浅深轻重为治。疮根大而牢者深，盘小而浮者浅；初起恶寒壮热，拘急烦躁者重。起居如常，饮食知味者轻；头如粟米，发如莲蓬者重；一头焮赤，肿高知痛者轻。

凡肿疡主治，初起热甚焮痛，宜清凉消散。真人活命饮，或金银花酒。若见表症，寒热往来，宜疏邪，荆防败毒散。无表里症，焮肿有头，宜和解兼消，清热消风散去芪、术。里实便秘，宜疏通，内疏黄连汤。若表里不实，内热口渴，宜生津，竹叶石膏汤。患成未消，宜化毒从小便出，内消散。若毒气内攻，呕恶烦躁口干，宜护膜解毒，护心散、琥珀蜡矾丸。以指按患顶，陷而不高起，而不热者，脓未成也，作脓而痛，托里消毒散。按之半软半硬者，脓未熟也，透脓散。按之随指而起，顶已软而热甚者，脓已熟也，针以泄之。无脓仍宜消散，醒消丸。有脓勿令久留，代刀散。敷肿疡热毒，用如意金黄散，贴用五龙膏。其散漫未作脓者，敷用真君妙贴散，或妙贴散，留顶以泄毒。溃疡主治，脓将成而根盘散漫者，气虚不能束血紧附也。内服托里养营汤，外敷铁桶膏。红活而润者，气血化毒外出也。外红里黑者，毒滞于内也，托里消毒散。紫黯不明者，气血未充不能化毒成脓也，托里散，或托里黄芪汤。疮口久不敛者，气血两虚也，参芪托里散，八珍汤。口不敛，肌不生者，脾气虚也，四君子汤加白芍、木香。溃后反痛者，亦虚也，内补黄芪汤，外敷乳香定痛散。如气虚作痛，四君子汤加归芪。血虚作痛，四物汤加参芪。肾水虚作痛，六味地黄汤。已溃脉虚数焮痛，营分热也，宜滋阴。四物汤，生熟地黄并用，加地骨皮、银花。已溃作渴便秘者，胃火炽也，宜滋液。竹叶石膏汤。溃后腐肉不化者，阳虚气陷也，宜温托。四君子汤加黄芪、肉桂。凡毒发阴分，平漫木硬，不甚肿痛者，乃由痰气阴寒，非阳和通腠，不能解冰凝。营血枯衰，非温畅滋阴，何由厚其脓汁。如阳和汤，以麻黄开腠，以白芥子理痰，以熟地、鹿胶和阴阳。以姜、桂解寒凝。盖毒以寒凝，温散则毒自化。脓由气血，温托而脓乃成。如人参营汤、十全大补汤。若清凉之剂，止可施于红肿痛疖而已。其有呕逆者，不可泥于毒气内攻，概用败毒等散。有寒凉药，伤胃致呕者，宜托里温中汤。倘误用攻毒，则内陷者不能外溃矣。其半阴半阳，似肿非肿，欲溃不溃，因元气失于补托，宜冲和汤，补而兼散可也。其脓熟不溃，以替针丸涂疮头，脓自出。若脓未流利，用针于纹中引之，以线药纫之。脓出仍肿痛，或为筋膜间隔，亦用针引，纫以线药。倘刀针割伤，疮口不合，用猪蹄汤洗敷，贴神异膏，服内托黄芪丸，则疮口敛。溃后血自出，四物汤加山栀、丹皮。溃后真阴亏，虚火炎，发热作渴，急用加减八味丸，或五味子汤。溃后发热，烦躁不寐，血虚也，圣愈汤。自汗不止，气虚也，四君子汤加黄芪、五味。发热烦扰，筋惕肉𥆧，气血虚也，八珍汤。大渴面赤，脉浮洪，阴虚发热也，当归补血汤。烦扰面赤，脉沉微，阴盛发躁也，四君姜附汤。其溃后便泻，有因胃伤寒凉不化者，六君子汤加神曲、干姜。有因脾气虚弱失运者，六君子汤送二神丸。有因脾胃两虚，食少无味，呕泻者，八仙糕。有因气虚下陷者，补中益气汤送二神丸。有因脾肾虚寒者，参附汤送二神丸。凡一切溃烂诸疮，宜贴贝叶膏，掺腐尽生肌散。溃烂红肿热痛，掺生肌定痛散，或轻乳生肌散。盖腐去则新生，然必毒气已尽，方用生肌药。若太早，则患更腐溃。如果毒尽而脾气壮，则肌肉自生，以脾主肌肉也。如欲腐脱肌生，宜贴绛珠膏。生肌通用，宜搽玉红膏，外以太乙膏盖之。梅疮、杖疮、臁疮、下疳等症，去腐生新，宜贴莹珠膏。新肉已满，不能生皮，宜月白珍珠散掺之。

## 附　方

〔消散〕**真人活命饮**　见五卷鹤膝风。

〔清消〕**金银花酒**　金银花五两　甘草一两　煎好入酒，分三服。

〔疏散〕**荆防败毒散**　见一卷疫。

〔和解〕**清热消风散**　柴　芪　翘　陈　角刺　苍术　红花各一钱　芎　草　防　归　芍　芩　花粉　银花各五分

〔表里〕**内疏黄连汤**　栀　荷　翘　芩　桔　归　芍　连　木香　槟榔各一钱　大黄二钱　甘草五分　加蜜一匕，水煎。

〔生津〕**竹叶石膏汤**　见一卷伤风。

〔化毒〕**内消散**　二母　乳　没　银　夏　花粉　白及　甲片　角刺各一钱　水酒煎。

〔解毒〕**护心散**　绿豆粉一两　乳香三钱　辰砂　甘草各一钱　研细。每服二钱，开水调，日二次。

〔护膜〕**蜡矾丸**　黄蜡一两　白矾一两二钱　镕化，入雄黄钱二分　琥珀研一两　白矾一钱　搅匀，作丸如桐子大，朱砂一钱为衣。每服二三十丸。

〔消托〕**托里消毒散**　见本卷乳。

〔溃毒〕**透脓散**　生芪四钱　甲片一钱　芎三钱　归二钱　角刺钱半　水煎。

〔消散〕**醒消丸**　乳　没各一两　麝香一钱半　雄精五钱　共研和，黄米饭一两捣丸。酒下三钱，醉盖取汗。

〔溃脓〕**代刀散**　角刺　黄芪各一两　草　乳各五钱　每酒

下三钱。

〔敷毒〕**如意金黄散** 大黄 朴芷 星 陈 柏 草 姜黄 花粉 苍术 或蜜、葱汁及酒调敷。

〔贴毒〕**五龙膏** 五龙草即乌敛 银花 豨莶草 车前草 陈小粉 等分，上四味用鲜者，捣烂，加飞盐三分，贴。

〔敷毒〕**真君妙贴散** 荞面五斤 硫黄十斤研 白面五斤用清水拌，捍成薄片，晒干，用时再研，水调贴。

〔气血〕**托里养营汤** 参 芪 术 归 芍 芎各一钱 熟地二钱 五味 麦冬 甘草各五分 姜三片 枣一枚 煎。

〔根散〕**铁桶膏** 铜绿五钱 明矾四钱 胆矾三钱 五倍子炒一两 白及五钱 轻粉 郁金各二钱 麝香三厘 研细，以米醋于杓内漫火熬，调药末一钱，涂疮根上。

〔毒滞〕**托里消毒散** 参 芪 术 归 芍 苓 芎各一钱 银花 白芷各七分 翘 草各五分

〔毒滞〕**托里散** 栝蒌一个 归 芍 芪 草各一两五分 熟地 皂角刺 花粉 银花各一两 每用五两，以酒五杯，入磁器内，厚纸封，隔水煨香，服。

〔补气〕**托里黄芪汤** 参 芪 归 冬 味 远志

〔气血〕**参芪托里散** 见本卷乳痈。

〔气血〕**八珍汤** 见一卷中风。

〔补气〕**四君子汤** 参 苓 术 草

〔溃痛〕**内补黄芪汤** 芪 麦冬各一两 参 地 苓 草各七分 归 芍 芎 桂 远志各五分 姜 枣

〔搽敷〕**乳香定痛散** 乳 没各二钱 寒水石煅 滑石各四两 片脑一分 为末，搽患上。

〔和血〕**四物汤** 地 芍 归 芎

〔补阴〕**六味丸** 见一卷中风。

〔阴疽〕**阳和汤** 熟地一两 白芥子二钱 鹿角胶三钱 桂心 炮姜 麻黄各五分 甘草一钱 又一方：麻 桂 姜 三味为丸。

〔温托〕　**人参养营汤**　见二卷劳瘵。

〔温补〕　**十全大补汤**　见一卷中风。

〔毒陷〕　**托里温中汤**　附子　炮姜一钱　益智　丁香　沉香　木香　茴香　羌　陈　草各一钱　加姜、枣。

〔半阴半阳〕　**冲和汤**　参　陈各二钱　芪　术　归　芷各钱半　苓　芎　乳　没　角刺　银花　甘草节各一钱　水酒各半煎。

〔下溃〕　**替针丸**　乳香　白丁香　巴豆　青碱各五分　水调，点疮上，以碱水润之，勿令其干。

〔洗药〕　**猪蹄汤**　苓　芷　归　芍　独　草　蜂房各五钱　猪蹄一只，煮汁去蹄去油　取清汤，入药一两煎，去渣温洗。

〔不敛〕　**神异膏**　芪　杏　元参各一两　麻油二斤煎至黑。入蛇蜕五钱　蜂房一两　男发一团　再煎至黑，去渣，下黄丹十二两，慢火煎收，临用摊贴。

〔内托〕　**内托黄芪丸**　即托里黄芪汤。

〔口渴〕　**加减八味丸**　见六卷喉症。

〔生津〕　**五味子汤**　参　麦　味　陈　草

〔血虚〕　**圣愈汤**　见二卷劳瘵。

〔阴虚〕　**当归补血汤**　见本卷崩漏。

〔气虚〕　**六君子汤**　见一卷中风。

〔肾泻〕　**二神丸**　见三卷饮食。

〔脾虚〕　**八仙糕**　山药　人参各六两　粳米　糯米各七升　白蜜一斤　白糖二两半　莲肉　芡实　茯苓各六两　研细和匀。蒸糕火烘，白汤服。

〔补中〕　**补中益气汤**　见一卷中风。

〔虚寒〕　**参附汤**　参　芪　术各三钱　姜　附　陈　草　归各二钱　升　柴各五分

〔腐烂〕　**贝叶膏**　麻油一斤　血余一团　文火熬化，去渣，入白蜡一两，熔化候温，以棉纸剪块三张，于油蜡内蘸之。贴磁器帮上，用时揭贴患处。

〔敛口〕　**生肌散**　木香　轻粉各二钱　黄丹　枯矾各五钱

为末，以猪胆汁拌匀，晒干再研细，掺患处。

〔生新〕**腐尽生肌散**　儿茶　乳　没各三钱　冰片一钱　麝香二分　血竭　三七各三钱　为末掺之，或以猪脂油半斤　黄蜡一两　熔化，加前七味调膏贴。

〔掺药〕**生肌定痛散**　生石膏一两，研以甘草汤飞五七次　辰砂三钱　冰片二分　硼砂五钱　共研，掺患处。

〔定痛〕**轻乳生肌散**　石膏煅，一两　血竭五钱　乳香　轻粉各四钱　冰片一钱　有水加龙骨、白芷各一钱。不收口加炙鸡内金一钱，研末掺之。

〔生肌〕**绛珠膏**　乳　没　白蜡　血竭　儿茶　珍珠各三钱　冰片一钱　麝香五分　轻粉　朱砂各二钱　血余五钱　黄丹二钱　鸡子黄十个　大麻子肉八十一粒　麻油十两　熬膏摊贴。

〔生肌〕**玉红膏**　白芷五钱　甘草一两二钱　归身二两　血竭　轻粉各四钱　白占二两　紫草二钱　麻油一斤　先将上三味及紫草熬枯，细绢滤清，再入血竭，次白占，次轻粉熬。

〔膏贴〕**太乙膏**　见六卷胃脘痛。

〔诸毒〕**加味太乙膏**　地　芍　归　芷　元参　肉桂　大黄　木鳖子各二两　槐枝　柳枝各十尺　以麻油五斤将药浸油内，春五日，夏三日，秋七日，冬十日，入大锅内慢火熬至药枯浮起为度。住火片时，用布袋滤净药渣，将油秤准，用细绢袋将油又滤入锅，熬血余一两，至血余浮起，以柳枝挑看似膏。熔化净油一斤，入飞过黄丹六两五钱，再熬再搅，俟锅内先发青烟，后起白烟，膏成住火，滴水中软硬得中，下阿胶切片三钱，化尽。次下乳、没各四钱，轻粉四钱，搅匀，倾入水中，铜勺内化摊贴。

此膏治发背痈疽，一切恶疮，湿痰流注，筋骨痛，汤火刀伤，及遗精白带，俱贴脐下。脏毒肠痈，亦可丸服。诸疮疖血风癫痒，诸药不止，并皆效验。

〔膏贴〕**万应膏**　川乌　草乌　生地　白蔹　白及　象皮　官桂　归　芍　羌　独　芷　草　苦参　土木鳖　穿山甲　乌药

527

元参　大黄各五钱　上十九味，用香油五斤浸。春五日、夏三日、秋七日、冬十日，候日数足，入大锅内慢火熬至药枯浮起为度。住火片时，布袋滤去渣，将油秤准，每油一斤兑淀粉半斤，以桃柳枝搅，以黑如漆，明如镜，滴水成珠为好，薄纸摊贴。

此膏治一切痈疽、发背、对口诸疮、痰核、流注等毒，贴之其效如神。

〔发汗散毒一切皆治〕**万灵丹**　茅术八两　荆　防　麻　羌辛　芎　归　草　川乌　草乌汤泡去皮　石斛　全蝎　天麻　首乌各一两　雄黄六钱　上十六味研细，炼蜜为丸，重三钱，朱砂为衣，磁瓶收贮。

此丹治痈疽、疔毒、对口、发颐、风寒湿痹，及一切流注、附骨疽、鹤膝风、破伤风及瘫痪等症。用葱白九个煎汤，调服一丸。盖被出汗为效。

## 瘰疬结核瘿瘤马刀论治

瘰疬生于耳前后项腋间，与结核相似，初起小块，渐大如桃核，皮色不变，连缀不一，有单窠疬，难治。宜小犀角丸。遍绕颈项，为蛇蟠疬，消毒化坚汤。外起一疱，中裹十数核块，为莲子疬，宜内消丸、琥珀散。初止单窠，后乃叠出，为重台疬；形似燕窝，为燕窝疬。皆不治。初生项后，流注四肢，为流注疬。夏枯草散。症由肝胆三焦风热血燥，及肝肾阴虚生热，忧思恚怒气结而成。《外台秘要》云：肝肾虚热则生疬。《病机》云：瘰疬不系膏粱丹热之变，因虚劳气郁所致。宜补形气，调经脉，自愈。不得妄汗妄下，致虚虚之祸。初起寒热拘急肿痛，邪在表也，宜荆防败毒散。用蒜饼安疬核上，艾灸六七壮，可消软。外用敷瘰方，内服立效散。若患顶软脓成，针之，外贴琥珀膏，内服托里散。若结核焮肿，肝经风热也，栀子清肝汤加龙胆草。发热抽痛，肝经血燥也，加味逍遥散。脉弦尺数，肝肾阴亏也，地黄丸加白芍、五味。疬核坚而不移者，连翘散坚汤、海藻溃坚汤。怒伤肝火筋挛者，柴胡清肝汤。郁伤心脾掣痛者，归脾汤，芪、术、草生用。气血俱虚，脓汁清稀者，八珍汤加生芪。经久不愈，体羸自汗出，保元汤加熟地、白芍、五味。妇女项疬，流注遍体，孔窍相穿，脓水淋漓者，化气调经汤。溃久疮口不敛者，先服益气养营汤，次服十全大补汤加香附、贝母、远志肉。气血已复，病核不去者，用必效散。丹溪云：治病用必效散与栝蒌散间服，神效。疮口敛后，再服益气养营汤。男子患此，忌潮热咳嗽，加味地黄丸。妇人患此，忌潮热经闭，但以加味逍遥散加泽兰、牛膝解郁调经。立斋谓：坚而不溃，溃而不敛，皆由于气血不足，不加调补，变为瘵症。朝用补中益气汤，夕用六味地黄丸。若发寒热，眼内有赤脉贯瞳人者，死不治。结核经年，不红不痛，坚而难移，久而渐肿疼者，为痰核，多生耳项肘腋等处，宜消核丸。专由肝胆经气郁痰结，毒根深固，不易消溃，未溃前忌贴凉膏。外宜山药膏。忌服凉剂。内宜养营汤。全生内消法，用阳和犀黄丸。王维德著《外科症治全生集》。若坚久难消，咸以软之，海带丸。寒凝气滞，温以散之，夏枯草、白芥子、厚朴、半夏、橘红、生香附。风痰郁结成核，搜而逐之，消风化痰丸。气火烁筋为痛，清以泄之，钩藤、山栀、生地、丹皮、贝母、连翘。血结入络为肿，咸辛通理之，旋覆花汤加当归尾、延胡。肿痛溃脓不痊，和之。内托白蔹散。生耳项，加钩藤、川芎、连翘、夏枯草。生肘臂，加姜黄、桑条、桂枝。生两腋，加柴胡、青皮、白芥子。生遍体，多是痰注，竹沥达痰丸。溃久不愈，照瘰疬治法。

更有瘿瘤初生，如梅李状，皮嫩而光，渐如杯卵。瘿生肩项，瘤随处皆有，其症属五脏，其原由肝火。瘿有五：筋瘿者，筋脉呈露，宜玉壶散、破结散。血瘿者，赤脉交络，宜化瘿丹合四物汤。肉瘿者，皮色不变，宜人参化瘿丹。气瘿者，随忧思消长，宜白头翁丸、消瘿散、归脾丸。石瘿者，坚硬不移，宜破结散。瘤有五：筋瘤者，自筋肿起，按之如筋，或有赤缕。此怒动肝火，血涸而筋挛也，六味丸，或四物汤，加山栀、木瓜。血瘤者，自肌肉肿起，久而现赤缕，或皮色赤，此劳役动火，血沸而邪搏也，四物汤加茯苓、远志。肉瘤者，自肌肉肿起，按之实软。此郁结伤脾，肌肉伤而邪搏也，归脾汤、补中益气汤。气瘤者，自皮肤肿起，按之浮软，此劳伤肺气，腠疏而邪搏也，补中益气汤。骨瘤者，自骨肿起，按之坚硬，此房劳肾伤，阴虚不荣骨也，六味丸。外有脓瘤，宜海藻丸。石瘤，神效开结散，一井散。脂瘤，用针挑去脂粉自愈。凡瘿瘤皆忌决破，令脓血崩溃，多致夭枉。宜敷桃花散，止血药。惟脂粉瘤红色，全是痰结，可决去脂粉。又有形似垂茄，根甚小者，用五灰膏点其蒂。俟茄落，以生猪脂贴自愈。又有手背生瘤，如鸡距，如羊角，向明照之如桃胶，名胶瘤，以排针刺破，按出脓立平。生于面名粉瘤，海藻浸酒饮。有翻花瘤，用马齿苋烧灰，研猪脂调服。立斋云：瘤者留也，随气留滞，皆因脏腑受伤，气血乖违。当求其属而治其本，勿用蛛丝缠芫花线等治。又有毒坚如石，形长似蛤，疮名马刀，亦属肝胆三焦经部分，浸及太阳阳明，流注胸胁腋下，不论未溃已溃，用鲜夏枯草熬膏服，并敷患处。初起气血未损，用立应散一钱，浓煎木通汤下。毒从小便出如粉片血块是也，倘小便涩，用益元散，煎灯芯汤调下。宣毒后，接服薄荷丹。疏散风热。若肿犹不消，海藻溃坚汤、消肿汤。气血已亏，补中胜毒饼。溃久不愈，依前瘰疬法治。

# 附　方

〔单疬〕**小犀角丸**　犀角　黑牵牛半生半炒　青皮　陈皮各一两　连翘五钱　皂角二条，槌泡绞汁一碗　鲜薄荷二斤，取汁　熬膏，和上药为丸。

〔蛇蟠疬〕**清毒化坚汤**　炙草　龙胆草　薄荷　黄芩　花粉　白芍　元参　牛蒡子　昆布　羌　升　归　芪　柴　桔　陈　翘　生姜

〔莲子疬〕**内消丸**　牵牛子二两　青皮　陈皮二两　皂角去皮弦子，捣四两　薄荷五两　后二味取汁熬，和上药末为丸。每服三十丸，荆芥汤送下。

〔莲子疬〕**琥珀散**　白丑　滑石　僵蚕　黄芩各一两　木通

连翘各七钱　斑蝥去足翅，炒三钱　甘草三钱　琥珀二钱　研细。分作六股，水煎服之。

〔流注〕**夏枯草散**　夏枯草六钱　甘草一钱　研末。每服二钱，茶清下。又方：取夏枯草一两煎服，虚人多服，妙。

〔表邪〕**荆防败毒散**　见一卷疫。

〔外治〕**敷瘰丹**　乳　没　血竭　麝香　辰砂　儿茶　龙骨　白芷　甲片　百草霜　雄黄　鲤鱼胆　各等分，研敷，外用膏贴。

〔解毒〕**立效散**　皂角刺八两，挫细炒　甘草二两　乳　没各一两　栝蒌五个，研细　每用一两，好酒煎服。

〔外贴〕**琥珀膏**　琥珀　肉桂　辰砂　丁香　木香　当归　白芷　木通　防风　松脂　木鳖子　麻油煎至黑色，去渣，下黄丹，收膏贴。

〔内托〕**托里散**　见本卷乳症。

〔风热〕**栀子清肝汤**　见五卷疠风。

〔血燥〕**加味逍遥散**　见一卷火。

〔阴虚〕**六味地黄丸**　见一卷中风。

〔核坚〕**连翘散坚汤**　柴胡　龙胆草　土瓜根　芩　连　归　陈　芍　草　苍术　水煎。

〔核坚〕**海藻溃坚汤**　神曲四钱　半夏二钱　海藻　昆布　龙胆草　蛤粉　通草　贝母　松萝茶　枯矾各三钱　蜜丸，白汤下。

〔怒伤〕**柴胡清肝散**　见二卷衄。

〔郁伤〕**归脾汤**　见二卷劳瘵。

〔脓清〕**八珍汤**　见一卷中风。

〔自汗〕**保元汤**　见一卷火。

〔妇病〕**化气调经汤**　广皮二两　香附　羌活　白芷各一两　牡蛎　花粉　角刺　甘草各五钱　为末。每服二钱，酒和，日二服。

〔不敛〕**益气养营汤**　见本卷乳。

〔温补〕　**十全大补汤**　见一卷中风。

〔去核〕　**必效散**　硼砂二钱半　轻粉一钱　麝香五分　巴豆去心膜，五粒　斑蝥去头足米炒黄四十个　槟榔一个　研细，以鸡子清调药，仍入壳内，蒸熟晒干，研用五分，酒下。

〔热咳〕　**加味地黄丸**　六味丸加柴胡、五味。

〔补中〕　**补中益气汤**　见一卷中风。

〔结核〕　**消核丸**　橘红盐水炒　赤茯　熟大黄　连翘各一两　黄芩　山栀各八钱　半夏　元参　牡蛎　花粉　桔梗　栝蒌各七钱　僵蚕五钱　蒸饼为丸。

〔外贴〕　**山药膏**　生山药一块　蓖麻子三个　各去皮，研匀摊贴。

〔结核〕　**养营汤**　见二卷劳瘵。

〔内消〕　**阳和犀角丸**　桂心　麻黄　炭姜　犀角　乳　没　麝香　取黄米饭捣烂，入药末捣为丸，每服三钱。

〔软坚〕　**海带丸**　海带　青皮　陈皮　贝母　等分，蜜丸，食后服，或加昆布。

〔搜风〕　**消风化痰丸**　白附子　木通各一钱　南星　半夏　赤芍　翘　桔　天麻　僵蚕　天冬　银花各七分　羌　防　芷　皂角各五分　全蝎　陈皮各四分　蜜丸。

〔通络〕　**旋覆花汤**　见二卷痰饮。

〔托里〕　**内托白蔹散**　归　芍　翘各一钱　芩　芷　白蔹　栝蒌仁各八分　川芎　花粉　乳香各七分　防风　桔梗　柴胡各五分　白蒺藜　甘草各四分

〔注痰〕　**竹沥达痰丸**　大黄　黄芩各八两　沉香五钱　参　术　陈　苓　草　夏各三两　礞石焰硝煅，一两　以竹沥、姜汁和如稀糊，晒干研，仍以竹沥姜汁和丸服。

〔筋瘰〕　**玉壶散**　海藻　海带　昆布俱洗　雷丸各一两　青盐广皮各五钱　陈火酒为丸，含化。

〔筋瘰〕　**破结散**　即海藻溃坚汤去松萝茶，加桑寄生三钱，蜜丸，葱白汤下三十丸，或酒下。

〔血瘿〕**化瘿丹** 海藻 海带 昆布 海蛤俱洗焙 泽泻 连翘各五钱 猪靥 羊靥各十枚,即猪羊囊中之卵

〔血瘿〕**四物汤** 地 芍 归 芎

〔肉瘿〕**人参化瘿丹** 即化瘿丹加人参,蜜丸。

〔气瘿〕**白头翁丸** 白头翁五钱 昆布一钱 通草 海藻各七分 连翘 元参各六分 白蔹五分 桂心三分 蜜丸。酒下。

〔气瘿〕**消瘿散** 海马酒炙 海带 海藻 海红蛤煅 海螵蛸 昆布 石燕各一两 为末,茶清下。

〔脓瘤〕**海藻丸** 海藻 川芎 当归 官桂 白芷 细辛 藿香 白蔹 昆布 枯矾各一两 海蛤 松萝茶各七钱五分 蜜丸。

〔石瘤〕**神效开结散** 沉香二钱 木香三钱 陈皮四钱 真珠煅四十九粒 猪靥子四十九粒 共研末,每用二钱,酒调下。一说猪靥不是外肾,生于猪项下如枣大微扁色红。

〔石瘤〕**一井散** 雄黄 粉霜 硇砂各三钱 轻粉 乳 没各一钱 土黄三钱 麝香少许 研末,津调,涂瘤顶上,以湿纸盖。

〔止血〕**桃花散** 石灰十两炒红,入麻油半盏,以大黄一两煎汁半盏,和匀,慢火熬如桃花色,磁器收贮。

〔定痛〕**止血药** 陈京墨煅 百草霜 等分,揿血处。

〔点瘤〕**五灰膏** 枣柴 桑柴 荆芥 荞麦秸 桐子壳俱烧炭各五两 沸汤将灰淋汁,入斑蝥四十个,甲片五片煎,入碗盛,用时加石灰一两,乳香、冰片各少许,调成膏敷。

〔马刀〕**立应散** 归 芍 芎 翘 草 滑石各五钱 黄芩三钱 斑蝥糯米炒 川乌尖各七个 土蜂房 白丑各二钱半 每末一钱,木通煎汤下。

〔利水〕**益元散** 见一卷温症。

〔疏风〕**薄荷丹** 首乌 薄荷 皂角 连翘 三棱 荆芥 蔓荆各一两 研末,淡豆豉二两五钱热醋浸,和捣为丸。每开水下三十丸。

〔散毒〕　**消肿丹**　连翘二钱　黄芩　柴胡各钱二分　花粉
黄芪各一钱　归尾　甘草各七分　牛蒡　黄连各五分　红花二分

〔散补〕　**补中胜毒饼**　生地　熟地各二钱三分　归　芍各二钱
芪　翘各一钱　升　柴　防　草各五分　陈皮三分　研细，汤泡蒸
饼，晒干研末。每服三钱，白汤下。

〔内消〕　**托里散**　栝蒌子一个　忍冬藤　乳香各一两　苏木
五钱　没药三钱　甘草二钱　用酒三碗，煎二碗服。

〔内托〕　**神效托里散**　忍冬藤叶　黄芪盐水炒　当归各五钱
甘草二钱　酒煎服，渣敷患处。

## 梅疮结毒论治

杨梅疮，由明正德间起于岭表，故名广疮时疮，一名棉花
疮。先起红晕，后发斑点，名杨梅斑。色红作痒成圈，大小不
一，二三相套，名杨梅圈。顶开天窗，下疳腐烂，窠粒破损，肉
反外突，名翻花杨梅。形如赤豆嵌肉，坚硬如铁，名杨梅痘。其
症多属厥阴阳明，而兼及他经，以相火寄于肝，肌肉属于胃也。
毒有气化，有精化。气化传染者轻；精化欲染者重。气化者，近
生梅疮之人，闻其气，食其余，登厕感其毒，由脾肺受之，故先
从上部见，皮肤痒，筋骨疼，其形小而干。精化者，由交媾不
洁，火毒里袭，故先从下部见，筋骨疼，溺淋涩，疮形大而坚。
气化者，毒在表，未经入里，一有萌动，急服透骨搜风散。元气实
者，杨梅一剂散汗之。精化者，毒入里，深伏骨髓，宜服九龙丹，通
利小便。以泻髓中之毒，重者二服，利下毒物，以土深压之。泻
后体实者，升麻解毒汤。体虚者，归灵内托散。服至筋骨不痛，疮
色淡白，内毒已解，再用金蟾脱壳酒一料，扫余毒以绝其源。若溃
烂脓秽，浸淫成片，而痛者，以鹅黄散掺之。翻花者，鹅黄散加雄
黄末，香油调敷。侍从人恐传染，服护从丸可免。切忌误服轻粉、水
银、白粉霜等燥悍劫剂，劫去痰涎，从口齿出，疮即干愈。妄希速
效，如熏擦哈吸等法。以致引毒深藏骨髓关窍，积久外攻，遂成倒
发结毒。其始筋骨疼痛，随处结肿，皮色如常。将烂则色紫红而

肉腐，脑顶塌陷，腮唇鼻柱损坏，穿喉蚀目，手足拘挛，终成痼疾。初起筋骨隐痛，宜服搜风解毒汤。若遍身破烂臭秽，仍兼筋骨痛，气实毒盛者，宜化毒散。气衰者，猪胰子汤。若结毒肿块，经年不愈，诸法罔效者，西圣复煎丸。若结毒攻口鼻者，五宝散。年久臭烂，鼻柱损塌者，宜服结毒紫金丹。若入巅顶，头痛如裂者，内服天麻饼子，鼻吸碧云散。若鼻塞不通，宜吹通鼻散。毒攻咽喉，腐烂臭蚀者，宜服硫黄不二散，吹结毒灵药，入人中白研砍。结毒臭烂不敛，外贴解毒紫金膏，兼掺结毒灵药。壮实者主解毒，虚弱者宜兼补，各随次第，如法调治，重者一年，轻者半载，可望全瘳，慎勿求速效，以自贻误也。

## 治服轻粉毒

　　五宝汤：用紫草、金银花、山慈姑各一两，乳香、没药各五钱，用新汲水六碗、陈酒五碗煎六七碗，空心服，取汗忌风，一二服。毒从大小便出，后用搽药方。轻粉一钱、乳香七分、没药三分、血竭一分、儿茶一分、珍珠三分、红羯子二分烧灰、文蛤二分、烧存性、官粉煅六分、麝一分、冰片一分、鳝骨五分、胎发二分，烧灰、白螺蛳壳三分，烧存性，右十四味，共研细收贮，先将甘草煎浓汤洗患处，然后搽之。

## 附　　方

　　〔散毒〕　**透骨搜风散**　透骨草白花者，阴干　生芝麻　羌活　独活　小黑豆　紫葡萄　槐子　白糖　六安茶　核桃肉各一钱六分　姜三片　枣二枚　水煎，露一宿服。

　　〔表里〕　**杨梅一剂散**　麻黄蜜炙，一两　威灵仙八钱　大黄七钱　羌活　白芷　皂角刺　银花　甲片　蝉蜕各五钱　防风三钱　山羊肉一斤，河水煮熟，取清汁十二碗，黄酒一碗，煎药，先淡食羊肉，后服药，盖被令汗出。

　　〔泻毒〕　**九龙丹**　木香　乳香　没药　儿茶　血竭　巴豆不去油　等分为末，生蜜调为丸，豌豆大，每服九丸，热酒下四五次，方食稀粥，肿自消。

〔解毒〕 **升麻解毒汤** 升麻 角刺各四钱 土茯苓一斤 水八碗，煎四碗，分四次，一日服尽，每次炖热，加香油三茶匙和匀服。患在项加白芷，在咽加桔梗，在下加牛膝。

〔体虚〕 **归灵内托散** 人参 白术 木瓜 银花 防己 花粉 白鲜皮 薏米各一钱 地 芍 归 芎各钱半 土茯苓二两 威灵仙六分 甘草五分 水煎。

〔消毒〕 **金蟾脱壳酒** 醇酒五斤 大虾蟆一个 土茯苓五两 浸瓶内，封固，重汤煮二炷香，取出，待次日饮之，以醉为度，盖被出汗。次日再饮，酒尽为度。

〔溃腐〕 **鹅黄散** 轻粉 石膏 黄柏炒 各等分，研末掺患处，即可生痂。再烂再掺，毒尽即愈。

〔免染〕 **护从丸** 雄黄 川椒各五钱 杏仁百粒，炒去皮尖 火酒打面糊为丸，桐子大。每服十五丸，凉水下。

〔结毒〕 **搜风解毒汤** 土茯苓一两 白鲜皮 金银花 薏仁 防风 木通 木瓜各五分 皂角子四分 水煎。气虚加人参。忌茶酒房事发物等。

〔毒盛〕 **化毒散** 生大黄一两 甲片炙 归尾各五钱 白僵蚕炒，三钱 蜈蚣一条，炙 共研细，每服二钱，温酒调下，日二服。

〔气衰〕 **猪胰子汤** 猪胰子一两 黄芪 银花各三钱 归 芍各钱半 花粉 贝母 甲片 白鲜皮 青风藤 白芷 木瓜 角刺 甘草节 栝蒌仁 防己 胡麻各二钱 土茯苓四两 分二服，日二服。

〔梅毒〕 **西圣复煎丸** 乳 没 儿茶 丁香各一两 血竭 阿魏 白花蛇各四钱 面白一斤，炒焦黄色 炼蜜六两 煎香油四两 大枣肉二十枚 共研末，捣丸弹子大。以一丸煎土茯苓二两，再煎服。

〔掺药〕 **五宝散** 石钟乳四钱 珍珠二钱 冰片一钱 琥珀二钱 研细，以药末二钱，加面白八钱研匀，用土茯苓一斤，水八碗，煎五碗，作五次服。加五宝散一分和匀服之，忌一切发物。

〔结毒〕 **紫金丹** 龟板炙，研末二两 辰砂六钱 石决明煅童便淬，六钱 研细，饭丸麻子大。每服一钱，土茯苓煎汤下。

〔头痛〕 **天麻饼子** 天麻 薄荷 甘松 白附子 白芷 苍术 川芎 川乌 草乌 防风 细辛 甘草各一钱 雄黄 全蝎各三钱 研末，面糊丸作饼。每服二三十饼，葱白煎汤下。

〔鼻吸〕 **碧云散** 见六卷目。

〔鼻塞〕 **通鼻散** 葫芦壳烧灰 石钟乳 胆矾 冰片 各等分，研末吹鼻，出黄水，日二三次。

〔喉蚀〕 **硫黄不二散** 硫黄一钱 靛花一分 研细，用凉水一杯调服。

〔吹喉〕 **结毒灵药** 水银一两 辰砂 雄黄 硫黄各三钱 研细，入汤罐内，泥封固，铁盏梁兜，固封口，按红升丹之炼法，火毕。次日取出，盏底灵药约一两五六钱。治寻常腐烂症，灵药五钱、轻粉五钱，同研细，小罐收，以纱封之。用时以甘草汤洗净患处，将药掺之，油纸盖之。若喉烂，灵药一钱，加人中白二分，研吹。

〔外贴〕 **解毒紫金膏** 明净松香 皂矾各一斤 煅赤，共研细末，香油调稠。先用葱、艾、甘草煎汤，洗净患处，再搽此药，油纸盖住，以软布扎紧，三日一换。

## 疔 毒 论 治

经云：膏粱之变，足生大丁。疔疮火毒也，由恣食厚味，及感四时疫疠之气而生，其疮生头面四肢为多。初起麻木，形如粟米，或黄头小疱，或寒热痒痛，四肢沉重。其毒重，其头坚，其根深，且发夕死，初宜服夺命汤。外须拔去疔根，而后可生。用细瓷锋砭破疔头，挤去恶血，用拔疔至宝丹涂贴疮上，或针挑小孔。用立马回疔丹插入孔内，外以膏盖，追出疔根。然明疔易治，暗疔难疗。如生耳鼻内，及腋际隐处。迟延失治，毒必走黄，切忌风燥辛热等剂。如辛、芷、椒、姜之类。盖诸疮毒宜散，疔疮毒宜聚，聚则毒在原处，拔其根自愈。若见患者怯寒，误用风燥，岂知疔由火毒，热极生冷，风燥助火，逼毒内攻矣。初觉即宜早治，若前丹一时难觅，急用蜗牛捣烂敷之，或用家菊根捣敷之。内用菊花叶五钱，紫花地丁三钱，生甘草一钱，煎服。或用梅花点舌丹，或用蟾酥丸，一二服，俱用菊根汁和热酒送下。汗出为度。《种福堂方》云：治疔用家园菊花捣烂，取汁一碗，服下即愈。如无花叶、根捣汁服亦可。有此方，诸方皆废。古云：疔疮先刺血，内毒宜汗泄，禁灸不禁针，怕绵不怕铁。初发项以上者，用铍针刺入疔头四五分。挑断疔根，捻尽毒血，用回疔丹，或蟾酥条插入孔内，巴膏盖之。项以下者，亦可艾灸。灸之不痛，仍须针刺出血，插蟾酥条。挑法用针干将毒顶焦皮刮开，以针刺入疔根，坚硬如铁者，为顺；若针刺入绵软者，为逆。如此百无一生。挑出紫黑血，再挑至鲜血，以知痛为止，随填拔疔散，以万应膏盖。过三时辰，即换。三四日后，疮顶干燥，以琥珀散盖，令疔根托出。换九一丹掺之，以黄连膏抹之，外以白膏盖之，生肌敛口。若失治走黄，毒气内攻，呕恶神昏，疮必塌陷。急于走黄处，按经寻有芒刺直竖，即是疔苗，急用铍针刺出恶血。若漫肿闷乱，急服回疔散，顷刻大痛，痛则许救，毒化黄水，痛止命活。

〔人中疔〕　鼻下唇上，硬肿麻痛，急用蟾酥丸研敷，内服菊花地丁汤。外用菊叶捣敷亦可。此症属肺火。

〔颧疔〕　生颧骨间，发小疱，如粟米，如赤豆，顶凹坚硬，按似钉头，麻痒木痛，宜蟾酥丸，或麦灵丹汗之。次服黄连消毒饮清之。外治悉按前法。此症属胃火。

〔鼻疔〕　生鼻孔内，鼻窍肿塞，痛引脑门，甚则唇腮浮肿，宜蟾酥丸汗之。再用蟾酥丸研细末，吹入鼻孔中。此症属肺火。

〔舌疔〕　舌上生核，强硬作痛，用针点破，搽冰硼散，内服加味二陈汤，效。此症属心脾火。

〔耳疔〕　生耳窍暗藏处，色黑根深，形如椒目，疼如锥刺，破流血水，以葱白汤送蟾酥丸汗之。再以蟾酥丸，水调浓滴耳内。此症属肾火。

〔唇疔〕 生上下唇，锁口疔生口角间。初起如粟米，色紫，坚如铁，肿甚，麻痒木痛。唇疔则唇皮外翻，锁口疔则口不能开，治法照前，忌灸。上唇脾火，下唇胃火，口角心脾火。

〔牙疔〕 牙缝肿起一粒，形如粟米，痛连腮项。用银簪挑破出血，搽拔疔散，再以蟾酥丸徐徐嚼化，咽之。若烦躁口渴，宜服黄连解毒汤，即愈。此症属胃火。或是大肠湿热。

〔红丝疔〕 生手臂足胫，疱起紫黑，上发红丝一缕。急从红丝起止两头，用针挑断，血出而愈。或从疔起处，用蟾酥条插入，万应膏盖之，随服黄连解毒汤。不刺断，毒入肠胃不救。《种福堂方》云：针刺红丝歧出之处，挤出恶血，再以浮萍根，嚼细敷之，立愈。

〔手掌疔〕 生手掌，坚硬黄疱，如钉。用磁石、煤炭、荔枝肉不拘分两，同捣匀，敷上痛止，一宿愈。治疗通用。

〔蛇头疔〕 生手指，起疱色紫疼痛。初宜蟾酥丸汗之，外敷雄黄散。简便方名罗疔，以橄榄核醋磨涂，渐消。生指甲两旁，名蛇眼疔。如豆，色紫硬痛，生指甲根后，名蛇背疔。如枣，色赤胖肿，生指中节，绕指俱肿，名蛇节疔。色或黄或紫，生指中节前面，如鱼肚，名蛇肚疔。色赤疼痛，初服蟾酥丸，外敷雄黄散。

〔暗疔〕 腋下坚肿无头，寒热拘急焮痛，先服麦灵丹汗之。

〔内疔〕 寒热腹痛，数日间忽肿一块，初起牙关紧急，用蟾酥丸三五粒，葱汤研化灌之。俟苏，再以前丸三粒，嚼葱白，黄酒送下。盖被出汗，无汗，饮热酒催之。暗疔治同此。不用挑法。

〔冷疔〕 生足跟，起紫白疱，疼痛彻骨，腐烂深孔，久不敛者，神灯照法照之，铁粉散敷之，内服十宣散。

〔刀镰疔〕 形阔如韭叶，肉紫黑如烙，长寸余，忌行针刺，以生矾三钱，葱白七茎，共捣烂作七块，葱白煎汤，逐块送下。盖被出汗。忌房事，酒肉、生冷、辛辣等味。

〔羊毛疔〕 寒热类伤寒，前后心有红疹，或成紫黑斑点。用针从前后心斑点处挑出如羊毛状，用黑豆荞麦研粉涂之。即立时汗出而愈。一法，用明雄末二钱，青布包扎，蘸热烧酒，于前心擦之，毛奔至后心，再于后心擦之，羊毛俱出，即愈。忌茶水一日。

〔烂头疔〕　未溃头已腐者，白菊根一把，白梅二个，蜒蟒大者二条，共捣烂，加明雄同敷，干则另换，敷数次即愈。

〔紫马疔〕　疔头色紫而发速。生白酒、豨莶草、紫花地丁、车前草，煎服愈。

《金鉴》云：火焰疔多生唇口，及手掌指节间，发红黄疱，痛痒麻木，寒热交作，属心经火毒。紫燕疔多生手足腰肋筋骨间，初发紫疱，次流血水，三日后串筋烂骨，属肝经火毒。黄鼓疔多生口角腮颧眼胞，黄疱光亮，四畔红晕，呕哕麻痛，属脾经火毒。白刃疔多生鼻孔两手，白疱顶硬根突，易腐易陷，属肺经火毒。黑靥疔多生耳窍牙缝，胸腹腰肾隐处，黑斑紫疱，顽硬如钉，属肾经火毒。五疔应五脏而生，初服蟾酥丸，葱汤下，汗之。寒热仍作，宜五味消毒饮汗之。轻者，宜化疔内消散。毒将走黄，急服疔毒复生汤。已走黄，心烦闷愦，急用七星剑汤救之。若肢冷脉绝，毒气闭遏，先服蟾酥丸，随服木香流气饮，其脉自见。凡疔溃后，不宜补早，虽真虚只可平补，忌用温补。即生肌膏药，亦不宜早贴也。

## 附　方

〔全生〕　**夺命汤**　银花　草河车　赤芍　细辛　蝉蜕　黄连　僵蚕　防风　泽兰　青皮　甘草　各等分，水煎。

〔通用〕　**清凉解毒饮**　连翘　大力子　芩　地　丹　栀　银　草　紫花地丁　元参　花粉　赤芍　热重加黄连、犀角汁。溺涩加木通。

〔拔疔〕　**拔疔至宝丹**　硇砂二钱　白矾四钱　朱砂　雄黄各五分　硼砂一钱　绿矾四钱　火硝四钱　七味各另研极细，合研后，入水银四钱，放嚼碎茶叶少许，研不见星，将药入瓦罐，文火熬半个时辰，以药饼坚硬为度。取罐放大面盆中，罐上用皮纸封固。盆中实以净灰，留罐顶半寸，灰上以瓦片铺满，上以白炭围满罐顶，慢火煽一炷香，去炭，候罐冷。用鹅翎扫下净白者为上，磁罐收贮，放地下出火气。一半作末子用，一半用厚糊打细条，雄黄为衣，收贮瓶内听用。

凡疔疮用碗锋砭破，将血捻净，用丹一丸，研细搽之。若挑破有小孔，以药挑插于孔内，俱用皮纸打湿数层封好，过一二日揭去，疔头自然缓缓脱出，贴膏即愈。

〔拔疔〕 **立马回疔丹** 轻粉 蟾酥酒化 白丁香 硇砂各一钱 乳香六分 雄黄 朱砂 麝香各三分 蜈蚣炙一条 金顶砒五分 共研细，面糊丸如麦子大。每用一粒，插入孔内。

〔通治〕 **梅花点舌丹** 牛黄 冰片 蟾酥 熊胆各一钱 珍珠 麝香各六分 朱砂 硼砂 葶苈 血竭 沉香 乳香 没药 雄黄各二钱 将人乳浸蟾酥、熊胆为丸，每重三四厘，金箔为衣。晒干，入磁瓶收贮听用。

此丹专治疔疮对口、乳疖、痈疽，及一切无名肿毒。初起以一丸入葱白内嚼碎，酒下，出汗即愈。惟孕妇忌服。

〔消疔〕 **蟾酥丸** 蟾酥二钱，酒化 轻粉 铜绿 枯矾 寒水石煅 胆矾 乳香 没药 麝香各一钱 朱砂三钱 雄黄一钱 蜗牛廿一个 以上各研末，先将蜗牛研烂，同蟾酥和研，入各药共捣匀，丸如绿豆大。每服三丸，令患者用葱白嚼烂，以热酒送下，盖被出汗，初起即消。此丸一名飞龙夺命丹，专治诸疔恶疮，化腐消坚。

〔贴毒〕 **巴膏** 一名白膏。用巴豆肉十二两，蓖麻子十二两去壳，香油三斤，浸三日，再将虾蟆五个浸一宿，临熬时，入活鲫鱼十尾，共熬焦。去渣再熬，加官粉二斤，乳香五钱，搅匀摊贴。

〔消疔〕 **拔疔散** 硇砂 白矾 朱砂 食盐 以铁绣刀烧红，将白矾、食盐放刀上煅之，各等分，择丁日午时，研细收之，搽患处，化硬搜根。

〔贴毒〕 **万应膏** 见前诸疮。

〔活瘀〕 **琥珀膏** 血余八钱 花椒十四粒 麻油十二两 熬焦去渣，入黄蜡四两熔化，以夏布滤净，入磁瓶内，先将定粉 银

朱各四钱　轻粉三钱　琥珀五分　各研极细合一处，徐徐入油内，用柳枝搅匀，以冷为度，用纸摊贴。此膏专贴疮疡，能活瘀解毒，化腐生新。

〔疔溃〕**九一丹**　煅石膏九钱　黄灵药一钱　共研细，掺患处。疔溃后拔脓除根。

〔润燥〕**黄连膏**　黄连三钱　归尾五钱　生地一两　黄柏姜黄各三钱　香油十二两　将药熬枯去渣，入黄蜡四两熔化，以夏布滤净，倾入碗中，柳枝搅匀贴。

〔走黄〕**四疔散**　土蜂窠有子者一两　蛇蜕一条，泥裹火煅存性　为末，研和。如疔毒发肿神昏，谓之走黄。用此散二钱，白汤下，少刻大痛，可救。

〔诸疡〕**麦灵丹**　鲜蟾酥二钱　活蜘蛛二十一个，取黑色者　两头尖一钱，即鼠屎　飞罗面六两　共研，用菊花熬成膏，捻成麦子形。每服七粒，治一切恶毒。

〔清热〕**黄连消毒饮**　黄连一钱　黄芪二钱　生地　连翘　知母　防风　归尾各四分　桔梗　防己　黄芩　人参各五分　甘草三分　陈皮　苏木　泽泻各二分　水煎，空心服。

〔舌疔〕**冰硼散**　冰片五分　硼砂　元明粉各五钱　辰砂六分　共研细，用少许搽之，即效。如咽喉肿痛，吹之立止痛。

〔消痰〕**加味二陈汤**　陈　夏　苓　草　芩　连　薄荷　姜三片

〔通治〕**简便方**　瓦雀粪不拘多少，以韭汁浸化，入白碱少许，研拌，敷上，即可拔去疔根。

〔反唇〕**简便方**　壁虱七个，用米饭捣烂，敷患处，疔即出。一法：于人腿拗中紫筋上，针刺出血即愈。即委中穴也。

〔烦躁〕**黄连解毒汤**　见一卷温症。

〔蛇头〕**雄黄散**　明雄黄二钱　轻粉五分　蟾酥二分　冰片一分共研细，水调敷，以薄纸盖之，日换三四次。一法：用陈酱茄子套指上，痛即止。

〔蛇节〕**敷药方**　红痛彻骨，即以溺壶垫带湿敷之，立止。

〔冷疗〕**神灯照法** 朱砂 雄黄 血竭 没药各一钱 麝香四分 共研细,每用三分,红绵纸裹药捻长七寸,以麻油浸透。凡痈疽一切恶毒,初起七日前后,皆可用此照法,以火点着,离疮半寸,自外而内,周围照之,火头同上,药气入内,毒随火解,初用三根,渐加至四五根,照后用敷药。

〔黑腐〕**铁粉散** 针砂末三钱 黄丹 轻粉 松香各一钱 麝香一分 共研匀,以葱汤洗去血水,以香油调敷,油纸盖之,能蚀腐生新。

〔内补〕**十宣散** 参 芪 归各二两 防 桔 芎 朴 桂 芷 草各一两 共研末,每服三钱,热黄酒调下。

〔通治〕**五味消毒饮** 银花 菊花 蒲公英 紫花地丁 紫背天葵各一钱二分 水煎,加酒和服,汗出为度。

〔轻症〕**化疗内消散** 知母 贝母 甲片 白及 乳香 花粉 角刺 银花 归 芍 草各一钱 水酒煎。

〔走黄〕**疔毒复生汤** 银花 山栀 地骨皮 牛蒡子 连翘 木通 牡蛎煅 大黄 角刺 花粉 乳香 没药各八分 水酒各半煎。

〔汗散〕**七星剑** 苍耳头 野菊花 豨莶草 紫花地丁 半枝莲各三钱 蚤休 麻黄各三分 水酒各半煎。

〔宣散〕**木香流气饮** 归 芍 芎 苏 枳 桔 陈 苓 夏 芪 槟 大腹皮 青皮 乌药 防风 泽泻 甘草节 木香各五分 姜三片 枣二枚 水煎。

## 发背搭手论治 莲子发 蜂窝发 竟体疽附

背文正脊,分上中下三发,俱属督脉经。上发背生天柱骨下,是火毒伤肺,其形横广如肚。中发背生背心,正对前心,是火毒伤肝,其形中阔,两头有尖如瓜。下发背生腰中,正对前脐,是火毒伤肾,其形平漫如龟。初起皆如粟米,焮痛麻痒,寒热拘急,宜隔蒜灸。以知痛为度,则毒气随火而散。有表症者,寒热无汗,荆防败毒散汗之。有里症者,溺涩便闭,内疏黄连汤下之。兼表里症者，神授卫生汤双解之，以减疮势。其红肿痛甚，脉洪数有力，热毒症也，易治。漫肿赤痛，色黯作渴，脉洪数无力，阴虚症也，难治。若不肿不痛，或漫肿色黯，脉微细者，气虚症也，尤难治。疮顶发一头，或二头，红肿高突者为痈，属阳，宜清凉消毒。如焮痛发热，脉数者，内消散、托里散。如肿硬疼痛，脉实者，活命饮、五香连翘汤。若初起一头如粟，不肿不赤，闷痛烦躁，渴饮便秘。四百日间，疮头不计其数，疮口各含如粟状，如莲蕊，积日不溃。数日后疮头迸出，通结一衣，揭去又结，色紫黯者为疽，属阴，宜温补托里。如气血两虚，往来寒热者，托里当归汤。不能起发，不能腐溃者，托里养营汤。将溃时脚根走散不收束者，四围以铁桶膏涂之。已溃后，腐肉不去者，外贴巴膏化之。溃后仍痛，宜兼消托者，内服托里消毒散。如脓稀不稠，或脓成不溃，腐肉化迟者，内服托里散加参、芪、肉桂。恶寒形寒，或不收敛，系阳气虚者，十全大补汤。晡热内热，或不收敛，系阴血虚者，四物汤加参、术。如作呕哕，或不收敛，系胃气虚者，六君子汤加炮姜。食少体倦，或不收敛，系脾气虚者，补中汤加茯苓、半夏。小便频数，烦躁作渴，系肾阴亏者，加减八味丸。余按诸疮总论治法。

上搭手生肩下肺俞穴，脊骨第三节，傍开一寸半。属膀胱经，偏左属肝，偏右属肺，由气郁痰热，凝结而成。初宜神授卫生汤双解之，次以逍遥散消之，兼以六郁汤调之。中搭手生脊旁膏肓穴，脊骨第四节，傍开三寸。属膀胱经，由怒火而生。初宜三香连翘饮散之，次以清气饮消之。气血虚，不即溃腐者，参芪托里散补之。下搭手生腰傍肓门穴，脊骨第十四节，傍开三寸。亦属膀胱经，由肾经亏，热炽而成。初宜活命饮解毒，次以内托黄芪散托毒，次服地黄汤滋阴。溃后治法同前。又有生脊背及两肋，形似莲蓬，名莲子发，属胆膀胱经火毒。生肩后及脊傍，形似蜂房，名蜂窝发，由脾经蕴热。高肿半背，若头尖向上，属心火热极，防毒火内攻。若形长尺许，根横满背，名竟体疽，急服黄连消毒饮，以清心解毒。余按前法治之。

## 附　方

〔表症〕　**荆防败毒散**　见一卷疫。

〔里症〕　**内疏黄连汤**　见本卷诸疮。

〔表里〕　**神授卫生汤**　皂角刺　防风　羌活　白芷　山甲炙　连翘　归尾　乳香　沉香　银花　石决明　花粉　甘草节　红花　大黄酒炒　水煎，加酒服。

〔消散〕　**内消散**　知母　贝母　花粉　乳香　制半夏　白及　山甲炒　角刺　银花各一钱　水酒各半煎服。留渣捣，加秋芙蓉叶研末，加蜜调敷。

〔托消〕　**托里散**　见本卷诸疮。

〔消肿〕　**仙方活命饮**　见五卷鹤膝风。

〔散结〕　**五香连翘饮**　乳香　木香　沉香　丁香　香附　黄芪　射干　连翘　升麻　木通　独活　桑寄生　甘草各一钱

〔气血〕　**托里当归汤**　当归　川芎　白芍　熟地　人参　黄芪各一钱　柴胡　甘草各五分　煎。

〔溃脓〕　**托里养营汤**　见本卷诸疮。

〔紧束〕　**铁桶膏**　铜绿五钱　矾四钱　明矾四钱　五倍子炒，一两　白及五钱　轻粉　郁金各二钱　麝香三厘　研细，以陈米醋熬，起金色黄泡，待温，调药末一钱如膏，顿温涂之。

〔化腐〕　**巴膏**　桑　槐　桃　柳　杏枝各五十寸　香油四斤，熬上五枝，熬枯捞出。入象皮　穿山甲各六钱　头发一两二钱熬化。再入山栀子八十个　熬枯，用绢将药渣滤尽，入黄丹六两搅匀，慢火熬至滴水成珠，住火。入血竭研细，一钱　儿茶研细，二钱　硇砂另研细，二钱　等末搅融，将膏倾入凉水，用手扯膏千余遍，换水数次，去火气，磁罐收贮。用时重汤炖化，纸摊贴之，神效。

〔托消〕　**托里消毒散**　见本卷诸疮。

〔阳虚〕　**十全大补汤**　见一卷中风。

〔血虚〕　**四物汤**　地　芍　归　芎

〔胃虚〕 **六君子汤** 参 苓 术 草 加陈皮 半夏 姜 枣

〔脾虚〕 **补中益气汤** 见一卷中风。

〔阴亏〕 **加减八味丸** 见六卷咽喉。

〔和解〕 **逍遥散** 见一卷火。

〔调气〕 **六郁汤** 见三卷郁。

〔止痛〕 **三香连翘饮** 乳香 木香 香附 当归 羌活 牛蒡子 连翘 车前子 金银花 赤芍 水煎。

〔定痛〕 **清气饮** 人参 地黄 木香 桔梗 川芎 羌活 金银花 黄芪 连翘 当归 乳香 白芷 麦冬 茯苓 皂角刺 水煎。

〔补托〕 **参芪托里散** 见本卷乳症。

〔托毒〕 **内托黄芪散** 当归 白芍炒 川芎 白术 陈皮 穿山甲炒研 皂角刺 黄芪各一钱 槟榔三分 肉桂五分 水煎。

〔滋阴〕 **六味地黄汤** 见一卷中风。

〔竟体疽〕 **黄连消毒饮** 生地 连翘 知母 防风 独活 归尾各四分 桔梗 黄芩 防己各五分 苏木 陈皮 泽泻各二分 黄连一钱 黄芪二钱 人参 甘草各三分 羌活一分

〔将溃〕 **透脓散** 见本卷诸疮。

## 舌色辨 芝本著

《难经》立望闻问切四者以治病，而望而知之谓之神。《内经》辨望色之理多端，而不及舌。近世医者，看舌色，矮人看场，而不明其理，惟《张氏医通》有《伤寒舌鉴》，列图、论方，而其法亦简略不备，且伤寒之外，杂症未暇论及也。叶香岩先生《温热论》中兼及舌色，最为独出手眼，冠绝千古，而细筋入骨，切中病机，比之张石顽所列图论，相去天渊。张石顽《舌鉴》，凡白者一小柴胡，黄者一大柴胡，灰者一凉膈，黑者一承气，灰黑虚寒入阴者，理中四逆，此层殊不细。理非不是，而舌色之理，不明不备。且舌黑而言入足三阴，用温药，殊足误人。香岩先生看舌色，别有神悟，历练而知，所谓不传其妙也。其论温邪，初起舌白而燥者，肺阴亡也。宜麦冬、花粉、元参等。白虎汤。舌中心绛干者，心胃火燔也。玉女煎及梨蔗、藕汁。舌白如粉者，热据上焦也。栀豉汤，及枳、杏、蒌、桔、蒡等。舌黄厚者，热据中焦也。承气汤。舌尖红绛者，心营暗炽也。宜犀角、羚羊角、鲜石斛、鲜生地等。舌中心焦黑者，肾阴涸，心胃火炽也。犀角地黄汤、牛黄丸、至宝丹、紫雪丹，选用。舌厚芒刺，断纹燥裂者，积滞热极也。凉膈散、碧雪丹。舌焦而齿煤，唇血燥裂者，火炽血涸，欲成风痉也。炙甘草汤加犀角汁。舌干枯而短者，肾气竭也。宜阿胶、鸡蛋黄、地黄等。舌生大红点者，热极生疳也。宜黄连、金汁方诸水等。无苔而红绛者，热伤血分也。宜丹皮、地黄、麦冬、元参等。有苔而黄白者，热滞胃脘也。宜枳实、厚朴、明粉、凉膈散。温邪变态最速，舌色一黄，顷刻即变成灰黑，以其火中挟风，天下至速莫如风火，火就燥，口渴舌干，皆热邪横肆，迷漫三焦也。又有舌灰齿煤干枯之至，其脉细涩若无，身已不热者，此如火过成炭，只须大剂补阴，宜熟地、洋参、麦冬、阿胶、龟板、鸡蛋黄。不必寒凉，以其病已无热也。大抵舌有白苔，丹溪谓丹田有热，胸中有寒，此论大谬。白苔在杂症，是胃中积滞。白苔在温症，亦属积滞，定属热邪，更无寒邪，一二日间，变成黄黑矣。且舌白而尖渐红，口渐燥，其为热亦何疑，若无苔而舌白兼淡红者，方是虚寒，亦非温症。所有温症中，舌尖红，唇亦绛，目必赤，面色亦红。烦躁有谵语，即可用犀角至宝丹。舌灰，断宜犀角至宝丹。舌厚而燥，或黄或灰或黑，急下存阴，舌苔不厚而干，大剂救阴。初起舌白厚，宜通气分；病久舌黄厚，宜通血分。病久有苔而燥，泻积救阴；病久无苔而干，滋阴养液。有舌白而语谵者，其舌必干，玉女煎。有舌红绛而语谵者，热入心营，牛黄丸、至宝丹。舌灰舌黑，断无不语谵者，大剂犀角至宝丹、紫雪等。其不语谵，乃阴证，非温症也。舌色紫，亦热传营分，宜琥珀、丹参、丹皮等。舌干枯，欲救阴泻火已难，必须大剂，鲜生地、鲜石斛、赤芍、元参、麦冬，俱一两用。若唇焦齿煤，肾水已枯，宜熟地、阿胶、麦冬、鸡蛋黄。更难得效矣。至若伤寒温症外，舌色，并无古书言及。香岩先生温症舌论，引而不发，便可触类旁通。如疫症，舌白厚，必须大黄利下，不爽，亦须承气，黄苔不必再言，此吴又可所以专主急下。至疟痢，舌白厚，必须枳、朴，或白而兼黄，必须枳、朴加芩、连。若寒饮停泊，呕吐，唇淡，舌灰有津，必须桂、附，肥人舌灰，有津亦然。霍乱手足冷，烦躁，舌灰亦然。又有痢疾，舌灰而不甚干，亦属热邪，不得用桂、附者，或其人素吃鸦片，最易灰黑，乃用芩、连。有久痢已虚，反生厚苔，而舌边糜烂，阴火上冲，水来克火，或白或黄，终成不治。有舌唇淡白无华，必须温理。有舌色深绛无苔，定属营虚伤血，宜养血，不宜寒凉，以症非外感也。有杂症，舌中心绛干，须清营热。有杂症，舌中心灰色，有津，须引火归原。有杂症舌黄，味苦味酸，皆脾经有热，宜芩、连、知母。亦有脾虚，口甜舌淡，宜四君、六君。大抵无苔而淡白者寒，无苔而红绛者热。淡白而口干者，以桂、附补命火，则津液薰蒸，上朝于肺，不得以口干燥而用寒凉，以其干与温症之舌干有别，不过病人自觉干，而视舌者，不知其干也。凡有苔而退者，由舌尖退至中，由中退至根，若舌本干燥，服药后有津，则苔必退。亦有舌尖中根渐薄，而一齐退者。舌灰薄者易消。阴症舌灰必薄。热邪舌灰薄者邪轻，舌黑厚者邪重。舌苔渐退者，邪亦退。舌苔渐进者，邪亦进。妇人胎死腹中，则舌灰舌青，而舌青皆厥阴之病，凡病舌青者不治。又有重舌、木舌、舌衄，此非舌症，非舌之色也。舌尖主心，主上焦，舌中主胃，主中焦，舌根主下焦。而舌为心之苗，心为君主，皆宜细细辨明，用药方合病症。非深心领会，乌足入神圣之门哉。

## 生死辨 芝本著

季路问死，圣人示以知生，知从无处而生，则必从有处而死，忽然而生，忽然而死，渐渐而生，渐渐而死，生有则皆有，无所不有，死无则悉无，一无所有，初生有似乎死而已生，初死尚近乎生而实死，既生则与死反，既死则与生反，此圣人所以言未知生，焉知死也。而医者掌人生死，必先识得生死，必先识得人之所以死，而后知人之所以生，于是用药，乃足以起死而回生。识死之法多端，朱文公言：气聚则生，气散则死，是为一言提要。如病者气急不续，气已散；鱼口气粗，气已散；自汗如雨，气随汗散；大吐大利，气随吐利而散；自利遗尿，呕血脱精，气亦散。气者阳也，气散则由阳而阴。死者阴也，死为鬼，鬼者归也，阴之灵也。凡病人终日昏寐不语，语而无声，喜暗恶明，面暗向里，手足厥冷，目瞑见鬼，目无精光，绝谷不食，诸象皆近乎阴者也，皆死之兆也。至若色脉之言死，《内经》、《难经》论之详，而义深词奥，医者每未洞悉。今约略言之，大抵性情反常者死，男女不知羞耻者死，无脉者死，脉鱼翔虾游者死，脉躁急者死，脉数八九至者死，脉迟一二至者死，脉结代者死，真脏脉现者死，阳症得阴脉者死，趺阳冲阳无脉者死，病后脉无胃气者死，形肉已脱，九候虽调者死。天柱骨倒者死，目窠低陷者死，面青者死，口角青者死，面晦黑者死，久病色赤者死，舌齿枯黑者死，疹黑斑黑者死，目瞪呆，神去者死，内闭外脱者死，鼻息奔喘者死，药大误者死。阴症下之死，阳症汗之死。中风鼻鼾者死，汗如油者死，手撒者死，遗尿者死，眼合者死。温症霍乱，救阴不润者死，救阳不温者死，手足厥冷躁扰者死，舌卷囊缩者死，寻衣摸床者死，痉厥不返者死。病久自利者死，腹馁绝谷者死，劳损声哑者死，劳损喉痛者死，大肉脱者死，上损过中者死，下损过中者死，非肿胀而腹胀大有形者死，小便不通，高突有形者死，痢下发热不退者死，痢下除中者死，真头痛、真心痛、肝痛、皆死。妇人产后，内闭者死，风痉者死，汗大泄者死。小儿慢惊者死，童劳者死，室女经闭者死。高年噎膈者死，衰年卑胀者死。痈疽内陷者死，痈疽不知痛者死。大抵出者为虚汗，多亡阳，有一分阳气不死，亡阳必死。上脱下脱，阳脱阴脱，皆死。先天离者死，后天绝者死。凡人将死，喉间痰响有声，以为痰涎闭窒，而致气卒者大谬，乃其真气已离，痰随气浮，而有声也。亦有实症，气闭窒而死者，如中暑、中暍、中寒、中经、中毒，其死后，身体必发青紫，此其大略也。

# 重锓本跋

医病易，著书难；著书易，著书而有益于天下后世难。先君著《类证治裁》，以数十年之精力，搜罗历代，综览百家，采择精英，折中至当，中而不偏，简而能备，层层推勘，缕析丝分，广大精微，靡不包围，实足扩前圣不传之绪，启后人入道之门，而大有益于天下后世者也。彼医籍中或失之凉泻，或失之温补，或失之疏漏，或失之浩繁者，相去天渊，乌可同日语耶。咸丰元年，付之剞劂，八月告成，六年兵祸，版毁于火，迄今二十余年矣。先君之著作文章，其可流传于后世，垂法于将来者甚多，竟以风霜兵燹，散轶无存。而是书早付手民，遂若神灵呵护，贻留至今，卒得善本，可以重锓。愚忝是举者，谓前日之开雕，其力可以至今，今此之重锓，其力之贻留，不卜而知更远，此非独是书之幸，抑亦天下后世之幸也。重锓之举，又乌可缓哉。

光绪十年中秋前芝本谨跋

# 方剂索引

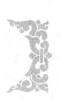

## 四画

方剂索引

## 九画

## 十一画